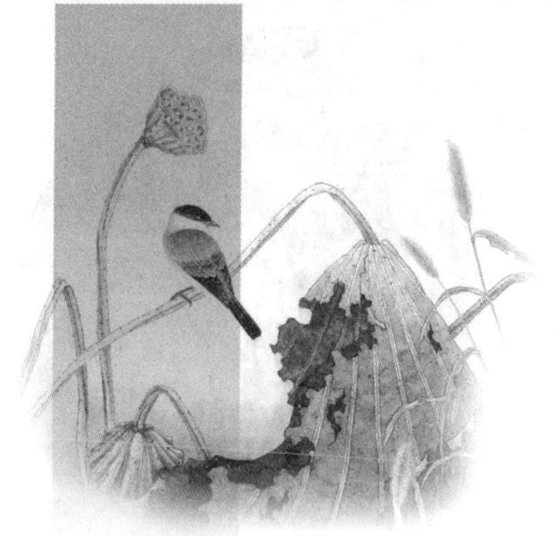

针灸临床辨证论治

第2版

李世珍　李传岐　李宛亮　著

人民卫生出版社

图书在版编目（CIP）数据

针灸临床辨证论治/李世珍，李传岐，李宛亮著．
—2版．—北京：人民卫生出版社，2017
ISBN 978-7-117-24545-6

Ⅰ.①针… Ⅱ.①李… ②李… ③李… Ⅲ.①针灸疗
法—辨证论治 Ⅳ.①R245

中国版本图书馆CIP数据核字(2017)第110442号

人卫智网	www.ipmph.com	医学教育、学术、考试、健康，购书智慧智能综合服务平台
人卫官网	www.pmph.com	人卫官方资讯发布平台

针灸临床辨证论治
第2版

著　　者：李世珍　李传岐　李宛亮
出版发行：人民卫生出版社（中继线 010-59780011）
地　　址：北京市朝阳区潘家园南里19号
邮　　编：100021
E - mail：pmph @ pmph.com
购书热线：010-59787592　010-59787584　010-65264830
印　　刷：天津市光明印务有限公司
经　　销：新华书店
开　　本：710×1000　1/16　　印张：42
字　　数：643千字
版　　次：1996年1月第1版　2017年7月第2版
2024年3月第2版第5次印刷（总第7次印刷）
标准书号：ISBN 978-7-117-24545-6/R·24546
定　　价：89.00元
打击盗版举报电话：010-59787491　E-mail：WQ @ pmph.com
（凡属印装质量问题请与本社市场营销中心联系退换）

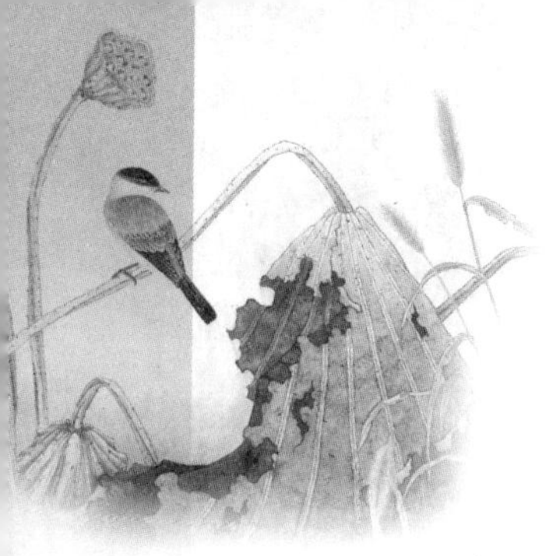

内容提要

本书是一部具有中医辨证论治特点的针灸临床证治和医案专著。内容丰富，论理确切，临床实用，为针灸临床医生所难得的必修书。对于教学和科研亦具有一定的参考价值。

全书分总论、各论和其他三大部分，共 51 篇，38 个病（证），460 余则医案。总论中有 5 篇，即辨证论治是祖国医学的精髓、针灸临证治要、证候群是辨证论治的依据、针灸组方选穴和医案等。各论分 3 部分（38 篇），有内科病证治及案例、妇儿科病证治及案例、五官外科病证治及案例。其他分 4 部分（8 篇），即误治辨析案例（分四诊不详、辨证有误和治则有悖，选穴不当）、其他病案例、肢体疼痛症案例和外伤性疾病案例。

本书（临床实践）为《常用腧穴临床发挥》（基础知识）的姊妹篇，通过本书的出版，可使读者将《常用腧穴临床发挥》中腧穴功能的研究，融会贯通，更好地运用于临床。

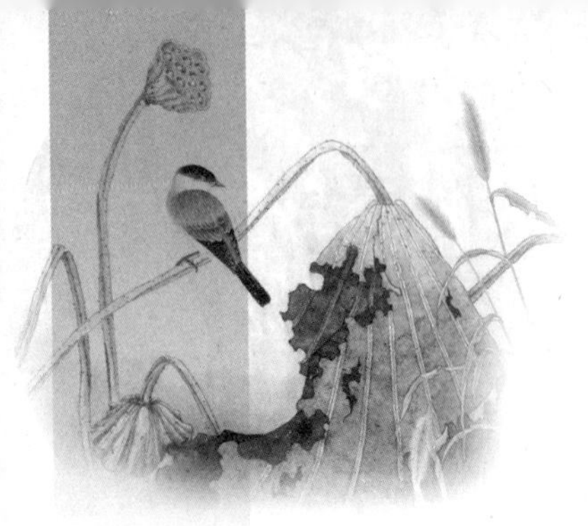

再版前言

由20世纪40年代《针药汇通》一书初稿的形成，到1985年《常用腧穴临床发挥》（以下简称《常》）、1995年《针灸临床辨证论治》（以下简称《针》）及2006年《祖传针灸常用处方》（以下简称《祖》）的相继出版，从而形成了一套完整的“李氏针灸”临床辨证论治理论体系，自成一家之学说。之所以能够称得上体系、学说，借此再版之机，有必要加以阐明。李氏针灸的主体理论是以脏腑学说来指导临床腧穴功能研究、针灸配穴组方运用和整体治疗辨证论治。

一、以脏腑学说理论为指导，开创腧穴功能研究之先河

腧穴是针灸的基础，传统的针灸中无腧穴功能，只有腧穴的作用，即某穴治某病，某病选某穴，对腧穴的认识也只是建立在经络学说和特定穴意义上的，而李氏针灸是建立在脏腑学说基础上，对腧穴功能、穴若药效进行临床研究。例如三阴交，为妇科病证的常用穴、血证要穴，用补法具有补血养血之功效，凡需使用补血养血法则的都可选用；用泻法活血化瘀，具有（类似）桃仁、红花、当归、川芎等药物的功效。再如合谷穴，用补法有补气的作用，凡气虚诸证都可选用，具有补气固脱，益气固表、止汗、摄血等功效；用泻法具有发汗解表、清阳明气分之邪热等功效，等等。

腧穴功能研究，作为基础理论的研究，是对腧穴的一个新的认识，它不仅拓宽了腧穴主治范围，规范了腧穴运用的法则，临床运用有的放矢，不受某病选某穴，某穴治某病所局限，同时也对针灸医学的发展奠定了理论基础，其研究成果主要体现在《常》一书中。

二、以脏腑学说理论为指导，进行针灸处方配伍运用之研究

到目前为止，针灸处方学仍是一个空白。从《内》《难》到《甲乙经》，

再到《针灸大成》，乃至各种针灸歌赋中所谓的针灸选穴配方，仅仅是建立在经络学说和特定穴意义上的，单一的对病（症），即某某穴配伍治疗某某病，某某病选某某穴，这些并不能称之为真正意义上的处方或处方学（包括近年出版的某些针灸处方配伍的书籍在内）。传统针灸因其无脏腑学说为指导、腧穴功能为依据，所以只能是对病对症的处方，即一症一方。而李氏针灸处方是以脏腑学说为指导，腧穴功能为基础，补泻手法为手段，通过临床对针灸组方配伍加减运用进行研究而形成的。例如：补合谷、三阴交补益气血，具有八珍汤的功效，凡属气血双亏八珍汤证候者都可选用。再如：补合谷、足三里补中益气，升阳举陷（补中益气汤之功效），凡中气不足、气虚下陷之病证，如脱肛、胃下垂、久泻久痢、带下、脱证等都可加减用之。再如：针取足三里、阴陵泉，施用先少泻后多补之法，健脾益气渗湿，凡属脾虚湿盛之参苓白术散证者如泄泻、水肿、带下等，都可选用之。

针灸处方学作为一门学科，既要有方规又要有法度。以法组方，方证相对，方穴固定，依证选方。其腧穴功能、配伍后的功效主治与病机、证型必须相一致。作为针灸处方学的代表作主要体现在《祖》一书中。该书将为针灸处方学科的建立奠定坚实的基础，也将为针灸医学的发展起到巨大的推动作用。

三、以脏腑学说指导针灸临床辨证论治，补充和完善了针灸指导理论之不足

脏腑学说在针灸医学中一直未占主导地位，传统的针灸理论体系主要是建立在经络学说的基础上，其治疗也是以“经络学说为指导，循经取穴为主”（六版高校教材语），而“李氏针灸”理论体系除经络学说外，更重要的是建立在脏腑学说的基础上，其治疗是以脏腑学说为指导，整体治疗，辨证论治。辨证是中医的精髓，传统针灸辨的是“经”，李氏针灸辨的是“证”；传统针灸注重“病”的治疗，李氏针灸注重“证”的论治。正是由于以脏腑学说作为理论指导，临床上才能对腧穴功能研究落在实处，才能使腧穴配伍处方学研究有了根基。其学术思想体现在《针》一书中。

辨证论治是中医的精髓，实践出真知。“李氏针灸”是由几代人的临床实践逐渐上升到理论，又从理论来指导临床实践，再实践再理论。故而能形

成一套完整的理、法、方、穴临床辨证论治理论体系，自成一家之学说。南京中医药大学针灸学院院长王玲玲教授曾将《针》与《常》二书一起做了书评。认为该二书开启了真正意义上的辨证论治整体治疗新篇章。对推动针灸医学理论发展将起到里程碑式的作用。

此次修订将本着以实用为原则，其大的格局不变，仅从以下几个方面进行补充和调整。一是对书中部分文理内容进行规范和简练，使其更加清晰、通畅；二是对个别病证证型的组方配穴进行了修整，使之更加切合临床实用。例如：胃痛篇中脾胃虚弱型的“或补胃俞、足三里、中脘”改为“或补胃俞、足三里，艾灸中脘”，避免了中脘穴用补法导致中满的问题。其因是胃虚多夹实，纯虚证中脘穴方可用补法。该组方本身无误，多为读者误判证型，或用补过早。其详细解述可参见《常》一书再版的中脘穴篇。三是融入了近些年来的科研成果。例如在失眠病中，强调了风池穴的作用。“脑为元神之府”，针泻风池具有清脑安眠的功效。故把风池作为首选配穴，配取在各个证型中佐以清脑安眠（风池穴的研究成果可参见再版的《常》一书的风池穴篇）。四是删去了一些稍显重复的案例，增添了一些更具有临床价值的案例。

三部著作的再版已使“李氏针灸”融入到了中医学的大海之中。中国的中医发展迎来了黄金期，让我们为推进中医针灸医学事业的发展共同努力吧。

李传岐

2017 年 6 月 11 日于宛

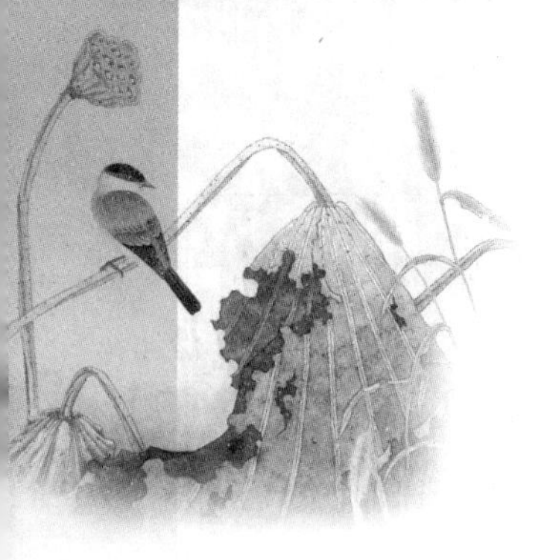

1版前言

仲师曰："夫天布五行，以运万类；人禀五常，以有五脏。经络府俞，阴阳会通；玄冥幽微，变化难极。自非才高识妙，岂能探其理致哉！"盖上古圣人，上穷天纪，下极地理，远取诸物，近取诸身，探赜显幽，洞察玄微，乃著《灵枢》《素问》，所以立法布道，代代相传，名医辈出，故越人有入虢之诊，仲景有五石之治，使后学之人终生慨叹而不及也。

古圣已逝，杳如云烟。然大道犹存，经论未湮，医者若能会悟其间，变化其术，自可图为上工。《礼记》云："医不三世，不服其药。"又云三折肱乃为良医。概言医道至微，非圣贤不能洞察玄冥。故需精究方术，勤求古训，博采众长，借鉴前贤医案载录，考其深意，详其得失，方可启悟智慧，臻于至善。

李氏一门，五代为医。高祖李英，清末举子，京试未第，遂厌弃仕途，乃本"良医功同良相"之意，改习医学，悬壶乡里，以善针灸著名于豫宛。曾祖李华卿，师承父志，潜心医道。至祖父李心田，集父祖两代之经验，凡临证五十余载之实践，尽毕生精力，著成《针药汇通》一书，以针代药，以穴代方，开创家学腧穴功能研究之先河。至李公世珍，师承父业，早年毕业于中南针灸师资班，行医执教五十载，精勤不倦，探针药相通之妙用；慎证勘案，究方药腧穴互代之源渊，撰成《常用腧穴临床发挥》一书（自 1985 年由人民卫生出版社出版，至今已先后印刷 4 次，另台湾印刷 1 次，日本译印在即，国内杂志刊物引征摘文枚不胜举，国内外求教之学者络绎不绝）。该书理承《内》《难》，法遵《伤寒》，变化运用，别出心裁。穴若药效，以针（灸）代药。若能明乎其理，遵乎其法，执此一书，则临证不惑。

继《常用腧穴临床发挥》一书之后，李老即着手撰著《针灸临床辨证论治》一书。吾等徒子小辈，从父行医凡二十余载，独聆严训，躬身实践，学有小成。此次编撰在李老亲自主持下，整其笔记，理其案宗，从集存近万份典型病例中摘取部分案例，分门别类，再次整理，按病归纲，依证归目，从中理出证型治法、处方用穴、配伍加减之规律，整理成文，编撰成书，历时十余载，终于付梓与读者见面。

是书原以医案形式构思编撰。在撰写过程中，思其每个病单纯地列举几个典型病例（医案），而没有病证证治（指家传证治规范），读者无法相互对照，知常达变，无法辨别一般病证的证治规律和典型病例的证治变通。为此增添了〔辨证施治〕一项。故每个病证都以〔辨证施治〕和〔病案举例〕为重点。以期使读者既能于〔辨证施治〕中领略李老对每个病证分型施治的经验及其证候典型、主证突出、鉴别分明、论治规律、静中有序，多择其常示人以规矩，予人以纲领的特点，又能于〔病案举例〕中窥测到多数案例是书不尽言，言不尽意，病不尽型，型不尽证，虚实疑似，辨证难确，动中论治，变化有法，补泻有度，配穴严谨，稍有疏忽，误治将至的案例。使读者通过阅读，以臻相辅相成，相互印证，提高处理复杂病证的能力。并可使读者将《常用腧穴临床发挥》一书中的腧穴功能、穴若药效，与此书融会贯通，更好地应用于临床。

针灸之学，理承《内》《难》，辨证论治，法出《伤寒》。而历代大医，无不深通经络之学，熟谙针灸之治，故有“业医不明经络，开口动手便错”之说。由知针灸绝非经络病证所独用。然知论及脏象学说、脏腑辨证，但未能真正指导针灸临床实践，特别是内科杂病多是对症治疗，即使辨证取穴，亦多是对腧穴功能狭义的认识和应用。李老正是有鉴于此，为弘扬针灸之学，集数代人之经验，于临床五十载之实践，以脏腑经络学说为基础，脏腑经络的气化作用为指导，对腧穴功能、穴若药效，腧穴配伍法则、功效主治及其与中药汤方的关系等进行全面探讨，并与脏腑经络的生理、病理，临床证型、辨证治则等紧密地联系起来，整体治疗辨证取穴，进行系统地总结，从而形成了一套完整的脏腑经络辨证论治的理论实践体系。为阐扬针灸辨证论治学术思想自辟一径。想先贤立一法必有一法之用，设一技，必有一技之长。若使良技湮失，圣意不达，岂非轻忽先贤化育之德，无视百姓灾病之苦，罪莫大焉。此李老所以苦心著说之根由也。

李老临证，选穴配方，辨证施治，用针独到，精气所加，或随手而瘥，或数诊而愈，每每效如桴鼓。若黄连阿胶汤证，心肾不交，水火失济，仲景以滋阴清热，交通心肾为治，李老深得师意，以穴代方，针泻神门而补复溜，以取方药之效，故临证无论失眠、健忘、心悸、眩晕，凡属黄连阿胶汤证者，皆依此法。又如真武汤证，李老以针补关元、太溪，泻阴陵泉为治，以达温阳化气之用，每每奇效。它如合谷以补气，三阴交以养血等皆非一证一病之所用。由此，李老治学精神可窥一斑。

柯韵伯《伤寒论注》自序云："常谓胸中有万卷书，笔底无半点尘者，始可著书。"李老治学，力诫浮华，偿谓宁可辞色稍逊，不可华而失真。医学乃性命所关，重于千金，可不慎乎。故是书在编撰过程中，力求作到腧穴功能未吃透者不用，证治功效未确验者不述，典型案例未随访者不录，配用药物之医案不选。一些疑难费解而又有参考价值需提出探讨者，则另列别录。为保持病案的原始性、真实性，书写不逐辞令，以存其原貌。

"师者，所以传道、授业、解惑也。"所著精辟，后学易明，则道传、业授、惑解，其德大也哉。若唯逐名利，漫言无稽，出入失真，造功饰过，则非唯不仁，实近无耻。李老虽名高而不自满，多年来，为弄清疑难病证的证型辨治，常约诸医以会诊；为确得现代医学的诊断与知识，常请专科专家以师之；为检验查找客观指标，常解囊代人以付金；为观察疗效，求得一案之真，每每多次追访，特殊案例可访 10 年、20 年之久，此举实非常人所能。如李某，男，48 岁，1973 年初诊。诊为心气不足，肾精亏虚（西医确诊为冠心病），经李老针治 7 次而愈。1975、1980、1982 十年 3 次追访，均告知未发（详案见本书 118 页）。又如徐某，男，28 岁，1974 年 3 月初诊。患多饮多尿已两年余，尤以疲劳为甚，诊为肾阴不足，固摄无权。以滋阴、益肾、固摄为治，针补肾俞、膀胱俞、复溜，隔日一治，五诊痊愈。患者当年 5 月出差月余而未发。1976 年元月追访告知其病如失（详案见本书 119 页）。凡此案例，枚不胜举。李老不辞跋涉之苦，数十年默默耕耘，积累了大量原始资料（就是在国外诊治的典型案例亦要设法带回），为后学和研究者保存了真实的临床依据。至此提出《针灸临床辨证论治》系统的学术思想。其功不磨，其德可碑。

辨证论治是祖国医学的精髓，《针灸临床辨证论治》则完全是建立在这一基础上的。所谓有是证用是方，证随病转，法依证更，方随法立，穴依方定，证变法变方亦变，证不变法不变方亦不变。以辨证取穴整体治疗为主，患野取穴、循经取穴为辅，同病异治，异病同治，表里虚实，务求其本。以腧穴功能为基础，方穴配伍整体作用为主导，放眼开阔，不受某穴治某病，某病取某穴所局限。至于升降补泻，强弱速迟，则因人因证而异。而手法奥妙，自有良庸之别；认穴精微，诚分上下之属。然则医者若有凛然正气，无旁顾之心，得失之念，“澄神内视”则精随气生，行于指端，随针运行达于病所，其疾当愈亦速，当剧亦缓。此一节后学者自当细心体会，实不能尽言也。

洋洋数万言，昭昭百千篇。是书虽是五世家传针灸实践经验之结晶，然毕竟为一家之说，且有不少病证和理论尚需再实践，再认识，再验证。特别是撰著成书，文不达意，悖误之处，在所难免。恳请同道惠言赐教，以便今后修改提高。

李传岐　李宛亮

1994 年春

于河南南阳　张仲景国医大学

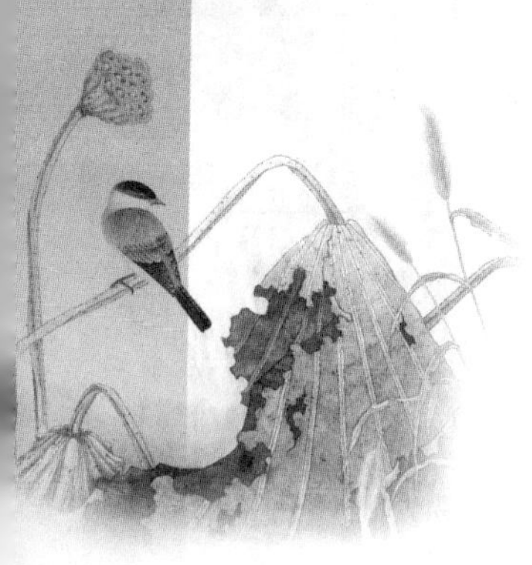

说　明

一、此书所用的补泻法，是明代陈会《神应经》中的捻转补泻法。其捻转补泻时间的长短、角度的大小、频率的快慢，根据具体病情和病人耐受程度而定。一般来说，泻法是：刺入欲刺的深度，出现针感后进行捻泻，每隔5～10分钟捻泻1次，每次捻泻半分至3分钟（患病局部取穴捻泻时间较短），捻泻2～3次留针15～30分钟拔针；患野取穴局部疗法，有时泻法与强刺激配合。补法是：刺入欲刺的深度，出现针感后进行持续地捻补3～5分钟，甚至10分钟（严重虚亏或虚脱患者捻补时间较长）即拔针。有时补法与弱刺激配合。

二、书中的“烧山火”和“透天凉”手法，不像明代徐凤在《针灸大全·金针赋》中叙述的操作手法那样复杂。本书的烧山火手法是：刺入欲刺的深度，出现针感后，刺手拇、食二指向补的方向捻转后即紧捏针柄（使局部肌肉紧涩，以免刺深），向下适度地按压，使之逐渐产生热感；透天凉手法是：刺入欲刺的深度，出现针感后，刺手拇、食二指向泻的方向捻转后即紧捏针柄（使局部肌肉紧涩，以免将针拔出），向上适度地提针，使之逐渐产生凉感。这种操作方法比较简单，易于掌握。

三、书中“用补法配烧山火”，是用捻转补泻法中的补法，捻补后再配烧山火手法，可收温补作用；“用泻法配透天凉”，是用捻转补泻法中的泻法，捻泻后再配透天凉手法，可收清散热邪的作用。

四、书中所取治的腧穴，病患处取穴和循经近刺多用的是单侧腧穴，均写明了左侧或右侧，而循经取穴和辨证取穴均是取用双侧腧穴，为节省文字而未写“双”字。

五、书中“泻灸”某某腧穴，“补灸”某某腧穴。其方法是：用针上艾条灸或艾炷灸，一般艾灸 10～30 分钟，在艾灸期间配用泻法或补法。

六、书中所云腧穴配伍所相当的药效，是指所相当和类似该汤方总的功效。而不是各个单味药的组合。

七、大部分医案中的按语，对所用腧穴的根据、用途和该穴在该方中所起的作用以及腧穴配伍相当某个汤方功效的源渊等，叙述得比较简单，有的甚或未提及。意在减少累赘，并有《常用腧穴临床发挥》一书论之甚详，因而为之。

八、所用针具，新中国成立前使用的是自制 25 号、24 号毫针；新中国成立后一般使用的是在市场购买的 26 号毫针，针刺肩、膝、髋关节和肌肉丰厚之处配用艾条或艾炷针上灸者，多用的是 24 号毫针。

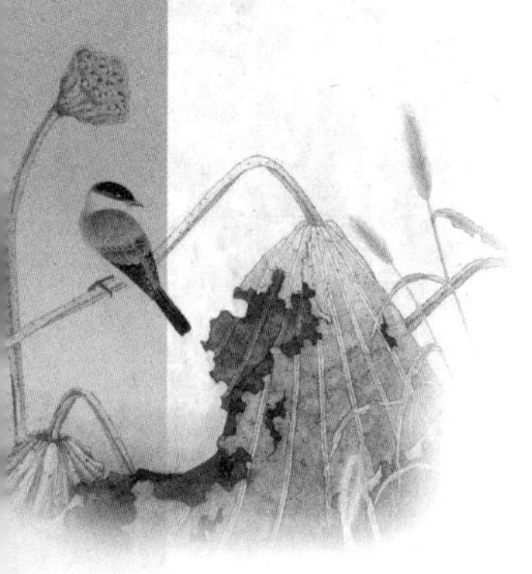

目　录

总　论

各　论

其　他

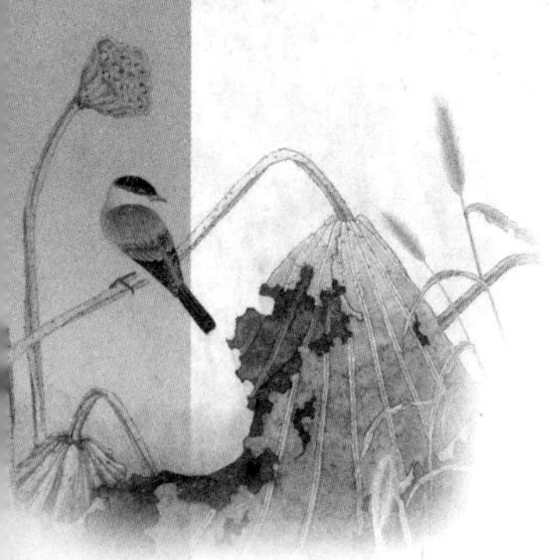

总　论

一、辨证论治是祖国医学的精髓

祖国医学的辨证论治，早在《素问·疏五过论》篇里就强调在采集病史和诊断治疗上的全面性，明确指出："凡欲诊病者，必问饮食居处，暴乐暴苦，始乐后苦……必问贵贱，封君败伤，及欲侯王。故贵脱势……始富后贫……必知终始……当合男女。离绝菀结，忧恐喜怒……"强调治疗要"必知天地阴阳，四时经纪，五藏六府，雌雄表里，刺灸砭石，毒药所主，从容人事……审于分部，知病本始"。明·方孝孺更进一步指出："天下之疾，万变无穷，而风气古今之殊，资禀厚薄之异，服食之品，劳逸之差，静躁之变，奉养，嗜好，居处，习业，所遭之时，所遇之变，人人相悬也。苟非深思博考以周知其故，而欲按既试之法，铢比而较之，此奚用乡射之仪于临敌制度之顷哉，其取败必矣。"（《原医》）说明了在古人的实践经验基础上所逐渐形成的对疾病认识上的整体观，并成为中医学理论的指导思想。

"辨证论治"之所以是祖国医学的精髓，是因为它建立在中医学基本理论体系的基础上。整体观是中医学的理论思想基础，脏象、经络、病因、气血津液、卫气营血等学说，是中医学的理论基础，贯穿到中医学辨证论治的各个方面。辨证论治始终贯穿着"治病必求于本"和"必伏其所主，而先其所因"（《素问·至真要大论》）。强调因人、因地、因时治疗，具体情况具体处理，把病和病人密切地结合成一个整体，因而中医的辨证也就比较全面、细致、深入、具体，在治疗上针对性比较强。对疾病的发生、发展和防治比较重视人体内在抗病能力。始终是以朴素的辩证唯物观点指导辨证论治的。

运用辨证论治的理论来指导临床实践，首先应具备对整个机体和机体各部分功能状态的认识，然后在临床上运用四诊和辨证的方法，通过对人体在致病因素的影响下，所反映出的一系列症状或证候群，进行细致观察，加以归纳分析，从而客观地推测和判断病变部位、病变性质、病邪深浅、病情轻重、邪正消长、标本缓急、发展趋势、病体机能状态等，再根据病因、地方风土、季节、环境和病人个体（年龄、性别、职业、禀赋等）等，决定病、证、类型，制定治疗原则和具体治疗措施，进行腧穴（药物）组合，使理法方穴（药）合乎法度，这就是辨证论治的全过程。

辨证论治，实际上分先议病，后议方的两个阶段。辨证是论治的依据，论治是辨证的验证。辨证就是通过诊察，达到知天地阴阳、四时经纪、五脏六腑、男女少长、资禀厚薄、饮食居处、意志苦乐、生活劳逸、勇怯盛衰以审病之八纲、脏腑、经络、卫气营血、三焦等，而知病之本始（包括病因、病性、病机、转归）。这就是借天人相应、地域方宜、阴阳五行、脏腑经络、病形等人体内外大小系统的病理、生理，通过多层次多途径地鉴别诊断疾病的本质。病机是疾病发生、发展、变化的机理，是病因、病位、病性、病态和邪正双方力量对比及其变化的本质的高度概括。论治就是“谨守病机”，根据辨证而来，根据所鉴别诊断病证的本质，进行理法方穴（药）的论治及治则处方。

临床观察，对于疾病治疗恰当与否，治疗效果的好坏，与辨证论治有密切关系；掌握辨证论治的熟练与否，诊断、治则、组方选穴的正确与否，又与熟知中医理论体系的程度有密切关系。针灸疗法是祖国医学的组成部分，是治疗疾病的一种工具。针灸治疗范围很广，治疗内、外、妇、儿、五官等科病证，必须具备有以上各科知识。这就要求针灸医家必须具有本科或专科知识后，专修针灸学科，再有生理、解剖和神经系统知识，才能更好地运用“辨证论治”这一祖国医学的精髓，提高医疗效果。

人的生命运动是绝对的，其运动形式是复杂的。人体各层次均处于不断的活动变化之中，人体的病理变化是整个脏腑、经络的结构和机能的特异性综合反应状态，病证复杂多变，从而决定了在辨证论治时应全面观测人体生理功能和病理变化，所以必须做到用动态观点进行辨证论治。运用辨证论治，不仅要有较高的中医理论水平，还要善与书写病历和记载病程变化，掌握好辨证论治的几个关键。

（一）书写病历和病程记录

善于书写病历和详细记载病情变化，是运用辨证论治，提高医疗质量的必要条件。

1. 书写病历和病程记录要突出重点　病历是医者将搜集到的四诊资料经过分析、归纳、综合、整理而成。对反映的各种症状和体征，应区别主次，突出重点。

2. 重视辨证在整个治疗过程中的主导地位　书写病历和病程记录乃是为辨证论治服务的，治则选穴组方是否变换，也需以辨证结果为依据。在整个治疗过程中，也就是在整个病程中，病情在变化，治则选穴组方也在变化，这种变化也是认证的变化、辨证的过程。因此，辨证贯穿于论治过程的始终，在整个论治过程中占主导地位。

3. 要反映辨证论治的全过程　病程记录是医者诊治病人的系统记录，应真实地反映辨证论治的全过程。除每次查房或门诊复诊时突出重点，避免遗漏，如实地记载病情变化外，还应注意病程记录的前后衔接，反映出治则组方的变更情况。同时根据治疗后的反映，对疗效进行判定，俾能从纵向反映患者在治疗情况下的病情变化和医者对病证认识、处理等全貌。

（二）掌握辨证论治的几个关键

1. 弄懂疑难，明确证型　病情复杂，真假似疑，一时难以辨识者，应通过治疗，视其反应，再定其证候性质，此即以药（穴）测证的试探法。此时应在全面诊察病情的前提下，提出疑似之处：是阴证似阳，或阳证似阴？是虚或是实？是寒或是热？是采用正面试探，或是反面试探？在试探测证时，不可峻补、峻泻、大温、大寒，否则会造成至虚有盛候，反泻含冤；大实有羸状，误补益疾；阴证似阳，清之必毙；阳证似阴，温之转伤。并要注意及时观察反应，尽快地明确证候的性质和证型。“探病之法不可不知，如当局临证或虚实有难明，寒热有难辨，病在疑似之间，补泻之意未定者，即当先用此法。若疑其有虚，意欲用补而未决，则以清淡消导之剂，纯用数味，先以探之，消而不投，即知为真虚矣；疑其为实，意欲用攻而未决，则以甘温纯补之剂，轻用数味，先以探之，补而觉滞，即知有实邪也。假寒者略温之，必见烦躁；假热者略寒之，必加呕恶，探得其情，意自定矣。”张景岳所说的试探法，是有一定临床参考价值的。

2. 生理病理，知常知变　在脏腑辨证中，一要结合脏腑生理、病理，以知常达变，因变识常。如脾喜燥恶湿，胃喜湿恶燥；临床脾多湿困，胃多燥火；肝易升发，证多阳亢；脾喜升提，病多下陷；胃宜和降，病现失和及上逆。二要重点剖析临证病理。如肺脏病变之咳嗽，风寒束肺则肺气不宣，邪热乘肺则肺气不清，风燥伤肺则肺气不利，痰浊阻肺则肺气不降，其病理不同，出现咳嗽的特征性亦不同。三要注意各证之间的演变转化关系。如肝火、肝阳和肝阴三者之因果关系，肝火导致阴虚，阴虚引起阳亢，则由实火向虚火转化。这种以脏腑辨证与脏腑生理相互联系，来理解其机理，联系证候演变的方法，体现了整体观念的一致性和辨证论治的灵活性。

3. 联系对比，准确运用　通过治疗前后对比，以观察病证的具体变化。这就要求不仅观察询问症状、体征，还要注意它们在性质、程度和数量上的改变，对判断某些病证的动态过程，甚为重要。对反映体内病变的病理产物，如痰之色、量、质、稠稀和咯痰之难易；咳之声响、次数、程度和兼音等，以及大便性状、小便色泽等，医者当逐日查看或询问。对病人的自觉症状，应详细了解程度和性质上的变化。对于能够计数和计量的症状和体征，如泄泻、痢疾、淋病患者大小便次数，水肿、癃闭、遗尿病人的每日尿量和尿次等，均应准确分析其数量与病情的增减。

对常规治疗效果不满意而改变治法的病证，必须仔细观察改穴、改法后的反应，以便与原来的治法对比，准确运用。例如真阳不足，阳气不达之腰痛，施用温散寒湿之法无效，改用补关元、命门，补真阳壮命门之法后，详观病情变化，若病减则示疗法对症，效不更方，继续治疗。

4. 善于辨析，正确论治　善于辨析和掌握“大实有羸状”“至虚有盛候”“真寒假热”“真热假寒”和“温之不温、寒之不寒、虚不受补、实不受攻”以及“独处藏奸”的证候。还要善于辨析辨证似无不确，立法似无不妥，用穴（药）似无不当的误治和不效的病证。善于运用“热因热用”“寒因寒用”“塞因塞用”和“通因通用”的辨证治疗法则。

5. 明辨体质，因人施治　邪气中人及传变，多因人而异。同一病因，同一疾病，由于患者体质强弱不同，出现的症状亦各不相同。如湿邪为病，寒体则湿停为饮，热体则煎熬成痰。食积所伤，燥热之体则从火化，犹如炉中之炭，治当以清热通下为主；寒湿之体则从寒化，似若水中之冰，治当温运化滞为主。寒湿痹阻经脉，阴寒之体则致关节凉痛，形成寒湿痹证；阳热之体则致关节热痛，形成热痹。再如妇女病，少年病多在肾，中年病多在肝，老年病多在脾。对于病证与体质相互矛盾者，必须强调知常达变，统筹兼顾。

6. 判断疗效，吸取教益　论治多是着眼于“证”，要适时地对“证”和组方选穴进行疗效的判断。若病证呈明显的阶段性，还必须对阶段疗效进行判定。如外伤性疾病，要经过破、和、补三个阶段的治疗，就要对每个阶段进行疗效判定。

疗效不佳是多方面的，主要表现治疗法则不当，或辨证有误，或未能突出重点，针对性不强，或标本关系处理欠妥等等。如需养血疏肝，标本同治的闭经，初用疏肝理气之法，意在治标，然本不治；又如阴虚风动，不分熄风、滋阴的主次；痼疾新感，不先治外邪仍治旧病；虚人感冒，不扶正解表而专事发散等。再如选穴或腧穴配伍不当，或补泻法与补泻量用之不妥，都会影响疗效。凡此种种都要查明原因，以便从正反两方面吸取教训。

7. 详观病情，及时处理　病情突变，是证的变化，或是发生了新的疾病，是邪势暴张，或是正气衰败，都要详观病情，综合与之有关的四诊资料，及时进行辨证处理。如温病气分高热患者，热势突然下降，必须识别其为邪热消退、邪热内闭或正气欲脱，要及时给以适当的治疗。

详观病情，一是指原有症状、体征是否发生变化？发生了什么变化？什么时候发生变化？二是指观察治疗措施所要起的作用和所欲达到的目的是否达到。如对寒湿痹证患者，施用患野局部取穴针泻加艾灸，意欲通过温散寒湿之法，达到祛除寒湿、温阳开痹的目的。针灸后患部冷感如何？疼痛缓解如何？有关病机分析和病变发展趋势预测等出现了哪种情况？所有这些都要根据观察结果一一处理。

总之，祖国医学辨证论治的独特方法，如果再与现代医学技术密切结合和应用，则中医疗效必将得到突破和提高。按这种形式去治疗处理中医传统病证及西医的各种疾病，包括经多种理化实验检查均无阳性结果的疾病，多能获得良好效果。

辨证论治是祖国医学的精髓，它指导着中医诊治疾病的全过程。诊治疾病的成功与失败，取决于辨证论治的正确与错误。辨证论治是中医对客观疾病的主观认识，对客观疾病的认识正确与否，又取决于主观方面的判断是否符合客观病证的实际。要求主观方面的辨证论治符合客观病证的正确认识，对辨证论治的正确运用，这就要求主观方面不断提高医学素质，不断汲取正反两方面成功的经验和失败的教训，使中医学术在砥砺切磋中发展，必将有助于中医事业的振兴。

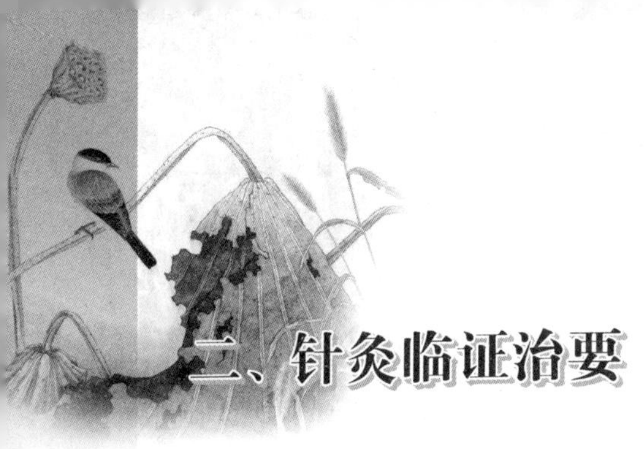

二、针灸临证治要

针灸治病是根据脏腑、经络学说，运用四诊和理化检查的方法，将所收集的有关病证的各种现象和体征以及客观指标，加以分析、综合、概括，以明确疾病的病因病机及病位所在，是在脏在腑或是在表在里，属寒属热或是属虚属实，初步诊断为某种性质的病证。在此基础上制订治疗法则和选穴组方，以调畅气机，通其经络，调其气血，改善气化功能，扶正祛邪，使阴阳归于相对平衡，脏腑经络功能趋于和调，从而达到防治疾病的目的。

针灸临证，必须掌握辨病与辨证、整体与局部、邪与正、标与本、因与果、现象与本质、内因与外因和审时与度势相结合的诊疗关系，才能全面、正确地认识和针治疾病的本质。同时还必须掌握补泻法和补泻量，以及腧穴功能特性，穴与证的关系，选穴中的精专，才能更有效地治愈疾病。

（一）辨病与辨证

临证是根据脏腑经络气血的病变所反映出来的症状和体征进行辨病与辨证的。由于病不变而证常变，所以辨病必须与辨证相结合进行。辨病与辨证在治疗方面有经纬关系。前者有其系统性、稳定性，有方有守；后者有其灵活性、阶段性，可随机应变。

“病”，包括疾病发展的全过程，它是脏腑经络气血病变共同过程的概括。“辨病”是运用“异中求同”的方法。使用由表测里，以象测脏的手段，把错综复杂的脉证归纳为某病。“证”是指不断变化的疾病发展的某一阶段，是因人、因时、因地、因治疗而异的具体表现。“辨证”是运用“同中求异”的方法（由于人体内在条件不同，感邪有轻重，治疗有当否，同一个病在不同人身上会出现种种不同的证)。是综合患者有关各种临床表现，以分析并判断其性质，归纳为某证。

“证”，固然概括了病因病机、体征、症状等方面，但其核心是病机，即病位的表里，病性的寒热，邪正的虚实，阴阳的消长等。只要病机相同，纵然病因不同，证候表现有异，也可确立为同一的“证”。

用辩证的观点看待病与证的关系，既要看到一种病可以包括几种不同的证，又要看到不同的病在其发展过程中可以出现同一的证。因此在临证治疗时，还可以在辨证论治的原则指导下，采用“同病异治”和“异病同治”的方法来处理。例如：

不寐病有心脾两虚、阴虚火旺、气血亏虚、心胆气虚、肝阳上亢和胃中不和等证，分别施用补益心脾、滋阴清火、气血双补、清肝降火佐以清心安神、调胃畅中、益气镇惊安神定志之法，配取不同腧穴而收效。此属“同病异治”之例。

又如针泻间使、三阴交，行气活血，能治疗腰痛、坐骨神经痛、胸痛、胁痛、全身痛、全身麻木、痛经等病，虽然病种不同，但都属于气滞血瘀的病机和证型。此属“异病同治”之例。

（二）整体与局部

临证时要重视整体与局部的辨证诊疗关系。既重视人体的整体，又不可忽视局部；既要从局部辨整体，从而从局部治整体，又要从整体辨局部，从而从整体治局部。应该看到身体某一部位的症状，往往是整体疾病的一个部分。例如：

1. 头痛。患部取穴局部治疗是少数，它是从局部辨局部，从局部治疗局部。辨证取穴整体治疗则是大多数。因为头为诸阳之会，五脏精华之血，六腑清阳之气，皆上会于头。外感诸邪，内伤诸疾，都可以发生头痛。其病因不同，所反映的脉证、病位、病机、疼痛特点和伴有证候群亦不同，各个证型亦特异，有其千差万别的内在因素。因此，不能孤立地看待头部疼痛这个局部，要从整体辨局部，从整体针治这个头痛的局部症状。

2. 腰痛。患部取穴局部治疗是少数，它是从局部辨局部，从局部治疗局部。辨证取穴整体治疗则是大多数。因为腰部疼痛是个症状，寒湿痹阻、湿热蕴郁、肾精亏虚、肾阳不足、气滞血瘀等都会导致腰痛。其病因不同所反映的脉证、病机、疼痛特点和伴有证候群亦不同，各个证型亦特异，有其千差万别的内在因素。因此，不能孤立地看待腰部疼痛这个局部，要从整体辨局部，从整体针治这个腰痛的局部症状。

（三）邪　与　正

临证时要重视外因“邪”的同时，更要重视内因“正”的作用。疾病的发生、发展、转归和康复过程，可以说是正气与邪气矛盾双方互相斗争的过程，邪胜于正则病进，正胜于邪则病退。因而治疗疾病，就要扶助正气，祛除邪气，改变邪正双方的力量对比，使之有利于疾病向痊愈方面转化。所以，扶正祛邪也是指导临床治疗的一条重要法则。

在临证运用扶正祛邪法则时，要认真细致地观察和分析邪正双方相互消长盛衰的情况。根据邪正在矛盾斗争中所占据的地位，决定单纯扶正，正胜则邪祛；或单纯祛邪，邪祛正自安；或扶正与祛邪同治，攻补兼施，祛邪而不伤正；或先扶正后祛邪，或先祛邪后扶正。在一般情况下，祛邪适应于邪实而正不虚，以邪实为矛盾的主要方面的病证；扶正适用于正虚而邪不盛，以正虚为矛盾的主要方面的病证。扶正祛邪适用于正虚邪实的病证，但在具体运用时，也要分清以正虚为主，还是以邪实为主。例如：

马某，男，13岁，患乙脑。近20天来神志不清，哭闹不停，烦躁舞动，四肢颤抖，面肌痉挛，时而手足搐搦，上肢屈曲，不会言语，食少纳呆，吞咽困难，身瘦如柴，舌苔白厚，脉细弦数。此例邪实为矛盾的主要方面，故泻合谷、太冲，清热熄风镇痉。10次治愈出院。

许某，男，4岁，患乙脑。证见神志昏迷，两目呆视，手足搐搦，不会言语，吞咽不利，颈软不支，头向后倾（天柱骨倒），溲清便溏，饮食极少，四肢厥冷，身瘦如柴，入睡露睛，唇淡鱼口，哭啼无泪，啼声低微，左侧手指手腕不会活动，口唇干燥，舌尖淡白，舌心灰黑，脉迟无力，病情重笃。

此例正虚为矛盾的主要方面，故灸关元、神阙，每日 2 次，施用温阳救逆、培元固本之法，治疗 14 天痊愈出院。

陈某，男，44 岁，患热哮 10 多年。发作期针泻尺泽、丰隆、列缺，清热化痰，宣肺平喘；停发期针补合谷，泻列缺、丰隆，补肺益气，化痰平喘；善后调治，针补合谷、阴陵泉，健脾益气固卫，以图根治。此例分三个阶段治疗，开始是祛邪，中间是攻补兼施，扶正祛邪，最后是扶正。

（四）标与本、因与果

临证时要注意“标与本”“因与果”的关系。所选取的腧穴，既有治本的又有治标的，治本与治标的腧穴，可同时取治或交替取治，称之谓“标本兼顾”。所选取的腧穴，既有治因的又有治果的，治因与治果的腧穴同时并用，称之谓“因果并治”。例如：

1. 气血亏虚（本虚）引起的坐骨神经痛（标实）。针补合谷、三阴交补益气血以治其本，针泻环跳、委中、阳陵泉等患野腧穴，通经活络以治其标。此谓“标本兼顾”。

2. 肝气犯胃所致之胃痛。其病因是肝气横逆而致，其后果造成胃痛。针泻太冲、间使疏肝理气以治其因，针泻中脘、上脘和胃止痛以治其果。此谓“因果并治”。

（五）现象与本质

疾病的临床“现象”多与“本质”相一致。但也有少数病人，现象与本质不相符，假象掩盖了本质。这是最易造成误诊误治的。此类患者，多见于病情危重之时，或久治无效者。必须“去粗取精，去伪存真，由此及彼，由表及里”地认识疾病的本质。透过现象认清本质，才不致被假象所迷惑。例如：

一位患两年多慢性结膜炎的病人，久治不愈，并出现胃脘凉痛，腹胀食少，便溏且数，脉象沉迟等一系列脾胃虚寒证候。前医诸方均以火盛治之，是因仅看到眼病这个表面现象，久用寒凉药品，致使寒滞中焦，真火不升，浮火不降，虚火上炎之故。改用温中散寒，温运中阳之法，泻灸中脘、上脘，艾灸神阙，针灸 5 次，不仅脾胃虚寒证候治愈，眼病亦随之治愈。

一位患 10 多年腰部凉痛和 4 年来又出现两下肢凉痛的病人。病为感受寒邪而得，阴雨感寒加重，每年夏季汗出湿衣亦加重，血沉偏快，曾以风湿施治无效，是因假象掩盖了本质。其本质是：真阳不足，阳气不布。故出现腰及两下肢凉痛，阴雨或感寒加重，畏寒肢冷，尿急尿频，排尿无力，身困乏力，头晕气短，时而腹胀食少，胃腑作酸，面色苍白，脉象沉细无力等脉证。施用温补真阳之法，针补关元、命门，4 次治愈。

（六）内因与外因

内因是根据，外因是条件，外因必须通过内因而起作用。针灸是一种辅以外力刺激的治疗方法，通过输入刺激，依靠机体的自然疗能，达到体内脏腑、阴阳、气血的调和整复。也就是说，针灸腧穴为外因，是机体病理机转变化的条件，而机体病理机转变化、脏腑阴阳气血的调和整复为内因。内因固然为本，但外因这个条件的适宜与否，却直接关系到内因变化的转归。就针灸临证来说，针灸腧穴为外因，它包括腧穴的正确选择配伍、补泻法的确立及运用等。机体病理机转为内因，它包括机体某一局部病理机转变化和机体整体病理机转变化两大类。外因的选择必须合乎内因的变化才能治愈疾病。例如：

1. 以肢体疼痛为例　肢体疼痛的病理类型较多，有肢体局部内在因素引起的，亦有因机体整体内在因素引起的。临证时，对于前者可选用患处的局部腧穴，或用补法或用泻法，以调整局部阴阳气血；而对于后者则必须选用具有调和脏腑阴阳气血，促使机体内在因素发生病理转化的腧穴。例如对气血双亏，应补益气血，针补合谷、三阴交；气滞血瘀，应行气活血，针泻间使、三阴交等。

2. 以湿热痹证为例　湿热痹证所出现的关节发热肿痛，屈伸不利，痛不可近，是因内在湿热炽盛反映于体表关节的证候，常常伴有口渴而不欲饮，脘闷纳呆，溲黄，大便秘结或溏，舌苔白腻或黄腻，脉象滑数或濡数等湿热炽盛症状。如果孤立看待关节患处的局部病变，采用患野取穴局部治疗的方法，往往收效不佳。如果整体治疗，辨证取穴，治疗内在湿热炽盛反映于体表的湿热痹证，使用清利湿热之法，针泻曲池（或合谷）、阴陵泉、足三里，不仅关节肿痛治愈，所伴有的其他证候亦可随之而愈。

3. 以孕妇禁针为例　体质虚弱，或易于流产的孕妇，不因针刺而由精神刺激（惊怕、郁怒等），或嗅到异常气味，或劳累过度，或跌仆闪挫等而致流产。体质健壮或不易流产的孕妇，内服坠胎药，外用针刺敏感穴和孕妇禁针穴仍不能流产。针刺合谷、三阴交等孕妇禁针穴而能引起流产，是因遇到易于流产的孕妇患者。孕妇内在体质是内因的根据，针刺腧穴是外在的条件，外因要通过内因发生作用，内因是主要的，孕妇内因体质的强弱起决定性作用。一些体质较好的孕妇患者，未禁忌孕妇禁针腧穴，也未曾出现流产等弊端。

（七）审时与度势

临证时应注意审时与度势。因为它是辨证论治和针灸时机的重要一环。前者包括发病季节、时间（如白天、夜间、中午、月经前后、入寐前后等）及出现变证的时间长短等；后者包括患者体质、心态因素、所处地理方位、社会环境以及病位和病变的偏盛偏衰、偏寒偏热及转归等，对于临床论治很有帮助。例如：

患者岁在壮年，前额热痛，中午或遇热加重，口渴，脉数等，可诊为胃热炽盛循经上扰之阳明头痛。

患者常因家事而郁怒，适因经期之初而郁怒所伤，引致之气滞血瘀痛经。其针治时间，可在每个月经周期前7天针治2次，1～2个经期即可治愈。

间日疟，每在下午5点发疟。其针治时间，可在发疟前1～2个小时针治截疟，方能收效。

脾胃虚弱，化源不足引致之闭经，首先针治脾胃虚弱，待脾胃虚弱治愈，血化有源，再佐以活血通经之法而愈病。或健补脾胃3倍或4倍针次于活血化瘀通经之法，二者交替施治而愈病。或在月经周期之间，施用健补脾胃之法，以益生化气血；在月经期前，施用活血通经之法，以益通经而愈病。根据具体病情，可选用以上三法。此三法都是补中寓通的治疗法则。

既有肝郁气滞之证候，又有气血亏虚之证候，应首先针治肝郁气滞，待肝郁气滞治愈，再针治气血亏虚，或两病交替施治，方能互不影响而收效。

（八）补泻法与补泻量

临证取穴施用补泻时，要注意掌握补泻法与补泻量。补法与泻法掌握恰当与否，能决定疗效的好坏。《灵枢·邪气藏府病形》篇所说的："补泻反则病益笃"，是千真万确的。

由于机体病理变化是错综复杂的，因而补泻之间的关系也是错综复杂的。同一腧穴，施用补泻法的不同，能治愈同一脏器两种相反的病证。例如热结肠腑的便秘和大肠不固之泄泻，针刺天枢穴，前者施用泻法，后者施用补法；又同一腧穴，施用同一补法能治愈同一脏器两种相反的病证（病机相同），例如针补中极穴，能治愈膀胱不约之遗尿和膀胱气化失常之癃闭等。由于病证的需要与腧穴功能的特异，在施用补泻法和补泻量方面，有纯补、纯泻、先泻后补、先少泻后多补、先补后泻、先少补后多泻、宜补不宜泻和宜泻不宜补之不同。例如：

1. 依其选穴组方所达到的目的施用补泻法　如胃痛属于虚中（脾虚）夹实者，先补合谷、足三里益气健中，拔针后针泻中脘、上脘以和胃畅中。再如泄泻属于脾胃虚弱型者，可补足三里、脾俞健脾止泻，若恐峻补滞腻，可加泻间使，或足三里改用先少泻后多补之法。

2. 依其所用腧穴功能施用补泻法　如取用滋补肝肾的腧穴用补法，取用镇肝熄风的腧穴用泻法，大补元气的腧穴宜补不宜泻，开窍启闭的腧穴宜泻不宜补；滋补肾阴的复溜穴有补无泻，理气的间使穴有泻无补；龙胆泻肝汤证，取用阴陵泉、太冲、丘墟施用泻法；参苓白术散证，取足三里、阴陵泉，施用先少泻后多补之法。

3. 依其所取腧穴的部位和功能施用补泻量　一般来说，患野取穴捻泻或捻补的量宜少；循经取穴捻泻或捻补的量宜多；辨证取穴捻泻、捻补的量宜多。其补泻量的对比，补法宜捻补时间长，泻法宜捻泻时间短。它同中药一样，泻下之品较猛，其量宜少。补益之品较缓，其量宜多。

4. 依其病、病位和虚实程度施用补泻量　补泻量的多少，因病、病位和病证虚实程度而定，太过或不及均能影响疗效。例如针治一位脾胃虚弱引起的腹胀泄泻的患者，针补合谷、足三里、阴陵泉，益气健脾养胃，针治 2 次后腹胀泄泻明显减轻，第 3 次针治，由于捻补时间过长，不仅腹胀不减反而加重，由泄泻转为便秘。这是补之太过所致。

至于艾灸的灸量和放血疗法中的出血量，应根据病证和体质亦有所不同。

（九）选穴精专而中的

临证施治，选穴精专而中的是很重要的。所谓“选穴精专而中的”是所选用的腧穴少，其功能对应性强。针灸治病收效与否，不在取穴的多少，贵乎辨证精确，论治恰当，选穴中綮。实践证明，取穴少而精，不仅可减少患者多针滥灸之苦，而且可使处方效专力宏。针灸处方的组成，实际上是在辨证立法的基础上，根据病情需要，依其治则选取适当腧穴，施用不同的补泻法与补泻量而治疗疾病的。“病有增减，穴有抽添，方随证移，效从穴转”，常见一穴之差，其疗效就迥然有别。

对于一些慢性病证，更不能急于求成，不能 1 次取刺很多腧穴。必须选穴中的，假以时日，积蓄针效，促进机体抗病能力的恢复，使之不期然而然，“阇然而日彰”（《中庸・三十二章》）。

临床所见，个别尊贵患者，他人为其关怀，竟病轻乱送方，病重乱荐医，方方有矛盾，医医不知情，愈治病愈重，愈虑心愈乱。如治一气滞血瘀型腰痛患者，本来针治几次可愈，可在针治期间，送膏药者言之专治腰痛，送单方者言之腰痛特效，有用药物穴位注射，有送秘方一剂保平安，等等。结果腰痛未愈，失眠复发，胃病新增。胃病是因乱用药物所致，停药即可渐愈，而荐医治胃病者又络绎不绝，药方方方矛盾，医生不知情，致使腰痛和胃病始终未愈，病人十分苦恼。最后又请余针治，令停其他方药，仅针泻间使、三阴交，10 多次而愈。

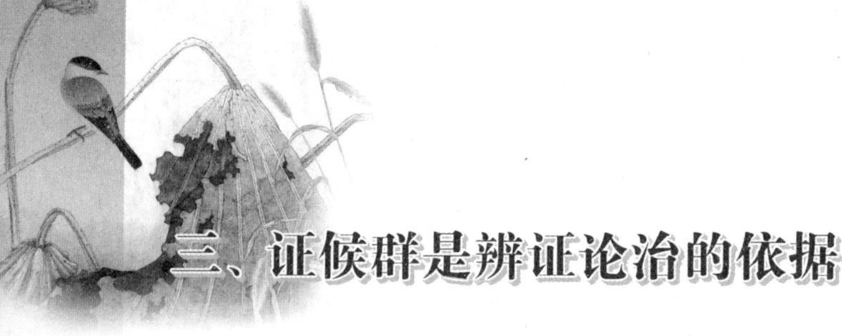

三、证候群是辨证论治的依据

（一）证与证候群，主症与证候群

1. 证与证候群 “证候群”是某种疾病在某一病程中出现的一系列特定的症状表现，它反映了一定的病因、病机、病性、病位以及舌象、脉象等，是辨证论治的客观旁证。

“证”并非单一的症状，而是特定的一组证候群。辨证论治的思维过程，就是根据病人主诉症状，联系证候群，以判断是何病何证，施用何种治则和治疗方法。例如：太阳伤寒麻黄汤证，以“头痛身痛，恶寒发热，无汗而喘，舌苔薄白，脉象浮紧”为证候为主要表现，治宜发汗解表，宣肺平喘，给以麻黄汤治之。再如补中益气汤证，病人主症胃下垂或子宫脱垂，联系伴有气短懒言，体倦肢软，面色觥白，大便稀薄，饮食无味或减少，舌淡苔白或舌嫩色淡，脉虚或虚大等证候群，以确诊为补中益气汤证，针补合谷、足三里、百会，补中益气，升阳举陷。

2. 主症与证候群 “主症”是患者主观感觉。虽说是疾病本质之一，病情的关键所在，但单凭主症不能作为辨证论治的唯一依据，必须结合一系列证候群，加以综合分析才能辨治。因为一个主症可见于多种疾病之中，一种疾病又可有多个主症，病程不同阶段主症还可发生变化。“证候群”是从四诊得来的客观资料；是疾病本质的重要临床表现；是寒热疑似，虚实难明，真假难辨，诊断困惑的解惑者；是防止误诊误治最重要的检验者。因此，证候群是辨证论治的可靠依据。以主症为中心，证候群为依据，才能全面分析，进行辨证，分型论治。

例如脾不统血之崩漏、肾不纳气之喘证、肝风内动之抽搐等，必须分别伴有脾不统血、肾不纳气和肝风内动的病理证候群，方能确定证或证型，进行论治。

又如患者主诉口干渴，但临床表现，却不欲饮水，或饮水甚少，或渴喜热饮等，则可判断属于假象；患者主诉腹胀，临床表现喜揉喜按，则判断属虚，若拒按按之不舒，则判断属实；患者身大寒，反不欲增衣添被以就温，患者身大热，却喜厚衣近火以取暖，这都是真寒真热的假象。如此等等，根据临床表现加以判断，是防止误诊误治的有力见证。

就同一个证型来说，不同病证，其主症与兼症有所不同。在此病中为主症的，而在彼病中却作为兼症（兼有症状）。以肾阳虚衰型为例，证见阳痿，腰痛，尿频或失禁，或小便不利，足膝无力，畏寒肢冷，面色㿠白，舌淡苔白，脉象沉细或沉弱等。若以阳痿病为主症，则腰痛、小便不利或失禁为兼症，合于足膝无力、畏寒肢冷、面色㿠白、舌淡苔白、脉象沉细等，为阳痿病的伴有证候群；若以腰痛病为主症，则阳痿、小便不利或失禁为兼症，合于足膝无力、畏寒肢冷及以上面色、舌、脉的改变等，为腰痛病的伴有证候群；若以遗尿病为主症，则阳痿、腰痛为兼症，合于足膝无力、畏寒肢冷及以上面色、舌、脉象的改变等，为遗尿病的伴有证候群。另外，同一症状在此病机或证型中为主症，而在另一个病机或证型中属于兼症。例如下肢浮肿，白带清稀，在脾气虚弱的病机或证型中属于兼症，若在脾虚湿困的病机或证型中就成为主症。

病理证候群作为辨证论治的依据，临证就必须在四诊中详备核准，广猎博征，方能辨治无误，投方取效。因为它不仅关系到辨证分型，还关系到病情的转归和治则的确定以及针灸处方的选穴和随证加减等。

（二）辨证论治必依据证候群

1. 不依证候群之弊　有主症没有伴有证候群而对症治疗的病证，针灸临床并不罕见。本篇主要揭示的是：应该依据证候群辨证论治，整体治疗的病证，而没有用四诊的方法将其得来的证候群作为辨证论治的依据，仅是对症治疗所出现的弊端。

临床所见，病理证候群愈多愈复杂，就愈为辨证论治提供可靠的依据，愈重视辨证论治，则证候群愈重要，治疗效果愈显著。例如一患者，8 个月前因劳累过度后睡卧湿地，出现两髋、股、膝（膝内外廉）和腓肠肌部酸困痛，痛点均在近骨处，休息加重，似属实证，但伴有腰酸如折，气短头晕，肢体疲乏，两下肢行走及久站无力，动作迟缓，脉象沉弱等，则是虚证。曾以风湿治疗无效，久用针灸对症治疗效果不佳。后联系伴有证候群进行辨证，判属肾精亏虚证，施用补肾精益骨髓之法，针补悬钟、复溜、太溪，6 次痊愈。

又如一女患者，腰及左下肢倒血样剧痛，饥饿或站立稍久时则剧痛难忍，阴雨或感寒左髋凉痛。曾在他处以痹证针治，患处取穴，针后拔罐，又针泻左侧环跳穴配针上艾条灸，针灸 5 次疼痛反而加重，患肢酸软时而空痛，即来我科针治。详问病情：左髋凉痛 3 年余，近 2 个月前临产出血过多，产后休息及营养较差，而出现腰及左下肢剧痛，但无具体痛点。脉象沉涩，伴有气短自汗、头晕目眩、心悸、四肢倦怠和夜半醒后全身酸困痛更觉疲劳等症状。以气血亏虚，筋脉失养之肢体疼痛治之，辨证取穴整体治疗，针补合谷、三阴交补益气血，针治 10 次不仅疼痛治愈，伴有证候群亦同时而愈。本例肢体疼痛因于虚。饥饿或久站时左下肢剧痛难忍，则属气虚血运不畅；无具体痛点，多见虚证；夜半醒后身痛更觉疲劳，则属气血亏虚；伴见气短自汗，头晕目眩，心悸，四肢倦怠及脉象沉涩等，亦属气血亏虚。证候群属于气血亏虚，因此以此治之而收效。前医误把先患左髋痹痛，与后因产后出现的腰及左下肢痛混淆在一起，执迷于痹证，虚以实治，故病必不愈而反重。

2. 忽视证候群之弊　在询问病情，书写病历时，常常遇到一些患者，因为不会反映病情，往往只诉说最为痛苦的主要症状，忽视或缺乏还要诉说次要兼有证候的知识，而医者又往往忽略了其他旁证的收集，这就势必影响依据证候群进行辨证论治。特别是最主要的旁证而被忽视，就会影响正确的辨证和恰当的论治。

例如一些因带下日久，精血亏虚，筋脉失养引起的腰痛病，患者只诉说腰痛的病状，而不讲带下这一为因的病证—旁证；一些因患遗精日久，精血亏虚而致的阳痿，患者只诉说阳痿的病状，而不讲遗精这一为因的病证，医者又未作旁证的征引，因未治疗原发病，其疗效不会满意。基于上述原因，医生临证详问细查病情和伴有证候群，联系伴见证候群进行辨证论治，是非常重要的。

又如不寐病证，用同一个治则或单用安眠穴治疗，不可能使所有证型皆愈。若分别施用滋阴清火、交通心肾、清热化痰、和胃安神、补益心脾、养血安神、疏肝泻热佐以安神、益气镇惊安神定志、补益气血以安心神等法则收良效。前者是因为单纯地安眠，没有依据证候群整体治疗；后者是因为依据证候群，分型治疗，辨证取穴之故。

再如针灸治疗急性肠梗阻，有这样取穴配方的：常用穴有天枢、关元、下巨虚、上巨虚；备用穴，腹痛选加中脘、合谷、大肠俞、次髎、脾俞，呕吐加足三里、内关，便秘加大肠俞……本来大肠募穴、小肠募穴、大肠下合穴和小肠下合穴四穴配伍，就有通肠开结，消导积滞的作用，其呕吐、腹痛、便秘等主要症状可随之而愈，没有必要复加那些备用穴（如果为了服药不致呕吐而取内关制止一时性呕吐是必要的）。本病主要矛盾是肠内容物通过障碍，肠腑气机不通，不通则痛，气滞则腹胀，气逆则呕吐，大肠闭结则便秘。此四大症状改善与否，主要看呕吐、腹痛、排气和排便的情况如何，不能把这一系列的病理证候群分割开来。这种选穴配方，既违背了辨证论治法则，又是取穴不明功能，不懂病机的具体表现。

证候群是脏腑、经络、气血病变所反映出来的症状和体征。证型不同反映的证候群亦不相同。针灸之所以能改善不同证型所反映不同的证候群，分别能收到补气、养血、生血、化气行水、温阳固脱、补中益气、宣肺化痰、健脾、补肾、滋阴等功效，是因其根据不同脏腑经络的腧穴特点，调整脏腑、经络的生理功能来实现的。

脏腑经络的气化作用，是物质和能量的代谢过程。针灸治疗，通过脏腑经络改善气化作用，从而使饮食营养物质在体内进行正常地消化、吸收、转输、同化、异化以及废物的排泄。所以临床对于气化失常引起的病理证候群，更有必要以病理证候群为辨证论治的依据，施用整体治疗，辨证取穴，方能获得良好的治效。

张景岳在《景岳全书·论治》篇引王应震的诗云："见痰休治痰，见血休治血，无汗不发汗，有热莫攻热，喘生休耗气，遗精不涩泄，明得个中趣，方为医之杰。"对痰、血、无汗、发热、气喘、遗精等病不用治痰、治血、发汗、攻热、耗气、涩精之法治之之意，意寓不能按一般常法治之。它们各有不同的病机，必须从四诊得来的证候群中，探明病机所在，然后辨证论治。

夫医之难，难于辨治；辨治之难，难于辨证；辨证之难，难于认证分型。然，详诊细查，依据证候群进行辨证，何难之有？其论治又何难哉？"欲思治本，必先求本"。

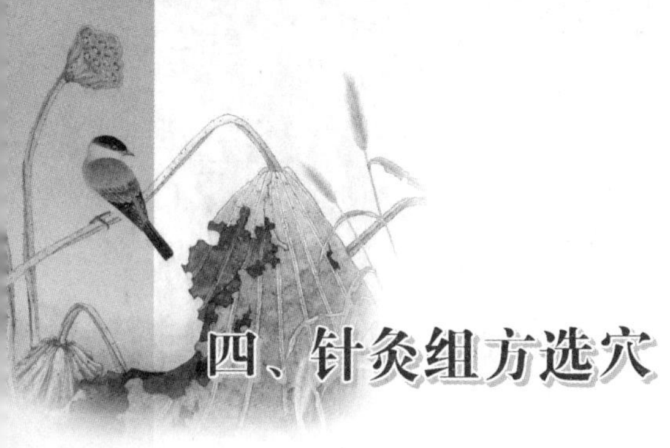

四、针灸组方选穴

针灸治病是利用针刺、艾灸腧穴来完成的。穴有各自的特长，方有合群之妙用。针灸组方选穴就是对腧穴的选用和处方的组成。所谓选穴，是根据腧穴功能选取对该病有治疗作用的腧穴；所谓组方，是根据治疗法则配取2个以上腧穴组成的处方（特别是复杂病证，亦可依其腧穴的主治作用，分别主次谓君臣佐使等穴），共同发挥治疗作用。

针灸组方选穴是在中医基础理论和辨证论治的原则指导下，结合腧穴功能、特长而进行的。疗效的好坏与组方选穴的正确与否有密切关系；组方选穴又与辨证论治和对腧穴功能认识的正确与否，以及对治疗法则认识的深浅有密切关系。为了做到据之以理，施之以法，用穴精炼，组方严谨，效果满意，在组方选穴方面，必须做到以下几点。

（一）组方必须根据理法

组方选穴是根据理法而来，也就是从辨证论治而来的。“方从法出，法随证出”，理明法自立，方遵法组成。就理法方穴来说：说理、立法、议方、选穴。从辨证论治来说：辨证求因、审因论治、依法议方、据方选穴。因此，看到一个处方，处方与证是否符合，穴与穴的配伍是否严谨、合理，使用补、泻法和艾灸、放血等方法是否恰当，都能衡量医者的理论水平和临床经验。

《内经》论治法是：治病因是“寒者热之，热者寒之，盛者泻之，虚者补之，宛陈则除之”；治病位是“其高者因而越之，其下者引而竭之，中满者泻之于内”；治症状是“虚则实之，满则泄之，散则收之，惊则平之，急者缓之，陷下则灸之”等。重要的环节在于治疗症状不能离开病因病位，因为病因、病位是本，症状是标，归根到底不外“治病必求于本”。重视主证而忽视病因病机，是舍本逐末，重视主证而忽视病因、病位，便会与辨证论治脱节。针灸组方选穴，当然也是从本治疗，不能受某穴治某病、某病取某穴所局限。

组方应从本病的病因病机对证选穴。在组方选穴时，应从病因、病位（或果）和症状这三个方面考虑。病因是致病的根源，病位是发病的所在（果是病因造成的后果），症状是临床的表现，均为选穴的对象。证是病情的具体表现，所以临床上根据证来论治，属于什么证型，应用什么治则，选取什么腧穴，是有一定规律的。例如证属心肾不交，治当交通心肾，针泻神门补复溜而收效。又如大承气汤证，针泻中脘、天枢、足三里，攻下腑实。

（二）组方要以治疗法则为前提

治则是在整体观和辨证论治精神指导下制定的，对临床立法、组方、选穴等，具有普遍的指导意义。针灸组方是体现和完成治法的主要手段。既要掌握治疗法则，又要以治疗法则为前提，才能在临床上得心应手。

众所周知的治疗法则有虚证补之，实证泻之，脾虚健脾，肾虚补肾，肝郁疏肝，以及镇肝熄风、交通心肾、补益心脾、气血双补和行气活血等，仅知此还不能达到提高疗效的目的。还要对“补脾不若补肾，补肾不若补脾”，“土旺则生金，勿拘拘于保脾”，“水旺则火熄，勿汲汲于清心”，“补脾须不碍肺，滋肾须不妨脾”，“温之不温是无火也，寒之不寒是无水也”，“益火之源以消阴翳，壮水之主以制阳光”，“有形之血不能速生，无形之气所当急固”，“有形之血不能自生，生于无形之气”，“阴难急复，阳当速固”，“培其不足，不可伐其有余（指肾）”，“先喘后胀治在肺，先胀后喘治在脾”，“治痰不治脾胃，非其治也”，“治泻不利小便，非其治也”，以及对“先病而后中满者，治其标。先病而后泻者，治其本……病发而有余，本而标之，先治其本，后治其标；病发而不足，标而本之，先治其标，后治其本。谨详察间甚，以意调之，间者并行，甚为独行。先大小便不利而后生他病者，治其本也。”（《灵枢·病本》篇）和“诸寒之而热者取之阴，热之而寒者取之阳”（《素问·至真要大论》）等说，有一个深刻的认识。否则，将在具体治疗上，由于证候复杂，往往会束手无策，或者感到治法不多，没有适当的腧穴配治，或组方不当，造成弊端。

正确地使用治疗法则，还必须在正确地认识病因病机和判断证型，熟知腧穴功能的条件下，方能有的放矢地组方选穴，提高疗效。

例如有一个针治坐骨神经痛的处方。常用穴：肾俞、白环俞、环跳、承扶、殷门、委中、阳陵泉；备用穴：腰2～5夹脊、上髎、次髎、秩边、承山、悬钟、昆仑、足临泣和阿是穴。每次选用3～5穴。选穴以常用穴为主，根据疼痛的经脉循行部位选取备用穴。这样的处方是没有治则的，不分病理证型，更不分补泻，恐怕拟方者就很模糊，又怎能愈病呢？

再如肾水素亏，水不涵木，木少滋荣，肝用偏亢，风阳上扰之眩晕，针泻太冲、风池，补复溜，具有镇肝熄风汤之效。如果仅泻太冲、风池镇肝熄风，而不配补生水涵木、滋养肝肾的复溜穴，就不能从本图治，达不到镇肝熄风、育阴潜阳的目的。

再如某医案介绍治愈一位脑血栓形成后遗症的病人，施用祛风化痰、活血通络之法，取刺地仓、肩髃、廉泉、肩髎、尺泽、合谷、曲池、八邪、血海、梁丘和阳陵泉，配用头针语言一区，针治30次痊愈。叫人看来，到底每次取哪几个腧穴，不清楚，显现不出哪些是祛风化痰的腧穴，哪些是活血通络的腧穴，对腧穴的功能就弄不清。

再如一个治疗阳痿病的治则和处方是：施用温补命门火为主，常用穴关元、三阴交、蠡沟，备用穴神门、命门；以常用穴为主，心脾损伤加神门，命门火衰加命门。阳痿病证型颇多，有肾阳衰微、中气不足、阴虚火旺和心脾两虚等，仅选用以上几个腧穴和仅用温补命门火为主之法则，是不能全包括的。

以上举例，均属没有掌握好病因病机、病理证型和腧穴功能，也就无法根据治疗法则选穴组方的例证。

（三）组方要有对立统一观

在组方选穴中，根据病情，需应用因果并治、标本兼治、寒热并调、表里同治、虚实同治、阴阳双补、动静相益和升降互济的对立统一观来配用腧穴。

1. 因果并治　是配用两种主治目的不同的腧穴。一是用于治病因，一是用于治病位（果），二者合用用于因果并治的病证。例如气滞胃痛，针泻间使行气以治其因，配泻中脘（病位、果）和胃止痛以治其果。又如湿热泄泻，针泻足三里、阴陵泉（配透天凉）清利湿热以治其因，配泻天枢（病位、果）通肠导滞以治其果，共收清利胃肠湿热之效。

2. 标本兼治　是配用两种功能治向不同的腧穴。一是用于治标，一是用于治本，二者配用用于标本兼治的病证。例如肝肾阴虚引起风阳升动之眩晕，针补复溜滋补肝肾以治其本，针泻百会、风池熄风以治其标。又如需养血疏肝，标本同治的闭经，既要补三阴交、血海以养血，又要泻太冲以疏肝。又如虚人感冒，素体气虚，反复外感，治宜益气解表，益气当补合谷以治本，解表宜泻大椎以治标。

3. 寒热并调　是配用两种寒热功能相反的腧穴。一是用于治热，一是用于治寒，二者合用，用于上热下寒或上寒下热或寒热错杂之病证。例如慢性咽炎，服用寒凉之品伤于胃腑而咽炎仍存者，其治疗既要灸中脘温胃散寒，又要针泻廉泉（配透天凉）清热利咽。

4. 表里同治　是配用两种走向部位相对的腧穴。一是用于治表，一是用于治里，二者合用用于表里同病的病证。例如阳明热盛，风邪束表，内不得疏泄，外不得透达，邪正相争而发的荨麻疹。既要针泻曲池以祛风解表，又要针泻天枢、足三里（配透天凉）以清热畅中，达到表里双解之目的。

5. 虚实并治　是配用补虚与泻实两种相对的腧穴。一是用于补虚，一是用于泻实，二者合用于虚实并见的病证。例如中气虚弱，寒邪犯脾，脾阳不运之泄泻，治用针补足三里补中益气，泻灸天枢散寒止泻，艾灸神阙温阳益脾，共奏益气健脾，温阳散寒之效。又如脾胃虚寒型之呃逆，治应补灸关元，泻灸中脘，泻公孙，虚实并治，以收温阳益脾、和胃降逆之功。

6. 阴阳双补　是配用益阴与补阳两种相对的腧穴。一是用于补阳，一是用于益阴，二者合用于阴阳两虚之病证。例如治疗阴阳偏衰的病证时，应注意“阳中求阴”或“阴中求阳”的配穴方法。《金匮》肾气丸意在壮阳，针补关元温阳益肾，配补复溜、太溪益阴填精，共收金匮肾气丸之效。

7. 升降互济　是配用两种升降功能对立的腧穴。一是用于升提，一是用于下降，二者合用于升降失调的病证。例如气虚下陷之便秘，治用针补合谷、百会益气升提，配泻天枢通下便秘。又如气虚下陷，清阳不升之劳淋，治当针补合谷、百会益气升清，配泻中极利尿通淋。

8. 动静相益　是配用两种功能动静相对的腧穴。一是用于补益，一是用于消散，二者合用于虚不受补，实不耐散（或攻）的病证。例如脾胃虚弱之证，虚不受补，补之壅滞者，则针补足三里、阴陵泉健脾益胃，配泻间使行气（动穴），以增强疗效，又防壅滞。再如胃痛日久，夹有气虚，实不耐散，散之损气者，先补合谷补气，拔针后再针泻中脘、上脘和胃理气止痛，以增强疗效，又防损伤正气。

（四）组方可参考成方灵活运用

针灸成方，虽然是前人经过实践验证后遗留下来的有效方，但也不能按图索骥，而要灵活化裁。前人成方多是对症取穴，以主症为主，具有一定的消除或缓解患者某种自觉痛苦或临床体征的特殊作用，之所以行之有效，乃得其穴之专能（专治）。早期资料表明，人们了解症先于病和证，对症取穴先于辨证取穴，辨证取穴是在对症疗效经验积累基础上，随着中医理论发展而逐步形成的。

成方中有通治方和专治方。通治方治疗范围比较广泛；专治方是专治一个症或具有特殊的治疗作用。如能善于使用，在组方选穴上就有良好的基础。如果将它随便套用，就会浮而不实。前人曾强调指出：“医不执方，医必有方”，是有道理的。只有掌握一定的基础方和经验方，才能左右逢源，法法紧扣，方方入理。如果善于使用成方中的通治方，使专治方与辨证取穴配合，就能取得更好的效果。例如：

长桑君《天星秘诀歌》中的“肚腹浮肿胀膨膨，先针水分泻建里”，是局部取穴对症治疗腹肿鼓胀的成方，脾虚可加补脾俞或太白健脾益气；肝气郁滞可加泻太冲疏肝理气，等等。若不辨证配穴仅按单方套用，只图治标之法而不治其本。

《胜玉歌》中的“若人行步苦艰难，中封、太冲针便痊”，其行步艰难是个症状，什么原因引起？伴有哪些症状？属于哪个证型？应配加哪些腧穴？要弄清楚。如属虚证，以上两穴施用泻法使之更虚；如属实证，以上两穴施用补法使病加重。如属其他原因引起，不配加治因腧穴，就不能治本。这就需要对症取穴与辨证取穴配合施治，方能标本兼顾。

《肘后歌》中的“五痔原因热血作，承山须下病无踪”和《玉龙歌》中的“偶尔失音言语难，哑门一穴两筋间，若知浅刺莫深刺，言语音和照旧安”、“痰多宜向丰隆泻”及《十四经要穴主治歌》中的“少商惟针双蛾痹，血出喉开功最奇”。指出了哑门、丰隆、承山和少商穴的专功。如果在临床上能很好地利用它们的专能，配用于有关处方中，相辅相成，则效如桴鼓。

《胜玉歌》中的“目内红痛苦皱眉，丝竹、攒竹亦堪医”，是治疗急性结膜炎的成方，效果尚好。如果再配用治因的腧穴，因果并治，效果更好。

《胜玉歌》中的“腿股转酸难移步，妙穴说与后人知，环跳、风市及阴市，泻却金针病自除”，是局部取穴对症治疗大腿及股部转动酸痛难以行步的实证的成方。如因气滞血瘀者，应配泻间使、三阴交行气活血以治其因。属于本虚标实证，本虚为气血亏虚者，针补合谷、三阴交补益气血以治其本，针泻患处的环跳、风市、阴市通经活络以治其标，标本兼治而愈病。

使用成方必须分析主症、主穴，同时还必须根据病情选用，或加减有关腧穴，或成方与辨证取穴配合，方能收到良好的效果。

（五）组方要与腧穴功能相吻合

腧穴功能各有其别，发挥作用的好坏，在于使用补泻手法和配伍腧穴的正确与否。针灸组方是由腧穴配伍组合而成，如能与腧穴功能相吻合，就能

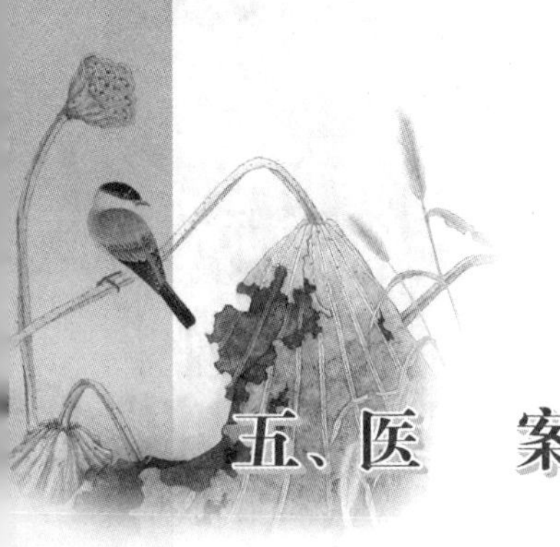

五、医　案

（一）医案渊源

医案，古称“诊籍”。中医之有医案，可谓源远而流长。早在两千多年前，西汉初期名医淳于意就首先注意医案（诊籍）的记载，凡所诊者，皆有“诊籍”。《史记·扁鹊仓公列传》记载了仓公25个病案，有些病案生动地叙述了病情和诊断依据及治疗经过，并论述了病因与治疗结果等。嗣后隋唐方书如《千金方》《外台秘要》都有医案。宋·钱乙《小儿药证直诀》在卷中专门记录其一生中较为突出的医案。宋代出现了第一部医案专著《伤寒九十论》，记载有90个医案。宋金元时期，诸医家多有医案收入医著之中，如张子和《儒门事亲》卷六共载入80余案，又如许叔微的《本事方》、李东垣的《兰室秘藏》和《脾胃论》、滑寿的《十四经发挥》、王好古的《阴阳略例》等，都附有医案。

明清时期，撰著医案之风最盛，不但医案专著大量刊行，而且出现了类编众家医案和辑评之著。如江瓘的《名医类案》，是医案类书的代表作，它收集明代以前的历代名医验案，收罗广博，内容丰富，临床各科俱备，有些重要医案还附有编者按语，历时20年才编写成功。其他有明代孙一奎著的《医案》，明代汪机著的《石山医案》和薛己的《薛氏医案》等等。散见在各科医著中的医案有李中梓的《医宗必读》，陈实功的《外科正宗》，张介宾的《景岳全书》，薛己的《内科摘要》，喻昌的《寓意草》，杨继洲的《针灸大成》和吴有性的《瘟疫论》等书。清代医案专著的编写出版更为丰富，有《续名医类案》《叶氏医案存真》《王氏医案》《洄溪医案》《古今医案按》《柳选四家医案》《吴鞠通医案》《宋元明清医案选》《三吴医案》和《继志堂医案》等。最著名的叶天士《临证指南医案》，其内容有内、外、妇、儿等科，每一病证选案若干例，后附其门人撰写综论一篇，以概述叶氏的学术见解及治疗该病证之心法。清代后（1929年）有何廉臣编的《全国名医验案类编》，汇集当时全国名医80余人的治案300余例，分上、下两集。

新中国成立以后，中医医案真可谓琳琅满目，不仅有医案专著，就是高等医学院校教材里、医药杂志中都有医案。1989年有人统计，仅搜集明清以来129家医案，其中明代6家，清代62家，近、今代61家，如《孟河丁氏医案》《邹云翔医案》《赵锡武医疗经验集》，等等。它包含着极其丰富的临床经验和个人的心得体会，是祖国医学遗产中的宝贵财富。

（二）从医案中得到启发

医案，可启发学习者真正理解和掌握中医理论体系的精神实质。多读医案，可以扩展见闻，启迪思路，更有助于基础医学、临床医学和药物、腧穴的学习与应用。学习中医医案最明显的好处，就在于它不是孤立地学习某一方面的单一内容，而是把中医的理、法、方、穴（药），辨证论治有机地融合为一体，故能取得较好的学习效果。例如：清·吴鞠通著《温病条辨》，是他对王安道、吴有性、叶桂和薛雪诸家之说均有研究，而独遵叶桂，对叶氏所遗之医案，勤加探讨，结合自己心得撰写而成，为系统论述温热证治之始。他根据叶桂的“河间温热循究三焦”的观点，加以发展而提出温病三焦辨证的理论。又根据叶桂的经验，总结出清络、清营、育阴等原则，制定了清络饮、清营汤等有效方剂。他精心研究叶天士医案的结果，创制了银翘散、桑菊饮、连梅汤等温病名方，并撰写《吴鞠通医案》。为后人所效法。

明·薛己的学术思想是受张元素、李杲的学术影响，他的治学中心思想，是以脾胃、肾命为主，重视先天后天，力倡脾肾兼补之说。在他撰写的《薛氏医案》治验中，大多数是脾胃肾亏损的治案。

赵献可继承了薛己的学术思想，对薛氏的温补学说就十分推崇，而突出地发挥了“命门”学说。提出了人身之主非心而为命门，命门之火为无形之火，为生机之所系的论点。强调“命门之火”的重要，特撰《医贯》一书，其用意即是以保养“命门之火”的论点，贯穿了养生与治疗等一切问题之中。

医药杂志上也有不少学者发表了学习和探讨前人名医医案的心得体会。如徐景藩发表了“《未刻本叶氏医案》有关脾胃病治验初析”（《中医杂志》1991年9期）；彭建中发表了“《临证指南医案》痰饮证治述要”（《国医论坛》1987年4期）；刘源发表了《明清以来129家医案中十八反的临床应用》，从129家医案20313个病例中，查找应用含有十八反药物的案例，来探索十八反药物的应用特点和规律（《中医杂志》1989年9期）等。

我们撰写《针灸临床辨证论治》这部既是医案又是临床证治法则的专著，是在学医过程中和临床实践中，从医案名著中得到启发的结果。这部书中，每一病证既有基础理论和辨证施治、常规治疗法则，又有临床实践经验和错综复杂治疗较难的病案举例，使读者通过阅读，提高处理复杂病证的能力，达到相辅相成、相互印证的目的。

（三）集存医案的个人体会

我是从1962年开始着手撰写《常用腧穴临床发挥》一书的同时，就开始着手详记病历，集存医案。不论是正常上班，或是医疗队下乡，或是在家休息，只要病人找来治病，不论是针灸或是用药，都详细地记载下来。原来病历由病历室保管，后来为了查阅，总结方便，就由本科室保存。不论病人再多都要详细记录病历，都要随访病人，病人回信或直接前来告知治愈与否，都要查找原始病历记述清楚。因此，30多年来集存典型病历近万份，随访病人万余人次。自1985年《常用腧穴临床发挥》一书告成后，我们就着手撰写《针灸临床辨证论治》这部书，历时6年书稿已臻完成。这一速度与我们集存病历，不断总结经验有密切关系。

从医案中得到提高。如：

我们多年来治疗肢体疼痛（包括痹证、扭伤等）症，有用行气活血法、气血双补法、温补肾阳法、健脾祛湿法、益气活血法和温散寒湿法、温阳散寒法，等等。有用辨证取穴整体治疗，有用患野取穴局部治疗，有用辨证取穴与患野取穴并施的。有以祛邪为主，有以补虚为主，有祛邪与扶正并施的，等等。有在别的医院患处取穴除湿散寒或通经活络等法无效，而前来求治改用补益之法而效捷的，等等。都是通过医案的整理和总结所得来的结果。

见证推源，外证内求。“有诸内必形诸外”，“治外必求诸内”。肢体疼痛，既是外在病变的一个症状，又是内在病变反映于体表的一个症状。有些仅是体表病变，但有些确与内在病变有密切的联系。并非都是体表局部病变，都属实证，都用患野取穴对症治疗以祛其邪才能收效的。特别是久治无效和伴有全身症状的病证，从局部联系整体，施用辨证取穴整体治疗，往往可收到意想不到的效果。

再如我们治疗热痹证，使用整体治疗的方法，始于 1969 年。通过翻阅一些这方面的医案，凡是收效好的病例多是没有全身症状，收效差的多是伴有全身症状的病例。我们就在伴有全身症状的医案中分析它的病因病机和选穴。多为湿热（有热胜于湿，湿胜于热）蕴郁。湿热内蕴中焦则脘闷纳呆，口渴（热胜于湿）或渴不欲饮（湿胜于热），大便干秘（热胜于湿）或溏（湿胜于热）；湿热下注则小便色黄或黄赤（热胜于湿）；湿热盘踞关节，痹阻经络，气血运行不畅，故关节肿痛发热（湿胜于热）或红肿热痛（热胜于湿），伸屈不利，痛不可近；舌苔白腻（湿胜于热）或黄腻（热胜于湿），脉象滑数或濡数、洪数（热胜于湿），为湿热内蕴之征；湿热郁蒸于肌表则发热微恶寒，身困沉痛，等等，均为湿热蕴郁的结果。患野取穴治疗内在湿热蕴郁反映于体表的热痹，当然无效。我们改用整体治疗辨证取穴，施用清利湿热之法，针泻曲池、阴陵泉，胃肠症状明显者加泻足三里，热胜于湿者加泻合谷，血热者加泻三阴交，有表证者加泻大椎等。较局部取穴效捷，并能从根本上治疗而获良效。

再如针足三里、阴陵泉，用先少泻后多补之法，有参苓白术散之效。始从此两穴功能分析而来，治疗脾虚有湿之泄泻病，收效甚良。后来将治疗这些泄泻医案进行分析，认为此二穴既然能治愈脾气虚弱不能胜湿的泄泻，那么脾虚不能胜湿的痿证、痹证、带下等亦可治愈，试用之果然效如桴鼓。

医案不同于临床医书和教材书。教材书中每个病（或证）都具有病理清晰，证候典型，主证突出，鉴别分明和论治方穴（药）规律等。又分证（或型）井然，不同病证只要证型相同，除主证不同，其兼症、舌、脉多雷同而有规律。多择其常而示人之规矩，予人以纲领的特点。而医案所列举的病例则是：书（教材）不尽言，言不尽意，病不尽型，型不尽证，病不遵书，患不遵型，临证错综复杂，辨证难度大，论治又比较复杂。更可显示出同病异治，异病同治，取穴施法之精巧。医案的论治，有常有变，有动有静，有共性亦有个性，有经验亦有教训。它是贯穿在辨证、审因的基础上，要求“谨守病机，各司所属”，“知犯何逆，随证治之”，常以正治法治其常，以逆治法治其变。

积存医案，反复探究，总结经验，对本人对后学者以及对于发现规律，证实规律，运用规律，都有一定的好处。“纸上得来终觉浅，绝知此事要躬行”。

（四）医案应作为中医必修课

祖国医学的形成，是历代医家学术经验汇总的结果。医案作为中医学的一部分，学习医案对于研究祖国医学来说，占着极其重要的位置。它有利于穷究委源，深化认识，扩展胸臆，增添知识。“医之为道，非精不能明其理，非博不能至其约”（《医学集成》）。

任何一门学科的发展，都是在继承前人经验的基础上建立起来的。中医学科亦是如此。中医理论体系是建立在前人丰富的临床实践的基础上，从实践上升到理论，再用此理论指导实践，这样不断深化，不断修正，不断完善才能使中医理论和临床水平得到发展和提高，逐步形成中医独特的理论体系。

医案是临床、教学和科研不可缺少的研究资料。特别是临床医学的研究，它是理、法、方、穴（药）俱备，每一案例直接可视为一个完整的辨证论治的范例。以中医基础理论指导临床辨证论治，从而加深对基础医学的理解，对临床医学的运用。孟子云：“能与人规矩，不能与人巧。”中医基础理论就是规矩，临床应用就是循规矩而犹巧，医案就是循基础理论规矩，运用于临床而犹巧之总结。

医案是前人遗留下来的临床实践经验的总结，也是基础医学、临床医学和腧穴（或药物）功能的验证。中医医案是中医学的重要组成部分，应作为学习中医的必修课（中医医案学），通过医案的学习，去研究医家的学术思想，探讨疾病辨证论治的规律。

历史上任何有成就的医家，都探索前辈医家医案和学说，从中撷取精华，作为充实和发展自己学术的基础。因此，不论初学中医，还是学有所成者，无论在校学生，或是自学中医者，不论临床医生，或是理论工作者，都应重视医案的学习和研究。要达到清·赵廉在《医门补要·自序》中所说的："医贵乎精，学贵乎博，识贵乎卓，心贵乎虚，业贵乎专，言贵乎显，法贵乎活，方贵乎纯，治贵乎巧，效贵乎捷"的要求，医案的学习，也是不可缺少的一门课程。

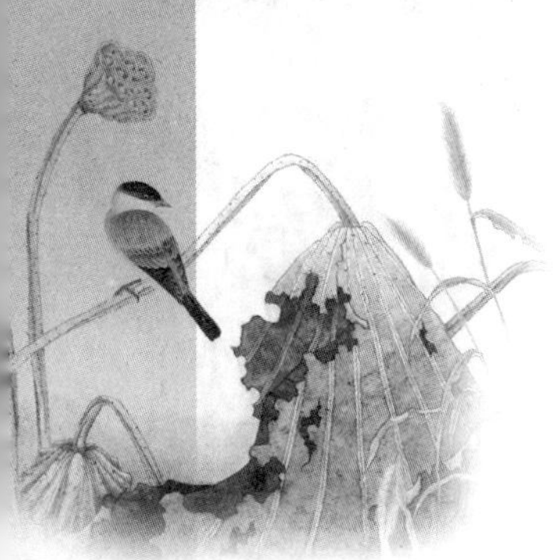

各　论

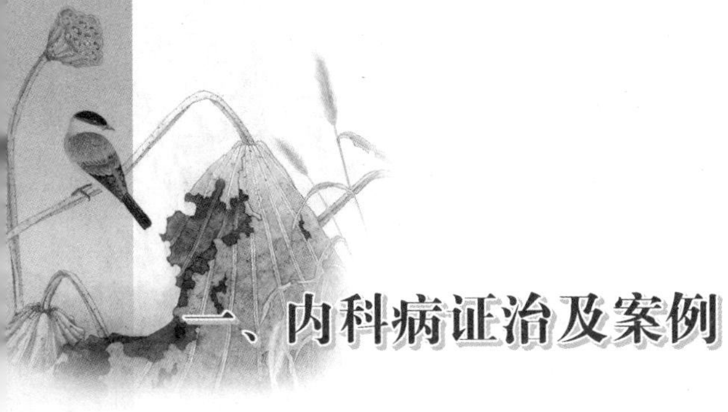

一、内科病证治及案例

（一）头　痛

【概说】

头痛是临床患者自觉症状，可单独出现，又可出现在多种急慢性疾病中。本篇所论述的头痛，主要是以头痛作为主要症状者。若属某一疾病出现的兼证，病去痛自除者，不在本篇叙述范围之内。

头痛之因多端，但不外乎外感和内伤两大类。头为“诸阳之会”“清阳之府”，又为髓海所在。凡五脏精华之血，六腑清阳之气，皆上注于头。外感诸邪，邪气稽留，阻遏清阳，或内伤诸疾，导致气血逆乱，瘀血阻络，或脑失所养，都可直接或间接地影响头部而发生头痛。

针灸临床多见内伤头痛，多因久治无效前来求治的。因此，〔病案举例〕中的内伤头痛较多。

一般头痛应与鼻窦炎、鼻咽癌、中耳炎、乳突炎、龋齿、青光眼、脑肿瘤以及脑外伤所致的头痛相鉴别。

从辨证来分，本病有风寒、风热、风湿、肝阳、肾虚、气虚、血虚、气血亏虚、痰浊、瘀血和胃火头痛等证型。从疼痛部位来分，有太阳头痛、阳明头痛、少阳头痛和厥阴头痛之别。现将以上几个证型的证治及三阳、厥阴头痛的治疗和病案举例，分述如下。

【辨证施治】

头痛的辨证，除详细询问病史，探求病因外，应结合头痛的久暂，疼痛的性质、时间、特点、部位和伴有的证候群，辨别虚、实、寒、热、气、血的不同，分别证型，进行施治。仅采用头痛针头的办法是不够全面的。

外感头痛，一般发病较急，痛势较剧，多表现为掣痛、跳痛、灼痛、胀痛、重痛，发无休止，多属实证，治法以祛邪为主。内伤头痛，一般起病较缓，多表现为隐痛、空痛、昏痛、痛势悠久，疲劳则痛，时发时止，多属虚证，治法以补虚为主。虚证头痛，临床以本虚标实较为多见，标实者注意患野取穴佐以通络止痛。虚证头痛，患野取穴慎用补法；标实者患野取穴，更不可施用补法。

头为诸阳之会，手足三阳经脉循行于头，厥阴经脉上会巅顶。大抵太阳头痛，多在后头部，下连于项；阳明头痛，多在前额及眉棱骨等处；少阳头痛，多在侧头部，连及于耳；厥阴头痛，痛在巅顶，或连于目系。临床可根据疼痛部位，参照经络分布，循经取穴和患野取穴并施。

1. 风寒头痛

主证：头痛时作，痛连项背，恶风畏寒，感受风寒尤剧或辄发，常喜裹头，口不作渴。舌苔薄白，脉浮或浮紧。

治则：疏风散寒，通络止痛。

取穴：针泻列缺、风池、阿是穴（加灸）。或泻灸风池、百会、阿是穴，疏散头部风寒，温经止痛。

若寒邪侵犯厥阴经，引起巅顶头痛，伴有呕吐涎沫，甚则四肢厥冷，苔白脉弦。治当温散厥阴寒邪，宜灸大敦、百会。

2. 风热头痛

主证：头部胀痛，甚则裂痛，发热恶风，口渴咽痛，便秘溲黄，面红目赤。舌质红，舌苔薄黄，脉象浮数。

治则：疏风清热，利窍止痛。

取穴：针泻曲池、风池、阿是穴（或点刺出血）；或泻合谷、外关、风池，或加泻阿是穴。

若大便燥结，口鼻生疮，腑气不通者，针泻足三里、天枢，通腑泄热。

3. 风湿头痛

主证：头痛如裹，肢体困倦，胸闷纳呆，小溲不利，大便或溏，舌苔白腻，脉濡。或头痛头重而与气候变化有关。

治则：祛风胜湿，利窍止痛。

取穴：针泻风池、阴陵泉，或加泻阿是穴；若湿重纳呆，胸闷，加泻足三里（和胃宽中），共奏祛风胜湿，和胃宽中之效；若恶心呕吐者，加泻丰隆（或上脘）以降逆止呕。

若证见头痛，身热汗出，口渴胸闷，发生于夏季由暑湿内侵所致者，针泻阴陵泉，点刺曲泽出血，以收清暑化湿之效。

4. 肝阳头痛

主证：头痛而晕或见抽痛，尤以头之一侧或两侧为重，心烦易怒，睡眠不宁，面红目赤，口苦。舌红，舌苔薄黄，脉弦有力。常因精神紧张而诱发。

治则：平肝潜阳，通络止痛。

取穴：针泻太冲、风池、百会，重在平肝熄风，用于肝阳上亢，肝风内动所致的头痛眩晕。

若肾水不足，水不涵木，肝阳上亢，上扰清空之肝阳头痛，针泻行间、风池补复溜，平肝熄风，育阴潜阳，类似镇肝熄风汤之效。

若因肝气郁结，郁而化火，肝火上升，上扰清空所致。证见头痛甚剧，面红目赤，胁痛口苦，或见耳鸣，溲赤便黄，舌红苔黄，脉象弦数等。针泻行间、丘墟、阿是穴，清肝泻火，通络止痛；或泻太冲、丘墟、阴陵泉，类似龙胆泻肝汤之效。

有一种偏头风，又称偏头痛，多由肝经风火上扰所致。证见偏侧头痛，多在足少阳经循行处，头痛暴发，痛势甚剧，或连及同侧眼、齿，痛止一如常人。可泻风池、太阳（或点刺出血）、太冲，或加泻阿是穴，平肝熄风，通络止痛。

5. 肾虚头痛

主证：头部空痛，而兼眩晕，腰膝酸软，神疲乏力，遗精带下，耳鸣少寐等。舌红少苔，脉细无力。

治则：养阴补肾益脑。

取穴：针补复溜、肾俞。

若肾阳不足，证见头痛而兼畏寒，四肢不温，面色㿠白，舌淡，脉象沉细等。可补关元、太溪、肾俞，温补肾阳，填充精血，类似右归饮之效。

6. 气虚头痛

主证：头部空痛，痛势隐隐，早晨较重，或遇劳加重，精神不支，倦怠少气，四肢无力，食欲不振。舌苔薄白，脉虚或细而无力。

治则：补中益气，或佐以通络止痛。

取穴：针补合谷、足三里，补中益气，或加补百会穴有助清气上升于头，类似补中益气汤之效。

若夹瘀血阻络，痛有定处者，针补合谷、足三里，加泻以痛为腧的阿是穴通络止痛。

若属虚中夹实者，针补合谷、足三里，泻百会穴（以祛标实），取其补中寓散之意。

若属气虚而兼肾虚者，针补合谷、太溪，益气补肾。

7. 血虚头痛

主证：头痛绵绵，头晕目眩，肢体倦怠。面色苍白，舌唇色淡，脉象细弱或虚涩。

治则：补血养血，或佐以通络止痛。

取穴：针补三阴交、膈俞，养血补血。寒邪阻络者，加泻灸阿是穴通络止痛。

8. 气血亏虚头痛

主证：头痛头晕，痛势绵绵，遇劳则甚，神疲乏力，食欲不振，心悸怔忡。面色不华，舌淡苔白，脉细弱无力。

治则：补养气血，或佐以通络止痛。

取穴：针补合谷、三阴交，补养气血。若见头痛明显者，加泻以痛为腧的阿是穴通络止痛。心悸不寐者，加补神门养心安神，类似人参养荣汤之效；气虚明显者，加补足三里益气补中；兼有寒邪阻络，感寒而诱发或加重者，加泻阿是穴配艾灸，温经散寒。

若心脾不足，心虚则血液循行不周，脾虚则生化之源不旺，以致气血不能上奉于头之头痛。针补神门、三阴交，补益心脾。

9. 痰浊头痛

主证：头痛昏懵，胸脘满闷，呕恶痰涎，食欲呆滞。舌苔白腻，脉滑或弦滑。

治则：化痰降逆，通络止痛。

取穴：针泻丰隆、阴陵泉，祛湿化痰降逆，类似二陈汤之效。或加泻阿是穴通络止痛；或上方加补脾俞，共奏健脾祛湿，化痰降浊，佐以通络止痛之效。

若属风痰者，针泻百会、丰隆补阴陵泉，健脾化痰，熄风止痛，类似半夏白术天麻汤之效。

若出现口苦，舌苔黄浊，大便不畅等，是痰湿久郁化热之象。可泻丰隆、内庭、阿是穴，清热化痰，通络止痛。

此外，雷头风，多由湿热酒毒夹痰上冲所致，证见头痛，头中如雷鸣，头面起核，或红赤肿痛等。针泻丰隆、阴陵泉、合谷，点刺阿是穴出血，以收除湿化痰，清热解毒之效。

10. 瘀血头痛

主证：头痛经久，缠绵不已，痛有定处，或痛如锥刺。舌质紫暗，脉象沉涩或细涩。

治则：活血祛瘀，通络止痛。

取穴：针泻三阴交、阿是穴。兼有寒邪或感寒诱发者，阿是穴配艾灸，温经散寒，活血通络。

瘀血阻络所致之头痛，轻者往往仅泻局部腧穴，以通络祛瘀止痛，即可收效。

11. 胃火头痛

主证：头痛以前额痛为多见，或前额热痛，咽干口臭，烦渴引饮，大便干秘。舌红，苔黄或薄黄，脉数或洪数。

治则：清降胃火，通络止痛。

取穴：针泻解溪、足三里，清胃泄热，或配泻头维（或阳白）、阿是穴，通络止痛。

若气分有热，烦渴明显者，针泻合谷、内庭；若便秘明显者，针泻中脘、天枢、足三里、阿是穴。

此外，还可以经络的循行，头痛的部位选穴处方，循经取穴与患野取穴配治。例如：

（1）太阳头痛：其痛在后头部，连及后项。循经取穴，针泻昆仑，宣通足太阳经气，属于热郁热痛者，昆仑配透天凉，清宣太阳经郁热。患野取穴，配泻天柱或阿是穴。共奏宣畅太阳经气，通络止痛之效。

由硬膜外麻醉引起的后头痛，针泻百会、大椎、风府。

（2）少阳头痛：其痛在侧头部，连及于耳。循经取穴，针泻丘墟，宣通足少阳经气。属于郁热上攻循经上扰者，丘墟配透天凉，清宣少阳经气，针感循经走达于头部者为佳。患处取穴，配泻太阳、风池。共奏宣通少阳经气，通络止痛之效。

（3）阳明头痛：其痛在前额部，连及眉棱。循经取穴，针泻内庭，宣通足阳明经气。若属热郁热痛者，可改泻解溪，清宣阳明经气，若使针感循经走达头部者为佳。患野取穴，配泻头维（或阳白）、阿是穴。共奏宣通阳明经气，通络止痛之效。

（4）厥阴头痛：其痛在巅顶部，连及目系。循经取穴，针泻太冲，宣通足厥阴经气。若属热郁热痛者，太冲配透天凉，清宣厥阴经气。患野取穴，配泻百会、阿是穴。共奏宣畅厥阴经气，通络止痛之效。

《伤寒论》377条："干呕，吐涎沫，头痛者，吴茱萸汤主之。"属于肝寒犯胃浊阴上逆之吴茱萸汤证者，可灸中脘、大敦，针泻公孙，暖肝温胃，降逆祛浊，类似吴茱萸汤之效。

【病案举例】

病例1 肾虚头痛

刘某，女，44岁，1967年9月15日初诊。

主诉：患头痛已20多年。

现病史：20多年来，眉间及两眉骨痛。痛甚时恶心、眼球痛，早晨痛重，感凉易发，得暖痛减。伴有食欲不振，食后恶心，口流清涎等症状。面色苍白，舌苔薄白，口唇淡白，脉象细数而浮。近几天自觉恶寒发热（无感冒症状），左侧上下牙齿隐痛，按之痛减。曾用中西药久治无效。

辨证：证属肾虚头痛。

治则：温补肾阳。

取穴：针补关元、复溜。隔日针治 1 次。

效果：三诊后，头痛明显减轻，其他症状治愈。

随访：1969 年 4 月 6 日患者告知针愈未发。

按　本例症状复杂。早晨痛重，似属气虚头痛；感凉易发，得暖痛减，似属寒邪阻络之头痛；痛处不移，似属瘀血头痛；眉骨处痛波及眼球，似属厥阴、阳明头痛；痛甚恶心，食欲不振，食后恶心，似属痰浊头痛；眉间处痛，又无鼻病引致；面色苍白，舌苔薄白，口唇淡白，似属脾阳不振或气血亏虚之征。似属之证，又无旁证可依，很难明确证型进行辨治，故屡治而难奏效。

本例首辨其患病日久，和伴见面色苍白，口唇淡白，口流清涎，属虚无疑。进层综观辨析，病本在肾，是以肾阳虚为主要病理表现的头痛证候。由于肾阳不足，阳气不能上达，则清阳不展，故早晨痛重，感凉易发，得暖痛减。肾阳虚衰，火不生土，则脾阳不振，故出现食欲不振、口流清涎、面色苍白、口唇淡白等症状。肾主骨，肝开窍于目，眉骨痛连及眼球，则属肝肾不足，本于肾虚。头痛甚时恶心，与头痛的部位有关。针补关元，补真火益元阳，并能益火生土以振脾阳，即“益火之源，以消阴翳”；针补肾经之金穴、母穴复溜，滋阴补肾，与关元配伍，补阳以配阴，故头痛及伴有症状得以治愈。肾主骨，齿为骨之余，牙齿隐痛，按之痛减，则属肾阴不足，浮火上越之故，补复溜滋阴补肾，又取其“壮水之主，以制阳光”之意。脉象细数而浮，与近日恶寒发热、齿痛有关。

病例 2　气血双亏头痛

姚某，女，26 岁，住南阳县英庄公社岭岗大队岭岗村。1976 年 9 月 14 日初诊。

主诉：患头痛已 8 年。

现病史：开始右眼昏花，左侧头部胀痛，嗣后两侧交替出现，即左侧头痛而右眼昏花，右侧头痛而左眼昏花，黎明时前额胀痛尤甚。平时食后即感饥饿，腹中空虚，气短，头晕眼花，全身沉困，精神倦怠，四肢无力，手指颤抖，心悸心擞，多梦。腹空严重时每晚加食两餐。月经 20～23 天一次，量多。舌淡苔白，舌有齿痕，脉象沉细无力。

辨证：证属气血亏虚型头痛。

治则：补益气血。

取穴：一至七诊针补合谷、三阴交；八至十诊上方加泻太阳穴。

效果：二诊后，腹部空虚及头痛减轻；三诊后头未大痛，心颤及两手颤抖减轻，腹中空虚已愈，仍四肢无力，精神倦怠；六诊后头痛明显好转；八诊后一切症状均愈，仅觉头痛欲发；九针后，仅眼前昏花存在，余无异常；十诊巩固疗效。

按 本例辨为气血亏虚型，属八诊汤证。从头部胀痛来看，似属气滞不畅，但从整个证候群辨析，仍应属气血亏虚，不能上奉清阳之头痛证候。故整体治疗，辨证取穴，针补合谷、三阴交，补益气血而收效。八至十诊加泻太阳穴的目的，是患处取穴，佐以通畅脉络，以缓头痛欲发之势。

病例 3 气虚、肾虚头痛

范某，男，35 岁，南阳县电信局职工。1971 年 9 月 7 日初诊。

主诉：患头痛已月余。

现病史：近 1 个多月来，前额及头部正中线处疼痛明显，上午痛重，出汗及晚饭后头痛减轻。伴有头晕，气短，身困乏力，嗜卧，多梦少寐等症状。平素脾胃虚弱，消化欠佳。脉象虚弱，两寸尤甚，舌质嫩红无苔。

曾在本科针刺局部阿是穴，对症治疗 2 次，收效不显著。

辨证：证属气虚、肾虚型头痛。

治则：益气补肾。

取穴：针补合谷、复溜，每隔 1～2 日针治 1 次。

效果：三诊后，头痛及伴有症状明显减轻；六诊痊愈。

随访：1972 年 9 月 10 日患者告知治愈未发。

按 本例头痛属于气虚和肾虚。头痛以上午较重，伴有身困乏力，嗜卧，气短，脉象虚弱等，属于气虚之象，故补合谷益气。伴有多梦少寐，头晕，舌质嫩红无苔，属于肾阴不足之征，故补肾经之母穴复溜，滋阴补肾，共奏益气补肾之效。原来局部针刺，针治 2 次无效，证明不是实证，故仅局部止痛是不会收效的。

病例 4 风热痰火头痛

唐某，男，11 岁，住南阳县李八庙公社龙王庙大队。1965 年 3 月 29 日初诊。

主诉：患头部热肿痛已 4 天。

现病史：4 天来后头部突发高突肿痛，痛处拒按，触之觉热，食欲不振，脉象滑数。

辨证：证属风热痰火型头痛。

治则：疏风清热导痰。

取穴：针泻风池、风府、丰隆。

效果：针治 1 次愈。

随访：1965 年 7 月 20 日其母前来诊病，转告针愈未发。

按　本例辨证要点是：后头部突然发热肿痛，拒按，触之觉热，又见滑数之脉。故以风热痰火，上扰清阳之头痛辨治。针泻风池（祛风通络，清热消肿）、风府（祛风清热，消肿止痛）、丰隆（化痰），施用祛风豁痰、消肿止痛之法而收效。针泻风池、风府属邻近取穴，既可祛头风，又可通络消肿止痛，还能借助丰隆以散局部之痰火；针泻丰隆祛痰浊，配以风池、风府，有助清降头部之风痰火热。

病例 5　胃火头痛

谭某，男，72 岁，住南阳市七一公社北关大队。1971 年 10 月 9 日初诊。

主诉：患头痛头懵已半月余。

现病史：半月来，前额热痛蒙晕，感热、日晒、见光和中午加重，得凉则舒。伴有两眼昏花、视物不清，多梦少寐，恶食恶心，食欲不振，口干时渴，舌边热痛等症状。面红，舌红苔白，脉数有力。血压 18.7/10.7kPa。

辨证：证属胃火型头痛。

治则：清降胃火。

取穴：针泻解溪、内庭。

效果：三诊后头痛减轻；七诊后诸恙悉愈。

随访：1971 年 11 月 13 日患者告知头懵热痛等证针愈未发。

按　本例口干时渴，恶食恶心，面红，舌边热痛，舌红苔白，脉数有力等，属于胃热炽盛之征象。前额是足阳明经循行之分野，胃热炽盛，循经上扰，热扰清空，脉络阻滞，故而前额热痛懵晕，感热加重。热扰神明，则多梦少寐。证属胃火头痛，故针泻足阳明胃经的解溪和内庭穴，清降胃火，宣畅阳明经气而收效。

病例 6 痰浊头痛

马某，男，15 岁，住唐河县刘马店公社马楼村。门诊号 015993。

主诉：患头痛已 9 个月。

现病史：9 个月前始感后脑部痛，阴雨加重。后因考试用脑过度头痛加重，呈阵发性疼痛，时觉前额痛。平时头晕，恶心，耳鸣，口干不渴，食欲不振。舌苔白腻，脉象濡数。

辨证：证属痰浊型头痛。

治则：化痰祛湿，佐以通络止痛。

取穴与效果：

一诊：针泻丰隆、阴陵泉，化痰利湿降浊。留针 15 分钟后，后脑疼痛基本消失，略感头晕。

二诊：针穴手法同一诊，加泻风池通络止痛。

三诊：口渴多饮，舌苔不腻，脉数不濡，是湿邪已祛之象。针泻风池、昆仑，循经取穴与患野取穴并施，以收通经止痛之效。

四诊：风府穴处微痛。口干口黏，渴而多饮，此系胃热炽盛之故。患野取穴针泻风府穴，用以通络止痛，循经取穴针泻足阳明胃经的内庭穴配透天凉，清泻胃热。其内庭穴凉感沿本经上行达于面部和口唇部，最后达于舌尖及口腔内，即感口渴口黏消失。

五诊：针穴手法针感同四诊。

六诊：头痛，口渴，恶心均消失。针泻内庭配透天凉，其凉感同四诊。

随访：1971 年 5 月其父告知在此针愈未发。

按 本例系脾失健运，聚湿生痰，痰浊（夹胃热）上扰，经络阻滞，清阳不得舒展之痰浊头痛证候。故针泻丰隆、阴陵泉，配泻风池，施用化痰祛湿降浊之法为主，佐以通络止痛而收效。三诊后头痛基本治愈，胃热炽盛出现，针泻解溪、内庭和风府，改用清泻胃热之法为主，佐以患野取穴通络止痛，病获痊愈。

风府和风池穴有祛头风的作用，在本例用作通络止痛。丰隆与阴陵泉配伍，类似二陈汤之效。

病例7　肝阳头痛

患者，男，30岁，埃塞俄比亚人。1979年1月26日初诊。

主诉：患头痛已15年。

现病史：15年前患眼病，同时出现头痛，眼病治愈后遗头痛。2年后头痛治愈。于7年前头痛复发。某大夫说头痛可能由于阳光关系，建议戴眼镜。但戴眼镜后仍头痛，此后一直服药，服药后仅能止痛1～2个小时。

现在证：两侧头部、前额及眉棱骨处呈阵发性跳痛，时而热痛、眩晕、耳鸣（如昆虫在耳内），时而两耳闭塞，多梦少寐，两胸膺痛，两下肢及两臂酸困痛。因有胃炎而食欲不振，时而胃痛不适，口味不佳。舌苔薄黄，舌心有较深的裂纹，脉象弦数。

辨证：证属肝阳型头痛。

治则：平肝潜阳熄风，佐以通络止痛。

取穴：一至十一诊，针泻百会、太阳、风池、太冲；十二至十六诊，上方减太冲。

效果：三诊后头痛眩晕减轻；五诊后失眠明显减轻；七诊后头痛和眩晕明显减轻，耳内虫行感消失，不服安眠药每夜能入寐6～7个小时，仍时而两耳闭塞，两胸胁痛；十一诊后失眠、头晕治愈，头痛较微；十六诊治愈。

随访：嗣后患者告知针治16次，头痛、眩晕、失眠等均治愈。

按　本例是根据头痛的部位、疼痛特点和伴见眩晕、耳鸣以及脉弦数等，辨为肝阳上亢，肝风内动，上扰清空之头痛证候的。故针泻肝经的原穴太冲，平肝潜阳熄风；针泻巅顶部的百会穴，用以熄风；针泻足少阳经后项部的风池穴，熄风而兼通络止痛；配泻两颞部的太阳穴，患野取穴通络止痛。共奏平肝潜阳熄风，佐以通络止痛之效，而获病愈。

病例8　少阳、胃火头痛

胡某，男，32岁，住南阳县潦河公社赵营村。门诊号014172。

主诉：患头痛已月余。

现病史：1 个多月来，头部两侧足少阳经循行处呈阵发性跳痛、刺痛。伴有耳鸣、口苦、咽干、口渴、溲黄、便秘等症状。口臭，气粗，面色红赤，舌苔黄厚，脉数有力。

辨证：证属少阳、胃火型头痛。

治则：清宣少阳，清降胃火。

取穴与效果：

一诊：针泻风池、内庭、丘墟，均配透天凉。其风池穴凉感达于头顶及侧头部；内庭穴凉感沿本经上行达于小腿部；丘墟穴凉感沿本经上行至髋部。

二诊：头痛、口渴、溲黄、便秘均有所减轻，仍口苦、耳鸣。针穴手法针感同一诊。

三诊：针穴手法针感同一诊。

四诊：头痛及兼证治愈，再针 1 次巩固疗效。针穴手法同一诊。其风池穴针感达于头顶部；内庭穴凉困麻感沿本经上行至口唇及面颊部；丘墟穴凉麻困感循本经上行至侧头部及耳部。

按 本例是两个病因病机不同的头痛证候。足少阳之脉循行于耳及侧头部。侧头部呈阵发性跳痛、刺痛，伴有口苦、耳鸣等，属于足少阳胆经有热，循经上扰之少阳头痛。故针泻足少阳胆经的原穴丘墟，清宣少阳经气。针泻足少阳经头部的风池穴，属于患野取穴，清热通络止痛。伴有便秘、咽干口渴、面红、苔黄、口臭等，均属胃热炽盛之象，故针泻足阳明胃经的内庭穴，清降胃火。本例的腧穴配伍是：针泻丘墟以治少阳头痛；针泻内庭以清降胃火治疗胃火头痛；配泻风池患野取穴，既治少阳头痛，又通络止痛。三穴配伍针治 4 次，治愈了不同病因病机的两个证型之头痛证候，贵在配穴中的。

病例 9 瘀血头痛

王某，男，35 岁，住原南阳行署家属院。1976 年 10 月 28 日初诊。

主诉：患外伤性头痛 3 年。

现病史：1973 年 3 月，因墙倒楼板击伤前额部，伤口及鼻子出血过多，当时昏倒，经当地卫生院救治血止，头脑清醒，后遗头痛。其痛在前额部，痛处不移，痛如锥刺，时而跳痛、裂痛，剧痛难忍。痛甚时头晕、头昏，平时健忘。用脑及劳动（震动头部）时头痛易发或加重。舌质紫，脉象沉涩。曾用中西药久治效果不著。

辨证：证属瘀血型头痛。

治则：活血祛瘀，佐以通络止痛。

取穴：针泻三阴交、神庭。隔日针治 1 次。

效果：二诊后，头痛减轻，痛次减少；三诊后，用脑及劳动（震动）时头痛亦不明显；四诊后，仅每天时或头痛 1 次，健忘减轻；五诊后，每天不定时前额部微痛 1～2 次，头昏明显好转；六诊治愈。

随访：1977 年 4 月 8 日患者前来告知头痛在此针愈，头昏、健忘亦随之治愈。

按 本例系头部外伤，瘀血内停，脉络阻滞，不通则痛之瘀血头痛。所以，针泻三阴交辨证取穴，活血祛瘀，配泻神庭患野取穴，通络止痛而收效。

伴见头晕、头昏、健忘等症状，是与瘀血内阻及脑部外伤有关，不作虚证辨治，瘀血头痛治愈亦随之而愈。

病例 10 肝阳头痛

患者，女，20 岁，学生，埃塞俄比亚人。1978 年 12 月 19 日初诊。

主诉：患头痛头晕已 1 年。

现病史：1 年前因被关进监狱，精神多次受到刺激而得。1 年来头痛反复发作 3 次，住院治疗 3 次。证见整个头部热痛、跳痛、刺痛，伴有头晕眼花，多梦少寐，入寐易惊，食欲不振，饮食减少，食后胃部不舒，口苦，心烦易怒，口渴多饮，两下肢时而抽动，时而拘急颤抖，身痛背痛，四肢无力，不能行走，行走则共济失调，站立欲倒，精神抑郁等症状。舌苔薄黄少津，脉象沉细而弦。

辨证：证属肝阳型头痛。

治则：平肝潜阳，通络止痛，佐以清心安神。

取穴：一诊、二诊，针泻太阳、风池、神门、百会，熄风清脑，清心安神，通络止痛；三至六诊，上方加泻太冲平肝熄风；七至九诊，针泻太阳、风池、神门、太冲；十至十二诊，上方减风池穴。

效果：二诊后，除两下肢时而抽动时而拘急颤抖无效外，头痛、头晕、心烦易怒、失眠和食后胃部不舒等，均有明显减轻，精神抑郁也有明显好转；七诊后，诸证基本治愈；九诊后，头痛基本治愈，仅前额左边微痛，余无异常；十至十二诊巩固疗效。

按 “怒则气上”。本例系郁怒伤肝，肝郁气滞，气郁化火，肝阳上亢，故而头部热痛、跳痛、刺痛，伴见眩晕；肝主筋，气滞筋脉，则全身疼痛，下肢筋脉拘急；颤抖，共济失调；肝气犯胃，则食欲不振，食后胃脘不适，伴见口苦；肝火扰及神明，则心烦易怒，多梦少寐；其精神抑郁，舌苔薄黄少津和脉象沉细而弦等，属于肝气郁滞，肝阳上亢之征。故针泻太阳（患野取穴，通络止痛）、风池（用作辨证取穴则熄风清脑安眠，用作患野取穴则通络止痛）、神门（清心安神）、百会（用作辨证取穴则熄风潜阳，用作患野取穴则通络止痛）、太冲（平肝潜阳，疏肝理气），诸穴加减运用，共奏平肝潜阳，通络止痛，佐以清心安神之效而愈病。

病例 11 痰浊头痛

魏某，女，31岁，住南阳县掘地坪公社田营大队庙场村。1982年3月27日初诊。

主诉：患头痛已数天。

现病史：患者于2年前行输卵管结扎术后，即感头晕，一天晕厥3～4次，住当地医院治疗20多天未愈，此后晕厥多次出现。本月17日在本院神经科诊断为癔病，用谷维素、维生素 B_1、安定、脑立清等药治疗，头晕不减，又出现头痛、失眠。

现在证：头痛阵作，痛如针刺，叫号呻吟，早晨中午较轻，下午较重。头部沉重如裹，头晕头昏，甚则晕厥，恶心厌食，食入即吐，气短懒言，倦怠无力，听力减退，口苦，心烦，严重失眠（每夜仅能入寐2～3个小时），神志恍惚。舌淡口黏，舌苔白腻，脉细略数。

辨证：证属痰浊型头痛。

治则：祛湿化痰，理气和中，佐以清心醒志。

取穴：一至四诊，针泻丰隆、阴陵泉、大陵；五诊，上方减大陵穴。

效果：一诊后，头痛减轻，食欲恢复正常，进食已不恶心呕吐；二诊后，夜间可睡眠 4～5 个小时，仅两颞部痛，呕吐及晕厥已愈，头脑清醒；四诊后，微觉头痛头晕，夜间已能入睡 8 个小时；五诊痊愈。

随访：半年后患者托人告知上述病证在此针愈未发。

按　本例的病因病机是：脾不运湿，湿聚生痰，痰湿上阻头络，血行不畅，故尔头痛如刺，下午较重；痰浊上蒙清窍，则头重如裹，头晕头昏，甚则晕厥；痰湿阻于中焦，则呕恶厌食，食入即吐；脾胃纳运不佳，化源不足，故而气短懒言，倦怠无力，听力减退；痰邪扰心，则神志恍惚，失眠心烦；舌淡口黏，舌苔白腻，脉细略数等，属于痰湿内蕴之征。所以，针泻丰隆（祛痰降浊）、阴陵泉（祛湿益脾）以祛湿化痰，理气和中为主，类似二陈汤之效，配泻大陵佐以清心醒志。配穴得当，获效甚捷。

病例 12　少阳、厥阴头痛

陈某，女，81 岁，南阳地区卫生局职工家属。1981 年 6 月 12 日初诊。

主诉：患头痛已 5 年之久。

现病史：5 年来，左侧颞部及头顶部经常木紧，呈阵发性跳痛、热痛。平时口苦口黏，食欲不振。舌苔微黄厚腻，舌质绛，脉弦数。血压 20/12kPa。本院内科以三叉神经第一支疼痛诊治，用药无效。

辨证：证属少阳、厥阴经头痛。

治则：清宣少阳，宣畅厥阴经气。

取穴：针泻太冲、丘墟。每隔 1～2 日针治 1 次。

效果：一诊后头痛减轻；三诊后头痛已止；四诊治愈。

随访：1981 年 8 月和 1983 年、1984 年连续追访 3 年，均告知针愈未发。

按　依其疼痛部位和疼痛特点，本例系少阳、厥阴头痛。循经取穴，针泻足少阳经的原穴丘墟，清宣少阳经气；针泻足厥阴经的原穴太冲，宣畅厥阴经气，取穴不多，获效较速。两经同病，仅循经取穴，取泻各经的原穴而收效。

病例 13　肝阳、胃火头痛

患者，女，37 岁，法国驻埃塞俄比亚使馆职员。1979 年 5 月 21 日初诊。门诊号 26334。

主诉：患头痛已半年之久。

现病史：1978 年 12 月开始出现持续性头痛，白天痛甚，夜间痛止，以前额及两颞部为痛点。伴有头晕眼花，身瘦乏力，失眠健忘，心烦，耳鸣，下午手足心热等症状。生气后头痛头晕加重。面色潮红，口渴。1 年多来，每因郁怒或劳累时出现心跳、气短、手指振颤、失眠等。心电图无异常改变。听诊心脏有早搏。

既往病史：1 年来经常头晕，贫血，请国外医师诊治用药无效。

辨证：证属肝阳、胃火型头痛。

治则：平肝潜阳，清降胃火，佐以通络止痛。

取穴：一、二、八至十一诊，针泻内庭、太冲；二至七诊，上方加泻太阳穴。

效果：五诊后，头痛、烦渴和头晕减轻，失眠明显好转；七诊后，头痛基本治愈；八至十一诊巩固疗效。

随访：1979 年 6 月 20 日至 7 月 4 日，患者在本科针治气短心跳头晕和手指振颤等虚劳证候期间，告知头痛治愈未曾复发。

按　本例系肝阳上亢，上扰清空，胃火炽盛，循经上扰之肝阳头痛和胃火头痛。故针泻足厥阴肝经的原穴太冲，平肝潜阳；针泻足阳明胃经的荥水穴内庭，清降胃火。三至七诊加泻患野腧穴太阳，佐以通络止痛。

本例伴见头晕眼花、身疲乏力、气短、心跳、健忘等虚劳证候，是在头痛证候之前，所以不能列入头痛证候的辨证范围。否则就会混淆矛盾，使辨证论治走入岐途。再者肝阳、胃火头痛，又有耳鸣、口渴、心烦，面色潮红和生气后头痛、或头痛加重作佐证。若以虚劳治之，必会导致头痛加重。

【结语】

1. 所举病例及病案类比　本病列举 13 个案例。其中：

例 1 证属肾虚（肾阳虚）头痛。针补关元、复溜，施用温补肾阳之法而收效。例 2 证属气血亏虚头痛。针补合谷、三阴交泻太阳，施用补益气血，佐以通络止痛之法而收效。例 3 证属气虚、肾虚头痛。针补合谷、复溜，施用益气补肾之法而收效。例 4 证属风热痰火头痛。针泻风池、风府、丰隆，施用疏风清热导痰之法而收效。例 5 证属胃火头痛。针泻解溪、内庭，施用清降胃火之法而收效。例 6 证属痰浊头痛。针泻丰隆、阴陵泉、风池，施用化痰祛湿，佐以通络止痛之法而收效。例 7 证属肝阳头痛。针泻百会、太阳、风池、太冲，施用平肝潜阳，佐以通络止痛之法而收效。例 8 证属少阳、胃火头痛。针泻内庭、丘墟、风池，施用清宣少阳，清降胃火之法而收效。例 9 证属瘀血头痛。针泻三阴交、神庭，施用活血祛瘀，佐以通络止痛之法而收效。例 10 证属肝阳头痛。针泻太阳、风池、神门、百会、太冲，施用平肝潜阳，通络止痛，佐以清心安神之法而收效。例 11 证属痰浊头痛。针泻丰隆、阴陵泉、大陵，施用祛湿化痰，理气和中，佐以清心醒志之法而收效。例 12 证属少阳、厥阴头痛。针泻太冲、丘墟，施用清宣少阳，宣畅厥阴之法而收效。例 13 证属肝阳、胃火头痛。针泻内庭、太冲、太阳，施用平肝潜阳，清胃降火，佐以通络止痛之法而收效。

例 6、例 11 都是痰浊头痛，因其兼证不同，例 6 佐以通络止痛，例 11 佐以清心醒志。例 7、例 10 都属肝阳头痛，因其兼证不同，例 7 佐以通络止痛，例 10 佐以清心安神。

13 个案例中，例 3、例 8、例 12、例 13 都是两个病因病机不同、证型不同的头痛证候。其治疗法则和选穴都是双重性的一个处方。虽然取穴不多，但各有专功。

2. 头痛的治疗

（1）诸经头痛：根据头痛部位，应辨证循经远端取穴。如太阳头痛，针泻昆仑或加泻后溪；少阳头痛，针泻丘墟或加泻外关；阳明头痛，针泻解溪或加泻合谷；厥阴头痛，针泻太冲或加灸大敦。使针感循本经走达头部，其效甚好。施用泻法，主要是宣畅该经经气，配透天凉，可清宣或清降该经之热邪。必要时可配泻患野腧穴，直达病所，通络止痛。

（2）外感头痛：多由六淫之邪外袭，上犯头部，邪气稽留，阻抑清阳。其治疗以疏风散邪为主，分别施用疏风散寒，疏风清热，祛风胜湿等法。

（3）内伤头痛：多为内伤诸疾，导致气血逆乱，瘀血阻络，脑失所养等。其治疗分别以平肝、滋阴、补气、养血、祛瘀、化痰等法为主。

（4）它病伴见头痛：如果头痛出现在多种急慢性疾病中，而作为一个症状，施用针灸治疗，仅能收到暂时缓解疼痛的效果。必须治疗原发病，原发病治愈，头痛随之而愈。或在治疗原发病的同时，酌取治疗头痛的有关腧穴，以为佐治。

【其他】

1. 辨证取穴与患野取穴　头痛的治疗，如果只从头部疼痛这一标象着眼，片面地采用患野取穴，就很难得到理想效果。尤其是患病日久之痼疾，不分证型，一概对症治疗，患野取穴，效果更差，甚至会愈治愈重。凡属气虚、血虚、气血亏虚、肾虚、肝阳、痰浊、瘀血和胃火头痛等证型，都应辨证取穴。属于实证，在分别清肝、平肝潜阳、祛瘀、化痰、清降胃火等治本的基础上，配泻患野腧穴以治其标；属于本虚标实，在分别补肾、补气、养血、补益气血治本虚的基础上，配泻患野腧穴以治其标实；属于虚证，一般不配取患野腧穴，更不可施用补法，因疼痛总由或少夹经络、气血阻滞之成分存在。三阳经及厥阴经之头痛，亦应在辨证循经取穴治本的基础上，配泻患野腧穴以治其标。

2. “通则不痛”的临床应用　“通则不痛”，是使用通的方法而达到止痛的目的。然“通”字有其多种含义，并非单指攻下通利而言。头痛病使用通法，是指通畅经络而言。从〔辨证施治〕和〔病案举例〕两项来看，是用各种不同治疗法则达到“通则不痛”目的的，并非是单用攻下通利之法，或单用通畅经络之法。例如风寒、风热、风湿、瘀血、痰浊、肝阳、胃火等导致的头痛，分别施用祛风散寒、祛风清热、祛风除湿、活血祛瘀、祛湿化痰、平肝潜阳、清降胃火等法，都可达到通畅经络，制止疼痛的目的。属于气虚、血虚、肾虚、气血亏虚引起的头痛，分别施用补气、养血、补肾、补益气血之法，血充肾强气健，经脉得养，滞涩的经络得以通畅，而达到止痛的目的。如果属于虚中夹实者，可配泻患处腧穴，佐以通畅经络，而达到止痛的目的。单用通畅经络之法，达到制止疼痛的目的，仅是用于头部某处单纯性疼痛，施用患处取穴之法。内伤诸疾所引起的头痛，单用通法，效果是不会满意的。

（二）眩　晕

【概说】

“眩”“晕”为两个症状，眩为眼花，晕为头晕，两者常同时并见，故合称为“眩晕”。

眩晕是以头晕眼花为特征。轻者闭目片刻即止；重者如乘坐车船，旋转不定，不能站立，或伴有恶心、呕吐、汗出、耳鸣，甚则昏倒等症状。《医林绳墨·眩晕》对内耳性眩晕描述得生动：“其症发于仓卒之间，首如物蒙，心如物扰，招摇不定，眼目昏花，如立舟船之中，起则欲倒，恶心冲心，呕逆奔上，得吐少苏，此真眩晕也。”

本病的病因，有“诸风掉眩，皆属于肝”，有“上气不足”，“髓海不足”，有“风火”，有“无痰不作眩，痰因火动”，有“无虚不作眩”，等等，均属前人经验之谈。归纳起来，不外风、痰、火、虚4种。

针灸对本病有一定的效果，不论是真性眩晕或一般性眩晕，经用针灸治疗，都有不同程度的治愈或改善。但有器质性病变者，疗效比较短暂，必得去除致病原因后，疗效方能巩固。

现代医学中的脑动脉硬化、高血压、贫血、内耳性眩晕和脑神经衰弱、神经官能症以及某些脑部疾患等出现的眩晕，可参考本篇进行辨证施治。

本病临床常见的有肝阳上亢、气血两虚、肾精亏虚和痰浊中阻等证型。现将以上几个证型的证治及病案举例，分述如下。

【辨证施治】

眩晕之证，临床以本虚标实较为多见。本虚以气血两虚、肝肾不足、肾精亏虚、心脾亏损为主；标实以风（肝风）、火、痰为主。以上证型及病因可单独出现，亦可相互并见。需详察病情，辨证取穴。至于治法也有从标从本之异。急者多偏实，可选用熄风、清阳、清火、化痰等法以治其标为主；缓者多偏虚，当用补养气血、补肾、养肝、健脾等法以治其本为主。属于肝阳上亢者，宜留意是否中风先兆。属于内耳性眩晕，注意配泻耳区有关腧穴。

1. 肝阳上亢

主证：眩晕耳鸣，头痛且胀，急躁易怒，多梦少寐，口苦，面时潮红，每因烦劳或恼怒而眩晕、头痛增剧。舌红苔黄，脉弦或弦数。

治则：平肝潜阳，清火熄风。

取穴：针泻百会（或风池）、行间、丘墟（配透天凉使针感循经上行至头部），清肝泻火，熄风潜阳。伴有耳鸣重听者，加泻耳门或听会，开宣耳窍。

若偏于火盛，兼见目赤，舌苔黄燥，脉象弦数者，针泻行间、丘墟，清肝泄热；便秘者加泻天枢，共奏泄肝通腑之效。

若偏于风盛，而见眩晕急剧，泛泛欲呕，四肢麻木，甚则手足震颤，筋惕肉瞤等。宜泻太冲、风池和百会穴，镇肝熄风。

肝郁化火，肝风内动，夹痰上窜，扰及清窍之眩晕病。针泻丰隆、阴陵泉、百会、行间，清肝熄风，祛湿降痰。伴有耳鸣重听者，加泻听会或听宫开宣耳窍。

肾阴不足，水不涵木，肝阳偏亢，风阳上扰所致之眩晕。针泻太冲、风池补复溜，镇肝熄风，育阴潜阳，类似镇肝熄风汤之效。

肝肾阴分大亏，风阳翕张。证见眩晕较甚，腰膝酸软，遗精，神疲乏力，舌质光红，脉弦细数等。宜泻太冲，补复溜、三阴交，育阴潜阳，类似大定风珠之效。

中年以上患者，肝阳引起的眩晕，应详察病情，需注意判断是否为中风之先兆，并及时加强眩晕的防治，甚为重要。

2. 气血两虚

主证：头晕目眩，动则加剧，饮食减少，心悸少寐，神疲懒言，面色苍白，发色不泽，唇甲不华。舌淡，脉象细弱。甚则眩晕昏倒，劳累即发。

治则：补益气血。

取穴：针补合谷、三阴交。

若脾胃运化失常，生化气血之源不足，以致气血亏虚不能上奉于脑引起的眩晕。宜补阴陵泉、脾俞健脾益胃。使脾胃纳运正常，气血旺盛，则眩晕可愈。上方亦可与针补合谷、三阴交补益气血之法，同时或交替施治。

心脾两虚，以致气血不能上奉于头脑而致的眩晕。针补神门、三阴交补益心脾，类似归脾汤之效。

若中气不足，清阳不升，时时眩晕，懒于工作，饮食减少，大便溏薄，面色少华，脉象无力等。可补合谷、足三里补中益气，配补百会升阳益气，类似补中益气汤之效。属于虚气上逆者，不可取施百会穴，更不宜施用补法。

3. 肾精亏虚

主证：头晕目眩，腰膝酸软，遗精耳鸣，精神萎靡，记忆力减退。证兼四肢不温，舌质淡，脉象沉细者，属于阳虚。证兼五心烦热，舌质红，脉象弦细或弦细数者，属于阴虚。

治则：阳虚者，治宜补肾助阳；阴虚者，治当补肾滋阴。

取穴：阳虚者，针补关元、太溪、肾俞，类似右归饮之效；阴虚者，针补复溜、太溪，类似左归饮之效。若眩晕较甚者，以上二方均可加泻涌泉穴，以潜浮阳。

《灵枢·海论》篇云："脑为髓之海，其输上在于其盖，下在风府……髓海不足，则脑转耳鸣，胫酸眩冒，目无所见，懈怠安卧。"肾藏精生髓，肾精亏虚，髓海不足所致之眩晕，针补肾俞、太溪或复溜，补益肾精。

4. 痰浊中阻

主证：眩晕严重，头重头懵，胸膈满闷，恶心呕吐，饮食减少，多寐。舌苔白腻，脉象濡滑。

治则：燥湿化痰，健脾和胃。

取穴：针泻阴陵泉、丰隆补脾俞，化痰降浊，健脾祛湿。

或针阴陵泉（先泻后补，祛湿健脾）、丰隆（泻，化痰）、百会（泻，熄风）是标本兼顾之法。使停阻中焦的痰湿去除，而不上冒，则眩晕呕吐渐止。若胸闷不食，加泻中脘化浊开胃；耳鸣重听者，加泻耳门或听会，开宣耳窍。

若脾虚生湿，湿聚生痰，痰湿之邪夹肝风上扰所致。宜补阴陵泉，泻丰隆、百会，健脾祛湿，化痰熄风，类似半夏白术天麻汤之效。

倘痰郁化火，痰火上扰。证见头目胀痛，心烦而悸，口苦，舌苔黄腻，脉象弦滑等，针泻丰隆、解溪或内庭，化痰泄热。使痰火潜降，清空安宁，则眩晕自止。如兼肝阳上扰者，可加泻太冲平肝潜阳；如兼风阳上扰者，加泻百会或风池，熄风清脑。

若属湿邪内盛，眩晕兼见耳鸣重听明显者，以利湿为主，针泻阴陵泉、听会或耳门，祛湿利窍。

【病案举例】

病例 1 肝阳上亢夹痰浊中阻

宋某，女，38 岁，南阳地区运输公司家属。1972 年 7 月 3 日初诊。

主诉：患眩晕已数年，复发半月。

现病史：1965 年患过眩晕，在本科针治数次痊愈。此次复发半月，半月来头晕目眩，如坐车船，旋转不定，晕甚则恶心、呕吐、汗出、耳鸣。伴有多梦少寐，头痛，口苦，易惊，头顶及后项发强，小便黄赤，大便初干后溏，脘闷食少等症状。面赤，脉弦，苔白略腻。

本院内科（西医）诊断为梅尼埃综合征。

辨证：证属肝阳上亢，痰浊中阻之眩晕。

治则：平肝熄风，化痰降浊。

取穴与效果：针泻风池、太冲、足三里、百会。每隔 1～2 日针治 1 次。针治 5 次痊愈。

随访：治愈未发。多次追访未发。

按 “诸风掉眩皆属于肝”，“无痰则不作眩”，“胆脉循于耳”。本例病因病机是：肝胆火旺，循经上扰，风阳升动，扰于清空，则头晕目眩，头痛，耳鸣；痰火扰心，神明失宁，则多梦少寐，易惊；痰浊中阻，则恶心呕吐，脘闷食少，苔白略腻；面赤，口苦，脉弦等，属肝阳上亢之征。该例属于肝阳上亢和痰浊中阻两个证型之眩晕证候。故针泻风池（熄风）、太冲（平肝熄风）、足三里（化痰降浊）、百会（熄风，局部镇痛），施用平肝熄风，佐以化痰之法而收效。

病例 2 肝阳上亢

王某，女，41 岁，住淅川县上集公社肖山大队曹庙村。1971 年 8 月 27 日初诊。

主诉：患头晕头懵已 4 年。

现病史：4 年前因产后而得。头晕目眩，如坐舟车，站立欲倒，甚则恶心欲呕，行走飘浮。平时头懵，耳鸣，多梦少寐，口苦，易怒，善太息，小便黄热，阴烧，精神欠佳。脉沉弦数，舌绛苔白。

辨证：证属肝阳偏亢，风阳升动，上扰清空之眩晕。

治则：平肝熄风潜阳。

取穴：一至三诊，针泻风池、百会、太冲；四诊上方去太冲。

效果：二诊后，眩晕头懵减轻；三诊后，眩晕头懵治愈，仍多梦；四诊痊愈。

随访：1971 年 10 月 9 日回信告知针愈。

按　本例病因病机是：风阳升动，上扰清空，故而眩晕欲倒，行走飘浮；易怒，善太息，乃属肝气郁结，气机不畅；头懵，耳鸣，为气郁化火，肝火上扰之故；肝火扰动神明，则多梦少寐；口苦，舌绛，脉沉弦数等，属于肝阳上亢之征。故泻太冲（平肝熄风）、风池（熄风清脑）、百会（熄风止晕），三穴配伍，共奏平肝熄风，潜阳止眩之效。

病例 3　肾阴不足，肝阳偏亢

李某，男，55 岁，南阳地区棉麻公司职工。1976 年 9 月 10 日初诊。

主诉：患眩晕已数年。

现病史：原有高血压病（血压 26.7/16.0kPa），眩晕时而出现，但不严重。近来眩晕加重，俯仰及转侧动作时眩晕更甚，头晕眼花。但不恶心呕吐及两耳不闷塞。舌苔薄白少津，脉沉细弦。血压 18.7/13.3kPa。

辨证：证属肾阴不足，肝阴暗耗，肝阳偏亢，风阳上扰之眩晕。

治则：镇肝熄风，育阴潜阳。

取穴：针补复溜，针泻太冲、风池。

效果：一诊刚针后，目平视已不眩晕，仅俯仰活动时眩晕，针后第二天眩晕已未出现，能骑车子；二诊眩晕治愈。

随访：同年 11 月 18 日患者接信后前来告知眩晕在此针治 2 次痊愈未发。

按　本例系肾阴不足，水不涵木，肝阳偏亢，风阳升动，上扰清空之眩晕证候。故取泻风池（熄风清脑）、太冲（镇肝熄风），补复溜（育阴潜阳）。三穴配伍，镇肝熄风，育阴潜阳，类似镇肝熄风汤之效。由于诊断明确，配穴恰当，所以效如桴鼓。

病例 4 痰浊中阻，肝阳上亢

宋某，男，43 岁，南阳市食品加工厂职工。1985 年 2 月 7 日初诊。

主诉：患眩晕病已 4 个月，复发 20 天。

现病史：20 天前眩晕复发（上楼梯时摔伤枕骨，当时昏迷 1 个小时后苏醒，醒后恶心呕吐，呕吐黏痰），常感眩晕，严重时头目旋转，天翻地覆，下肢飘浮，步履不稳，定向不准，共济失调。自觉自下而上地冲逆眩晕，必须有人扶着方能行走。伴有头重头懵，胸膈满闷，饮食减少，恶心呕吐，多寐，口苦，易怒等症状。舌苔白腻，脉象濡滑。

既往病史：1984 年 10 月患眩晕，如坐舟车，恶心呕吐，耳鸣，共济失调。本院耳鼻喉科检查排除梅尼埃综合征。1984 年 11 月 8 日收住院治疗，12 月 3 日治愈出院。在住院期间，曾作心电图、脑电图、脑血流图和胸透等项检查，均未异常。

辨证：证属痰浊中阻，肝阳上亢之眩晕。

治则：祛湿化痰，熄风潜阳。

取穴：针泻阴陵泉、丰隆、太冲。

效果：一诊后，眩晕明显减轻；二诊后，基本治愈；三诊痊愈。

随访：1985 年 8 月 1 日回信告知眩晕针愈，身体健康，至今尚好。

按 本例痰浊中阻，清阳不升，浊阴不降，故出现眩晕，头重头懵，恶心呕吐，胸胁苦满，饮食减少，多寐等症状；舌苔白腻，脉象濡滑，属于痰浊之征；眩晕，耳鸣，行走飘浮，共济失调，口苦，易怒，和自下而上的冲逆晕眩等，乃属风阳升动，上扰清空之象。证见痰浊中阻和肝阳上亢两个证型，故针泻阴陵泉（祛湿）、丰隆（涤痰）、太冲（平肝熄风），施用祛湿化痰，熄风潜阳，两型同治之法而收效。

病例 5 链霉素中毒

秦某，女，33 岁，住南阳县溧河乡香沙岗村房庄。1985 年 5 月 10 日初诊。

主诉：患眩晕已 1 个月。因药物中毒而得。

现病史：原患肺结核，注射链霉素 25 天后，出现头晕眼花，恶心欲呕，纳食不佳，两耳闷塞时而鸣响，时而面部烘热，平卧时眩晕减轻或消失。伴有口苦易怒，食欲不振，精神倦怠，四肢无力，头项沉软不支，气短乏力等症状。身体瘦弱，已不能作家务劳动。舌苔薄黄，脉沉弦数。曾用中西药治疗诸恙依然。

辨证：证属链霉素中毒，引发肝阳上亢，风阳升动，胆火上扰之眩晕。

治则：平肝泻火，熄风潜阳，佐以益气。

取穴：针泻太冲、丘墟补合谷。

效果：一诊后，眩晕、耳鸣和耳内闷塞明显减轻；二诊后，眩晕基本治愈，恶心欲呕亦不明显，饮食增加，精神好转；三诊治愈。

随访：1985 年 7 月 30 日上午，其爱人告知秦某的眩晕病在此针治 3 次而愈。现正在治疗肺结核。

按　本例患者原患肺结核，身体瘦弱。因链霉素中毒引发的眩晕。根据临床表现，则系肝阳上亢，风阳升动，胆火上扰，故出现头晕眼花，两耳闷塞时而鸣响，口苦，易怒和面部烘热等症状。肺病日久，夹纳食不佳，则见身体瘦弱，气短乏力，四肢无力，精神萎靡等症状。舌脉属于肝盛有热之征。故取泻太冲（平肝熄风）、丘墟（清降胆火），针补合谷（补气益肺），施用平肝泻火，熄风潜阳，佐以补气益肺之法而收效。此三穴配伍，虚实并治，以治本实为主，佐以补虚。

病例 6　肾精亏虚

龚某，男，35 岁，省直干部下放南阳市红旗公社。1971 年 7 月 3 日初诊。

主诉：患头晕已 10 多年，因熬夜而得。

现病史：10 多年前因熬夜疲劳过度而得。10 多年来，每因看书、看报用脑则头晕昏蒙脑胀加重，转动身子则身摇欲倒，前额及两颞晕紧。伴有脑子不清，反映事物迟钝，健忘，耳鸣，失眠，心悸，身困乏力，疲劳，用力或行走震动则腰痛更甚等症状。易于晕车。脉象沉弱。

辨证：证属肾精亏虚，不能上奉于脑之眩晕。

治则：补肾益精。

取穴：针补肾俞、复溜。

效果：三诊后，头晕减轻；四诊后，转摇欲倒、后脑及前额晕紧和脑胀减轻，失眠治愈；五诊治愈。

按 本例属于《灵枢·海论》篇所云：“脑为髓之海……髓海不足，则脑转耳鸣，胫酸眩冒，目无所见，懈怠安卧”之证候。故补肾俞（补肾气益肾精）、复溜（滋补肾阴），补益肾精而收效。

病例 7 脾失健运，气血亏虚

马某，男，54 岁，住镇平县城关镇北门大街。1968 年 3 月 19 日初诊。

主诉：患眩晕已 2 个月。因泄泻而得。

现病史：3 个月前，先因患腹胀泄泻，纳食减少 1 个月，即出现头晕眼花，动则加剧，甚则眩晕欲倒，劳动即发。伴有心悸短气，神疲懒言，精神萎靡等。面色苍白，发色不泽，舌质淡，脉象细弱。曾在本县某医院用中西药治疗无效，用单方治疗亦无效。

辨证：证属脾失健运，气血亏虚，不能上奉于脑之眩晕。

治则：先健运脾胃，祛湿和中，后补益气血。

取穴：一、二、四、六诊，针足三里、阴陵泉，先少泻后多补，祛湿和中，健运脾胃；三、五、七、八诊，针补合谷、三阴交，补益气血。

效果：二诊后，泄泻、腹胀减轻；四诊后，纳食增加，腹胀和泄泻治愈；五诊后，头晕目眩和心悸短气减轻；七诊后，头晕目眩基本治愈，劳动亦不眩晕，精神好转；八诊痊愈。

随访：1969 年 3 月 10 日前来针治呃逆，告知眩晕在此针愈未发。

按 “无虚不作眩，当以虚为主”（《景岳全书》）。本例系脾胃运化失常，生化气血之源不足，以致气血亏虚，不能上奉于脑引起的眩晕。其精神状态不好，心悸短气，神疲懒言，精神萎靡，均与脾胃纳运失常有关。其气短懒言，面色苍白，发色不泽，舌淡，脉象细弱等，属于气血亏虚之征。是例脾胃纳运失职在前，气血亏虚在后，气血亏虚因于纳运失职，眩晕因于气血亏虚。故首先祛湿和中，健运脾胃，针阴陵泉、足三里，用先少泻后多补之法，类似参苓白术散之效。俾脾胃纳运正常，气血旺盛，有利眩晕的病愈，精神状态也随之好转。三、五、七、八诊，针补合谷、三阴交补益气血，以促旺盛气血，使眩晕及伴见亏虚症状得以早愈。两法同施，收效甚捷。

病例 8　肾精不足，风阳上扰

王某，男，26 岁，住湖北省枣阳市新城镇韩河村 4 组。1989 年 4 月 15 日初诊。

主诉：患眩晕已半年多。因恐惧而得。

现病史：半年前因经常恐惧（因经商赔钱）和饮酒（因情绪不好）而得。半年来经常头晕眼花，兼见多梦少寐，心烦，耳鸣，后脑灼热，健忘，腰膝酸软，咽干，精神萎靡等症状。舌红，脉弦细数。曾在当地医院用中西药久治无效。

辨证：证属肾阴不足，精血亏虚，风阳上扰之眩晕。

治则：育阴潜阳，镇肝熄风。

取穴：一至四诊，针补复溜泻太冲、风池，镇肝熄风；五、六诊及九至十一诊，针补复溜、三阴交泻太冲，育阴潜阳熄风；七诊，八诊，针补复溜、三阴交泻神门，育阴养血，清心安神。

效果：二诊后，眩晕明显减轻；四诊后，眩晕、耳鸣及后脑灼热基本治愈，仍腰膝酸软，精神萎靡，心烦，多梦少寐；六诊后，眩晕治愈，后脑不热，腰膝酸软减轻，仍心烦，多梦少寐，咽干；八诊后痊愈；九至十一诊巩固疗效。

随访：连续追访 1 年多，针愈未发。

按　本例的病因病机是：久恐伤肾，长期饮酒，助邪火耗阴液，致使肾阴不足，水不涵木，肝阴不足，则肝阳上亢，出现眩晕而兼耳鸣、后脑灼热；肾阴不足，精不化血，血不养肝，筋脉失养，则腰膝酸软，四肢无力；脑失所养则健忘；肾阴不足，心火偏亢，故心烦，多梦少寐；咽干，舌红，脉弦细数等，属于肾精亏虚，肝风内动之征。其证治辨析是：一至四诊，针补复溜（滋肾阴）泻太冲（平肝熄风）、风池（熄风清脑），具有镇肝熄风汤之效。因四诊后，眩晕、耳鸣及后脑灼热基本治愈，但仍腰膝酸软，精神萎靡，心烦，多梦少寐。所以五诊、六诊，针补复溜、三阴交（育阴养血），泻太冲，具有大定风珠之效。由于六诊后，仍心烦，多梦少寐，心火未清，故七诊、八诊，改用滋阴养血，清心安神之法，上方太冲穴易神门穴（清心安神），具有天王补心丹之效。八诊后诸恙悉愈，患者恐再复发，故九至十一诊，仍用育阴潜阳之法以巩固疗效。

病例9 肝阳上亢，胃气上逆

张某，女，24岁，未婚，唐河县人。1989年4月18日初诊。

主诉：患眩晕已5天。

现病史：5天前晨起时，自觉头晕目眩，下床站立如立舟中，身摇欲倒，周围转动，耳内蝉鸣，胃部不适，泛恶上涌，频吐涎水，饮食不进，入口即吐。闭目静卧，嗳叹呻吟，四肢欠温，大便3日未解。舌淡，舌苔白滑，脉象沉缓略弦。平时胃寒，气呃不顺，时而流涎。曾在某医院给予维生素B_6、葡萄糖酸钙及安定，静脉补液等无效。给以半夏泻心汤、半夏天麻白术汤，均未能入口，入口即吐。

辨证：证属肝阳上亢引动胃气上逆，胃腑寒饮上泛之眩晕。

治则：平肝熄风，温胃化饮和中。

取穴：针泻太冲，泻灸中脘、上脘。每日针灸1次。

效果：二诊后，眩晕及泛呕上涌和频吐涎水明显减轻；四诊痊愈。

按 本例似属内耳性眩晕。其临床表现则为肝阳上亢，风阳上扰，上冒巅顶，引动胃气上逆，胃腑寒饮上泛之眩晕证候。故针泻太冲（平肝熄风），泻灸中脘（温胃散寒化饮和中）、上脘（温胃散寒化饮和中以降逆气），施用平肝熄风，温胃散寒化饮和中之法而收效。

病例10 风阳上扰

李某，女，46岁，本院职工家属。1980年6月8日初诊。

主诉：患眩晕已10余年。

现病史：10余年来，每隔3～5天眩晕复发1次，甚至每天复发1次。最近严重，一日眩晕2～3次。眩晕时头晕眼花，周围转动，略觉恶心，闭目俯案或卧床休息15～30分钟，即可自行缓解。舌质舌苔正常，脉象虚弦，余无异常。曾在本院用中西药治疗罔效，耳鼻喉科曾以梅尼埃综合征治疗亦无效。

辨证：证属风阳升动，上扰清空之眩晕。

治则：熄风潜阳，清脑镇静。

取穴：针泻百会、风池。

效果：针治1次痊愈。

随访：于1990年10月2日告知此病针治1次，治愈10年。

按　本例系风阳升动，上扰清空之眩晕病。因无伴有全身症状，故患处取穴，针泻百会（平熄肝风）、风池（熄风清脑镇静），施用熄风潜阳，清脑镇静之法而收效。

病例11　肝肾阴亏，风阳翕张

患者，男，33岁，埃塞俄比亚人。1979年8月30日初诊。

主诉：患眩晕已2个月。

现病史：2个月来，眩晕耳鸣，遇怒则眩晕加重。伴有急躁易怒，多梦少寐，口苦，面时潮热，五心烦热，腰膝酸软，神疲，咽干少津等症状。舌红少苔少津，脉弦细数。血压16.0/11.2kPa。曾在圣·保罗医院以脑神经衰弱治疗，给予谷维素、维生素B_1、安定等药无效。

辨证：证属肝肾阴亏，风阳翕张之眩晕。

治则：育阴潜阳，平肝熄风。

取穴：针泻太冲，补复溜、三阴交。每隔1～2日针治1次。

效果：三诊后，眩晕及耳鸣减轻；四诊后，眩晕和耳鸣明显减轻，多梦少寐、五心烦热及咽干等均有所减轻；六诊后，眩晕基本治愈，伴有症状亦基本治愈；七诊痊愈。

按　本例系肝肾阴亏，风阳翕张之眩晕证候。风阳上扰，则眩晕；阳升则面部潮热；热扰心神，故多梦少寐，急躁；阴虚生内热，则见五心烦热；肾虚则腰膝酸软，耳鸣；肝主怒，怒则气上，故而易怒，遇怒则眩晕加重；口苦，咽干少津，舌红少苔少津，脉弦细数等，乃为肝肾阴虚阳亢之征。故针泻太冲补复溜、三阴交，育阴潜阳，平肝熄风，类似大定风珠之效而愈病。

【结语】

1. 所举病例及病例类比

本病列举11个病案。其中：

例2、例5、例10的病机都属肝阳偏亢，风阳升动，上扰清空所致。但例2施用平肝熄风潜阳之法，例10施用平肝熄风，清脑镇静之法，例5偏于胆火上扰，夹有气虚，施用平肝泻火，熄风潜阳，佐以益气之法。

例1和例4，都有肝阳上亢和痰浊中阻两个证型。但例1以肝阳上亢为主，痰浊中阻为次，施用平肝熄风，佐以化痰降浊之法；例4以痰浊中阻为主，肝阳上亢为次，施用祛湿化痰，佐以平肝熄风之法。

例6属于肾精亏虚，不能上奉于脑，施用补益肾精之法。

例3、例8、例11都属肾阴不足，水不涵木，肝阳偏亢，风阳上扰所致。但例3施用镇肝熄风，育阴潜阳之法；例8夹有血虚，心火偏盛，故先用镇肝熄风之法，中间用滋阴养血，熄风潜风之法，后用育阴养血，清心安神之法；例11施用育阴潜阳，佐以平肝熄风之法。此三例都取太冲、复溜穴，例3加泻风池重在熄风，例11加补三阴交重在育阴益精血。

例7属于脾胃运化失职，致使气血亏虚，不能上奉于脑所致，施用健运脾胃与补益气血之法同治。例9属于肝阳上亢引动胃腑寒饮而上逆，施用平肝熄风，温胃化饮降逆之法。

综上所述，病机相同的病例，治则取穴相同，其中兼有症状不同，所佐腧穴有差异。两个证型相同的病例，因证型有主次的不同，其治则、选穴亦有主次之异。

2. 辨证要点　肝阳上亢型，兼见头痛且胀，郁怒则眩晕、头痛加重，脉多见弦。偏于肾阴不足者，兼见腰膝酸软，咽干，舌红，脉弦细数。气血两虚型，兼见心悸少寐，面色少华，舌淡，脉象细弱。若因脾胃虚弱，化源不足引起者，必兼有纳运失职症状。肾精亏虚型，兼见腰膝酸软，健忘。偏于阳虚者，兼有四肢不温，舌淡，脉象沉细；偏于阴虚者，兼有五心烦热，舌红，脉象弦细。痰浊中阻型，兼见头重头懵，恶心呕吐，舌苔白腻，脉象濡滑。偏于痰火上扰者，兼有头目胀痛，心烦而悸，舌苔黄腻，脉象弦滑或滑数等。

【其他】

1. 多针泻百会穴之由　百会是督脉经的腧穴；又是督脉、三阳经和足厥阴经的交会穴；位于头顶正中，内为元神之府所居。施用补法有升阳举陷、健脑补虚的作用；施用泻法有熄风、清脑、通督止痛和清头脑之风热、散头部风寒的作用。主治肝风、肝阳、肝火、风热、风寒、风湿等为因的头部病证。

眩晕，多由肝阳上亢，上扰清窍；痰浊中阻，蒙蔽清阳；肾精亏虚，脑海不足；气血亏虚，脑失所养，以及中气不足，虚气上逆等。肝阳上亢者，治宜平肝潜阳，清火熄风，配泻本穴用以熄风；痰浊中阻者，治宜燥湿祛痰，健脾和胃，配泻本穴佐以清脑熄风。肾精亏虚者，治宜补肾助阳、滋阴，脑海不足者，治宜健脑补肾，两者均不可配补本穴，补之有助上逆，泻之悖理。气血亏虚者，治宜补益气血，不可配补本穴，若夹标实者，可配泻本穴清脑止眩。中气不足虚气上逆者，治宜补中益气不可施补本穴，补之易助上逆，可泻之佐以清脑熄风止眩。虚证之眩晕，多见本虚标实，针泻本穴则可，补之则不可，因助上实故也。此谓多针泻百会穴之缘由。

2. 应与颈椎性眩晕作鉴别　颈椎性眩晕，是指某些病引起椎内动脉供血不足所致的椎-基动脉缺血性眩晕。其中最常见的是颈椎病（如骨质增生）导致椎内动脉受压或痉挛而发病。因颈椎骨质增生，颈内动脉供血不足引起的眩晕，多数患者曾有颈部剧烈活动而产生疼痛病史。由于颈部扭动频繁、剧烈而致颈内动脉轻度移位，或因局部损伤发生水肿、炎症，致使原有骨质增生的椎孔更加狭窄，压迫颈椎内动脉供血不足而致。其眩晕每与体位性有关，如头部的活动与姿势，多是一时性的眩晕或猝倒，每呈间歇发作。证见头重脚轻，天旋地转，站立不稳，旋即晕倒。并伴有复视，眼球震颤，耳鸣耳聋，恶心呕吐等症状。

此类眩晕的治疗，除参考本篇有关证型，辨证施治外，还应加泻大椎穴，或病变颈椎旁之阿是穴，佐以消除局部水肿、炎症，解除椎内动脉受压，改善颅内供血不足。

（三）咳　嗽

【概说】

咳嗽是肺系疾病的主要证候之一。肺脏功能失调是咳嗽发生的关键所在。

咳嗽有外感咳嗽和内伤咳嗽两大类。外感咳嗽，可有外邪侵袭，肺卫受感，肺气不得宣发所致；内伤咳嗽，多由脏腑功能失调，累及肺脏，肺气失其肃降所致。肺脏功能失调是发生咳嗽的关键所在。因此，不论外邪或其他脏腑有病，均可累及肺脏而导致咳嗽，正如《医学实在易》云：“咳嗽病，五脏六腑皆有之，然必传于肺而始作”和《医学三字经·咳嗽》篇所指出：“然肺为气之主，诸气上逆于肺则呛而咳，是咳嗽不止于肺，而亦不离乎肺也。”

本篇所论述的咳嗽，是以咳嗽为主要病证，至于其他病证兼见咳嗽者，不在本篇论治范围之内。现代医学中的上呼吸道感染、支气管炎、支气管扩张、肺炎、肺结核等所出现的咳嗽，亦可参考本篇有关证型施治。

本病临床表现有风寒袭肺、风热犯肺、风燥伤肺、肺阴亏耗、痰湿蕴肺、肝火犯肺和肺气虚弱等证型。由于外感咳嗽多是新病，起病急，病程短，其病邪尚浅而易治，常伴有肺卫表证，所以病家常求治于药物治疗。内伤咳嗽多为久病，常反复发作，病程较长，病疾较深，可伴见它脏证候，治程较长，常因用药无效，而病家求治于针灸。所以针灸临床多见内伤咳嗽。其选穴组方，除根据证型辨证取穴之外，还应根据临床具体表现和转归，灵活变通。现将内伤咳嗽的几个证型的证治和病案举例，分述如下。

【辨证施治】

咳嗽的辨证，首当分辨外感与内伤。外感咳嗽起病较急，病程较短，初期常伴有寒热、头痛等表证、实证。内伤咳嗽起病较慢，病程较长，有较长的咳嗽病史，常伴有其他脏腑失调的证候。内伤咳嗽，因反复发作，积年累月，可使肺、脾、肾俱虚，影响气血的运行和津液的敷布而变生它病。

咳嗽的施治是，初起应“因势利导”，治以疏散外邪，宣通肺气为主，邪去则正安，冀其达到肺气宣通，则咳嗽可止的目的。一般不宜施用补益之法，以免碍邪，否则易致“关门留寇”，使咳嗽缠绵难愈，痰黏难出。咳嗽日久，邪热渐消而肺气渐伤，又当酌加补益腧穴，或以补益为主，酌加宣肺或化痰腧穴以治之。内伤咳嗽，以调理脏腑为主，选取有健脾、养肺、补肾和清泻肝火功能的腧穴以治其因或扶其正；因肝火、湿痰犯肺导致的咳嗽，多为虚中夹实，应详加辨识，治宜标本兼顾。

内伤咳嗽，虽然难取速效，但是通过针灸治疗，可增强体质，提高机体适应能力和抗病能力，并在咳嗽缓解期间，坚守“缓则治其本”的原则，补益固本，以达到根治的目的。

1. 肺阴亏耗型

主证：起病较慢，干咳少痰，或痰中带血或咯血，口燥咽干，心烦失眠，夜寐盗汗，颧红潮热，手足心热，少气乏力，形体消瘦。舌红少苔少津，脉象细数。

治则：养阴清肺，润肺止嗽。

取穴：针泻尺泽、内庭补复溜，有清燥救肺汤之效。或泻尺泽、内庭、天突，清热宣肺，祛痰利气以止咳。

若肺肾阴虚，可补太渊、复溜，补益肺肾，金水相生，加补肺俞，共收滋阴补肺之效。

2. 痰湿阻肺型

主证：咳嗽痰多，痰白而黏，咳声重浊，胸脘满闷，胃纳不佳，神疲乏力，大便时溏。舌苔白腻或滑腻，脉象濡滑。

治则：祛湿化痰，宣肺止咳。

取穴：针泻阴陵泉、丰隆，类似二陈汤之效。若寒象明显者，加泻灸肺俞穴，以增强温肺化痰之效。

若脾失健运，痰湿内生，上渍于肺，肺失宣降之咳嗽者，针泻列缺、丰隆补阴陵泉，健脾制湿，化痰宣肺；或上方列缺易天突，可收健脾祛湿，降痰利气之效。或泻阴陵泉、丰隆补脾俞，健脾祛湿，化痰止咳。

若痰湿不化，蕴而化热，痰热壅肺，肺失清肃而咳痰黄稠，舌苔黄腻，脉象滑数等。针泻天突、尺泽、丰隆，清热化痰，宣肺利气。

《金匮要略·肺痿肺痈咳嗽上气病脉证治》篇云：“咳而上气，喉中水鸡声，射干麻黄汤主之。”本条是论述寒饮郁肺的证治。可泻灸丰隆、肺俞，泻天突，温肺散寒，开痰利气。

3. 肝火犯肺型

主证：气逆阵咳，咳引胁痛，痰质稠浓，面红喉干。舌边红，苔薄黄少津，脉象弦数。

治则：清肝宣肺降火。

取穴：针泻行间、尺泽。

若咳嗽不止，心烦少寐，舌尖红，口干或生口疮者，乃心火上炎为患，上方可加泻神门以清心火。

4. 肺气虚弱型

主证：咳声低弱，喘促短气，言语无力，自汗畏风。舌质淡红，脉象软弱。或易感冒，感冒后不易出现高热。

治则：补肺益气以止咳。

取穴：针补太渊、合谷，补肺益气。

若脾虚及肺，肺脾两虚者，针补肺俞、脾俞，或补太渊、太白、足三里，补益肺脾，培土生金。

若咳痰稀薄，时觉畏寒，口淡不渴，为肺虚有寒之证。宜针补加灸肺俞，补脾俞，温肺益气。

若兼食少便溏，并有气虚下坠感者，为肺脾不足，中气下陷之征，可补合谷、足三里补益肺脾，升提下陷之气。

【病案举例】

病例 1 肺阴亏耗

朱某，男，75 岁，住南阳市老干部楼。1986 年 6 月 4 日初诊。

主诉：患咳嗽已 2 个月。

现病史：2 个月来，干咳无痰，时而痰少黏稠，不易咯出，咳甚胸痛，声音嘶哑，鼻燥咽干，痰带血丝。舌红少津，舌苔薄黄，脉象细数。胸部拍片，排除肺结核。

既往病史：患糖尿病已 30 多年，至今未愈。耳聋多年。近 1 年来视物昏花，复视，目视前方有黑片阴影。眼科检查：白内障，眼底出血。

辨证：属于燥邪伤肺，肺阴亏耗之咳嗽证候。

治则：清肺润燥镇咳。

取穴：针泻尺泽、内庭，补复溜。每隔 1～2 日针治 1 次。

效果：二诊后，干咳及鼻咽干燥减轻；四诊后，咳嗽及声音嘶哑已明显减轻；六诊痊愈。

随访：此后在继续针治眼病时，告知咳嗽在此治愈。

按　本例正如《医原》所云："燥从天降，首伤肺金，肺主一身气化，气为燥郁，清肃不行，机关不利，势必干咳连声，胸胁牵痛，不能转侧，胸满气逆喘急"之病因病机。患者素有阴虚火旺耗伤津液的糖尿病病史。加之天气干旱，燥邪伤肺，肺津受伤，气道失宣，故出现干咳无痰；燥热伤津，则鼻咽干燥，痰黏不易咯出；燥热伤肺，肺络受损，则痰带血丝；舌红少津，舌苔薄黄，脉象细数等，乃属燥热伤津之征。故针泻尺泽（肺经子穴，实则泻其子以清肺热）、内庭（清气分热），针补复溜（滋肾水），清肺润燥镇咳，有清燥救肺汤之效。

病例 2　痰湿阻肺

赵某，男，45 岁，河南省林县建筑队。1986 年 7 月 20 日初诊。

主诉：患咳嗽已月余。

现病史：平时脾虚消化不良，时而腹胀，时而泄泻，与在外地劳动饮食生冷和饥饿所伤有关。近月余来咳嗽痰多，痰白而黏，咳声重浊，胸脘满闷，食欲不振，大便溏薄，倦怠乏力。舌苔滑腻，脉象濡滑。

辨证：属于脾虚湿困，痰湿阻肺之咳嗽证候。

治则：首先祛湿化痰，然后健脾制湿，化痰止咳。

取穴：一至三诊，针泻阴陵泉、丰隆。四至七诊，针补阴陵泉，泻天突、丰隆。

效果：三诊后，咳嗽及胸脘满闷减轻，痰涎减少；六诊后，咳嗽基本治愈，痰涎极少，精神好转，饮食增加，便溏已愈；七诊痊愈。

随访：1986 年 9 月 15 日，患者针治扭伤腰痛，告知咳嗽治愈未发。

按　本例的病因病机是：患者平素脾运失健，故见腹胀、泄泻时发；复因饮食所伤，脾失健运，聚湿生痰，痰湿内停，上渍于肺，壅遏肺气，故而咳嗽痰多，痰液白黏，咳声重浊；痰湿中阻，则胸脘满闷；脾气虚弱，则食欲不振，倦怠乏力，便溏；舌苔滑腻，脉象濡滑，为痰湿内盛之征。本例先因于脾虚后引致咳嗽。因咳嗽为标，急则治其标。故首先施用祛湿化痰之法以祛标实，针泻阴陵泉（祛湿）、丰隆（化痰）；然后健脾燥湿，化痰止咳，针补阴陵泉（健脾祛湿），针泻天突（降痰利气以止咳）、丰隆（祛痰以止咳），既治标实又治本虚，标本兼治而获痊愈。

病例3 脾肺气虚

毕某，女，51岁，1987年10月2日初诊。

主诉：患咳嗽已4个月。

现病史：4个月前，患腹胀纳差和大便溏泻30多天后，出现咳嗽至今未愈。咳声逐渐低弱，喘促短气，言语无力，痰白稀薄，倦怠乏力。以早晨和饥饿时易于咳嗽。舌质淡红，脉象虚弱。2年来易于感冒（无鼻炎病史）。曾服甘草片、二母宁嗽丸等药无效，又用单方治疗亦无效。肺部拍片：肺纹理增粗，排除肺结核。

辨证：属于脾虚及肺，肺气虚弱，脾肺两虚之咳嗽证候。

治则：首先补益脾肺，宣肺化痰，然后补益肺脾之气。

取穴：一至三诊，针补合谷、足三里，泻列缺；四至九诊，上方减列缺。每隔1～2日针治1次。

效果：三诊后，咳嗽、喘促及腹胀纳差减轻；五诊后，咳嗽、喘促及腹胀纳差治愈，痰涎减少，仍泄泻、短气、倦怠乏力；七诊治愈；八诊、九诊巩固疗效。

按 本例初因脾虚失运，故出现腹胀纳呆，大便溏泻。后因脾虚及肺，脾肺气虚，故见咳嗽喘促，咳声低弱，言语无力；脾虚聚湿生痰，则痰白质稀；舌质淡红，脉象虚弱及早晨和饥饿时易于咳嗽等，为脾肺气虚之征；肺气虚弱，卫外不固则易感冒。因病属脾肺气虚，故用甘草片、二母宁嗽丸不效。

病本为脾肺两虚，标为痰浊阻肺，肺失宣降，故一至三诊，针补合谷（补气益肺）、足三里（健脾益气），泻列缺（宣肺化痰利气），施用补益脾肺，宣肺化痰之法，标本同治。三诊后，标邪已除，正气渐复，故四至九诊，减列缺穴，专事补益脾肺之气，固本扶正而愈病。

病例4 肝火犯肺

高某，女，35岁，1980年5月10日初诊。

主诉：患咳嗽已3个月。

现病史：3个月前，因与婆母生气，郁怒所伤，出现多怒、食少脘闷、胸胁胀痛、气呃不顺等症状。近3个月来，气逆阵咳，咳引胁痛，痰质稠浓，口苦口干，面红喉干，时而心烦少寐，溲黄。舌边红，舌苔薄黄少津，脉弦数。

辨证：属于肝郁化火，气火乘肺之咳嗽证候。

治则：清肝宣肺止嗽，佐以清心安神。

取穴：一至三诊，针泻尺泽、行间；四至六诊，上方加泻神门清心安神。

效果：三诊后，阵咳及咳引胁痛等明显减轻，仍心烦少寐，溲黄；五诊后，咳嗽基本治愈，伴有症状基本痊愈；六诊痊愈。

随访：1980年7月16日患者委托亲属转告针愈未发。

按　本例辨证为肝火犯肺型，是因肝气郁滞，郁久化火，气火上逆，熏灼肺脏，炼津为痰，肺失清肃遂成咳嗽。故开始出现多怒，胁肋胀痛，气呃不顺等肝气郁滞症状。久之郁而化火，气火上逆，故出现气逆阵咳，咳引胁痛，痰质稠浓，面红喉干等症状。舌红少津，舌苔薄黄，脉象弦数等，属于肝经有热之征。故一至三诊，针泻行间（肝经子穴，清降肝火）、尺泽（肺经子穴，以清肺热），施用清肝宣肺以止咳之法，咳嗽明显减轻，但仍心烦少寐，溲黄，故而四至六诊加泻神门（心经原穴、子穴，清心安神），佐以清心之法而收效。

病例5　脾肺气虚

王某，男，55岁，南阳县潦河坡小学教师。1981年3月17日初诊。

主诉：患咳嗽已3个多月。

现病史：3个多月前，因饮食不慎，腹泻20天，经中医治疗，腹泻减轻，但因感受寒凉而患咳嗽，经治未愈，又出现咳嗽喘促，咳声低微，痰涎不多，气短乏力，言语无力，四肢酸软，动则自汗。舌苔淡白，脉象软弱。曾用西药及单方治疗无效。肺部透视：肺部无异常发现。

辨证：属于脾虚及肺，肺气虚弱，脾肺两虚之咳嗽证候。

治则：补益脾肺之气。

取穴：针补合谷、太渊、阴陵泉。每隔1～2日针治1次。

效果：三诊后，咳嗽减轻，腹泻治愈；五诊后，咳嗽、气短、自汗等明显减轻，精神好转；八诊痊愈。

随访：1981 年 7 月 21 日，患者来南阳告知咳嗽治愈未发。

按 本例系饮食所伤，脾虚泄泻，腹泻日久，脾气虚弱，复因感寒伤肺。经治未愈，肺气被伤，以致脾肺两虚，土不生金，故出现咳嗽喘促，咳声低微，气短乏力，动则自汗，腹泻尚存等症状。舌淡苔白，脉象软弱，属于气虚之征。故针补合谷（补气益肺）、太渊（肺之原穴，补益肺气）、阴陵泉（健脾益气，又有益脾制湿之功），施用补肺益气，培土生金之法而收效。

病例 6 痰热郁肺

患者，男，36 岁，埃塞俄比亚人。1979 年 10 月 27 日初诊。门诊号 34830。

主诉：患咳嗽已 25 天。

现病史：25 天前患风热感冒，经用西药治愈后，第 2 天因饮酒两次，出现咳嗽，气息粗促，喉中痰鸣，痰涎黏黄，咯吐不爽，胸胁胀满，咳引两胁，口干欲饮。面赤，舌苔黄腻，舌质红，脉象滑数。胸部透视，未发现异常。曾用西药治疗无效，特求治于针灸。

既往病史：原患两膝关节炎，在本科针治痊愈未发。

辨证：属于痰热郁肺，肺失清宣之咳嗽证候。

治则：清热化痰，宣肺利气。

取穴：针泻天突、尺泽、丰隆。每日或隔日针治 1 次。

效果：二诊后，咳嗽减轻；四诊后，咳嗽基本痊愈，伴有症状有不同程度的好转和治愈，舌脉有所改善；五诊痊愈。

按 本例的病因病机是：开始患风热感冒，虽用西药治愈，但余热未净，复因饮酒，又助邪热，热灼成痰，痰热郁肺，肺失清肃，故出现咳嗽气粗，喉中痰鸣，咯吐不爽；痰热壅肺，肺气不利，则胸胁胀满，咳引两胁；口干欲饮，面赤，舌质红苔黄腻，脉象滑数等，属于痰热内蕴之征。是例属于清气化痰丸证，故针泻天突（降痰利气以止咳）、尺泽（清肺热）、丰隆（祛痰要穴，祛痰浊以止咳），清热化痰，理气止咳，类似清气化痰丸之效。俾热清火降，气顺痰消，则诸病可平。

病例 7　风邪犯肺

郑某，男，18 岁，南阳铁路职工。1991 年 10 月 22 日初诊。

主诉：患咳嗽已 1 年多。

现病史：开始经常感冒，嗣后又因夜班而饮酒、吸烟过多而得。逐渐出现不自主地咳嗽，因咽喉发痒而干咳，每因说话激动或精神紧张时干咳连声。特别是夜班干咳更甚，不能接连说完一句话（即咳嗽连声）。舌脉及面色无明显改变。1991 年 6 月胸部拍片：未发现异常。外观身体健壮。西医诊断为神经官能症，用药无效。

辨证：属于风邪束肺，气道不利之止嗽散证。乃属喉源性咳嗽。

治则：疏风散邪，宣肺镇咳。

取穴：针泻天突、列缺。

效果：二诊（25 日）后，干咳及咽喉瘙痒减轻，亦能一口气说句完整话；三诊（29 日）后，咽喉瘙痒及夜间干咳减轻；五诊（11 月 2 日）后，咽喉已不作痒，干咳次数减少；六诊（5 日）、七诊（8 日）巩固疗效。

按　本例辨证为止嗽散证。是因初因经常感冒，风邪束肺，气道不利。后因肺津受灼，肺气失宣，故出现咽喉瘙痒干咳无痰。针泻天突（利气道，降逆气以镇咳）、列缺（疏风祛痰，宣肺镇咳），祛风散邪，宣肺镇咳，类似止嗽散之效而愈病。

【结语】

1. 所举病例　本病列举 7 个病例。其中：

例 1 是肺阴亏耗型咳嗽。患者素有阴虚火旺耗伤津液的糖尿病病史。时值天气干旱，燥热伤肺，肺津受伤，气道失宣，故出现一系列肺燥阴伤的证候群。针泻尺泽、内庭补复溜，施用清肺润燥之法而收效。

例 2 是痰湿蕴肺型咳嗽。患者平素脾运失健，腹胀、泄泻时发，复因饮食所伤，脾更失健，聚湿生痰，痰湿内停，上渍于肺，壅遏肺气，故出现一系列痰湿阻肺的证候群。先针泻阴陵泉、丰隆，后补阴陵泉，泻丰隆、天突，施用先祛湿化痰，后健脾制湿，化痰止咳之法而收效。

例 3 是脾肺气虚型咳嗽。患者初因脾虚失运，腹胀纳呆，大便溏泻，后因脾虚及肺，脾肺两虚，故出现一系列脾虚失运和脾肺两虚型的症候群。先针补合谷、足三里泻列缺，和后补合谷、足三里，施用先补益脾肺，宣肺化痰，后补益肺脾之法而收效。

例 4 是肝火犯肺型咳嗽。患者肝气郁滞，郁久化火，气火上逆，熏灼肺脏，炼津为痰，肺失清肃，故出现一系列肝火犯肺的证候群。先针泻行间、尺泽，后加泻神门，施用清肝宣肺止嗽，佐以清心安神之法而收效。

例 5 是脾肺气虚型咳嗽。患者原有脾气虚弱，复因感寒伤肺，肺气被伤，以致脾肺两虚，土不生金，故出现一系列脾肺两虚的证候群。针补合谷、太渊、阴陵泉，施用补肺益气，培土生金之法而收效。

例 6 是痰热郁肺型咳嗽。患者初患风热感冒，感冒治愈，余热未净，复因饮酒，又助邪热，热灼成痰，则痰热郁肺，故出现一系列痰热郁肺的证候群。针泻天突、尺泽、丰隆，施用清热化痰，理气止咳之法而收效。

例 7 是风邪犯肺型咳嗽。患者初因风邪束肺，气道不利，后因肺津受灼，肺气失宣，故出现一系列风邪束肺的证候群。针泻天突、列缺，施用祛风散邪，宣肺镇咳之法而收效。

2. 辨证与治疗　本病的辨证，首当分辨外感与内伤两类咳嗽，然后临证应当掌握咳嗽的时间、节律、性质、声音以及咳嗽加重的有关因素。同时还需注意痰的色、质、量、味。内伤各型咳嗽的辨证要点是：肺阴亏耗型，起病较慢，干咳无痰，或痰中带血，舌红少津；痰湿阻肺型，咳嗽痰多，痰白而黏，胸脘满闷，舌苔多腻；肝火犯肺型，气逆阵咳，咳引胁痛，痰质稠浓，脉多弦数；肺气虚弱型，咳声低弱，喘促短气，言语无力，脉多虚弱；痰热郁肺型，咳嗽气粗，喉中痰鸣，痰涎黏黄，舌苔黄腻等。在治疗方面，除直接治肺外，还要注意治脾、治肝、治肾等，整体治疗，辨证取穴。内伤咳嗽，需要防止宣散伤正，或宣散驱痰太过，当从调护正气着眼。决不可单纯见咳止咳，痰多化痰，必须按照不同的病理证型分别处理。

3. 所选腧穴　内伤咳嗽，肺脏功能失调是发生咳嗽的关键。因此，肺之背俞穴、原穴、子穴、络穴为其常用穴。肺俞穴泻之宣肺止咳，泻加灸温肺散寒化饮，补之补肺益气；尺泽泻之清肺热以宣肺气；列缺泻之疏风宣肺祛痰止咳；太渊泻之宣肺止咳，补之补肺益气。

内伤咳嗽，责之于肝、脾、肾功能失调（或为病），累及于肺，肺气失其肃降，始发咳嗽。咳嗽责之于肝，肝火犯肺者，泻行间（或泻太冲配透天凉）以清肝火；责之于脾，痰湿阻肺或脾肺两虚者，补脾俞、阴陵泉或足三里，健脾益气、健脾制湿，又可培土生金；责之于肾，肾不纳气者，补太溪、肾俞，补肾以纳气；责之于元气不足者，补气海以补元气。

咳与嗽出于喉间、气道，常觉喉间不适，气道不利。天突为其常用穴，泻之降痰浊利气道以止咳平喘。痰为咳嗽之因，又为咳嗽之症，驱痰要穴丰隆为其常用穴。泻之祛痰浊利肺气，泻加灸可温化痰饮。

【其他】

1. 治病求本　“治病必求于本”。“肺主咳”，咳嗽总是肺的症状。《素问·咳论》篇云：“五藏六府皆令人咳，非独肺也。”说明人体内任何脏器的病变，如果影响及肺，都可引起咳嗽。脏器引起的咳嗽是病本，病本不除，咳嗽便不能治愈。见咳治咳，治标不治本，虽非误治，但在某些情况下，可能不见其功。如因痰致咳，镇咳止嗽之法是不能收效的，因为咳嗽能帮助排出痰液，它是一种保护性反射动作。用镇咳而不化痰的腧穴，可使保护性反射动作受到抑制，不能及时排出痰液，结果只能加重咳嗽，甚至变生他病。又如肝咳，乃因肝气郁结，失于疏泄，致肝气、肝火上逆犯肺，影响肺气的宣发肃降而导致，若不从肝论治而单从肺论治，其效甚微或无效。故凡因痰多引起的咳嗽，当以化痰为先。肝火引起的咳嗽，当以清肝火为先。痰由脾虚而生，尤当健脾以化痰。火不生土而脾虚生痰，更应温肾以健脾。

2. 冬病夏治法　主要用于慢性支气管炎。特别是阴盛阳衰，寒邪所致，和肺脾气虚，抗病力低下，又多在冬季发病者，更为适用。《素问·脉要精微论》云：“四时之病，以其胜治之愈也。”冬季寒气“太过”而易复发。夏至以后，阳气渐退，阴气始生，开始治疗，取“随而济之”“治病求本”“缓则治本”和“长夏胜冬”之意。针灸治疗，可根据冬季发病时的证型，分别施用健脾祛湿（针足三里、阴陵泉先少泻后多补）、补肺益气（补肺俞、太渊）、温肺益气（补太渊，补灸肺俞）、补益肺脾（补肺俞、脾俞或足三里）、温补肺肾（补灸肺俞、肾俞）和温补肺脾（补灸肺俞、脾俞）之法。每隔2～4日针灸1次，直至冬至以后，其病不发或复发较轻或改善了体质。对冬季仍发或复发较轻者，除应根据不同证型进行临时调治外，至下年夏至以后，仍遵上法施治治本。

3. 应与喉源性咳嗽作鉴别　喉源性咳嗽是指咽喉疾病所造成的咳嗽。是以咽喉如蚁行或异物痰阻咽喉之不适感而咳嗽为主要症状。常为一阵咽痒而出现一阵咳嗽，或有异物感而出现频繁清嗓动作。其病位在声门及声门以上，与肺、脾、肾有关。风邪犯肺，肺气失宣渍于咽喉；肺肾阴虚，阴液不足，失于濡润咽喉；脾气虚弱，痰浊内生，痰气交阻于咽喉等，都会出现喉源性咳嗽。分别治宜祛风利咽、健脾化痰和补气升清、养阴利咽之法。所选腧穴，可参咳嗽病有关证型。

（四）哮　　证

【概说】

哮证是以反复发作，呼吸急促，喉中痰鸣，甚至张口抬肩，难以平卧为特征的慢性病证。

本病的病因病机，多为痰饮内伏于肺，多遇诱因而触发。发作时痰随气升，气因痰阻，互相搏击，阻塞气道，肺管因而狭窄，肺气升降失常，以致呼吸困难，气息喘促，喉间哮鸣。

本病责之于肺、脾、肾三脏，主要在于内外合邪，痰气交阻，闭塞气道，肺失升降之职。在发作期，其病机主要在肺，治宜祛邪宣肺、豁痰利气为主。缓解期予以调补，从本图治，分别治宜补肺、健脾、益肾。

现代医学的支气管哮喘、喘息性支气管炎、肺气肿等病，可参考本病进行辨证施治。

针灸治疗哮证较为常见，但效果较为缓慢难愈，原因在于多是用中西药及单方久治无效，而前来求治于针灸的。其治疗原则，必须是急则治其标，缓则治其本。或在治标的同时佐以治本，治本的同时佐以治标，标本兼治。

哮证发作期有冷哮、热哮等证型，缓解期有肺虚、脾虚、肾虚，或脾肺两虚、脾肾两虚和肺肾气虚等证型。现将以上几个证型的证治和病案举例分述如下。

【辨证施治】

本病辨证，当分虚实寒热。一般初病多属实证，日久则虚实夹杂；发作时以邪实为主，平时以正虚为主。治疗当根据“发时治标”和“平时治本”的原则，分别处理。发作时应从实从标施治，以祛邪宣肺、豁痰利气为主，如属寒哮则温肺化饮，如为热哮则清肺化痰。缓解期（休止期），应从虚从本施治。以补肺、健脾、益肾为主。如肺脾气虚补其气，脾肾阳虚温其阳，肺肾阴虚养其阴。如寒热虚实夹杂者，应随证灵活选穴配方。

1. 发作期　哮证在发作时，一般表现为实证，治宜攻邪为主，可用祛邪宣肺，豁痰利气之法。若病程日久，反复发作，正气渐虚，发作时邪少虚多，不可拘泥于攻邪，应注意培补、摄纳，佐以化痰利气，是为常法中之变法。

（1）冷哮（寒痰渍肺，气道受阻）：

主证：呼吸急促，喉中哮鸣，痰白而黏，或稀薄多沫，胸膈满闷如窒，口不作渴，或渴喜热饮。面色晦滞带青。舌淡，舌苔白滑，脉弱或濡。若兼表证，伴有发热，恶寒，无汗，头痛身痛，舌苔薄白，脉象浮紧等。

治则：温肺散寒，豁痰利窍。

取穴：针泻天突、丰隆、风门（加灸）、肺俞（加灸），以温肺化痰、宣肺利气，类似冷哮丸之效。

若风寒袭肺，气机不利，或因感受风寒引动寒痰渍肺，气道受阻者，针泻大椎（加灸）、列缺、天突，类似麻黄汤加味之效。

若表解而喘渐平，或病久阳虚，喘则面白汗出，四肢不温，疲惫无神，气短难续，舌质淡胖，脉象沉弱者，针补加灸关元、气海，泻列缺、丰隆，温阳补虚，化痰降气。

《伤寒论・太阳篇》41条：“伤寒，心下有水气，咳而微喘，发热不渴，服汤已渴者，此寒去欲解也，小青龙汤主之。”是因感受寒邪，心下有水气停聚，邪气闭塞，肺气不宣所致。针泻加灸肺俞、风门，泻天突，温化寒饮，宣肺平喘。

《金匮要略・肺痿肺痈咳嗽上气病脉证治》篇所云的：“咳而上气，喉中水鸡声，射干麻黄汤主之”，是因寒饮内停，痰涎阻滞，肺气不宣所致。针泻加灸肺俞、丰隆，泻天突，温肺散寒，开痰利气。

若肩背沉困凉痛、鼻塞不畅为发哮预兆者，艾灸或针泻加灸肺俞、风门，温肺散寒，可预防哮证的发作。

属于顽固难治者，可针刺肺俞，用皮下留针法。其操作方法，参不寐篇水亏火旺证中的风池穴的埋针法。

若每因饮食生冷或饥饱失节而发者，或哮证复发而胃腑症状明显者，可泻或泻灸中脘、上脘，泻足三里、列缺或天突，和胃导滞，化痰平喘。

若每因郁怒而复发者，针泻间使、中脘、上脘、足三里，理气解郁，和胃驱痰以平喘。

（2）热哮（痰热犯肺，气道不利）：

主证：呼吸急促，喉中哮鸣，胸高气粗，咳呛阵作，痰黄稠黏，咳吐不利，烦闷不安，面赤汗出，口渴喜饮。舌质淡，舌苔黄腻，脉象滑数。若兼表证，伴有头痛，发热，微恶风，咳嗽增加等。

治则：宣肺清热，化痰降逆。

取穴：针泻肺俞、风门、尺泽、丰隆，清热化痰，宣肺平喘，类似定喘汤之效。或泻内庭、丰隆、尺泽，清热宣肺，化痰降逆。或泻天突、尺泽、丰隆（或配透天凉），清热化痰，宣肺利气，类似清气化痰丸之效。以上三方可根据具体病情选用。

若每因感受风热引起痰热犯肺，气道不利者，针泻大椎、尺泽、天突或丰隆，疏风清热，化痰宣肺。

若发病时兼见腹胀、腹痛、口渴烦躁、便秘等大承气汤症状者，可泻中脘、天枢、足三里或丰隆，攻下腑实，豁痰平喘。

若病久阴虚，痰少而黏，气短难续，盗汗虚烦，形疲，咽干，舌红少津，舌苔薄黄，脉象细数者，往往触感暑热之邪即发哮喘。此又为虚中夹实之证，针补太渊、复溜，泻丰隆，养阴清热，敛肺化痰。

2. 缓解期　在哮证发作后，已经缓解或未发之时，当扶正以固其本，注意调理，从肺、脾、肾三脏着手，分别治以补肺固表、补益肺脾、健脾益气、补益脾肾、补肾纳气、补益肺肾等法，夹实者，可与祛邪、化痰、宣肺利气之法，交替施治。长期治疗，对于改善体质，防止或减少发作，有良好的作用。以冀控制复发，逐渐达到根治的目的。

在缓解期，患者如无以下典型证型表现者，可根据发作期所兼见的症状，分别审其脏腑之归属，阴阳之偏虚等，进行辨证施治。

（1）肺虚

主证：喘促短气，声低语怯，自汗恶风，舌淡，脉象沉细。发作前喷嚏、鼻塞、鼻流清涕等。每因卫外不固而易诱发。

治则：补益肺气，补肺固卫。

取穴：针补合谷、太渊（或膏肓俞）、肺俞，以收补益肺气和补肺固卫之效。

若肺气虚弱而兼见邪实者，上方可与针泻肺俞（或风门）、丰隆，宣肺化痰之法；或与针泻天突、列缺、丰隆，化痰利气之法；或与针泻阴陵泉，补足三里，祛湿健脾之法；或与针泻阴陵泉、丰隆，祛湿化痰之法，交替施治。标本兼顾，虚实并治。视其具体病因病机而选方。

（2）脾虚

主证：平素咳嗽痰多，脘痞食少，倦怠乏力，大便不实，面色萎黄或苍白而有浮肿。舌淡苔白，脉象细缓。或食油腻、海腥易于腹泻腹痛，可因饮食不当而诱发者。

治则：健脾益气，祛湿化痰。

取穴：针补阴陵泉、脾俞或足三里，健脾益气。虚中夹实者，或加泻中脘佐以化痰和中；或加泻天突佐以降痰利气；或加泻肺俞（或列缺）、丰隆（或中脘），佐以宣肺化痰。视其具体情况配加以上腧穴。

若脾肺两虚，可补太渊（或膏肓俞）、阴陵泉、足三里，或补脾俞、肺俞、太白或足三里，补益肺脾，培土生金。虚中夹实者，可与针泻天突（或列缺）、丰隆，降痰利气之法，交替施治。

（3）肾虚

主证：喘促吸微，呼多吸少，气不得续，动则息促。怯寒神疲，腰酸肢软。面青，舌淡，脉象沉弱。

治则：补益下元，温肾纳气。

取穴：针补关元、复溜、肾俞，类似金匮肾气丸之效。或补气海、肾俞、太溪，类似七味都气丸之效。

若肺肾两虚，可补太渊、太溪，或补肺俞、肾俞，补益肺肾。或上方加补气海，共补肺肾之气。虚中夹实者，上方可与针泻丰隆、阴陵泉，化痰祛湿之法，交替施治。

若脾肾阳虚，可补关元（配烧山火或配艾灸）、阴陵泉、太溪；或补加灸脾俞、肾俞、太溪，温补脾肾。

倘若病程日久，发作持续不已，喘息鼻煽，胸高气促，张口抬肩，汗出肢冷，面色青紫，极易汗脱生变。临证之时，必须慎加注意，不可单纯祛邪，应按喘脱之证，急速抢救。

长期服用激素控制发作的病人，宜用补肾阳之腧穴逐渐减去激素，同时配用补阴腧穴，以防补阳耗阴。

肾上腺分泌皮质激素缺乏而易发病者，可配补太溪，收效甚好。

【病案举例】

病例1 脾肺两虚，痰浊内伏

王某，男，14岁，南阳地区运输公司家属。1971年7月27日初诊。

主诉：患哮喘已14年。

现病史：14年来哮证常反复发作，20多天前，因劳动受热用凉水沐浴后复发。发作时呼吸困难，张口抬肩，喘促汗出，喉中痰鸣，声如拽锯，咳吐白痰，痰稠难出。伴有胸脘满闷，食欲不振，恶心呕吐，胃部觉热，欲进凉食，头晕气短，心烦急躁，身困乏力，夜间痰多等症状。舌苔白厚略腻，脉象滑数。胸部透视：肺气肿。内科诊断：①支气管哮喘；②肺气肿；③热带嗜酸性细胞增长症?

曾注射链霉素、麻黄素、喘息定，内服强的松、土霉素、氨茶碱等药无效。

辨证：肺脾两虚，痰浊内生，卫外不固，诱因触动，易感外邪即发之哮证。

治则：发病时宣肺平喘，缓解期健脾益气，培土生金。

取穴：一至四诊，针泻风门、肺俞，宣肺平喘；五诊、六诊，针补合谷、复溜，益气补肾；七至十四诊，针补足三里、阴陵泉，健脾益气，培土生金。

效果：二诊后，哮喘已止，咳嗽减轻，心烦已愈，饮食增加，舌苔白润，仍夜间痰多；四诊后，咳嗽减轻；六诊后，仍咳痰量多；八诊后，痰量减少，自二诊后哮喘一直未发，巩固疗效；十三诊后，诸恙悉愈，精神尚好。

随访：1971 年、1972 年、1973 年随访均告知针愈至今未复发。

按　“脾为生痰之源，肺为贮痰之器”，“肺为娇脏，不耐邪侵”。本例哮证日久，脾肺两虚，脾虚则痰浊内生，肺虚则卫外不固，不耐邪侵。此次是用凉水沐浴，触动肺中伏痰，寒邪侵袭于肺，肺气升降出入不利，失其宣降而复发。发作时出现呼吸困难，张口抬肩，喘促汗出，喉中哮鸣，咳吐白痰，胸脘满闷等症状，属于痰气阻肺之候。伴有食欲不振，身困乏力，气短头晕，痰多等，属于脾虚征象。故其治疗，首先治标，针泻风门、肺俞，宣肺平喘，四诊后哮证缓解，五诊、六诊因配穴不当，仍咳痰量多。故七至十四诊，改用健脾益气，培土生金之法，针补足三里、阴陵泉。其治疗大法是，先标后本，标本先后有序，从本图之，而获良效。

病例 2　脾肺两虚，痰浊内伏

杨某，男，6 岁，南阳地区运输公司家属。1971 年 8 月 11 日初诊。

主诉（代述）：患哮喘已 3 年。

现病史：3 年前因患感冒而得。哮证发作时，呼吸困难，喘促汗出，张口抬肩，喉中痰鸣，声如拽锯，轻度咳嗽。每隔 2～3 个月发病 1 次，发病时间多在夜间 12 点钟以后。每因鼻腔出现红肿溃烂，或感凉、阴雨，或吃大肉后哮证易发。伴有口鼻气热，精神萎靡，食欲不振，行走快或活动量大时即咳且喘等症状。身瘦，舌淡苔白，脉沉细数。胸部透视：肺部无异常发现。

辨证：哮证日久，脾肺两虚，痰浊内生，卫外不固，感邪触痰易发之哮证。

治则：宣肺利气以益平喘，健脾益气以益祛痰。二法交替施治。

取穴：针泻风门、肺俞宣肺平喘，与针补合谷、阴陵泉益气健脾之法交替施治。

效果：一诊后，哮喘停止；二至十二诊治疗期间，哮证没有复发。

随访：1971 年 11 月 16 日回信告知针愈未发。2 年后随访仍未复发。追访 5 年未复发。

按 本例的病因病机是：初因感冒，感受风寒，肺失宣降；因失治疗，脾虚痰生，痰伏于肺，肺气不足，卫外不固，故每遇它因而诱发；由于患病日久，脾肺气虚，痰阻气道，肺气升降出纳失常，故出现呼吸困难，喘促汗出，喉中哮鸣，精神萎靡，食欲不振，动则气喘等症状。因而针泻风门、肺俞，与针补合谷、阴陵泉，交替施治，施用宣肺平喘与健脾益气之法，标本兼治而获效。

本例其脉沉细数的“数”，是夹有浮热之故，不可作为实热辨治。哮证多在夜间 12 点钟以后发病，是因在寅时肺气当令之前，肺气虚弱之征。

病例 3 肺肾气虚，外邪触痰

陈某，男，39 岁，住南阳市大寨大队。门诊号 006009。

主诉：患哮证已 20 多年。

现病史：12 岁时因淋雨而得。嗣后每因感受外邪而发病。此次复发已 6 天。发作时喉部觉紧如束，呼吸困难，张口抬肩撷肚，喉中哮鸣，不能平卧入睡。平时劳动负重则喘息更甚。咳嗽时作，咳吐白痰黏稠，不易咯出。

辨证：哮证日久，肺肾两虚，风邪束肺，引动伏痰，痰阻气道，肺失宣降之哮证。

治则：首先祛风化痰，宣肺平喘。然后补益肺肾与降痰利气平喘之法配治。

取穴与效果：

一诊：针泻列缺、风门、天突，祛风化痰，宣肺平喘。

二诊：针补合谷、复溜补益肺肾，针泻间使、天突降痰利气平喘。

三诊：哮喘、咳嗽明显减轻。针穴手法同二诊。

四诊：哮喘、咳嗽治愈。针穴手法同二诊。

随访：2 年后随访，患者告知在此针治 4 次痊愈，2 年来没有复发。

按 本例在诊治之时辨证，其标系外邪触动肺中伏痰，致使痰升气阻，肺失宣降；其本是哮证日久，肺气耗伤，高源化绝，肾精亏虚，阴虚火升，灼津生痰。故一诊针泻列缺、风门、天突，施用祛风化痰，宣肺平喘之法以治其标；二至四诊，针补合谷、复溜补益肺肾以治其本。然单纯地施用补益肺肾之法不能止哮平喘，故予针泻间使（疏理气机）、天突（降痰利气有推墙倒壁之功），施用利气降痰平喘之法配治以治其标。

本例的治疗大法是：首先祛风化痰，宣肺平喘，以治其标邪；然后标本同治，补益肺肾与利气降痰平喘之法并施。

病例 4　肺肾两虚，痰浊伏肺

翟某，男，42 岁，住南阳县安皋公社安皋大队。门诊号 017651。

主诉：患哮喘已 6 年。

现病史：6 年前因睡卧当风之处，冒寒而得。常因感寒而反复发病，近 2 年严重。发病时呼吸困难，喉部觉紧，气喘汗出，胸高息促，张口抬肩，身屈撷肚，轻度咳嗽，晨寅加重。舌苔薄白，赤络贯入白睛，脉象滑数。两侧中府、云门、肺俞穴按压酸困疼痛明显。

因服中药热药而眼干、齿痛、口鼻气热。内服麻黄素仅能抑制半天，过后发作如故。前天在本院服药（药名不详）后，突然出现面色苍白、冷汗大出、气不接续、心悸等。

辨证：肺气耗伤，肾阴不足，肺肾两虚，痰浊伏肺之哮证。

治则：停发时补益肺肾以固其本。

取穴与效果：

一诊：针补合谷、复溜，泻间使，补益肺肾，佐以利气平喘。

二诊：气喘、气短、心悸减轻，精神较好。针穴手法同一诊。

三诊：针补肺俞、膏肓俞，补肺益损。针补肺俞 5 分钟后，自觉咽喉干燥，捻补 7 分钟后，其酸困感循本经下行经两下肢至足跟部。

四诊：因洗浴感凉昨天哮喘复发，气短较前减轻。针穴手法同一诊。

五诊：微咳，身困乏力，气道壅塞，口苦，头晕，体温 37.5℃。针泻列缺、丰隆，宣肺解表，化痰平喘。

六诊：上次针后第二天感冒治愈。近两天阴雨、天气较凉，哮喘、咳嗽未发，自觉有点气喘乏力，心悸减轻。针穴手法同一诊。

七诊：精神好转，哮证未发。针补肺俞、膏肓俞，补肺益损。

按　本例系风寒束肺，痰浊壅遏，气道不利，肺失宣降，故感寒而易复发。发病时喉部觉紧，呼吸息促，喉间哮鸣，张口抬肩，屈身撷肚等症状，是哮证发作的临床表现。辨为肺虚之由：一是每因感寒而哮证易发，二是晨寅之时正是肺金当令之时，此时咳嗽加重，三是伴见气喘汗出，气不接续；辨为肾阴不足之由：一是伴见眼干、齿痛、口鼻气热，二是气不接续之喘促。虽脉象滑数，滑主痰数主热，但结合面色苍白，舌苔薄白以及眼干、齿痛和口鼻气热等，则不属实热，应属虚热。故辨为肺气虚弱，肾阴不足。所以停发时，针补合谷（益气固表）、复溜（滋阴补肾），补肺肾以固其本，针泻间使佐以利气平喘；补肺俞、膏肓俞补肺益损，以培其本。其肺之募穴中府和肺之背俞穴肺俞按压酸困痛感，正是肺系病变的反映。四诊处方有误。患者已诉说因沐浴感凉昨天哮喘复发，应治其标邪，却治法又同一诊，治其本虚。

病例5 肺脾气虚，痰浊内生

患者，女，27岁，法国人，住埃塞俄比亚。1979年8月1日初诊。门诊号34530。

主诉：患支气管哮喘已1年多。

现病史：1978年开始患感染性支气管炎（在法国诊断）。此后，每因感染而发病，发病多在夜间。发病时呼吸困难，喉中痰鸣，痰多喘急汗出，气不接续，心慌心悸。时而饮食欠佳，大便溏薄，便次较多，身困乏力，头晕眼花。身体瘦弱，面色苍白，舌淡，舌苔薄腻，脉象濡弱。1978年11月和1979年上半年在埃塞俄比亚哮喘发作和支气管感染，均用抗生素及其他药物治疗效果不佳。特来求治于针灸。

辨证：脾肺两虚，痰浊内生，痰伏于肺，卫外不固，感邪触痰易发之哮证。

治则：健脾益气以制痰湿。

取穴：一诊，针补合谷、阴陵泉，益气健脾。二至十三诊，针补足三里、阴陵泉，健脾益气以制痰湿。

效果：五诊后，哮喘及伴有症状减轻；八诊后，哮喘及伴有症状明显减轻，精神尚好；十诊后，哮喘未发；至十二诊，哮喘未发，基本治愈，精神很好；十三诊后诸恙悉愈。

按 本例患者在针治期间，没有发病，是根据其病机论治。因系哮证日久，累及于脾，脾运无力，聚湿生痰，湿痰阻肺，诱因肺部感染而发病。所以其治疗是从本图之，故施用益气健脾之法，以制湿痰内生。使湿痰无源可生，无邪阻滞肺气，肺气升降出纳正常，哮喘自不复发，更无湿痰伏肺诱发感染而为患。

一诊针补合谷补气益肺，有助于固表，又增抗病能力，针补阴陵泉健脾益气制湿，二至十三诊，针补阴陵泉、足三里（健脾益气建中以制湿），健脾益气以制湿痰，不仅湿痰为患得以解决，伴有症状亦随之治愈。

病例 6　肺脾两虚，痰热壅肺

陈某，男，44 岁，南阳市齿轮厂设备科职工。1982 年 4 月 7 日初诊。

主诉：患哮喘已 10 余年。

现病史：10 多年前，因不适高寒气候而患哮喘。此后每因内宿痰火，外感风寒而复发。发病时气管如束，呼吸不利，喉中痰鸣；张口抬肩撷肚，咳吐青痰黏痰。舌红，舌苔薄白，脉象滑数。平时因风寒感冒并发哮喘时，兼见恶寒发热，口鼻气热，咳吐黄痰，不易咯出等症状。每次复发用药方能缓解，但不能根治。

辨证：脾肺两虚和痰热伏肺，感邪触痰，气道不利之哮证。

治则：发作期清肺散邪，化痰降逆；停发期，补肺健脾以固其本。

取穴：一诊，针泻风门、肺俞，宣肺散邪平喘；二诊、三诊，针泻丰隆、尺泽，清肺化痰平喘；四至七诊，针泻丰隆、列缺，宣肺化痰平喘；八至十诊，针泻列缺、丰隆，补合谷佐以补肺益气；十一至十七诊，针补合谷、阴陵泉，补肺健脾以固其本。

效果：三诊后，痰色由黄变青；六诊后，痰鸣音基本消失；七诊后，鼻气不热，哮证减轻 80%；八至十诊，哮证已愈；十一至十七诊，巩固疗效，病愈已能上班。

随访：1982 年 6 月 25 日患者告知本病针愈未发。

按　本例的病因病机是内宿痰浊，蕴郁发热，外感风寒，触动肺中伏痰而发病；痰气相搏，痰热交阻，气道不利，肺失清肃而气上逆，故出现呼吸不利，气道如束，喉中痰鸣，脉象滑数，咳吐黄痰，不易咯出等；哮证日久，肺气不足，卫外不固，故而外感风寒易于触发。所以在治疗方面，首先施用清宣肺气，宣肺化痰平喘之法。待哮证明显减轻，八至十诊就开始施用祛邪佐以扶正之法。施用祛邪佐以扶正，治愈哮证后，十一至十七诊，针补合谷、阴陵泉，补肺健脾以固其本。根本已固，哮喘不易复发，就此痊愈。这种治疗方法，分三个阶段，即祛邪、祛邪扶正和扶正固本。

病例 7 脾肾两虚，寒痰伏肺

万某，女，16 岁，住南阳县青华乡。1988 年 3 月 18 日初诊。

主诉：患哮喘已 9 年。

现病史：9 年前 7 岁时，患麻疹合并肺炎，经住某医院治愈。后因迎风哭啼而患本病。开始较轻，以后逐渐加重，发病次数较多，持续时间较长。发病时昼夜不已，呼吸气促，咳嗽，喉中痰鸣，不能平卧，痰白带沫，不易咯出，额汗甚多。唇紫，舌苔薄腻，花剥，舌质青，脉象滑数。体温 37℃，肺部听到干和湿性啰音。曾用异丙秦肾上腺素喷雾吸入，仅能缓解数十分钟。曾用地塞米松、氨茶碱、非那根和各种抗生素类等，未能见效。

平时便溏泄泻（日行 2～3 次），畏寒肢倦，气短懒言，面色少华，动则气喘、心慌，腰部酸软。

辨证：哮证日久，脾肾两虚，寒痰伏肺，感邪触痰，哮证复发之寒哮。

治则：急拟温肺散寒，化痰平喘；缓则健脾益气，补肾纳气以固其本。

取穴：一至四、七至十诊，针泻加灸风门、肺俞，泻丰隆，温肺散寒，化痰利气；五诊、六诊，针泻天突、丰隆，化痰浊利气道；十一至二十二诊，针补脾俞、肾俞，补益脾肾，与艾灸足三里、太溪，温益脾肾之法交替施治，共奏健脾益气和补肾纳气之效。

效果：四诊后，哮喘逐渐缓解，仅有时喉中痰鸣；十诊后，哮证症状完全消失；十一至二十二诊，培补固本。

按 本例系哮证日久，由肺损脾及肾，肺脾肾俱虚。素有宿痰内伏，风寒外袭，痰浊壅肺，肺气失宣，气道受阻，肺气升降之枢不畅，故出现哮证发作时一系列证候群。平时泄泻便溏，畏寒肢倦，气短懒言，动则气喘、心慌，腰部酸软，面色少华等，属于脾肾气虚之征。故在发病时，泻灸风门、肺俞温肺散寒，配泻祛痰要穴丰隆以驱痰；四诊后仅有时喉中痰鸣，故五诊、六诊，针泻天突（降痰浊利气道）、丰隆，化痰利气；十诊后哮证缓解，故十一至二十二诊，改用健脾益气，补肾纳气以治其本，针补脾俞、肾俞，配灸足三里、太溪而施治。

病例 8 痰热壅肺，肺失清肃

患者，女，14 岁，埃塞俄比亚人。1979 年 7 月 23 日初诊。门诊号 20213。

主诉：患哮喘已 5 年，近来严重。

现病史：5 年来，每在发病时喘息汗出，气粗息涌，痰鸣如吼，胸高胁胀，咳呛阵作。平时咳痰色黄，痰液黏稠，咯吐不利，烦闷不安，口渴喜饮，气短乏力。苔黄略腻，脉象滑数。胸部拍片：轻度肺气肿。曾在黑狮子医院以哮喘给予西药治疗，有一定效果，但不能根治，停药易发。

既往病史：数月前患癔病性瘫痪，在本科针愈。

辨证：哮证日久，肺气耗伤，痰热壅肺，肺失清肃，气道不利之热哮。

治则：首先清热化痰，宣肺定喘；然后益气化痰，清肺定喘。

取穴：一至十诊，针泻风门、肺俞、丰隆、尺泽，清热宣肺，化痰定喘，具有定喘汤之效；十一至二十诊，针补合谷泻尺泽、丰隆，益气清肺，化痰定喘。每隔 1～2 日针治 1 次。

效果：二诊后，哮证停发，时而咳呛阵作；六诊后，哮证仍未复发，咳呛阵作已愈，仍口渴；至十诊后，哮证一直未发，改用益气清肺，化痰定喘之法；至十五诊后，哮喘仍未复发，精神好转，气短乏力及动则气喘明显减轻，舌、脉基本恢复正常。患者恐怕复发，要求巩固疗效，继续针治几次；二十诊后停止针治。

按 本例系痰热壅肺，诱因触发，痰气受阻，气道不利，故出现一系列热哮发作的证候群。其病因病机是：痰热阻肺，肺失清宣，故而咳呛阵作，咳痰黄稠，不易咯出；病久伤肺，肺气不足，则气短乏力；口渴喜饮，苔黄略腻，脉象滑数等，则属痰热内盛之征。故针泻风门、肺俞宣肺平喘，针泻丰隆（降痰）、尺泽（清肺），施用清热宣肺、化痰定喘之法，类似定喘汤之效。至十诊后哮喘仍未复发，故十一至二十诊，针补合谷（补气益肺），泻尺泽、丰隆，施用益气清肺，化痰定喘之法以治其本。

病例 9 寒痰伏肺，气道受阻

冯某，女，53岁，住南阳县潦河坡乡。1984年3月2日初诊。

主诉：患哮喘已12年。

现病史：12年前冬天去在黑龙江省，因气候不适，经常感冒，逐渐出现哮证。由于医疗条件差，治疗无效，从此遗留此病。嗣后每因外感寒凉而复发，以冬季易发而且严重。发病时呼吸急促，张口抬肩，不能平卧，喉中痰鸣，如水鸡声，痰多稀薄，胸膈不适，上背觉凉（风门、肺俞穴处）。伴有食少便溏，时而夜间流口水，头面及四肢轻度浮肿等症状。舌苔白滑，脉象浮缓。在当地求医诊治，曾用中西药及单方治疗只能缓解，但不能持久又不能根除。

辨证：哮证日久，脾虚湿困，痰饮内生，寒痰伏肺，感邪触痰，气道受阻之寒哮。

治则：温肺散寒，降痰利气。

取穴：泻灸风门、肺俞，针泻天突。每隔1～2日针灸1次。

效果：三诊后，哮证停发，上背已不觉凉；五诊后，头面及四肢浮肿治愈，饮食增加；七诊后，食少便溏治愈，哮证自三诊后至今未曾复发；八至十二诊巩固疗效。

随访：1984年10月10日患者告知针愈未发。

按　本例系寒痰伏肺，诱因触发，气道受阻，痰气相击，故出现哮证发作时一系列证候群。口流清水，饮食减少，大便溏薄，头面及四肢浮肿等，属于脾虚不能胜湿之征。上背部相当风门、肺俞穴处觉凉，是寒邪深入肺腧之故。舌苔白滑，脉象浮缓，为寒饮内伏，外邪触发之象。发病时针灸，故泻灸风门、肺俞，针泻天突，施用温肺散寒，降痰利气之法，类似小青龙汤之效。本例正如《临证指南医案·哮》所说："宿哮……沉痼之病，寒入背腧，内合肺系，宿邪阻气阻痰"之病机，寒邪为导致寒痰寒哮之因。

本例因患病日久，脾虚湿盛，痰饮内生，而未施用健脾祛湿之法，是因泻灸风门、肺俞，温肺散寒化饮以平喘，湿祛则脾自健之故。

【结语】

1. 所举病例及案例类比　本病列举9个病例。从列举的病例来看：

例1、例2、例5，都是哮证日久，肺脾两虚，痰浊内生，感邪触痰而复发。其病因病机相同，取穴、治则基本相同，例 5 由于在停发时针治，所以仅用扶正之法，健脾益气，培土生金。

例 3、例 4，都是肺肾两虚，痰浊伏肺。例 3 是风邪束肺，触动伏痰而发病，故先施用祛风化痰，宣肺平喘之法，以治其标，然后施用益气补肾与降痰利气之法，标本兼治。例 4 是在哮证未发时针治，故施用补益肺肾，培补虚损之法以治其本。

例 6、例 8，都属痰热壅肺。发作期由于病因病机相同，其治则、选穴相同；停发期其治则、选穴有所不同。例 6 重在扶正，例 8 扶正兼祛其邪。

例 7、例 9，都属寒痰伏肺，或感邪触痰而发病。在发病期，其病因病机相同，其治则相同，所取腧穴基本相同。在停发时，例 9 没有治本，例 7 治本重在健脾益气，补肾纳气。

在临床的掌握上是，祛邪宣肺化痰平喘以治其实，补肺健脾益肾以固其本。发病时以治标为主，或治标为主兼扶其正，或治标兼扶正，最后扶正；停发时以治本为主，或治本为主兼治其标。

2. 所选腧穴　本病所选腧穴不多，只要使用得当，就能收到满意效果。例如本病病位在肺，又是痰浊伏肺，感邪触痰而发病。所以肺之背俞穴肺俞和风门为常用穴，泻之宣肺祛邪平喘，泻之加灸可温肺散寒（或化痰饮）以平喘。哮证多因于痰，多取泻祛痰要穴丰隆，祛痰可以止哮；痰阻气道，则呼吸不利，针泻天突可降痰浊利气道。肺热泻尺泽以清肺热；夹表痰多，针泻列缺可解表宣肺祛痰。病久肺虚，补太渊、肺俞以补肺气；病久脾虚，补脾俞、足三里或阴陵泉，健脾益气，又可培土生金，还可健脾制湿以除生痰之源；脾虚及肾，补肾俞、太溪，补肾纳气；肺脾气虚，亦可补合谷、足三里或阴陵泉，补益肺气，培土生金。病久元气大伤，真阳不足，可补关元、气海，回阳益气以固脱。

3. 哮证久治不愈之由　本病责之于肺脾肾三脏。哮证日久不愈或不易治愈，是因发病期间，注意主治在肺，攻邪治标，而缓解期没有扶正培本，造成正虚不能胜邪之故。哮证发作，主要是痰气阻滞，以邪实为主，病变部位在肺系。如果长期或反复发作，必致肺气日益耗散，累及脾肾。肺虚则卫外不固，外邪易侵，夹痰互阻气道而发病。肺虚日久，子盗母气，以致脾虚。

脾虚则运化失职，痰浊内积，是发病的内因。“肾为气之根”，肾虚则摄纳无权而气逆。肾阴不足，上累于肺，肺肾两虚。肾中命门火衰，火不生土，则脾阳不振，痰浊易生。脾虚无以养肺，则肺气更虚。肺脾气虚，每因正气不足，卫外不固，御外能力低下，易为外邪侵入而发病。脾肾两虚，又能影响水谷精微的代谢，痰浊又易内生。如此肺脾肾三脏相互影响，造成恶性病理循环，是日久不愈的根源。所以临床注意在缓解期分别施用补肺固表、补益肺脾、补肾纳气、补益肺肾、健脾益气、补益脾肾等法以治其本。如果失其扶正培本，累及心阳，可发生虚脱危候。如果肾阳不足，阳损及阴，阴阳两虚，更为难医。

【其他】

1. 预后　哮证是宿根深痼的病证。青少年患者，由于随着年龄的增长，肺气日渐充沛，肾气日盛，在注意避免各种诱发因素的基础上，施用针灸，收效较快，易于根治。成年患者，特别年老患者，由于肾气日衰，本虚难治，如果又因肾阳虚衰，阳损及阴，阴阳两虚，更为难医，危候难复。一般来说，热哮较寒哮易治；青少年较成年患者，易治易愈；成年较老年患者，易治易于缓解；伴有本虚较无本虚患者，难治难愈。倘若病程日久，反复发作不已，发作时喘息鼻扇，张口抬肩，胸高气促，汗出肢冷，面色青紫，极易汗脱生变，或渐致心阳欲脱。应积极采取急救措施，惟恐一时针力不足，缓不济急，须中西医配合，积极加以处理。

2. 针泻天突穴易伤正气　本病如属正气虚弱或肺心病患者，针泻天突穴应特别注意。因针泻本穴，有降痰浊、利气道、宣肺气、降逆气的作用。如果深刺，气管有压重感，影响呼吸。施用泻法易伤正气，捻泻过多，易于气陷，往往因此而引起虚脱；或在留针时或捻泻后，气道通利，是气管阻力由增高状态而明显下降，亦致气脱。如果救治不及时，常会危及生命。再者由于对正气不足或肺心病患者，施用宣肺化痰平喘之法，而未固本，针泻腧穴较多，往往因伤正气而出现晕针或虚脱，应引起医生注意。

3. 泻灸风门、肺俞穴收效之由　临床以寒痰渍肺，气道不利，肺气不得宣畅之寒哮为多见。针泻加灸风门、肺俞穴，是根据陈修园所说：“发时肺俞之寒，与肺膜之浊痰，狼狈相依，窒塞关隘，不容呼吸，而呼吸正气转触其痰，鼾鼽有声”和《临证指南》所说：“宿哮沉痼，起病由于寒入肺俞，内入肺系，宿邪阻气阻痰”寒哮之病因病机选取的。泻灸风门、肺俞穴，温肺化痰，宣肺平喘，使寒痰得以温化，气道得以通利，则寒哮可愈。

4. 白芥子涂贴法　白芥子涂贴法，源于《张氏医通》。主要用白芥子、延胡、甘遂、细辛、麝香、姜汁等药为泥，于夏季三伏中，涂于肺俞、膏肓、百劳等穴。初伏、中伏、末伏各涂1次。每年涂贴3次，连续治疗3年而收效。主要是冬病夏治，用治寒哮。近些年来，不少医院施用此法，仅药物成分及涂敷腧穴有些不同，效果甚好。其冬病夏治是根据“春夏养阳”“寒病热治”的道理。因哮喘病人多在冬春气候寒冷和突变的情况下诱发，三伏酷暑阳气最盛，腠理疏松，渗透力增强，所用药物多属辛温香燥之品，借涂贴部位的腧穴功能，祛除肺中寒饮伏邪，使正气渐复，抗病之力增强，从而达到防治的目的。但施用此法，必须进行辨证。此法不适用于热哮，对于本虚标实之寒哮，应在涂贴的同时或之后，最好配用培本药物内服。肺心病患者不适用于此法。

5. 哮证与月经病同时存在　临床所见，有每至月经期而哮证复发或加重患者，宜重点调治月经病，兼治哮证。若仅治哮证，其效果很不理想。调经之法，亦应分别证型，有所重点。一般多见于血瘀型痛经而兼有肺瘀血者。

(五) 不　寐

【概说】

不寐，又称“不得眠”“不得卧”“目不瞑”，即现代医学中的“失眠”；是以经常不易入睡或睡而不深为其特征的一种病证。多伴有头晕、头痛、心悸、心烦、健忘和心神不安等症状。

不寐病轻者，入寐困难，或寐而易醒，醒后不易再寐，或时寐时醒，入睡不熟；严重者彻夜不眠。患病有数日不愈，甚至数年，数十年不愈者，患者非常痛苦。如果它出现在其他病中，由于病理刺激（如外伤疼痛、外感寒热等）所引起者，属于某种疾病的症状表现，不能成为独立的病证，不属于本篇论治范围。本篇所论述的不寐，乃指以不得正常入寐为主要病证。

针灸对本病有一定的效果，只要辨证分型正确，选穴处方中的，效果甚好。我们所接诊的病人，多是用其他疗法收效不显著，而前来求治于针灸的。因此必须进行辨证分型论治，方收良效。本病多见于现代医学中的神经衰弱、神经官能症、更年期综合征等。

临床所见有阴虚火旺、心脾两虚、肝郁化火、痰热内扰和心胆气虚等证型，而以阴虚火旺和心脾两虚较为多见。现将以上几个证型的证治和病案举例，分述如下。

【辨证施治】

不寐一证，临床当辨虚实。虚证多属阴血不足，重在心肝脾肾诸脏，如心肾不交、心脾两虚、心肝血虚等；实证多因食滞痰浊，胃腑不和及肝郁化火等。实证日久，气血耗伤，又可转为虚证。属于心脾血亏者，不易入寐，寐而易醒，乱梦纷纭；阴虚火旺者，虚烦不眠，或入寐即醒；肝郁化火者，烦躁易怒，头胀，失眠；胃腑不和者，胃脘不舒，胸膈满闷，夜卧不宁；心胆气虚者，胆怯易惊，寐而不稳。临证当可详辨。

本病主要因机体的气血、脏腑功能失调所致。其治疗原则，着重在于内脏的调治，如阴虚火旺，心肾不交，治当滋阴清火，交通心肾；思虑劳倦，伤于心脾，治当补益心脾，养血安神；气郁化火，扰动心神，治宜疏肝泻热，佐以安神；胃中不和，痰热内扰，治宜清热化痰，和中安神，心胆气虚，神摇善惊，治宜益气镇惊，安神定志；气血虚亏，心失所养，治宜补益气血以安心神等法。使气血调和，阴阳平衡，脏腑功能归于正常而不寐便愈。不可一见不寐之病就用镇静法，就用安眠穴。

1. 阴虚火旺

主证：心烦不寐，入寐多梦，稍寐即醒，心悸不安，五心烦热，头晕耳鸣。口干少津、舌红，脉象细数。或有梦遗、健忘、腰酸等症状。

治则：滋阴清火，交通心肾。

取穴：针泻心俞补肾俞，交通心肾；或泻神门补复溜，滋阴清火，交通心肾；或泻神门补复溜、三阴交，滋阴养血，清心安神，类似天王补心丹之效。

属于《伤寒论·少阴篇》“少阴病，得之二三日以上，心中烦，不得卧，黄连阿胶汤主之”和春温或其他热病过程中，热灼真阴，阴虚阳亢。证见心中烦，不得卧，身热，舌红而干，苔黄和脉象细数之黄连阿胶汤证者，均可针泻神门补复溜，有类似黄连阿胶汤之效。

2. 心脾两虚

主证：难寐易醒，头晕目眩，心悸健忘，神疲肢倦，饮食乏味。面色少华，舌淡苔薄，脉象细弱。

治则：补益心脾，养血安神。

取穴：针补神门、三阴交，类似归脾汤之效。若心血不足偏重者，加补心俞以养心血，类似养心汤之效；不寐较重者，加泻风池清脑安眠以治其标；若兼见脘闷纳呆，舌苔滑腻者，乃脾阳失运，湿痰内生，可加针足三里（先泻后补）健脾化痰和中。

若因气血双亏而不寐者，针补合谷、三阴交，补益气血以安心神，有八珍汤之效。

此外，若病后体虚，形体消瘦，面色皖白，容易疲劳，舌淡，脉象细弱；或老年人除一般衰弱的生理现象外，夜寐早醒，而无虚烦之证者，治宜补益心脾，养血安神，可补神门、三阴交，或补心俞、脾俞。

3. 肝郁化火

主证：不寐而兼见头痛，头晕目眩，目赤口苦，急躁易怒，不思饮食，口渴喜饮，小便黄赤，大便秘结。舌红苔黄，脉象弦数。

治则：疏肝泄热，佐以安神。

取穴：针泻太冲、丘墟、神门。

若兼见胸闷胁胀，善太息者，针泻行间（或太冲配透天凉）、神门、间使或内关，清肝解郁，理气安神。

若因肝胆火旺，湿热内蕴，以致神魂不宁而不寐者，针泻行间、丘墟、阴陵泉，以泻肝胆湿热，类似龙胆泻肝汤之效。

4. 痰热内扰

主证：卧寐不安，少寐头重，目眩，胸膈满闷，腹中不舒，吞酸恶心，恶食嗳气，口苦，心烦。舌苔黄腻，脉象滑数。

治则：清热化痰，和中安神。

取穴：针泻丰隆（配透天凉）、中脘、神门。

若饮食停滞，脘腹不舒，胃中不和，所谓“胃不和则卧不安”者，针泻中脘、足三里、内关，和胃畅中以益安神；若兼大便不通者，上方去内关加泻天枢，通便导滞，类似大承气汤之效。

5. 心胆气虚

主证：多梦少寐或不寐，寐易惊醒，胆怯心悸，遇事善惊或怯弱多虑，气短倦怠，坐卧不安。舌淡，脉象弦细。

治则：益气镇惊，安神定志。

取穴：针补胆俞、神门、合谷，补气益胆，安神定志。若血虚阳浮，虚烦不眠者，针补肝俞、心俞、三阴交，补心养肝，安神定志。

若暴受惊骇者，针泻神门、大陵，镇惊安神。若暴受惊骇，渐至心虚胆怯者，可补心俞、胆俞，泻大陵，补心养肝，佐以镇惊安神。

以上诸型均可配取风池穴，针刺用泻法，佐以清脑安眠。

中医认为，不寐一证，病位在心，“心主神明”，取心经原穴神门，当为首选之穴。针刺用泻法清心火、宁心神；用补法补心气、养心血、安心神。西医认为病在脑，中医又有“脑为元神之腑”之说。风池具有清脑安眠之功，故可作为首选配穴。因该穴有泻无补，故多配取在各证型之中佐以清脑安眠。

【病案举例】

病例 1　气血亏虚

王某，女，30 岁，南阳冷冻厂职工。1972 年 9 月 26 日初诊。

主诉：患失眠已半年。

现病史：半年来，多梦少寐，心悸心跳，头晕眼花，健忘。伴有食欲不振，饥不欲食，两颞疼痛，腰部困痛，气短（中气不足如腹中空虚，欲屈曲侧卧，欲蹲坐位，坐高椅则气短不舒），身困乏力，四肢无力等症状。舌淡苔白，脉象沉细无力。血压 11.5/9.33kPa。曾用中西药久治无效。

辨证：证属气血亏虚，心失所养。

治则：补益气血以安心神。

取穴：针补合谷、三阴交。隔日针治 1 次。

效果：针治 2 次痊愈。

随访：1973 年 11 月 12 日其爱人接信后前来告知在此针愈未发。

按　本例属于八珍汤证。系气血亏虚，血不养心之不寐证候。故针补合谷（补气）、三阴交（益脾养血），补益气血以安心神，具有八珍汤之效。本例病程半年，针治 2 次痊愈，是因施用辨证取穴，整体治疗，从本图之，二穴配伍切合病机之故。

病例 2　心胆气虚

宋某，男，42 岁，住南阳地委家属院。1970 年元月 10 日初诊。

主诉：患失眠已 2 年。

现病史：2 年前因突然受惊及平时思虑过度而得。此后每因受惊或思虑过度而不寐、心悸，夜寐易于惊醒。伴有遇事易惊，气短乏力，健忘，神疲体倦，时而饮食减少等症状。面色少华，舌淡苔薄，脉象细弱。每夜仅能睡眠 2～4 个小时。曾服天王补心丹、柏子养心丸、知柏地黄丸等药收效不大。

辨证：证属心胆气虚，神摇善惊。

治则：补益心脾，安神定志。

取穴：针补心俞、脾俞。其中二、四、六诊加补肝俞穴。隔日针治 1 次。

效果：四诊后，气短、心惊心悸明显减轻，能熟睡 5～6 个小时，不易惊醒；六诊后，不寐治愈，伴有症状已基本随之治愈；七诊痊愈。

随访：1970 年 5 月 6 日患者因患左侧坐骨神经痛，前来针治，告知不寐在此针愈未发。

按　本例患者系思虑劳倦内伤心脾，血不养心，复因受惊以致心虚胆怯。故而心神不安，决断无权，遇事易惊，善惊易恐，夜寐不宁。正如《沈氏尊生书》中所云："心胆俱怯，触事易惊，睡梦纷纭，虚烦不寐"之不寐证候。故补心俞（补心宁神）、脾俞（健脾益气）、肝俞（养肝益胆），施用补益心脾，安神定志之法而收效。

病例 3　阴虚火旺

王某，男，29 岁，西安铁路局职工。1973 年 7 月 20 日初诊。

主诉：患失眠已 4 个月。

现病史：4 个月前，因熬夜用脑过度而得。每晚入睡 3～5 个小时，多梦纷纭，心烦易怒，心悸易惊。平时有耳鸣，听力减退，头部麻木憎痛，口干少津等症状。身瘦，舌质红，脉象细数。既往病史：患慢性咽炎已 2 个月；患慢性胃肠炎已有年余未愈。

辨证：证属阴虚火旺，心肾不交。

治则：壮水制火，交通心肾，佐以清脑安眠。

取穴：针泻心俞、风池，补肾俞。

效果：一诊后，夜晚入眠 7 个小时；三诊后，不寐及伴有症状均明显减轻；四诊后，不寐基本治愈；五诊后，不寐及其他症状悉愈；六诊、七诊巩固疗效。

按　本例系肾阴不足，不能上承于心，心火内炽，不能下交于肾，心肾不交，阴虚火旺，热扰神明，神志不宁之不寐证候。故泻心俞补肾俞，交通心肾，配泻风池佐以清脑安眠而收效。本例病机正如《景岳全书·不寐》所云："真阴精血不足，阴阳不交，而神有不安其室耳。"

病例 4　阴虚火旺

代某，男，28 岁，五机部职工。1974 年 4 月 8 日初诊。

主诉：患失眠已 3 个月。

现病史：8 年前在学校念书时患过失眠，后来治愈。近 3 个月前因用脑过度而复发。夜间仅能睡眠 3～4 个小时，入寐后易于惊醒，中午不能入寐。平时有心烦心慌，咽干口渴，身困倦怠，两眼干涩，视物昏花，健忘等症状。脉沉细数，左关偏于沉细。

辨证：证属阴虚火旺，心肾不交。

治则：滋阴清火，交通心肾，佐以清脑安眠。

取穴：一、三、五、七、九至十二诊，针泻神门补复溜；二、四、六、八诊，上方加泻风池。每日或隔日针治 1 次。

效果：六诊后，两眼干涩治愈，视物明显好转；七诊后，不寐好转，中午已能入寐，夜间能入寐 6 个小时，脑子清醒，心烦心慌和易惊均明显好转；十诊后，心烦治愈，已能熟睡，醒后又能很快入寐；十一、十二诊巩固疗效。

随访：1984 年 6 月 25 日，患者因失眠复发前来针治，告知 1974 年所患失眠在此针愈后多年没有复发。

按　本例属黄连阿胶汤证。《伤寒论》303 条"少阴病，得之二三日以上，心中烦，不得卧，黄连阿胶汤主之。"本病例不仅可见"心中烦，不得卧”，又见咽干口渴、两眼干涩、视物昏花、脉沉细数等少阴阴虚火旺之证候群。故针泻手少阴心经的原穴、子穴神门，以清心火，针补肾经之母穴、金穴复溜，以滋肾水。二穴配伍，补北泻南，滋阴清火，交通心肾，类似黄连阿胶汤之效。配泻风池佐以清脑安眠，以促失眠的早愈。

病例 5　心火偏亢，阴血不足

张某，男，57 岁，宛运公司子弟学校职工。1978 年 7 月 22 日初诊。

主诉：患失眠已半年，严重已 4 个月。

现病史：因工作劳累，用脑过度而得。半年来午休失眠，近 4 个月夜间亦失眠。多梦少寐，烦躁不能入眠，特别是夜间 1 点钟以后根本不能入寐。伴有头脑闷胀，食欲不振，口中无味，厌食咸味，尿急尿频（约 30～60 分钟小便 1 次，尿量少），排尿无力等症状。大便溏薄日行 5～6 次，体倦无力，精神萎靡。既往史：1967 年患腰痛（肥大性脊柱炎）和左下肢坐骨神经痛，并伴有尿频尿急、便溏泄泻等。在本科以肾虚腰痛和气血亏虚型坐骨神经痛，针治痊愈至今未发。

辨证：证属心火偏亢，阴血不足。

治则：清心安神，育阴养血益脾。

取穴：针泻神门补三阴交。每日或隔日针治 1 次。

效果：二诊后，夜间睡眠较好，尿急尿频、大便泄泻、食欲不振及精神方面均有不同程度的好转或减轻；四诊后，所有症状均有不同程度的好转和治愈；八诊后诸证悉愈。

随访：1982 年 4 月患者告知以上病证在本科治愈未发。

按　依其主证、病因，本例系心火偏亢，阴血不足，夹脾虚化源不足，营血亏虚，心失所养之不寐证候。故针泻心经的原穴神门（清心安神），针补足三阴经的交会穴三阴交（育阴养血益脾），施用清心安神，养血益脾之法而收效。

病例 6　心脾两虚

徐某，女，41 岁，住南阳市环城公社曾楼大队塔园村。1973 年 8 月 7 日初诊。

主诉：患失眠已 2 年。

现病史：因生气和思虑操劳过度而得。2 年来经常多梦少寐，入寐迟缓，易于惊醒。伴见遇事惊怕、心悸，看到奇物易于惊悸，多疑善惑，全身觉麻，筋惕肉瞤，气短头晕，腹胀，泄泻便溏，食后仍饥（因中气不足，食后仍感腹中空虚似饥），喜热饮，饮食生冷易致胃痛、吐酸，后项困痛和全身指陷性浮肿等症状。面色略有萎黄，舌淡苔白，脉象沉缓。曾用中西药屡治不效。

辨证：证属思虑劳倦伤于心脾，心脾两虚。

治则：补益心脾，养血安神。

取穴：针补神门、三阴交。每隔 1～2 日针治 1 次。

效果：二诊后，已能熟睡，心悸、惊怕及善饥、腹部空虚减轻，手足及面部浮肿稍有减轻；四诊后，仅有时傍晚惊怕，腹胀、泄泻、气短和全身浮肿治愈；五诊后，遇事或思考问题亦不惊怕，仍头晕；七诊后，惊怕治愈，一切症状治愈；八至十二诊巩固疗效。

随访：1973 年 11 月 9 日回信告知此病在本科治愈。

按 本例属于归脾汤证。系思虑劳倦，内伤心脾，心伤则阴血暗耗，神不守舍，脾伤则化源不足，营血亏虚，不能上奉于心，心神不宁而成之不寐证候。正如《景岳全书·不寐》中云："无邪而不寐者，必营气之不足也。营主血，血虚则无以养心，心虚则神不守舍。"《类证治裁·不寐》亦云："思虑伤脾，脾血亏损，经年不寐。"心脾不足之不寐，故针补心经的神门补心气养心血和针补具有养血益脾的三阴交，共奏补益心脾，养血安神，类似归脾汤之效而病愈。

病例 7 肝郁化火

李某，男，37 岁，住唐河县桐寨铺公社桐寨铺街。1984 年 6 月 10 日初诊。

主诉：患失眠已 5 年，近 2 年加重。

现病史：5 年前因家务操劳，加上精神刺激（思虑、郁怒太过）而得。近 2 年来每月农历 17 日前后失眠 4 天。失眠前手足心热，手心汗出，心烦易怒（好发脾气，恼怒时摔东西、骂人），恶食，心跳等。失眠以入寐迟，易惊醒，不能熟睡，醒后呃逆几声为特点。平时两耳听力障碍，两侧浮白、窍阴穴处有压痛、刺痛感，时而头部不定处痛，健忘等。严重时一次服速可眠 6 片亦不能入寐。左脉沉细弦数，右脉沉细数。多处求治收效不著。

辨证：证属气郁化火，扰动心神。

治则：疏肝泄热，清心安神。

取穴：针泻太冲、神门。

效果：二诊后，失眠，心跳、烦怒减轻；六诊治愈。

随访：患者 3 个月后回信告知在此针愈，一直没有复发。

按　罹患 5 年之不寐病，因何多方求治而罔效？是因肝郁化火，扰动心神之不寐证候，临床少见。前医未从其辨治，多从常规治疗，再因给予西药强制入眠，尚未釜底抽薪，故终不能治愈。今针治 6 次而愈，其效之速，是辨治切中病机之故。本例系情志所伤，气郁不疏，郁而化火，扰动心神，心火偏亢，神不得安而成之不寐证候。针泻肝经之原穴太冲和心经之原穴神门，疏肝泻热，清心安神而收效。

病例 8　痰热扰心，肝郁化火

宋某，女，20 岁，住镇平县遮山公社马营大队三队。1978 年 2 月 15 日初诊。

主诉：患失眠已 20 多天。

现病史：20 多天前因生气引起哭闹无常，语无伦次，经精神病院治疗有所好转，而又出现多梦少寐，卧寐不宁，郁怒时头昏，精神失常。并有眼球胀痛，头晕心跳，头顶跳痛，溲黄，口苦，口渴欲饮，口吐白痰，口鼻气热，脘闷纳呆等症状。脉象弦滑而数。

辨证：证属痰热内扰，肝郁化火，扰动心神。

治则：疏肝泻热，清心豁痰。

取穴：针泻神门、丰隆（配透天凉）、太冲。

效果：一诊后，不寐好转，口中痰少已不吐痰；二诊后，原有症状悉愈；三诊巩固疗效。

按　依其脉证、兼证和病因及年龄，本例系肝失条达，气郁化火，扰动心神和痰热内扰，心神不宁两个证型之不寐证。两型同治，故针泻神门（清心火安心神）、丰隆（化痰要穴，配透天凉，可清泻痰火以清脑安神）、太冲（疏肝理气），施用疏肝泻热，清心豁痰之法而收效。

病例 9　心脾两虚

患者，男，46 岁，教师，法国人。1979 年 10 月 9 日初诊。门诊号 16038。

主诉：患失眠已 2 年。

现病史：3 年来因患胃痛，消化不良，逐渐引起失眠。证见入寐迟易于醒，不能熟睡，头晕心悸，健忘，气短懒言，神疲乏力，大便溏泻日行 3～4 次。面色不华，脉象细弱。开始用安眠药有效，近半年来服之无效，多服有效，第二天则头晕头痛，身体困乏不舒。曾在某医院检查：心（一）、肺（一）。以脑神经衰弱久治无效。既往病史：患胃痛已 3 年，去年在此用针灸治愈，至今未发。

辨证：证属心脾两虚，心神不宁。

治则：补益心脾以生气血。

取穴：针补神门、三阴交。每隔 1～2 日针治 1 次。

效果：二诊后，已能入寐 6 个小时，入寐不易醒，心悸头晕及神疲倦怠减轻；六诊治愈，伴有症状亦随愈；七至九诊巩固疗效。

按 本例是归脾汤证。因脾胃虚弱，纳运失职，久之化源不足引起本病。心脾亏虚，血不养心，神不守舍，故入寐迟易于醒，健忘，心悸；气血不能上奉于脑，清阳不升，则头晕目眩及头痛；脾失健运，则大便溏薄而便次增多；气虚血少，故神疲乏力，气短懒言，身体困倦，脉象细弱；血虚不能上荣于面，则面色不华，舌淡。用安眠镇静药物强迫入寐，因未治其根本，所以久服无效，多服则头晕头痛加重，身困无力。归脾汤证，故补神门（补心气养心血）、三阴交（养血益脾），施用补益心脾以生气血之法，图治根本而收效。

病例 10 肝胆火旺，热扰心神

阚某，男，57 岁，唐河县农机公司职工。1989 年 4 月 27 日初诊。

主诉：患失眠已 3 年。

现病史：3 年前因用脑过度而得。长期用脑熬夜，逐渐引致不寐。证见难以入寐，易于心烦，因心烦和头懵热胀痛影响入寐，每夜凌晨 2～3 点钟以后方能入眠，似寐非寐。伴有心烦急躁，头晕，易怒，头部胀痛，耳鸣，口苦等症状。舌苔薄黄，脉象弦数稍滑。

辨证：证属肝胆火旺，热扰心神。

治则：清降肝胆之火，佐以清心安神，清脑安眠。

取穴：一、五至九诊，针泻太冲、丘墟、风池；二至四诊，上方风池易神门，每隔1～2日针治1次。

效果：二诊后，已能入寐3个小时，白天也能入寐短暂；四诊后，能入寐5个小时，心烦急躁及口苦减轻，仍头懵热痛；七诊后，不寐、心烦急躁及头懵热痛等症状基本治愈；九诊痊愈。

按　本例的病因病机是：肝胆火旺，热扰心神，则不寐，心烦急躁；热扰清阳则头晕，头部懵热胀痛；热扰耳窍则耳鸣；易怒，口苦，舌苔薄黄，脉象弦数稍滑等，乃属肝胆火炽之征。一诊针泻太冲（平肝）、丘墟（清胆热）、风池（清脑安眠，又治头懵热胀痛），施用清降肝胆之火，清脑安眠之法。由于重点还要清心安神，故二至四诊上方风池易神门（清心安神）。四诊后由于不寐、心烦急躁及口苦明显减轻，而头部懵热胀痛突出，故五至九诊，治则、取穴同一诊。神门易风池，旨在主治头部懵热胀痛，又治不寐。

病例11　阴虚火旺，阴血亏少

曹某，男，32岁，1985年10月10日初诊。

主诉：患不寐已10个月。不明原因。

现病史：10个月来，多梦少寐，心中虚烦，心悸不宁，头晕耳鸣，遇事易忘，口干少津，五心烦热。舌红少苔，脉虚细数。曾在当地医院久经治疗而不效。

辨证：证属阴虚火旺，阴血亏少。

治则：清心安神，滋阴养血。

取穴：针泻神门，针补复溜、三阴交。每隔1～2日针治1次。

效果：三诊后，不寐减轻，心烦心悸有所好转；六诊后，多梦少寐、心中虚烦及心悸不宁明显减轻，头晕耳鸣及五心烦热有所好转；八诊后，不寐治愈，伴有症状均有不同程度的好转，舌、脉有所改善；十诊后痊愈；十一至十三诊巩固疗效。

按　本例系阴虚火旺，阴血亏少之不寐证候。针泻神门心经的原穴、子穴，实则泻其子，用以清心除烦安神；针补复溜肾经金穴、母穴，虚则补其母，用以滋补肾阴；针补三阴交脾经腧穴、足三阴经的交会穴，用以养血益脾以宁神。神门与复溜配伍，滋阴清火，类似黄连阿胶汤之效，适用于阴虚火旺及热病后之心烦失眠；神门与三阴交配伍，清心安神，养血育阴，类似朱砂安神丸之效，适用于心火偏亢，阴血不足之不寐病。以上三穴配伍，清心安神，滋阴养血，类似天王补心丹之效，正适宜于本例。

【结语】

1. 所举病例和案例类比　11 个案例中：

例 1 证属气血亏虚，例 2 证属心胆气虚，例 3、例 4 证属阴虚火旺，例 5 证属心火偏亢阴血不足，例 6、例 9 证属心脾两虚，例 7 证属肝郁化火，例 8 证属痰热扰心肝郁化火，例 10 证属肝胆火旺热扰神明，例 11 证属阴虚火旺阴血亏少。以上 11 个案例，9 个病理证型。由于病因病机不同，所反映的证型有异，施用的治则和腧穴亦异。

其案例类比是：

例 3、例 4 的病因病机相同，其治则亦相同。虽然取穴不同，一是取泻心俞补肾俞，一是取泻神门补复溜，但两组的腧穴功能基本相同。

例 4、例 11 都泻神门补复溜，滋阴清火，交通心肾，但例 11 又有阴血亏少，故加补三阴交用以养血益气以宁神。

例 2、例 6、例 9 都是补益心脾。例 2 针补心俞、脾俞；例 6、例 9 针补神门、三阴交。两组虽然取穴不同，但两组的腧穴作用基本相同。例 2 虽属心胆气虚，但因素有思虑过度，心脾所伤，所以不使用益气镇惊，安神定志之法，而仅加肝俞穴，使用补益心脾，安神定志之法而收效。

例 1、例 5、例 6、例 9、例 11，所取腧穴都配补有三阴交穴，但所用的目的不同。例 1 用以养血，例 5 用以育阴养血益脾，例 6、例 9 用以益脾养血，例 11 用以养血益气以宁神。

例 7、例 8 都属肝郁化火，扰动心神，所以都取泻神门、太冲。由于例 8 既有肝郁化火，又有痰热内扰两个证型，故加泻丰隆配透天凉，以期增添清热化痰之法而收效。

例 4、例 5、例 6、例 7、例 8、例 9、例 10 和例 11，都取神门穴，但例 4、例 5、例 7、例 8、例 10、例 11 用以清心安神，例 6、例 9 用以补心宁神。

例10证属肝胆火旺，热扰神明。故针泻太冲、丘墟，配泻神门、风池，施用清降肝胆之火，佐以清心安神，清脑安眠之法而收效。

2. 主要病机与选穴　《景岳全书·不寐》中云："不寐证虽病有不一，然惟知邪正二字则尽之矣。盖寐本乎阴，神其主也，神安则寐，神不安则不寐。其所以不安者，一由邪气之扰，一由营气之不足耳。"其中不论是有邪之实证，或是无邪之虚证，主要由机体的气血、脏腑功能失调所致。其治疗原则，着重于内脏的调治，使气血调和，阴阳平衡，脏腑功能正常为主要原则。所列举11个病案的治疗法则和选配腧穴，都是依此而实施。如所选腧穴有神门、三阴交、风池、心俞、复溜、太冲、合谷、脾俞、肝俞、肾俞、丰隆、丘墟等12个腧穴，都是从其功能而配伍，发挥前者的作用的。

3. 辨证要点　一般而论，中老年患者多虚证，青壮年患者多实证。素体虚弱或多病、病程长者多属虚证；素体强健，初次发病、病程短者多偏实证。伴有心悸、记忆减退，或五心烦热、腰酸梦遗，或倦怠乏力、纳少面黄，或胆怯心悸、遇事善惊者，多属虚证；伴见胸胁胀满、狂躁易怒、大便秘结，或痰多胸闷、恶心嗳气、心烦口苦者，多属实证。舌红苔黄，或舌苔黄腻者，多属实；舌红少苔，或舌淡苔薄者，多属虚；脉象细弱，或脉大虚软者多虚；脉象弦滑者多实。

【其他】

1. 不寐之因甚多，除详加辨证外，还应深入了解病人的睡眠习惯、睡眠方式和睡眠前的活动情况以及服药史和服用的药物（再兼服药参机变），结合临床检查，决定治疗方案。

2. 详辨是否是器质性病变，还是精神因素及外部环境因素等，有益于施治或解决原发病。切忌盲目使用镇静或安眠之法，特别是药物治疗，不仅失眠不愈，反会造成精神倦怠、记忆减退、食欲不振，身体日渐虚衰等。

3. 病人应尽量减少或避免不良的精神因素，必须解除烦恼，消除顾虑，不可情绪紧张和精神刺激。

4. 长期服用镇静安眠之类药物的病人，因药物关系，出现精神不振、倦怠乏力、头晕头昏、遇事易忘等似属虚亏的证候，在辨证时不可以此作为依据。

5. 在询问病情或病史时，应详问患病前的所有病状。绝不可将失眠后所出现的症状作为辨证的依据。有些病例，追溯到患病前，属于大柴胡汤证、大承气汤证、龙胆泻肝汤证、柴胡疏肝散证、七制香附丸证、温胆汤证等等，而仅伴见不寐，则给以镇静药安眠药，或补益心脾，或交通心肾等，致使久久不愈。

（六）虚　劳

【概说】

虚劳是由脏腑亏损，元气虚弱而致的多种慢性病证的总称。凡禀赋不足，后天失调，病久失养，积劳内伤，久虚不复，而表现为各种亏损证候者，都属本病范畴。本病证候虽繁，但总不离乎五脏，而五脏之伤，又不外乎阴阳气血。归纳起来，有阴虚、阳虚、阴阳两虚之分；有气虚、血虚、气血两虚之殊；有本虚而复感外邪，或邪羁久延致损等因之不同。

虚劳之病，临床并不少见。只要使用辨证论治，整体治疗，善于掌握补益虚劳的腧穴和补虚的方法及时机，确能收到满意的效果。针灸可以扶助脏腑，补益气血，调理阴阳。在正气虚弱，不能抗病或祛除病邪时，适当地配合补益腧穴，可以扶助正气，增强体质，提高机体适应力和抗病能力。现代医学一些慢性或消耗性疾病，可概括在本篇虚劳范畴之内者，可参阅本篇进行辨证治疗。

根据五脏常见的虚劳证候，归纳为气虚（肺气虚和脾气虚）、血虚（心血虚和肝血虚）、阳虚（心阳虚、脾阳虚和肾阳虚）、阴虚（肺阴虚、心阴虚、脾阴虚和肾阴虚）四类。临床多相互兼见，例如脾肾阳虚、肺肾阴虚、肺脾气虚、心肝血虚、肝肾阴虚、心脾两虚、心肾不交、肾之阴阳俱虚等错综复杂的病证。现将以上气虚、血虚、阴虚、阳虚四大类型的证治及病案举例，分述如下。

【辨证施治】

气血阴阳与五脏的关系是：气虚之证，以肺、脾二脏为主；血虚之证，与心、肝、脾三脏关系密切；阴虚之证，尤以心、肺、肝、肾为主；阳虚之证，与脾、肾二脏关系密切。阳虚之证，卫阳、心阳、脾阳不足，均与肾阳有关；阴虚之证，心阴、肺阴、胃阴不足，均涉及肾阴。因此，临证应首先辨清阴、阳、气、血，在分别阴、阳、气、血的基础上，结合五脏见证，进行论治，实为本病辨证施治的总则。临证还必须根据疾病发展过程中的证候变化，善于掌握病情的转归，进行治疗。

大抵病程较短者，多伤在气血，可见有气虚、血虚及气血两虚之证；病程较长者，多伤及阴阳，可见有阴虚、阳虚及阴阳两虚之证。病久者大多证候复杂，治疗较为困难。

1. 气虚

（1）肺气虚

主证：气短自汗，时寒时热，声音低怯，或兼咳嗽，平时易于感冒。面白，舌淡，脉象软弱。

治则：补肺益气。

取穴：针补太渊、肺俞或合谷。肺气根于肾，亦可加补肾之太溪，益肾固元。

若自汗不止者，针补合谷、大椎，益气固表以敛汗。

若气阴两亏，证见潮热汗自出者，可补合谷（补气），三阴交先少泻后多补，益气和营。

（2）脾气虚

主证：饮食减少，食后胃脘不舒，倦怠乏力，大便溏薄。面色萎黄，舌淡苔薄，脉象软弱。

治则：健脾益气。

取穴：针补足三里、阴陵泉。

若兼见胃脘胀满，呕吐嗳气者，加泻公孙和胃降逆；兼有食滞者，加刺四缝穴；若中阳不振，腹中有寒，腹痛里急者，加泻灸阿是穴散寒止痛。

若清气下陷，便泻不止者，针补合谷、足三里，升阳益气、益脾以止泻。

此外，由于肺脾气虚，卫外之力不足，容易感受外邪，经常感冒，邪气内侵，正气愈伤，如此反复不已，乃至虚而不复。可在未感冒之时，常灸足三里。或针补合谷、阴陵泉，或补肺俞、脾俞，每隔5～7日针1次，补益肺脾以治其本。

气虚之证，虽以肺脾为主，但肺气不足，每多心气亦虚：肺脾气虚，又可导致肾气不足。早期着重在脾肺，而晚期必累及心肾，可参考心、肾阳虚治法。至于肝病累及于脾，可按脾气虚论治。

2. 血虚

（1）心血虚

主证：心悸怔忡，记忆减退，多梦少寐，面色不华。舌质色淡，脉细或结代。

治则：养血安神。

取穴：针补神门、心俞、三阴交，类似养心汤之效。

（2）肝血虚

主证：头晕目眩，惊惕不安，耳鸣，胁痛，妇女月经涩少，甚则闭经，肌肤甲错。面色苍白，舌淡或青紫，脉象弦细或细涩。

治则：补血养肝。

取穴：针补三阴交、曲泉；或补肝俞、膈俞或三阴交。

若惊惕不安，加泻大陵镇心安神；胁痛加泻间使行气通络。

如肝病日久，内有瘀血，或妇女经闭不行，可泻三阴交、归来祛瘀生新。因病久血虚气衰，需与针补补养气血之穴配合应用。

血虚之证，虽以心肝为主，但多与脾有关。血虚的形成，一是化源不足，二是出血过多。脾气虚衰，化源不足，因致血虚；而亡血过多，亦由肝不藏血，脾不统血所致。所以不论心血虚或肝血虚，都必须配合补脾益气之腧穴。肝脾肾三经之交会穴、血证要穴三阴交，是血虚之证之要穴，常取补施治。

3. 阳虚

（1）心阳虚

主证：心悸自汗，神倦嗜卧，心胸憋闷疼痛，形寒肢冷。面色苍白，舌淡或紫暗，脉象细弱或结代或虚大无力。

治则：温通心阳。

取穴：泻灸心俞、厥阴俞，温通心阳；或补神门、关元，温补心阳。若胸部憋闷疼痛者，加泻内关或间使理气通络止痛；或加泻膈俞活血化瘀，通络止痛。

（2）脾阳虚

主证：饮食减少，神疲乏力，少气懒言，形寒，面色萎黄，腹中冷痛，肠鸣泄泻，甚则完谷不化，每因受寒或饮食不慎而复发。舌淡苔白，脉象虚弱。

治则：温中健脾。

取穴：艾灸神阙，补灸脾俞，温补脾阳；或泻灸中脘，艾灸神阙、关元，类似附子理中汤加减之效。如腹中冷痛，便溏不止者，加泻灸天枢散寒止泻。若食后呕吐，加泻内关和中止呕。

（3）肾阳虚

主证：恶寒肢冷，五更泄泻，下利清谷，腰背痠痛，遗精阳痿，尿频或失禁。面色苍白，舌淡苔白，或舌体胖有齿痕，脉象沉迟。

治则：温补肾阳，兼养精血。

取穴：针补关元、肾俞、太溪。类似右归饮之效。

若下利清谷不止者，着重助阳益气，可灸神阙、关元，补脾俞。

若五更泄泻，可补太溪、上巨虚，针天枢先少泻后多补，温肾固肠止泻。

若阳虚水泛，浮肿明显，尿量减少，腹部膨胀，甚则阴囊水肿、心悸者，补灸中极，灸水分，泻阴陵泉，温阳利水消肿。

若见喘息短气，动则喘甚，乃为肾不纳气，可补气海、太溪纳气定喘。

《金匮要略·血痹虚劳病脉证并治》篇中云："虚劳腰痛，少腹拘急，小便不利者，八味肾气丸主之。"宜补关元、肾俞、复溜，滋阴以恋阳，补纳肾中真阳之气。

《金匮要略·血痹虚劳病脉证并治》篇中云："脉沉小迟，名脱气，其人疾行则喘喝，手足逆寒，腹满，甚则溏泄，食不消化也。"可补关元、阴陵泉，艾灸神阙，两补脾肾阳气。

《金匮要略·血痹虚劳病脉证并治》篇中云："男子脉浮弱而涩，为无子，精气清冷。”男子无子而所见前脉，是真阳不足，精血虚少，以致精液稀薄，不能授胎所致。可补肾俞、三阴交、命门或关元，补真阳益精血，使其阳气充沛，精血旺盛，则能授精而成胎。

阳虚之证，多由气虚逐渐发展而来。心、脾、肾三脏之间是相互联系的，脾阳不足日久，可导致肾阳不足；肾阳不足，又可引起脾阳虚弱，所以脾肾阳虚可同时并见。心阳不足，多源于命门火衰，故临床上心肾阳虚可同时出现。因此，脾阳不振，心阳不足，肾阳虚惫，都可配补关元穴，补肾阳，益心阳，温脾阳。

4. 阴虚

（1）肺阴虚

主证：干咳无痰，咽部干燥，甚则失音，潮热盗汗，面色潮红。舌红少津，少苔或无苔，脉象细数。

治则：养阴润肺。

取穴：针补太渊、复溜，泻尺泽。

（2）心阴虚

主证：烦躁失眠，心悸不安，虚烦盗汗，潮热，面色潮红，咽干。或舌碎生疮，舌红少津，脉象细数。

治则：滋阴养心。

取穴：针泻神门，补复溜、三阴交。类似天王补心丹之效。

若火旺而烦躁不安，口舌生疮者，可泻神门、中极，清心泻火，导热下行。若加补三阴交可以育阴。

《金匮要略·血痹虚劳病脉证并治》篇中云：“虚劳，虚烦不得眠，酸枣仁汤主之。”可泻心俞，补三阴交，养血安神，清心除烦。

（3）脾阴虚（胃阴虚）

主证：口干唇燥，食欲不振，大便燥结，甚则干呕，呃逆。面色潮红，舌光少津，脉象细数。

治则：养阴和胃。

取穴：针补复溜泻内庭，足三里先泻后补。

（4）肝阴虚

主证：急躁易怒，头痛眩晕，耳鸣，眼干畏光，视物昏花，或视力减退，或肢体麻木，筋惕肉瞤。面色潮红，舌红少津，脉弦细数。

治则：滋养肝阴。

取穴：针补曲泉、复溜。或补肝俞、复溜，或加补三阴交。

若头痛、耳鸣较重，或筋惕肉瞤者，针补复溜、曲泉，泻太冲，滋养肝阴，平肝潜阳；两目干涩，畏光，视力减退者，针补肝俞、三阴交，养肝明目；胁痛者，针泻期门（或间使）补复溜、曲泉，滋阴养肝，理气止痛。

（5）肾阴虚

主证：眩晕，耳鸣耳聋，口干咽痛，潮热颧红，发脱齿摇，或遗精腰酸，两足痿弱。舌红少津，脉象沉细。

治则：滋补肾阴。

取穴：针补复溜、太溪或肾俞。多尿加补中极以固溺。

阴虚之证，五脏俱有，但以肝肾为根本。其他三脏之阴虚，久延不愈，最终多累及于肝肾。五脏之间，亦多夹杂并见，临床上以肺肾阴虚、肝肾阴虚为多见。因此，肺肾阴虚或肝肾阴虚，多取补肾经之母穴复溜，滋阴以养肝、润肺。

另外，阴损日久，必损其阳；阳虚日久，阴随阳衰，均可导致阴阳俱虚。治宜滋阴助阳，可补关元、太溪、复溜。

【病案举例】

病例 1　肾阴不足，心火偏亢（遗精、盗汗和少寐）

张某，男，35 岁，南阳县综合公司职工。1970 年 3 月 14 日初诊。

主诉：患心跳气短，头晕眼花已 4 年。

现病史：患者因作会计工作，熬夜用脑过度而得。4 年来经常头晕眼花，两眼干涩，巅顶部痛，心跳气短，因气短而吃一顿饭常要休息几次，多梦少寐，咽干。1966 年至 1967 年休养年余，又曾以神经官能症在精神病院治疗年余，效果不佳，又在本院治疗无效，很感苦恼。

现在证：近 2 年又患遗精，滑精与梦遗交替出现，严重时 1 日或隔日精泄 1 次。溲黄尿浊。近 5 个月来，右侧面部三叉神经痛。1 年来左侧胸胁疼痛。近 20 多天盗汗，后半夜醒后方知汗出，汗出如洗。两小腿肚痛甚，影响行走。舌苔薄白浮黄，脉象虚数。

辨证：肾阴不足，心火偏亢之遗精、盗汗和少寐证候。

治则：清心火滋肾阴以治其根本。

取穴：针泻阴郄，补复溜。

效果：二诊后，盗汗汗量少，次数亦少，遗精未发；五诊后，盗汗治愈，遗精与滑精均未出现；八诊后，伴有头晕眼花、心跳、咽干及多梦少寐等症状治愈。五诊后至今，盗汗、遗精及滑精一直未发；十一、十二诊巩固疗效。

按 依其病因、脉证、兼证和病史，本例系肾阴不足，心火偏亢之虚劳证。心火偏亢，扰及神明，神不守舍，心神不宁，则多梦少寐，心烦。“汗为心之液”，心火旺动，逼液外泄，则盗汗。肾水不足，精血亏虚，不能上承，则头晕眼花，两眼干涩，咽干。肾之阴虚则精液不藏，精关不固而精液滑泄。肾阴不足，封藏失职，心火偏亢，扰动精室，则梦遗时作。阴虚不能上荣，虚火上炎，则出现三叉神经痛。本案总由肾阴不足，心火偏亢所致，故施用清心火滋肾阴之法。针泻心经的郄穴阴郄（既清心火，安心神，又治盗汗），针补肾经母穴复溜（滋肾阴固精关，荣筋涵木），不仅遗精、多梦少寐和盗汗治愈，其他虚亏症状随之亦有不同程度的减轻。滑精之因，因于遗精，遗精治愈，滑精亦随之而愈。此案施用一个处方、一个治则，而能治愈盗汗、遗精和多梦少寐心烦等诸证，是因其病机相同，谨守病机之故。

病例2 命门火衰，精气虚寒（阳痿、腰痛病）

田某，男，32岁，南阳地区建筑一公司职工。1973年6月20日初诊。

主诉：患阳痿、腰痛已18个月。

现病史：18个月来，阴茎不能勃起，或勃起不坚，精液早泄。平时头晕眼花，腰痛，下肢无力，尿急，排尿无力，常有余沥，尿液混浊，脉象沉细无力。既往病史：右下肢肌肉萎缩已3年。

辨证：命门火衰，精气虚寒之阳痿、腰痛等证候。

治则：温补下元。

取穴：针补关元。每隔1～2日针治1次。

效果：三诊后，阳痿、尿急及尿液混浊和排尿无力减轻；十诊后，阳痿、腰痛基本治愈；十三诊痊愈。

随访：1973年9月19日患者告知此病针愈。

按　本例系真阳不足，命门火衰，精气虚寒，气化失常，下元不固之虚劳证候。所出现一派复杂的症状，均为真阳不足这一病机所致，故针补关元（温真阳益真气），施用温补真阳之法而收效。

病例3　心脾两虚（眩晕、心悸和失眠）

程某，女，50岁，南阳防爆电机厂职工。1984年4月5日初诊。

主诉：患眩晕已2个月。

现病史：2个月前因劳累引起头晕目眩，如坐舟车，耳鸣，恶心，经本厂医院治疗好转。近1个月来，又因劳累、食欲不振而头晕目眩加重，并出现心悸心跳。心电图检查诊断：窦性心动过速。特来针灸治疗。

现在证：头晕目眩，耳鸣，心慌心悸易惊，短气，失眠，饮食减少，两下肢酸软无力，每因活动眩晕加剧，甚则恶心欲呕。舌苔薄白，脉象细微。

辨证：心脾两虚之心悸、眩晕和失眠等证候。

治则：补益心脾。

取穴：针补神门、三阴交。每隔1～2日针治1次。

效果：二诊后，睡眠较好，惊怕减轻；三诊后，睡眠尚好，惊怕治愈，头晕、心跳、气短减轻，两下肢较前有力，仍夜间出现耳鸣；四诊后，伴有症状均有明显减轻，仅觉下肢酸困无力和耳鸣；七诊后，因有20多天未来针治，头晕心跳、失眠复发，饮食减少；十一诊后，失眠、心悸又治愈；十二诊痊愈。

随访：1984年7月10日患者告知治愈。1985年2月2日再次告知治愈未复发。

按　依其病因、脉证、兼证和病史，本例系心脾两虚，营血虚少之虚劳证候。针补手少阴心经的原穴神门（补心安神）和足三阴经的交会穴三阴交（养血益脾），补益心脾，类似归脾汤之效。施用补益心脾之法，不仅眩晕治愈，与其病机相同的心悸、失眠和兼有症状亦随之治愈。

病例4　阴虚火旺，心肾不交（健忘、失眠等病）

韩某，男，17岁，南阳电厂职工家属。1983年12月28日初诊。

主诉：患健忘、失眠已半年之久。

现病史：因在高中上学用脑过度而得。半年来后脑部热木痛，运动后更为明显，入睡迟多梦，心烦急躁，入寐不实易醒，醒后不易入寐。平时易怒烦躁，口干，遇事易忘，记忆力减退，理解力尚可。因健忘、失眠和头脑不清而休学。舌尖红，脉象细数。

辨证：阴虚火旺，心肾不交之健忘、失眠证候。

治则：滋阴清火，交通心肾。

取穴：针泻神门补复溜。每隔1～2日针治1次。

效果：三诊后，睡眠较好，头脑较前清醒；七诊后，睡眠恢复正常，醒后头脑清楚，白天头脑仍不清，记忆力较前好转，精神尚好；十诊后，头脑清醒；十一至十三诊巩固疗效。

随访：1984年9月25日患者父亲前来告知孩子的病在此治愈。

按 本例系心火亢盛，肾水不足，阴虚火旺，心肾不交之虚劳证候。故出现失眠和伴有头脑不清，心烦急躁，易怒，口干等症状。失眠在前，健忘在后。由于失眠日久，头脑不清，影响记忆，故而健忘。舌尖红，脉象细数，属于阴虚火旺之征。因此，施用补北泻南，滋阴清火之法，针补复溜（滋阴补肾），针泻神门（清心安神），类似黄连阿胶汤之效。以治失眠为主，健忘可随失眠的减轻而减轻，可随失眠的治愈而治愈。

病例5 心气心血两虚（心动过缓）

田某，男，59岁，南阳农校教师。1974年10月7日初诊。

主诉：心跳气短已10个月。

现病史：10个月来，每因劳累或休息不好时，出现心跳、气短、头晕、乏力，脉搏40～44次/分钟，时觉心脏如束。休息后脉搏60次/分钟。平时多梦少寐，易惊，眼昏。血压17.3/9.3kPa。脉象沉迟有间歇。心电图提示：窦性心率。既往病史：有胃病史，吐酸食少。30年前患过十二指肠溃疡。

辨证：心气心血两虚之心动过缓证候。

治则：补心气养心血。

取穴：针补合谷、神门、三阴交。每隔1～2日针治1次。

效果：三诊后，气短心跳减轻；五诊后，心跳气短明显减轻，脉搏 54 次/分钟；七诊后，每顿饭后脉搏 70 次/分钟，已无间歇；八诊治愈。

随访：1982 年 7 月患者针治风湿，告知此病针愈未发。1992 年此病复发，又在此针愈。

按　本例属于人参养荣汤证。心气不足，无力鼓动心脏，故出现气短，心跳，心率间歇；心血不足，神不守舍，则少寐，易惊；气血亏虚，不能上奉于头目，则头晕，眼昏；脉象沉迟无力，正是心脾肺气虚，营血不足之故。故针补合谷（补气有益于益心气）、神门（补心气）、三阴交（养血益脾），施用补心气养心血之法而收效。合谷与三阴交配伍有八珍汤之效，神门与三阴交配伍有归脾汤之效，合谷与神门配伍，补益心气。以上三穴配伍，具有人参养荣汤的功效。

病例 6　肾阴肾阳两虚（晨泄和腰痛等病）

魏某，男，35 岁，邓县白牛公社白牛学校教师。门诊号 014270。

主诉：患晨泄及腰痛已 2 年余。

现病史：近 2 年多来，腰痛，尿频，小便混浊，黎明泄泻，咳吐青痰，畏寒肢冷，头晕目眩，看书则两眼流泪，心跳气短，神怯倦怠，盗汗，少寐，久坐则两下肢麻木，阴囊多汗。因有胃溃疡病史，每因饮食失节或生气后腹胀胃痛即发，复发时胃痛连背，窜及两胁，吞酸嗳腐，腹胀食少，大便色黑。10 天前因性交后晨起劳动过度，腰痛加重，痛连小腹。熬夜用脑后则肾亏症状更为明显。面黄身瘦，舌淡，舌苔薄白，形寒神怯，脉象沉弱。既往病史：患鼻炎已数年，胃溃疡病多年。患肾亏病已 10 年之久。

辨证：肾阴肾阳两虚之晨泄、腰痛、眩晕、胃痛等证候。

治则：温肾阳，益肾气，滋肾阴。

取穴与效果：

一诊、二诊：针补肾俞、三焦俞，补肾壮腰。

三诊：腰痛明显减轻。上方加补太溪穴，共奏补肾壮腰和补益肾气之效。

四诊：腰痛轻，尿次少，尿浊针愈，行走有力，已不畏寒，仍晨泄。针穴手法同三诊。

五诊、六诊：腰部沉困不痛，晨泄每隔 1～2 日 1 次，尿浊未出现，盗汗减轻。仍气短心跳、眼花和阴囊出汗，脉象沉弱。针穴手法同三诊。

七诊：几天未晨泄，黎明时气短，左侧腰痛，干咳减轻，盗汗及看书眼花流泪已止，阴囊出汗减少。仍眼花，心慌，气短。针补太溪、复溜、肾俞，补肾气益肾阴。

八诊：因熬夜用脑过度使病情复重。针穴手法同七诊。

九诊：上次针后又恢复到七诊时的病情。针穴手法同七诊。

十诊：精神好转，下肢有力，黎明已不干咳，久坐下肢已不麻木。针穴手法同七诊。

十一诊：尿频、尿浊和盗汗均愈，偶有晨泄，阴囊汗出轻微，腰部沉困微痛。因前三天饮酒和劳累，针效较差。针补肾俞、三焦俞、太溪，均配烧山火。其肾俞、三焦俞温热感达于腰部、两髋部，当即鼻子通气；太溪穴温热感沿本经达于腰部，继而患者自觉咽喉热干。

十二诊：因昨天饮食失节，出现中气不足，胃空不适。针穴手法针感同十一诊，加补足三里益气补中。

十三诊：上诊针后中气不虚，胃部空虚减轻。针补足三里、太溪、肾俞，均配烧山火。其足三里热困感沿本经上行走于胃腑，个别时走达咽部；太溪热困感沿本经达于腰部；肾俞热困感达于局部。三穴配伍，共奏温补肾阳，益脾健中之效。

十四诊（5 月 11 日）：针穴手法针感同十三诊。

十五诊（22 日）：5 月 11 日上午针后约 1 小时出现口干、口渴欲饮，两小时后唇烂，口腔内几处起疱，胃内发热，于第三天消失。饮食倍增，这与针补足三里配烧山火，热困感走达胃腑及咽部有关。针力消失胃热症状亦相应消失。针补太溪、肾俞、复溜，补肾气益肾阴壮腰脊。

十六诊：上诊针后无口腔起疱及口唇溃烂现象。针穴手法同十五诊。

十七诊：近几天腰痛、咽干。针补肾俞、复溜，滋阴补肾壮腰。

随访：1976 年 6 月随访，患者告知虚劳病在此针愈。1989 年 8 月再次告知虚劳病至今未发。

按　本案之虚劳病，系肾阳不足，命门火衰，火不生土，则脾阳不振，故出现畏寒肢冷晨泄，咳吐青痰，神怯倦怠。肾气不化，膀胱失约，则尿频，小便混浊。因有胃溃疡病史，故每因饮食失节或气滞胃腑，则腹胀胃痛即发，痛窜两胁，吞酸嗳腐，腹胀食少，大便黑色。胃溃疡病日久，影响水谷精微的化生，机体虚弱，故出现心跳，气短，少寐，头晕目眩，看书时两眼流泪，面黄身瘦，盗汗，乏力等症状。因熬夜用脑伤肾，故每因用脑熬夜则肾亏症状加重。腰为肾之府，腰痛是因肾精不足之故。由于病情复杂，在治疗期间伴有症状有所起伏，但取穴总不离乎肾俞、太溪、复溜等穴，施用温肾阳，益肾气，滋肾阴这一总则，故诸证悉愈。

病例 7　肝肾两虚，目失所养（夜盲症）

芦某，男，49 岁，住新野县溧河公社毛桥大队芦庄 9 队。1966 年 7 月 13 日初诊。

主诉：患夜盲病已 5 年多。

现病史：5 年多来，每天傍晚及黎明时视物模糊，两眼干涩，吃点猪肝或鸡肝减轻，营养较好，视力亦较好。腹胀，身瘦，面色略黄少华，脉象虚弦。曾吃猪肝约 30 公斤尚未根除。

辨证：肝肾两虚，精血不足，目失所养之夜盲证。

治则：补益肝肾以益眼目。

取穴：针补肝俞、肾俞。隔日针治 1 次。

效果：二诊后，视物有所好转；四诊后，夜盲及伴有症状均有明显减轻；五诊治愈。

随访：20 天后随访，患者告知针愈未发。

按　肝藏血开窍于目，肾藏精，精血相生。“目得血而能视”，“肝受血而能视”。本例系肝肾两虚，精血不足，不能上荣于目，则目失所养，故出现傍晚和黎明时视物模糊，两眼干涩；吃猪肝、鸡肝以益肝血，而视物有所好转。是以针补肝之精气输注于背部的肝俞穴（补肝益目）和肾之精气输注于背部的肾俞穴（补肾益目），施用补肝肾益眼目之法而收效。

病例 8　气虚不固，肾阴亏虚（自汗和盗汗）

患者，男，18 岁，埃塞俄比亚人。1978 年 12 月 2 日初诊。门诊号 27016。

主诉：患自汗、盗汗已 5 年多。

现病史：5 年多来自汗与盗汗交替出现。伴有气短，心悸，行走气喘，头晕眼花，视物不清，听力减退，耳内蝉鸣，记忆力减退，遇事易忘，口干，精神不振，身困倦怠等症状。饥饿时以上症状加重已 3 年之久。畏寒，手足时热时凉。舌质淡红少津，脉象沉细无力。

辨证：气虚不固，肾阴亏虚之盗汗、自汗等病。

治则：益气固卫，滋补肾阴。

取穴：针补合谷、复溜。每隔 1～2 日针治 1 次。

效果：二诊后，自汗，盗汗，头晕眼花，气短，行走气喘和倦怠无力等明显减轻；四诊后，除耳聋、耳鸣效果不佳外，其余症状悉愈；六诊后，左耳听力恢复正常。经耳鼻喉科检查，右耳听力明显好转，左耳听力已恢复正常。

随访：针后 23 天随访，患者告知针愈未发。

按 依其脉证和兼证，本例属于气虚不固，肾阴亏虚之虚劳证候。正气不足，卫外不固，故见自汗，气短，畏寒，行走气喘等症状。肾阴不足，则见盗汗，耳内蝉鸣，听力减退，视物不清，口干等症状。其余伴有症状均与气虚肾亏有密切关系。因而针补具有益气、固卫作用的合谷穴和具有滋阴补肾的复溜穴，施用益气固卫，滋补肾阴之法不仅汗证治愈，伴有的证候群亦随之痊愈。

5 年之久的多汗证，汗液愈泄，则卫阳愈虚，卫阳愈虚，汗泄愈甚；汗泄愈甚，则真阴愈虚，真阴愈虚，汗泄愈甚，故尔自汗、盗汗经久不愈。针补合谷、复溜两个止汗要穴，治愈两个病机不同的病证，前者益气固卫以止汗，后者滋补肾阴以止汗，阴阳双补，互相为用而收效。

病例 9 心气不足，肾精亏损（心悸、少寐和健忘等）

李某，男，48 岁，南阳地区燃料公司职工。1973 年 11 月 15 日初诊。

主诉：心悸，气短已 2 年。

现病史：2 年来，不定时呈阵发性心跳、心悸气短，左胸膺痛，痛窜背部。平时心慌短气，多梦少寐，健忘，心烦，头晕眼花，视物不清，听力减退，四肢无力，精神萎靡，时而四肢麻木，时而头痛如裂，食欲不振，畏寒，手足欠温，易于扭伤腰部而腰痛。脉沉细无力，血压 20.0/13.3kPa。曾在市、地及省人民医院，郑州市三院诊治，均诊断为冠状动脉硬化性心脏病。

辨证：心气不足，肾精亏损之心悸、少寐、健忘等病。

治则：补心气益肾精。

取穴：针补神门、合谷、复溜。每隔 1～3 日针治 1 次。

效果：三诊后，心悸心慌短气和头晕眼花及失眠减轻，视物较清；五诊后，精神尚好，心痛、心悸、心慌治愈未发；七诊痊愈。

随访：1975、1980、1982 年追访数次，均告知针愈未发。

按　本例系心气不足，肾精亏虚之虚劳证候。心气不足，无力推动血行，血行不畅，故出现心悸心慌短气，心痛窜背，四肢无力和麻木；肾精亏虚，则视物不清，听力减退和腰部易于扭伤等；心肾两虚，则出现多梦少寐，心烦健忘，头晕眼花和脉象沉细无力等。故针补神门（补心气）、合谷（补气推动血行，有助于神门补心气）、复溜（滋阴补肾），施用补益心气，滋阴补肾之法而收效。

病例 10　肾阴不足，肾失固摄（多饮和多尿证）

徐某，男，28 岁，新野县房产处职工。1974 年 3 月 25 日初诊。

主诉：患多饮多尿已 2 年多。

现病史：因经常外出采购，熬夜过多，又因饮水不便而得。2 年多来，烦渴多饮，一昼夜饮水约 5 公斤之多，有时饮水更多，尿频量多，一昼夜 20 多次。胃内烦热，口鼻咽眼皆干，夜间常因胃热烦渴而醒，饮用凉水则胃热烦渴即止。面色潮红，舌苔薄白微黄少津，脉象细数。外观身体健康。多次化验尿定性均属阴性。当地县医院以尿崩症治疗无效。中医以上消、中消治疗，给以白虎汤、清燥救肺汤、六味地黄汤加花粉石斛等药久治无效。在本科曾针泻中脘、内庭均配透天凉治疗 1 次亦无效。

辨证：肾阴不足，肾失固摄之多饮多尿证候。

治则：滋阴补肾，益肾固摄。

取穴：针补肾俞、膀胱俞、复溜。隔日针治 1 次。

效果：一诊后，烦渴减轻，饮水减少；二诊后，连续两天在饭店吃饭，并饮酒1次，仅平均每天饮水约1500毫升，尿次尿量减少，仍咽干；四诊后，胃内烦热治愈，口鼻眼咽已不觉干燥，饮水及尿量基本正常；五诊治愈。

随访：1974年5月24日患者告知出差30多天此病亦未复发。1976年元月23日患者再次告知此病针愈未复发。

按 本例病本在肾。肾之阴津不足，必有虚火上亢；肾之阴液不足，诸窍失其濡润，故见口鼻眼咽觉干，胃内发热、烦渴。烦渴必欲饮水以自救，故尔饮水甚多。饮水本以自救，诸窍当得滋润，烦渴、窍干当解。今诸证不除，反饮一溲二，知肾失固摄，束约无权，不能化气升润故也。肾气不固，小便增剧，更伤肾阴。如此互为因果，久久不愈。故针补肾俞（补肾气以约膀胱）、膀胱俞（束约膀胱）、复溜（滋补肾阴，以制阳光），施用滋阴补肾，固肾摄胞之法，针治5次痊愈。其效之捷，在于辨证正确，选穴配伍切中病机。烦渴不取内庭穴，是病本在肾不在胃故也。

病例11 心脾两虚，气血不足（发作性心悸、脉搏间歇）

郝某，男，72岁，南阳市搬运公司职工。1982年元月3日初诊。

主诉：心跳急躁已3年之久。

现病史：3年来每隔5～15天夜间发病一次，每次连续发作数天。发病时每在夜间熟睡后或醒后，突然出现急躁心烦，心跳短气，全身颤抖，约1～2小时后逐渐自行缓解。近来发病时吃点点心或饮点糖水就好些，但与饥饿无关。发病后出现气短，心跳，少寐，头晕，腹胀食少，面部浮肿等症状。精神不振，脉搏间歇有早搏。心电图无异常改变（与作心电图时未发病有关）。某医院曾以神经官能症治疗年余无效。

辨证：心脾两虚，气血不足之发作性心悸和脉搏间歇之证候。

治则：补益心脾，养血安神。

取穴：针补神门、三阴交。

效果：每在发病后第二天针治1～2次即可控制，针治2～3次所有症状悉愈。自1982年元月3日至1982年3月29日，共发病4次，针治13次痊愈。

随访：1982年6月23日患者告知此病在此针愈，数月来未复发。

按　本例属归脾汤证。系思虑劳倦伤及心脾，心脾两虚，气血不足之虚劳证候。心气心血不足，血不养心，故发病时及发病后，分别则见心跳，短气，心烦急躁，少寐，全身颤抖；脾气不足，则腹胀食少，面部浮肿；心脾不足，气血两虚，故而出现头晕，短气，精神不振，脉搏间歇；夜间属阴，熟睡后，由于气虚和心气不足，无力推动血行，心失所养，故常发于夜间。针补神门补心气宁心神，针补三阴交益脾养血，二穴配伍，类似归脾汤之功而收效。

病例12　气虚不固，肾精亏损（腰痛、荨麻疹和泄泻等）

张某，男，46岁，南阳地区运输公司职工。1967年11月7日初诊。

主诉：患虚亏病已5年之久。

现病史：20年来，痢疾与泄泻交替发作，体质逐渐虚弱。5年前因感受风寒而患腰痛，久坐、阴雨和感寒而腰痛加重，左侧腰部酸困痛，休息则缓，腰部强痛不能伸直，夜间不能仰卧伸足，左下肢痛，右足麻木发热。尿频尿急，尿液混浊，大便日行5～6次，便溏有时里急后重，完谷不化，带白色黏液，每解小便必解大便，小便色黄时则大便次数减少。平时饮食减少，头晕，气短，心跳，后头痛。感受风寒则荨麻疹即发、手指肿胀、泻痢加重。外观腰椎向左侧倾凸。舌苔薄白，脉象沉细无力，扶杖行走前来就诊。曾用中、西药久治无效。1967年9月5日腰椎拍片：腰椎序列左凸，第4、5腰椎椎体前上角有唇样骨质增生，第1骶椎隐性脊椎裂。印象：腰椎骨质增生。

辨证：气虚不固，肾精亏损之腰痛、荨麻疹和泄泻等病。

治则：益气固表，补肾气益精血。

取穴：一诊针补合谷、复溜；二至十四诊，针补合谷，复溜、太溪。每隔2～7日针治1次。

效果：

三诊：近几天阴雨左侧小腿未痛，手指已不肿胀，右足趾及足心已不麻仍热，腰部不强，已能仰卧伸足，大小便次数较前减少，小便已不混浊其色黄，饮食增加。

四诊：右足心热麻、右大腿痛和后头痛均已消失，小便由黄色转为清色，感受风寒其荨麻疹及手指肿胀未复发，腰部不强，夜间能伸足仰卧入睡。

六诊：大便1日1次，已不带黏液，小便1夜3次，下肢觉困。

九诊：阴雨了21天，荨麻疹未复发，久坐腰已不痛，饮食正常。左侧大腿内廉痛，已能去杖行走。

十二诊：仅解大便起立时左侧腰及下肢微痛。每次针后小便色黄，第二天转清。

十四诊痊愈。

随访：1969年8月患者告知，仅劳累过度时腰痛，其痢疾、泄泻和荨麻疹等都已治愈。1971年至1984年多次追访病愈未发。

按　本例系真气虚弱，卫表不固，肾精亏虚之虚劳证候。气虚卫外不固，故每感受风寒而荨麻疹复发，手指肿胀，泄痢加重（与气虚和寒邪所伤有关）。肾精亏虚，筋脉失养，故而腰及下肢痛。肾虚不固则尿频尿急，尿液混浊。因泄泻痢疾日久，损伤于气，累及于肾，故见气虚和肾虚症状。肾精亏虚合气虚卫阳不固，故而阴雨、感寒则腰痛加重。舌、脉的改变则属虚亏之征。故针补合谷（补气以固表）、复溜（滋阴补肾）、太溪（补肾精，益肾气），施用益气固表、补肾精益肾气之法而收效。

病例13　中气不足，脾胃虚弱（腹胀）

白某，女，40岁，南阳市服装厂职工。1971年6月9日初诊。

主诉：患腹胀已20年之久。

现病史：20年来，每因劳动或站立时久，则下午肠鸣，欲解大便，腹部胀满，矢气后舒服。饥饿时腹胀更甚，食后腹胀消失。近几年来，矢气后腹部仍不舒服，食少，嗳气，便溏。伴有气短，头晕，头痛，畏寒，矢气多，身困乏力，下肢酸软无力，精神萎靡等症状。舌苔薄白，右脉沉细无力，左脉沉细弦。既往病史：患耳鸣，听力减退已2年。

辨证：中气不足，脾胃虚弱，运化失职之腹胀病。

治则：补中益气，健脾益胃，佐以理气。

取穴：一至三诊，针补合谷、足三里，补中益气以益脾胃，针泻间使佐以理气；四诊、五诊，上方去间使穴。

效果：三诊后，腹胀及身困乏力减轻，精神好转；五诊腹胀治愈。

随访：1971 年 8 月 26 日患者告知腹胀、头痛和头晕等针愈未发。

按 欲治其本，必求其源。本例属于中气不足，脾胃虚弱，运化失职之虚劳证候。每因劳动或久站而下午肠鸣，欲解大便，腹胀更甚，饥饿时腹胀更甚及矢气多等，则属中气不足，气虚下陷之故。脾胃虚弱，纳运失职，则饮食减少，嗳气，大便溏薄。患病日久，化源不足，则气短，头晕，身困乏力，下肢酸软，精神萎靡。故针补合谷（补气升陷）、足三里（补中益气，健脾益胃），时而配泻间使（调理气机，又防峻补中焦滞塞），施用补中益气，健脾益胃，佐以理气之法而收效。

病例 14 气不卫外，营失内守（盗汗）

孙某，女，45 岁，住南阳县王村乡。1988 年 3 月 28 日初诊。

主诉：患盗汗已 4 年余。近来加重。

现病史：4 年多来夜寐盗汗，常反复发作，原因不明。近来每因劳累（家务繁忙）则盗汗更甚，睡中汗出，直至汗湿被褥，醒后汗止。伴有气短，倦怠懒言，肢软乏力，便溏纳呆等症状。不耐风寒，易于感冒（无鼻炎）。面色不华，舌苔浮白，脉象浮缓无力。曾用中西药治疗无效，服用当归六黄汤、秦艽鳖甲散和知柏地黄丸等均无明显好转，反致纳呆、便溏加重。

辨证：中气不足，气不卫外，营失内守之盗汗证。

治则：补中益气，固卫清营。

取穴：针补合谷、足三里，针泻阴郄。每隔 1～2 日针治 1 次。

效果：三诊后，气短、便溏及肢软明显减轻，精神尚好，盗汗减轻；六诊后，盗汗明显减轻，气短及便溏治愈；八诊后痊愈；九诊、十诊巩固疗效。

按 盗汗一证，临床以阴虚者为多见，前贤有“自汗属阳虚，盗汗属阴虚”之说，则是言其常。但常中有变，务须通常达变，方可无误。《景岳全书·汗证》指出：“所以自汗盗汗，亦各有阴阳之证，不得谓自汗必属阳虚，盗汗必属阴虚也。”本例证属气虚盗汗。气虚则卫表不固，开阖失司，营卫失和，以致营失内守而卫失外固。其不耐风寒，易于感冒亦属卫表虚之征。而气短，倦怠懒言，肢软无力，便溏纳呆等，属于中气不足，脾气虚弱，运化失职之象。故针补合谷（补气，益气固表）、足三里（补中气健脾胃），针泻阴郄（清心和营），施用补中益气，固卫清营，调和营卫之法而收效。合谷与足三里配伍，补中益气建中，为临床经验之常法，合谷与阴郄配伍，益气固表，调和营卫。以上三穴配伍，不仅盗汗治愈，脾胃虚弱亦随之治愈。

盗汗，多由阴虚热扰，心液不能敛藏所致。《素问·阴阳别论》篇云："阳加于阴谓之汗"此之谓也。故盗汗以养阴清热为主，不同于自汗的偏于益气固表。《素问·阴阳应象大论》云："阴在内，阳之守也：阳在外，阴之使也。"本例之所以服用当归六黄汤和知柏地黄丸无效，是以阴虚盗汗治之，法不对证，药不中的。而用益气固表为主的原因，一是属于气虚盗汗之证，二是固卫可以止汗。基于汗多病久，伤阴耗液，更损卫阳，汗愈泄则卫愈虚，卫愈虚则汗泄益甚之机理，故用益气固卫以止汗之法。汗止保阴，阴液不泄，卫阳自固，盗汗亦自止。

病例15　肾阳不足，肾精亏虚（男性不育症）

董某，男，39岁，已婚，南阳防爆电机厂职工。1980年7月12日初诊。

主诉：精子活动率低下已数年。

现病史：结婚10多年，爱人不能受孕，经化验检查，精子活动率仅达20%。近4年来自觉腰膝酸困沉痛，两下肢行走无力，时而多梦少寐，时而尿液混浊，畏寒。饮食及大小便正常。面黄，身瘦，精神萎靡，脉迟无力。久服中药治疗无效。

辨证：肾阳不足，肾精亏虚之男性不育证。

治则：温补肾阳，填补精血。

取穴：针补关元、太溪、肾俞。每隔1～2日针治1次。

效果：六诊后，腰部困痛减轻；八诊后，腰部不痛，两下肢行走有力，精神好转。精液化验检查：精子活动率达95%。

随访：1981年4月9日患者告知在此针愈，爱人已怀孕。

按　男子不育症，清·陈士铎《石室秘录》所说的"男子不能生子，有六病（精气寒、气衰、痰多、相火盛、精少、气郁）"，重点指出后天病理改变之不育。本例之男性不育症，属于“男子不能生子，有六病”中的“精气寒”、“精少”的范畴。从其脉证和精子活动情况，则属肾阳不足，精血亏虚之男子不育症。故针补关元（补真阳）、肾俞（补肾气益肾精）、太溪（补肾气益肾精），取其“善补阳者，必于阴中求阳，则阳得阴助而生化无穷”之意。施用温补肾阳，填补精血之法而收效。

以上三穴配伍，具有右归饮的功效。针补关元益火之源，补真火，配补肾俞，温补肾阳；针补肾俞、太溪，补肾气，填补精血以资其化生之源。

病例 16　真阳不足，脾虚湿困（嗜眠即多寐）

刘某，女，49 岁，住新野县沙堰公社康营大队大区村。1966 年 7 月 6 日初诊。

主诉：患嗜眠证已 14 年。

现病史：14 年来头脑昏沉，嗜眠欲睡不分昼夜，不分场合，如正在说话、行走、吃饭、劳动时即欲入眠，似寐非寐地在劳动、行走、吃饭，有时饭碗掉在地上方从似睡中惊醒。伴有身倦无力，腹胀食少，夜间流口水（不酸）等症状。舌苔白腻，脉缓。曾用中西药屡治罔效。

辨证：真阳不足，脾阳不振，湿困脾土之嗜眠（多寐）证。

治则：温补脾阳，祛湿和中。

取穴：针补关元配烧山火，针足三里、阴陵泉先少泻后多补。其关元穴热感遍及小腹。

效果：一诊后，嗜眠较前好转，夜间已不流口水；二诊后，行走和说话时已不欲睡，饮食增加，腹部不胀；三诊后，嗜眠及伴有症状明显减轻；六诊痊愈。

随访：1971 年 11 月 24 日回信告知针愈未发。

按　本例系真阳不足，火不生土，脾阳不振，为湿所困之嗜眠（多寐）证候。伴有身倦乏力，腹胀食少，夜间流口水等，乃属脾阳不振，运化失职之故；舌、脉的改变，属于脾阳不振，为湿所困之征。《灵枢·寒热病》篇云：“阳气盛则瞋目，阴气盛则瞑目。”说明多寐因阳虚阴盛所致，本例即是。故针补关元配烧山火（补真阳益脾阳），针阴陵泉、足三里先少泻后多补（二穴有参苓白术散之效），三穴配伍共奏温补脾阳，祛湿和中之法而收效。

病例 17　中气不足，脾虚运迟（嗜眠即多寐）

晋某，女，43 岁，住唐河县祁仪乡冯马店街。1989 年 4 月 24 日初诊。

主诉：患嗜眠证已 6 年。

现病史：6 年前因思虑过度，加之夏季受热而得。开始嗜眠稍轻，近 3 年严重。常因嗜眠多寐而影响劳动，如走路因之而欲仆或仆倒；吃饭因之而将饭碗摔破；坐在床上更是不能自制而嗜眠入寐。食后嗜眠多寐加重，眼不欲睁，上下眼睑无力睁开。全身沉困无力，易于出汗，食欲不振，纳食减少，精神萎靡。脉象沉细无力。农历每年 3～9 月发病。曾用中西药久治无效。

辨证：中气不足，脾弱运迟之嗜眠（多寐）证。

治则：补中益气，健脾养血。

取穴：针补合谷、足三里、三阴交。每隔 1～2 日针治 1 次。

效果：三诊后，嗜眠减轻，自己已能控制；五诊后，嗜眠治愈，欲寐已能控制，已欲睁眼，出汗减少，四肢有力，精神好转；六诊、七诊巩固疗效。

随访：追访 2 年此病痊愈未发。

按　本例系中气不足，脾虚运迟之嗜眠（多寐）证候。患者因于思虑过度，伤于心脾，又因夏季热盛，热伤正气，秋季湿盛，湿侵脾土，因而夏秋两季本病复发。脾气虚弱，纳运失职，故嗜眠多寐，食后加重，眼睑不欲睁开，食欲不振，纳食减少；气虚下陷，脾虚不能胜湿，则全身沉困乏力，上下眼睑活动无力。气虚血亦不足，则精神萎靡，脉见沉细无力。气虚则卫外不固，故易汗出。本例正如李东垣说："脾气虚则怠惰嗜卧"和朱丹溪所说："脾胃受湿，沉困无力，怠隋嗜卧"的病因病机。故针补合谷（补气固表，补气升阳）、足三里（补中益气、健脾养胃）、三阴交（益脾养血），施用补中益气，健脾养血之法而收效。合谷与足三里配伍，有补中益气汤之效；合谷与三阴交配伍，有八珍汤之功。三穴配伍，共奏补中益气，健脾养血之效。

【结语】

1. 所举病例类比　17 个病例中：

例 1 是肾阴不足，心火偏亢之证，针泻阴郄补复溜，施用清心火滋肾阴之法；例 2 是命门火衰，精气虚寒之证，针补关元，施用温补下元之法；例 3 是心脾两虚，营血虚少之证，针补神门、三阴交，施用补益心脾以益气血之法；例 4 是阴虚火旺，心肾不交之证，针泻神门补复溜，施用滋阴清火，交通心肾之法；例 5 是心气心血两虚之证，针补合谷、神门、三阴交，施用补心气养心血之法；例 6 是肾阴肾阳两虚之证，针补肾俞、太溪、三焦俞、复溜，时而前三穴配烧山火，施用温肾阳，益肾气，滋肾阴之法；例 7 是肝肾两虚，目失所养之证，针补肝俞、肾俞，施用补益肝肾以益眼目之法；例 8 是气虚不固，肾阴亏虚之证，针补合谷、复溜，施用益气固卫，滋补肾阴之法；例 9 是心气不足，肾精亏虚之证，针补神门、合谷、复溜，施用补益心气，滋阴补肾之法；例 10 是肾阴不足，肾失固摄之证，针补肾俞、膀胱俞、复溜，施用滋阴固肾之法；例 11 是心脾两虚，气血不足之证，针补神门、三阴交，施用补益心脾，养血安神之法；例 12 是气虚不固，肾精亏损之证，针补合谷、复溜、太溪，施用益气固表，补肾气益精血之法；例 13 是中气不足，脾胃虚弱之证，针补合谷、足三里，时而加泻间使，施用补中益气，健脾养胃，佐以理气之法；例 14 是中气不足，气不卫外，营失内守之证，针补合谷、足三里泻阴郄，施用益气建中，固卫清营之法；例 15 是肾阳不足，肾精亏虚之证，针补关元、肾俞、太溪，施用温补肾阳，填补精血之法；例 16 是真阳不足，脾虚湿困之证，针补关元配烧山火，针阴陵泉、足三里先少泻后多补，施用温补脾阳，祛湿和中之法；例 17 是中气不足，脾虚运迟之证，针补合谷、足三里、三阴交，施用补中益气，健脾养血之法。

从以上病例来看，多数病例病情错综复杂。五脏之伤，阴阳气血之虚，是相互影响，彼此传变，相互兼见的。如有心脾两虚、心肾不交、肝肾亏虚、气虚不固肾精亏损、真阳不足脾虚湿困、心气不足肾精亏虚、心气心血两虚、肾阴肾阳两虚等证型。因此，在辨证上，首先辨明阴阳气血，结合五脏见证，进行论治。

2. 所选腧穴　虚劳虽然病证病机复杂，但所取腧穴并不复杂。阴虚者取补复溜；阳虚者取补关元；元气虚者取补气海；脾阳虚者艾灸神阙或补灸脾俞；气虚者取补合谷；血虚者取补三阴交；心虚者取补神门、心俞；肝虚者取补肝俞、曲泉；脾虚者取补脾俞、阴陵泉；肺虚者取补太渊、肺俞；肾虚者取补肾俞、太溪；胃虚者取补胃俞、足三里；膀胱虚者取补中极、膀胱俞。

再者，由于气虚之证，以肺、脾二脏为主。因此在取补合谷（元气虚者配补气海）穴外，又常配补肺、脾二经有关腧穴；血虚之证，与心、肝、脾三脏关系密切，因此在取补三阴交、膈俞穴外，又常配补心、肝、脾三经有关腧穴；阴虚之证，尤以心、肺、肝、肾为主，因此在取补复溜穴外，又常配补心、肺、肝、肾四经有关腧穴；阳虚之证，与脾、肾二脏关系密切，因此在取补关元、艾灸神阙穴外，又常配补脾、肾二经有关腧穴。又由于阳虚之证，卫阳、心阳、脾阳不足，均与肾阳有关，故又多配补关元或补灸肾俞，以壮肾阳；阴虚之证，心阴、肺阴、肝阴、胃阴不足，均涉及肾阴，故又多配补肾经母穴复溜，以滋肾阴。因脾胃虚弱，化源不足而致气血亏虚者，补益脾胃以治其本，取补有关补益脾胃的腧穴；因多汗、多尿、精泄、带下、出血为因而致虚劳病者，以塞其源治其本，可补止汗、约胞、藏精、止带、止血等有关腧穴。五官、五体和气化病的病证，多选取五脏之背俞穴和五脏所属之原穴。

3. 病因病机　虚劳总不离乎五脏之伤，阴阳气血之亏虚而为病。基于五脏相关，气血同源，阴阳互根的关系，故在临床上五脏、气血、阴阳之间，可相互影响，彼此传变。如脾病及肺、肺病及肾、肾病及脾、脾病及肾等，一脏有病可累及他脏；气虚不能生血，血虚无以生气；有形之血不能自生，生于无形之气；气虚，阳亦渐衰；血虚，阴亦不足；血病则气不能独化，气病则血不能畅行；阴损可以及阳，阳损可以及阴等等，病候表现错综复杂。临证必须根据疾病发展过程中的证候变化，善于掌握病情转归，进行辨治。

4. 治疗法则　虚劳病总的治疗原则是扶正培本。扶正即扶助正气，补益气血阴阳；培本即补益脾肾，恢复脏腑功能。扶正培本，在临床上主要用于虚损的病证。《素问》的“虚者补之”，“损者益之”是补益法的立论根据和应用原则。五脏之间，肾为先天之本，脾为后天之本，又气血来源于先天，资生于后天。临证立足于先天、后天，即可以统领人体之乾坤。故调补脾肾为治疗虚劳的关键，而掌握补益的方法和时机，则是治疗虚劳的关键之关键。

【其他】

1. 注意事项

（1）中气不足或元气大伤患者，误泻为补，或取易于伤气的腧穴捻泻过多，伤于真气而出现气不接续、喘息不止等，宜急补足三里、合谷，长时间地捻补，多针治几次，可使损伤之气复原。

（2）脾胃大虚，伴有纳呆症状者，在针补足三里等补益脾胃的同时，须佐以和胃消导的腧穴，或调理胃气的腧穴。否则纳呆加重或出现中满，乃夹标实而虚不受补使然。

（3）使用健脾益气之法的虚劳病证，若夹有胃痛、腹胀、腹泻、痢疾等病，或兼有中焦气机不畅之症状者，如果针补足三里、合谷，或捻补过多，必致滞塞中焦而中满，数天后才能自行消失。此乃峻补，又因足三里易致中满、滞塞之故。若同时配泻内关或间使疏利气机，或足三里使用先少泻后多补之法，均无其滞塞中满之弊。

（4）血亏或失血之病，夹有瘀血者，取三阴交宜用先少泻后多补之法，不可纯施补法，否则不利于瘀血的消散，或加重病情。

2. 男子面色淡、口渴和喘悸之治　《金匮要略·血痹虚劳病脉证并治》篇载："男子面色薄者，主渴及亡血，卒喘悸，脉浮者，里虚也。"男子面色淡、口渴，是因失血所致。血分不足则面色淡薄；阴血不足，阴虚生内热，故口渴，但渴不多饮。肾不纳气则喘，心营虚损则悸，动则气喘、心悸，故为卒喘悸。又见脉浮（浮大无力），乃阴虚阳浮之征，故里虚（脉浮不是外感）。尤在泾说："脉浮而里虚，以劳则真阴失守，孤阳无根，气散于外，而精夺于内也。"针灸治疗，可针补心俞、肾俞，养心营以治心悸，补肾气以治气喘；或补气海（补元气以治气喘）、三阴交（养血益阴）、心俞（养心营），可奏补元气益阴血养心营之效。

3. 腧穴具有适应性　慢性病证所选用的腧穴，往往开始效良，久之则效果逐渐下降。究其原因，乃久刺易致该穴或该处敏感性降低，适应性增强之故。纠其方法：一是改用与其功能相似的腧穴施治，停一段时间后复刺该穴，或与功能相似的腧穴交替施治，其疗效仍佳；二是适当延长针次间隔时间。针灸愈病的机转是机体自身调节功能的恢复。通过自身调节，使病人本身正气战胜邪气；使阴阳趋于平衡，气血调和，脏腑协调。相对而言，病人自身的抗病和修复能力是主要的，针灸只是起到辅助作用。针灸的目的主要在于如何增强病人机体的抗病能力，辅助其自我调节功能，从而使病痊愈。所以对于慢性病证就没有必要长期每日或隔日针灸 1 次，可间隔 3～5 日针灸 1 次，一则可充分发挥病体自身抗病、调节、修复能力；二则可免其腧穴具有适应性、耐受性的弊端；三则病情必有一个转机的过程，宜缓缓图功。

4. 腧穴的感应有助于诊断　腧穴感应的迟速，针下肌肉的松紧，艾灸热感的迟速，有助于判断机体的盛衰、疾病的轻重和转归以及虚实寒热等。

（1）针感迟缓多虚、寒，灵敏多实、热；针感迟缓甚至全无，多属机体大虚或病情重笃，或属急剧疼痛的病候。针感多随体质、病情的好转而逐渐灵敏。

（2）针下肌肉疏松多虚证，涩滞沉紧多实证；针刺或捻针肌肉如插豆腐者，俗称“不抱针”，病属大虚或重笃，随病情的好转而针下肌肉逐渐转入正常。针下肌肉的松紧，多随体质、病情的好转而复常。

（3）年老体弱和体力劳动患者，针感多迟缓；年轻体壮和脑力劳动患者，针感多灵敏。

（4）阳气亢盛之人，针感较灵敏，收效较快；阴盛阳衰之人，针感较迟缓，收效较慢；针刺如插豆腐，或针感迟缓甚至全无，病多虚衰或重笃，收效多缓慢或不良，使用补益之法，捻针时间较长才能收效。

（5）阴盛阳衰，阴寒偏盛之人，艾灸热感多迟缓；阳气亢盛之人，艾灸热感多迅速。

（6）留针时，针体自动向穴位的深处移动（吸针），多属虚寒证；针体自动向穴位的外部移动（顶针），多属实热证。

（7）《针灸大成》中的候气法：“用针之法，候气为先……以得气为度，如此而终不至者，不可治也。若下针气至，当查其邪正，分其虚实。经言邪气来者紧而疾，谷气来者徐而和，但濡虚者即是虚，但牢实者即是实，此其诀也。”是有临床参考价值的。

（七）胃 痛

【概说】

胃痛又称“胃脘痛”，以胃脘部经常发生疼痛为主证。古代文献所称之“心痛”，多指胃痛而言。临证应与真心痛作鉴别。胃痛是指胃脘部疼痛的一个自觉症状，其病位在胃，病因多端，寒邪犯胃、饮食停滞、肝气犯胃、脾胃虚寒、瘀血停滞等均可导致胃痛。临证当审证求因，除详细询问病史外，还应结合胃痛的久暂，疼痛的性质、特点和伴有的证候群等，辨别虚、实、寒、热、气、血之不同，分别证型，进行施治。不可单一地进行对症治疗，以痛止痛。

针灸对本病有较好的疗效，经过治疗，胃痛症状大多可得到缓解。一般而论，凡属功能性病变者疗效较好，器质性病变者疗效较差。对于器质性胃痛，虽能止痛一时，却不易巩固，必须坚持治疗，方能收到满意的疗效。现代医学的急、慢性胃炎，胃或十二指肠溃疡及胃神经官能症等，可参考本篇进行辨证施治。

临床所见，胃痛有寒邪犯胃、饮食停滞、肝气犯胃、脾胃虚寒、肝胃郁热和瘀血阻络等证型，以前四个证型较为常见。现将以上证型的证治及病案举例，分述如下。

【辨证施治】

胃痛的病因，寒邪犯胃、饮食停滞、肝气郁滞，均可使气机不利而作痛；脾胃虚寒，胃络失于温煦，或胃阴不足，胃络失于濡养，脉络拘急而作痛；肝郁化火，火郁于胃，热灼胃络而作痛；气滞日久，瘀血内结而作痛。因此，有“不通则痛”和“通则不痛”之病机和治则。

胃痛的辨证，主要辨别是病邪阻滞，还是脏腑失调；是实证，还是虚证；属气滞，或是属于血瘀等。在治疗方面，须审证求因，辨证施治。证属寒邪犯胃，当温中暖胃，散寒止痛；肝气郁滞，当疏肝理气，和胃止痛；饮食停滞，当消食导滞，和胃止痛；脾胃虚寒，治宜温中健脾，散寒止痛；肝胃郁热，治宜疏肝泻热，清胃调中；瘀血停滞，治宜活血祛瘀，理气止痛。由于胃痛的证型往往是似虚是实，似实是虚，虚实互见，寒热错杂。临证必须详审细辨。

1. 寒邪犯胃

主证：胃脘疼痛，发病暴作，畏寒喜暖，温熨痛减，胃喜热饮。舌苔薄白，脉象弦紧。

治则：温中暖胃，散寒止痛。

取穴：轻证泻灸中脘，较重者泻灸中脘、上脘，温中暖胃，散寒止痛；或泻灸中脘、足三里，针泻内关，有厚朴温中汤之效。

若兼见胸脘痞闷，食欲不振，嗳气不舒等，证属内有气滞者，泻灸中脘、上脘，针泻间使或内关，温中暖胃，理气止痛。

若寒邪犯胃，兼夹食滞者，泻灸中脘、上脘，针泻足三里，温中暖胃，消食导滞。

2. 饮食停滞

主证：胃脘疼痛，上腹胀满，吞酸嗳腐，不思饮食，食后痛加，或大便不爽，或呕吐不消化食物（或酸腐食物），吐后痛减。舌苔厚腻，脉滑或濡滑或弦滑。

治则：消食导滞，和胃止痛。

取穴：针泻中脘、足三里，点刺四缝穴，消食导滞，和胃止痛，类似保和丸之效。若胃痛正剧时，上方去四缝穴，加泻脾经的络穴公孙，以增消食导滞，和胃止痛之功。

若食积郁而化热，胃痛较急，兼见苔黄便秘者，宜泻中脘、足三里、天枢、通腑攻下以止痛，类似大承气汤之效。

3. 肝气犯胃

主证：胃脘胀痛，攻膜作痛，痛连两胁，嗳气频繁，大便不畅，嗳气或矢气后缓解，每因情志不舒而发病或增重。苔多薄白，脉象沉弦。

治则：疏肝理气，和胃止痛。

取穴：针泻太冲、内关，疏肝理气以治其因，配泻中脘或足三里，和胃止痛以治其果。或泻中脘、足三里、间使，行气和胃，畅中止痛。兼见泛吐酸水，时时嘈杂者，加泻阴陵泉祛湿。

若患病日久，或久服行气散滞药物伤于正气，兼见气短乏力，精神萎靡者，宜先补合谷补气，再泻内关、足三里或中脘，理气和胃止痛。

若在施针无针、服药不及的情况下，可用两手拇指分别按压在章门穴上，重压 3 下，轻松 1 下，如此反复多次，可获理气止痛之效。亦可配加间使穴如上法按压。

4. 肝胃郁热

主证：胃脘灼痛，痛势急迫，口干口苦，口渴引饮，泛酸嘈杂，纳食减少，烦躁易怒。舌红苔黄，脉弦或弦数。

治则：疏肝泻热，清胃调中。

取穴：针泻行间、内庭、足三里。

5. 瘀血停滞

主证：胃脘疼痛，痛处不移，痛如针刺或如刀割，局部拒按，或大便色黑，或呕血，或食后痛甚。舌质紫暗，脉涩或弦涩。

治则：活血祛瘀，理气止痛。

取穴：针泻膈俞、三阴交和间使。

若见面色苍白，头目昏眩，舌淡脉细者，可在泻间使、三阴交行气活血的同时配用中药调营敛肝。

6. 脾胃虚寒

主证：胃脘隐痛，喜暖恶凉，按之痛缓，纳食减少，食物不化，泛吐清水，神疲乏力，甚则手足不温，大便溏薄。舌淡苔薄白，脉象软弱或弦细。

治则：温中健脾，散寒止痛。

取穴：泻灸中脘，艾灸神阙、关元，温阳益脾，暖胃止痛；或补脾俞，泻灸中脘、足三里，温中健脾，散寒止痛。

若胃痛日久，或久服破气散滞药物，致使正气已衰，胃痛不已，饥饿即痛，食后痛减。伴有气短懒言，神疲倦怠等症状。面色苍白，脉象沉细或虚软。胃肠钡餐透视无器质性病变者，宜补合谷、足三里，益气健中。若恐峻补壅滞，或虚中夹实者，加泻间使理气，或加泻中脘和胃止痛，或足三里改用先泻后补之法。或补脾俞、胃俞，艾灸中脘、神阙，健脾养胃，助阳温中；或补胃俞、足三里，艾灸中脘，健脾养胃，培土健中。

若因胃气极虚，功能减退，抵抗力低下，饮食偏寒、偏热，或偏辛酸而易诱发胃痛者，在缓解期，依宋·王执中所说："人仰胃气为主"，"欲脾胃之壮，当灸脾胃俞可也"，艾灸脾俞、胃俞，以健壮脾胃。

【病案举例】

病例1 脾胃虚弱，夹气滞胃腑

姚某，女，31岁，住南阳县潦河公社闫庄大队。门诊号16890。

主诉：患胃痛已7个月。

现病史：7个月前，因劳累久饥后生气而得。每于晨起和饥饿时胃脘空痛，痛处喜按，按之痛减，食后胃痛减轻或痛止。伴有嗳气吞酸，气呃不顺，气短乏力，欲屈曲侧卧，伸直腰时自觉气短腹部空虚等症状。脉象细弦。

辨证：证属脾胃虚弱，夹气滞胃腑之胃痛。

治则：益气健中，佐以行气。

取穴与效果：

初诊：针合谷（补）、足三里（先泻后补）、间使（泻），共奏补气和中行气之效。

二诊：胃痛减轻。针穴手法同上。

三诊：仅胃中空虚，中气不足，其余症状治愈。针补合谷、足三里补中益气，健脾养胃，配泻间使佐以行气。

四诊：仍胃中空痛，中气不足。针补中脘，健胃补中。

五诊：针穴手法同上。

随访：1个月后其婆母针治心悸，转告胃痛在此针愈。

按 本例胃痛系劳累久饥，脾胃已伤，加之生气肝郁乘脾犯胃所致。脾土不健，胃气虚弱，故每在晨起和饥饿时胃脘空痛，痛处喜按，食后胃痛减轻或痛止；中气不足，则见气短乏力，欲屈曲侧卧，伸直腰部则更觉气短腹部空虚；肝气不舒则嗳气吞酸，气呃不顺；脉象细弦是虚中夹肝实之象。证属脾胃虚弱夹气滞胃腑之胃痛，故施用益气健中，佐以行气之法。一诊、二诊因恐峻补，胃气失畅，故取治胃要穴足三里施用先泻后补之法，先泻足三里配间使以行其气，后补足三里佐合谷以益气健中。三诊因胃中空痛，中气不足占主要矛盾，故取穴同一、二诊，足三里改用补法以养胃健中。四诊、五诊仅胃中空虚空痛，故直接针补中脘，健胃补中。

病例 2 寒凉伤胃，气机阻滞

方某，女，39 岁，住南阳市北关大街。门诊号 12899。

主诉：患胃痛年余。

现病史：1 年多前，因生孩子未满月吃梨引起胃痛，虽经治愈却每因生气或饮食生冷而复发。复发时，胃脘闷痛、剧痛，胁肋胀满，呕吐酸水后腹胀、胃痛减轻，服木香槟榔丸即愈。近几天又因生气复食生冷而复发。胃痛拒按，腹部膜胀，口吐寒水、酸水，饮食减少。舌淡，左脉沉弦，右脉细弦。胃俞、三焦俞穴有压痛。

辨证：证属饮食生冷，寒凉伤胃，气机阻滞之胃痛。

治则：温胃散寒，行气散滞。

取穴与效果：

初诊：针泻上脘、中脘、太乙（左），配艾条针上灸，患野取穴直达病所，以收温中散滞之效。

二诊：针灸后胃痛减轻 80%，腹胀减轻，不吐酸水，胃俞、三焦俞穴压痛减轻。针泻加艾条针上灸上脘、中脘，泻胃俞、三焦俞穴压痛点配穴法。

三诊：原有症状治愈，胃俞、三焦俞穴已无压痛，胃脘喜按。恐复发再针 1 次。针穴手法同上，去三焦俞穴。

随访：4 个月后患者告知针愈，有时生气、饮冷亦未复发，身体就此健康。

按 本例系产后体虚，食凉伤胃，滞于胃腑而引起胃痛。胃痛虽经治愈，但胃本之虚尚未得复，胃腑之寒尚未根除，故每因饮食生冷或肝郁气滞而诱发。此次复发，胃脘闷痛、剧痛、拒按，腹部膜胀，口吐酸水、寒水，饮食减少等均属食凉伤胃，夹气滞胃腑之象。舌、脉的反应，正是寒滞胃痛之征。胃俞、三焦俞穴压痛是病在胃腑和三焦，特别是中焦转输障碍的反应。故用温胃和中，行气散滞之法而收效。初诊患野取穴直达病所，可温胃散滞，二诊、三诊是患野取穴与压痛点配穴法，可收双重效果。

病例3 肝气犯胃，夹脾胃虚弱

王某，女，41岁，住淅川县上集公社肖山大队曹庙沟村。1971年8月8日初诊。

主诉：患胃痛已数年，严重已5个月。

现病史：5个月前因郁怒后胃痛复重。胃脘疼痛，腹部膜胀，两胁窜痛（右重于左），有时痛窜脊背，气呃不顺时胸胁窜痛及胃痛腹胀更甚。伴有气短，心慌，头晕，身困乏力，精神萎靡，行走无力，善太息，易怒，夜间腰及两下肢与心窝部躁扰，辗转伸屈不安等症状。面色萎黄，舌绛苔白，脉象沉弦略数。食油类恶心已1年。既往病史：患风湿（腰背及四肢凉痛，阴雨加重）已10多年。

检查：心肺（一），肝在剑突下1横指，觉硬，腹（一），肝功能正常。

辨证：证属肝气犯胃夹脾胃虚弱之胃痛。

治则：理气和胃，益气健中。

取穴与效果：

初诊：针泻内关、足三里，理气和胃，配补合谷佐以补气。

二诊：针穴手法同上。

三诊：腹胀减轻，饮食增加，仍胃痛、气短、心慌、头晕。针补合谷补气，泻内关调胃行气，针足三里（先泻后补）和胃健中。

四诊：胃痛和气短心跳减轻，仍头晕头懵。针穴手法同上。

五诊：胃脘微痛，仍行走无力。针穴手法同上。

六诊：胃痛，腹胀治愈，头晕头懵减轻，精神尚好，食油类已不恶心。针补合谷，泻内关，足三里先少泻后多补。

七诊：夜间四肢已舒，昨天因吃1个馒头引起胃痛，仍头晕头懵，身困乏力。针穴手法同上。

八诊：胃痛腹胀和痛窜胁肋均治愈，饮食明显增加，微觉头部懵晕。仍气短，眼花和身困乏力。针穴手法同上。

九诊：原有症状均愈，精神尚好。今天要求针治眩晕。

随访：1971年10月9日回信告知胃痛和眩晕均在本科治愈。

按 依其脉证、病因，系肝气郁结，横窜经络，乘脾犯胃，脾失健运，胃失和降之胃痛病。肝气横逆，走窜经络，则痛窜胁肋脊背；肝气乘脾犯胃，脾失健运，胃失和降，故胃痛腹胀，食欲不振，气呃不顺，善太息，易怒；气短，心慌，头晕，身困乏力，精神萎靡等均由病久，脾胃虚弱，纳运失职，化源不足所致；夜间腰及下肢、心窝部着急，辗转不安，是因气血不充，筋脉失养之故；面色、脉象的改变，属于肝郁脾虚之象。故施用理气和胃，益气健中之法而收效。

一诊、二诊针泻内关、足三里，行气和胃止痛，配补合谷佐以补气；由于二诊后腹胀减轻，饮食增加，但虚象仍存在，故三至五诊足三里改用先泻后补法（和胃健中），若补而不泻，恐影响胃腑气机；五诊后胃痛、腹胀治愈，虚象仍有不同程度的存在，故六至八诊足三里改用先少泻后多补之法，重在和胃健脾益气，与合谷配伍，有补中益气，健脾和胃之效。故 5 个月的虚实并见胃痛病，8 次针愈。

病例 4　气滞胃腑，湿困脾土

张某，女，36 岁，南阳市锁厂职工。1973 年 12 月 10 日初诊。

主诉：患胃痛吐酸已 20 年。

现病史：20 年前因饮食生冷和饮食失节而得。嗣后每因饮食所伤或情志失和易发或加重。每在食后胃部胀痛，痛窜两胁，嗳气呃逆，泛吐酸水或食物，如此 1～2 个小时，或至泛吐白沫而呃逆停止。严重时食后腹胀可达 3～4 个小时，饮食减少。近几年来因饮食生冷或饮食失节而胃痛吐酸经常发生。伴有易怒，多梦，头晕气短，心悸，倦怠乏力，大便干秘（4～5 日一行）等症状。面黄身瘦，舌淡苔白，右脉沉细无力，左脉沉细弦略数。既往病史：患肝炎已 3 年。10 年前患过心肌炎。患肾盂肾炎已 4 年，时轻时重，曾因肾盂肾炎高烧而先后住院 2 次。自幼患气管炎，近 2 年未复发。

辨证：证属饮食所伤，夹肝气犯胃，脾虚夹湿，纳运失职之胃痛。

治则：理气和胃、利湿醒脾。

取穴：一至七诊，针泻阴陵泉、足三里、内关；八诊，上方减内关；九诊、十诊，针补神门、三阴交。

效果：二诊后，胃痛吐酸减轻；四诊后，胃痛腹胀吐酸基本治愈，饮食增加，呃逆减少；八诊后，胃痛吐酸治愈，仍心跳，并出现胃腹空虚，少寐，故改用补益心脾之法；十诊痊愈。

随访：1974 年 3 月 24 日告知在本科针愈未发。1982 年 6 月又告知此病痊愈未发。

按 本例胃痛，系初因饮食伤胃夹肝气犯胃而得，故每因饮食所伤或情志失和而易发或加重。由于气机阻滞，胃失和降，纳运失职，故每在食后胃腑胀痛，痛窜两胁，嗳气呃逆，泛吐酸水或食物，饮食减少。伴有症状及面色、舌、脉，为肝胜脾虚，心脾两虚之证候。故一至七诊，针泻阴陵泉（利湿益脾）、足三里（和胃导滞止痛）、内关（理气调胃），施用理气和胃，利湿醒脾之法而收效。八诊后，胃痛吐酸等主要病证治愈，而心脾两虚症状明显，故九、十诊针补神门、三阴交补益心脾，类似归脾汤之效而痊愈。

病例 5 湿热蕴蒸，留滞中焦

李某，男，40 岁，住唐河县王集公社东风大队李花村。1971 年 9 月 22 日初诊。

主诉：患胃病已 10 年，近 2 年加重。

现病史：近 2 年来经常胃痛，胃脘嘈杂刺痛，饥饿时痛甚，食后痛止，胃痛时腹胀肠鸣、恶心、泛酸，呕哕黏酸水后胃脘舒服。伴有口苦而涩，口齿发酸，吐酸，头懵头晕，心跳气短，食少，身困乏力等症状。每天下午头痛、低烧，溲黄短少（一昼夜小便 2～3 次），大便时干时稀或先干后溏，身疲，面色萎黄，舌绛苔薄黄，脉象濡数。多年来曾以消化性溃疡治疗无效。胃肠钡餐透视结果：胃及十二指肠球部未发现器质性病变。既往病史：1969 年 4 月曾呕血 1 次，胃肠钡餐透视无异常发现。

辨证：证属湿热蕴蒸，留滞中焦之胃痛。

治则：清利湿热，和胃止痛。

取穴与效果：

初诊：针泻合谷、足三里、阴陵泉，清利湿热，和胃止痛。

二诊：昨天上午 11 点至晚饭前小便 3 次，尿色略黄，仍胃痛。针泻中脘（和胃止痛）、中极（利水逐湿）、阴陵泉（祛湿益脾）。

三诊：尿次增多，溲黄减轻，食后不吐酸水，饥饿时胃脘隐痛。针穴手法同上，加泻足三里和胃导滞止痛。

四诊：胃痛明显减轻，饮食增加，胃痛时已不呕吐泛酸，口微苦，恶心，大便下坠。针穴手法同三诊。

五诊：饥饿时胃已不痛，吐水不酸，溲不黄。精神较好，面色由黄转红。针穴手法同上。

随访：1971 年 10 月 29 日回信告知针愈未发。

按　本例的证候分析是：湿热犯胃，胃失和降，故胃脘嘈杂作痛，腹胀，恶心呕吐，泛酸；湿热伤脾，中宫气虚，故饥饿痛甚，得食痛止，纳食不佳；湿热上泛，热邪上扰，故口苦口酸，泛酸，头痛头憒；脾失健运，湿热下注，壅滞肠道，阻滞膀胱，故见肠鸣腹胀，溲黄短少，大便时干时稀；气短心跳，头晕乏力，身瘦等，乃病久失养之故；湿热蕴蒸肌肤则下午阴烧。面色、舌苔、脉象的改变，均属湿热之象。

其病机病理是：内因脾失健运，转输不利，则不能运湿利水，水湿停聚；湿郁化热，湿热蕴蒸，留滞中焦，则伤脾胃。中焦湿热不解，下注膀胱，膀胱湿热不得去，则愈伤脾胃。外因湿热伤脾，转输失司，湿热不得除，郁滞中焦则愈伤脾胃。如此则内不足而外邪盛，外邪盛则愈伤内，内愈伤则愈恋邪，故而造成久久不愈之候。

治则与选穴是：当以祛邪为主，邪去正自安。一诊因偏于清利湿热，故湿热减轻，胃痛不减；二诊在泻中极、阴陵泉利水逐湿的基础上，针泻中脘直达病所以止胃痛；二诊因治胃之穴不力，故三至五诊加泻足三里以增强和胃导滞止痛的功效。施用利水逐湿与和胃导滞并治而收效。

病例 6　肝气郁结，横逆犯胃

高某，女，48 岁，南阳市力车厂职工家属。1968 年 2 月 15 日初诊。

主诉：患胃痛已 20 多年。

现病史：20 多年前因情志失和而患胃痛。胃脘疼痛，两胁胀痛，窜及脊背，腹胀食少，气呃不顺，遇怒加重或易发。平时有低烧，头晕气短，黎明盗汗，饥饿时气短心悸，经期身痛和月经量少色淡等症状。面黄身瘦，脉象沉弦。

辨证：证属肝气郁结，横逆犯胃之胃痛。

治则：行气和胃，散滞止痛。

取穴：针泻内关、足三里。隔日针治1次。

效果：一诊后胃痛减轻；三诊后胃痛痊愈，低烧已止。

随访：1970年2月27日告知针愈未发。

按 本例的病因病机是：郁怒伤肝，肝失疏泄，横逆犯胃，气机阻滞，故胃脘疼痛，两胁胀痛，窜及脊背，遇怒加重或易发；气机不利，胃失和降，故气呃不顺，脘腹胀满，饮食减少；伴有症状，是因患病日久，纳运失职，化源不足之故；脉弦主肝、主痛，沉主里，故脉见沉弦。因而针泻内关（行气散滞调胃）、足三里（和胃散滞止痛），施用行气和胃，散滞止痛之法而收效。

病例7 肝胃郁热，夹湿犯胃

王某，女，48岁，南阳地区鸭灌局家属。1984年8月2日初诊。

主诉：胃脘疼痛已月余。

现病史：1个多月前因生气引起胃痛。胃脘热痛，两胁胀痛，泛吐酸水，食欲不振，食后胃腑膜痛加重。口苦口干，不欲饮水，大便稀薄日行3次，心烦易怒，睡眠不佳，白带量多。舌苔黄厚腻，脉象沉弦。1个月来，每餐仅食半两食物，全靠输水来维持。经服中西药效果不佳，特来针灸治疗。

辨证：证属肝郁化火，夹湿犯胃，肝胃郁热之胃痛。

治则：疏肝和胃，清热利湿。

取穴：一至四诊，针泻足三里、阴陵泉、太冲、内关，疏肝理气，和胃祛湿；五诊、六诊，上方去内关加泻丘墟，共奏和胃利湿，清肝胆实热之效；七诊，针泻足三里、阴陵泉、内庭，清利胃腑湿热；八诊，针泻内关、阴陵泉、内庭，行气散滞，清胃利湿；九诊、十诊，针泻阴陵泉、内庭、太冲，疏肝和胃，清热利湿。

效果：二诊后，胃脘胀痛和泛吐酸水减轻，饮食增加；四诊后，胃酸基本消失，胃脘及两胁已不胀痛，口苦减轻，舌苔黄厚，食后胃腑已觉舒适；七诊后，口苦明显减轻，饮食增加，伴有症状基本治愈，白带也随之减少；八诊、九诊、十诊巩固疗效。

随访：1984年10月12日回信告知胃痛在此针愈。

按 本例系恼怒伤肝，肝失疏泄，郁久化火，夹湿犯胃，故胃脘灼痛，两胁胀痛，泛吐酸水；胃不受纳，则食欲不振，纳食减少，食后胃脘膜胀加重；热扰神明，则心烦易怒，睡眠不佳；湿热下注，则带下量多，大便稀薄；肝胆之火上乘，故见口苦口干；渴不欲饮，舌苔黄厚腻，均为内热有湿之征；脉沉弦为肝郁气滞之象。施用疏肝和胃，清热利湿之法，湿去热清，肝不横犯，胃痛自然痊愈。

所取腧穴，重点是足三里（和胃散滞止痛）、阴陵泉（利湿益脾）、内关（行气和胃）、太冲（疏肝理气）和配泻丘墟（清胆火）、内庭（清胃热）等，其配伍不同，所发挥的功效有异。

病例8　脾胃虚弱，夹气滞胃脘

张某，女，45岁，南阳地区运输公司一职工家属。1988年9月11日初诊。

主诉：患胃痛已8年。此次复发已5个月。

现病史：8年前因同爱人生气争吵后的当天即开始出现胃痛。胃脘胀痛，窜及两胁，纳食减少，气呃不顺，矢气或打呃通顺时，胃脘胀痛减缓。用单方如小茴香、川椒子等药，服3次即可治愈。嗣后每因生气胃痛即发，症状同前，服用上方即愈。此次又因生气胃痛复发，已5个月而且逐渐加重。开始用上方无效，后请一位医生给予五香散量大，连服3天后，不仅胃痛未愈，反而出现胃脘空痛，饥饿即痛，食后痛减或痛止，动则气喘，身困乏力。用西药治疗无效。8年来曾先后作胃肠钡餐透视3次，均未发现异常。

现在证：胃脘空痛、喜按，按之痛减，饥饿即痛，食后痛减或痛止。伴有动则气喘，脱肛，矢气多，神疲乏力，气短懒言，纳食减少，多食则腹胀，下午尤甚，头晕心悸等症状。面色苍白，舌淡，唇甲不华，脉象细弦。

辨证：脾胃虚弱，中气不足，夹气滞犯胃之胃病证候。

治则：补中益气，健脾养胃，理气和胃。

取穴：一至十三诊，针泻内关，补合谷、足三里；十四至十六诊，针补合谷，足三里先泻后补，针泻内关。每隔1～2日针治1次。

效果：三诊后，饥饿时胃痛减轻，饮食增加，动则气喘及腹胀减轻。六诊后，饥饿时胃已不痛，下午已不腹胀，伴有症状有不同程度的减轻。九诊后，胃痛、腹胀治愈，头晕气短、心悸、神疲已明显减轻，脱肛有所减轻，舌、脉及面色有明显好转。十三诊后，脱肛，动则气喘，神疲懒言，头晕心悸等均治愈；舌质及面色转入正常，脉沉而有力，但近2天又出现腹胀食少，胃脘不适，矢气后腹胀减轻。十六诊痊愈。

按 本例初因郁怒伤肝，肝气犯胃而胃痛，因此，使用行气散滞之法而收效。此次复发，由于郁怒较甚，胃痛加重，故用单方行气散滞之法无效。后服用大剂量的五香散损伤中气，致使脾胃虚弱，故出现一系列中气不足，纳运失职的证候群。中气不足，故胃脘空痛、喜按，饥饿即痛，食后痛缓；脾胃虚弱，纳运失职，则食欲不振，纳食减少，食多腹胀；中气不足，气虚下陷，则动则气喘，脱肛，矢气多，气短懒言；头晕心悸，神疲乏力等，则属化源不足之故；舌、脉、面色的变化，属于脾胃虚弱，气血不足，夹有气滞之象。故用补益中气，健脾养胃，理气和胃之法而收效。一至十三诊，针泻内关（行气和胃），补合谷（补气）、足三里（健脾益气养胃），共奏补中益气，健脾养胃，理气和胃之效。十三诊后，虽然虚亏症状治愈，但又出现腹胀纳少，胃脘不适等，是因峻补过多所致。十四至十六诊，原方足三里改用先泻后补之法，先祛其实后补其虚，调和胃气，终于痊愈。

病例9 寒积胃脘，中阳被遏

患者，男，45岁，教师，法国人。1978年11月21日初诊，门诊号16038。

主诉：患胃痛已3年，复发严重已1年。

现病史：初因生活不习惯，常患消化不良，时而胃痛。2年前因探亲招待热情，给予台夫面煎成薄饼卷生牛肉吃了1个，半小时后胃脘胀痛，继之剧痛难忍，即去某医院治疗数月方获痊愈。治愈后有时因饮食生冷而胃痛。此次复发，又因探亲招待热情，必须吃1个台夫面煎成薄饼卷生牛肉之珍品食物，食后半小时胃脘凉痛，剧痛难忍，某医院给予止痛和帮助消化的药物治疗后，剧痛稍减。但此后经常胃脘凉痛、胀痛、用药（西药）无效。

检查：曾在法国某医院2次作胃肠钡餐透视均未发现异常。心（－），肺（－），肝脾不大。血全规正常。

现在证：胃脘凉痛，拒按喜暖，纳食减少，泛吐清水，饮用清凉饮料胃痛加重，胃腹感凉时胃痛易发或加重，多食则腹胀以下午尤甚，大便溏薄，脐凉不舒，用手掌暖之则舒。面色苍白，舌淡，脉象沉迟。伴有心脾两虚症状，如心悸失眠，健忘，神疲倦怠，大便溏薄日行3～4次。

辨证：证属饮食生冷，寒积胃腑，脾胃虚寒，纳运失常之胃痛。

治则：暖胃散寒，温阳益脾。

取穴：针泻加针上艾条灸上脘、中脘，泻足三里。并嘱其每晚艾条灸神阙30分钟。每隔1～2日针灸1次。

效果：二诊时胃脘部温热舒服，胃腑凉痛当即消失；三诊后，胃腑凉痛及泛吐清水明显好转，纳食增多；六诊后，胃痛痊愈，喝清凉饮料已不胃痛，舌、脉、面色基本正常；七诊痊愈。心脾两虚症状亦有不同程度的改善。

随访：1979年10月9日，患者前来针治失眠，告知胃痛针灸治愈，至今未发。

按　本例系平素脾胃虚寒，纳运失常。复因饮食生冷，寒滞胃腑，故胃腑凉痛，剧痛难忍；虽用药物治疗剧痛暂缓，但寒凉伤胃未除，故胃腑凉痛，拒按喜暖，泛吐清水，纳食减少；喝清凉饮料或胃腑感凉则复伤胃腑，故胃痛易发或加重；多食腹胀下午尤甚，大便溏薄，是脾阳不运；脐凉喜暖，是中阳虚寒；舌、脉、面色均呈脾胃虚寒之征。伴有失眠心悸等心脾两虚证候群，是与化源不足有关，不作主要矛盾。总的病机是中阳虚寒，寒邪滞胃。故泻灸中脘（暖胃散寒）、上脘（温胃散寒），艾灸神阙（温阳益脾），泻足三里（和胃导滞止痛），施用暖胃散寒，温阳益脾之法而收效。此例虚而不补，是胃腑寒滞较重，补之不利于温散之故。邪去正自安，温散胃腑寒积有益于脾胃的运化，纳运复常则心脾两虚等虚亏证候亦随之改善。

病例10　厥阴蛔厥胃痛

张某，女，58岁，住南阳县新店公社王营大队。门诊号001513。

主诉：患胃痛已10余年。

现病史：10多年前，因生气后饮食生冷而得。胃痛泛酸，饮食减少，食后胃痛加重，每因情志失和或感受寒凉易于复发。每次复发时，首先右侧背部（膈俞穴处）酸困，继而上腹疼痛，痛甚时四肢厥冷、口渴、吐蛔、吐酸、右侧胁肋部攻痛不移。平时嗳气吞酸，善太息。近5年来每在上半月吐蛔虫 1～3 条。舌淡，舌苔薄白，左脉弦，右脉弦数。右侧不容、承满、膈俞及上脘、巨阙穴处压痛明显。

辨证：属于厥阴蛔厥，乌梅丸证。

治则：安蛔止痛。

取穴与效果：针泻右膈俞、肝俞、承满及上脘穴。其膈俞、肝俞穴针感达于右侧期门、不容穴处。针后痛止。

随访：2 个月后，患者前来告知胃痛（胆道蛔虫症）在此针治 1 次愈而未复发。2 个月来亦未吐蛔。

按　《伤寒论》338 条："……蛔厥者，其人当吐蛔。今病者静，而复时烦者，此为藏寒，蛔上入其膈，故烦，须臾复止，得食而呕又烦者，蛔闻食臭出，其人常自吐蛔。蛔厥者，乌梅丸主之。"本例蛔厥，表现上腹疼痛，向右侧背部放散，得食疼痛加重，甚则四肢厥冷、吐蛔、吐酸，每月上半月吐蛔 1～3 条等，亦属乌梅丸证。故针泻上脘和右侧上腹部的承满穴，和胃安蛔；针泻右侧背部的肝俞、膈俞穴，疏肝宽膈利胆，共奏安蛔止痛之效。其压痛部位正与蛔厥的疼痛反应部位相一致。

病例 11　脾胃虚寒，寒滞里急

王某，女，45 岁，本校简易病房陪护家属。1986 年 6 月 29 日初诊。

主诉：患胃痛已半年。

现病史：半年前因嗜食生冷，饥饱失常而得。证见胃痛绵绵，泛吐清水，喜暖喜按，得食痛减，神疲气短，饮食减少，大便溏薄。舌淡苔白，脉象虚弱。每因饮食生冷而胃痛易发或加重。胃肠钡餐透视未发现异常。曾在某医院用西药无效。

辨证：证属脾胃虚寒，寒滞里急，运化迟缓之胃痛。

治则：温中补气，散寒缓急。

取穴：先针补合谷，拔针后再针泻中脘、下脘配艾条针上灸。每隔 1～2 日针灸 1 次。

效果：二诊后，胃痛减轻，泛吐清水减少；四诊后，胃痛基本治愈，伴有症状均有不同程度的好转；六诊后，饮食增加，精神好转，舌、脉已有改善；八诊痊愈。

随访：1986 年 8 月 14 日告知胃痛在此针愈未发。

按　本例始因嗜食生冷，饥饱失常，伤于脾胃；后因病久脾胃阳虚，脉络失于温养，纳运迟缓，水饮停胃，故而胃痛绵绵，泛吐清水，喜暖喜按，纳食减少；脾气虚弱，则神疲气短，大便溏薄；寒凉入胃，复伤胃腑，胃络被遏，故每因饮食生冷而胃痛易发或加重；舌淡苔白，脉象虚弱，为中虚有寒，脾阳不振之征。故先针补合谷补气，有黄芪益气升阳的作用，拔针后再针泻中脘、下脘艾条针上灸，具有温中和胃缓急的功效，共奏温中补气，和里缓急，类似黄芪建中汤之效。

病例 12　脾胃气虚，纳运失常

王张氏，女，64 岁，住方城县拐河乡。1987 年 11 月 9 日初诊。

主诉：患胃痛已年余。

现病史：1 年多前因郁怒所伤而得。开始胃痛严重，证见胃腑胀痛，痛窜两胁，时而剧痛难忍，嗳气频作，每因情志所伤而痛剧。后因内服行气散滞药过多，近半年来胃痛虽然减轻，但正气已伤。

现在证：胃痛隐隐，按之痛减，喜揉喜按，空腹即痛或痛甚，食后痛减或痛止。伴有神疲乏力，气短懒言，大便溏薄，矢气频多，时而下午腹胀等症状。舌淡苔白，脉象虚软。曾在某医院以消化性溃疡久治无效。胃肠钡餐透视无异常发现。

辨证：证属脾胃气虚，运化失常，胃气失和之胃痛。

治则：健脾益气，理气和胃。

取穴：先针合谷（补）、足三里（先泻后补），拔针后再泻中脘。每隔 1～2 日针治 1 次。

效果：二诊后，胃痛减轻；四诊后，空腹时胃亦不痛，精神好转，大便正常，矢气减少；六诊后，胃痛及伴有症状均愈；七至九诊巩固疗效。

按　本例始因郁怒所伤，肝气犯胃，气机不畅，胃痛生焉。后因服药耗伤正气，以致脾气虚弱，运化失职，胃虚失和，气机失畅，故出现现在证中的一系列病理证候群。因此，先针合谷（补法，补气升阳）、足三里（先泻后补，先和其胃后健脾益胃），拔针后针泻中脘（理气和胃止痛），重在健脾益气，理气和胃而收效。

病例13 湿热蕴郁，胃失和降

王某，男，44岁，南阳市齿轮厂职工。1977年3月24日初诊。

主诉：患胃痛已5年。

现病史：1973年开始胃痛、吐酸、食少，气逆胃脘顶撞不适。因长期内服温热之品（如牛、羊肉汤和温热性中药），于1974年出现便血，经某医院治疗4个月出院，便血治愈，余恙仍在。并见恶心，气呃不利，劳累则胁痛、胸背痛，时而两颞痛。1976年钡餐胃肠透视诊断为贲门痉挛、十二指肠球部溃疡。

现在证：5年来，经常胃痛膜胀，气逆上撞胃脘，严重时吐酸、吐饭、吐出黏液，食欲不振，胸胁及背部窜痛，气呃不顺。口苦口酸，口干不渴，气短，少寐，溲少色黄。舌绛，舌苔薄黄，脉象偏数。

辨证：证属湿热蕴郁，气机不畅，胃失和降之胃痛。

治则：和胃降逆，利湿畅中，兼清其热。

取穴与效果：

一诊、二诊，针泻足三里、阴陵泉。二诊后，气呃已顺，吐酸较少，食增，恶心已止，肠鸣矢气较多，少寐及溲少溲黄有所减轻，仍觉气短和劳动后胸胁及背痛。三诊改补合谷，足三里和阴陵泉先多泻后少补。因三诊后诸症复原。四至八诊，复针泻足三里、阴陵泉。七诊后，诸症均有不同程度的减轻或治愈；八诊痊愈。

按 本例初为寒湿滞胃，气机不畅，胃失和降之胃痛证候。复因长期内服温热之品，温热蕴郁过极，则于1974年出现便血。嗣后因湿热未解，蕴郁中焦，气逆上冲，胃失和降，故出现现在证中的此一病机的证候群。一诊、二诊，针泻足三里、阴陵泉，施用和胃降逆，利湿畅中，兼清其热之法，效如桴鼓。本应效不更方，术者仅以患者仍觉气短，劳动后胸胁及背痛，误认为实邪已祛，当治其虚，三诊改用补气健中，和胃祛湿之法，闭门留寇，违背了病机，致使病状复原。四至八诊，复宗原来病机、治则、选穴而收效。三诊岐途，在于仅看到表面现象，而未究其本质之故。

【结语】

1. 所举病例类比　13个病例中：

例 1 是脾胃虚弱，夹气滞胃腑，施用益气建中，佐以行气之法而收效；例 2 是寒凉伤胃，气机阻滞，施用温胃散寒，行气散滞之法而收效；例 3 是肝气犯胃，夹脾胃虚弱，施用理气和胃，益气建中之法而收效；例 4 是气滞胃腑，夹湿困脾土，施用理气和胃，利湿益脾之法而收效；例 5 是湿热蕴蒸，留滞中焦，施用清利湿热，和胃止痛之法而收效；例 6 是肝气郁结，横逆犯胃，施用行气和胃，散滞止痛之法而收效；例 7 是肝胃郁热，夹湿犯胃，施用疏肝和胃，清热利湿之法而收效；例 8 是脾胃虚弱，夹气滞胃腑，施用益气建中，养胃理气之法而收效；例 9 是寒积胃腑，中阳被遏，施用暖胃散寒，温阳益脾之法而收效；例 10 是厥阴蛔厥胃痛，施用安蛔止痛之法而收效；例 11 是脾胃虚寒，寒滞里急，施用温中补气，和胃缓急之法而收效；例 12 是脾胃气虚，纳运失常，施用健脾益气，理气和胃之法而收效；例 13 是湿热蕴郁，胃失和降，施用利湿清热，和胃降逆之法而收效。

从以上病例来看，病由肝气郁滞者较多，由饮食所伤者次之，病久导致脾胃虚弱者亦较多。从证型来看，所举病例和临床常见的胃痛，绝大多数与教课书上所描写的证型不甚吻合，多是错综复杂和兼见两个以上证型的。

2. 辨证要点　胃痛辨证之要点，应以虚实为纲，寒热为目。从痛、胀、吐、食、便五个方面，以明确病位、病性、病势，掌握主证，辨清虚实，察明寒热，有助于诊治。“痛”即辨清疼痛的部位与性质；“胀”即辨清胀满与痛的关系，孰轻孰重；“吐”即辨清呕吐清涎或酸水，有无噫气吐饭；“食”即辨清喜恶饮食，喜恶寒、热及饮食与痛的关系；“便”即辨清大便次数、气味、颜色及便溏、便燥等。

3. 理气止痛说　“理气止痛”是使用调理气机的方法，达到止痛的目的。一般来说，大多胃痛的病机与气机阻滞有关。胃气易实，胃以通为顺，喜于和降，因此，临床上也就多用“理气止痛”之法。然而，运用理气止痛之法又有主次之不同。例如肝气犯胃者，使用疏肝理气，和胃止痛之法；瘀血停滞者，使用活血化瘀，理气止痛之法；寒邪滞胃者，使用温胃散寒，理气止痛之法；饮食停滞者，使用消食导滞，佐以理气和胃之法。而脾胃虚弱，使用健脾养胃之法，佐以理气者，是恐峻补致滞。

4. “痛则不通”和“通则不痛”　“痛则不通”或说“不通则痛”，是指病机而言；“通则不痛”是指治则而言。所谓“痛则不通”是指肝气郁结、饮食停滞、寒邪犯胃、瘀血停结等，影响了胃络的通畅，胃气的和降而致的疼痛，并非阻塞不通。所谓“通则不痛”，是指在治法上使胃气通畅，例如肝气郁结，可通畅气机；瘀血阻络，可通畅瘀血；寒邪犯胃，可温中逐寒；食滞胃腑，可消食导滞；食滞化热，可通腑泄热，等等，均为“通”之意，决非使用攻下法才为“通”。

5. 辨证取穴与患野取穴　胃痛的治疗，如果只从胃脘疼痛这一标象着眼，而片面地采用患野取穴治标，殊欠理想之效果。特别是患病日久之痼疾，不分证型，一概对症治疗患野取穴，效果更差，甚至愈治愈重。凡属于饮食停滞、肝气犯胃、脾胃虚寒、中气不足、肝胃郁热和瘀血阻络等证型，都应辨证取穴。属于实证者，在分别消食导滞和胃止痛、温中暖胃散寒止痛、疏肝理气和胃止痛、通腑攻下止痛、疏肝泻热清胃调中、活血化瘀理气止痛的处方中，配泻或泻灸患野腧穴，温胃、和胃、理气、散寒止痛；属于虚中夹实者，在分别温中健脾散寒止痛、温阳益脾暖胃止痛、益气和胃止痛的处方中，配泻或泻灸患野腧穴，温胃、和胃、散寒、理气止痛；属于虚证者，一般不配取患野腧穴，更不可施用补法，因痛证总由胃气失和，气机不利，夹有经络、气血阻滞之故。

【其他】

1. 胃痛多取中脘穴之由　中脘，位于脐上4寸，穴下内部是胃腑当幽门部，为胃之募穴，六腑之会穴，中焦的气会穴；主治胃、上腹和中焦气机失常，以及在病理上与胃有关的病证。施用泻法，可以和胃散滞、理气和胃、祛瘀消积；配艾灸或烧山火能暖胃逐邪、温通腑气、温胃散寒。

六腑以通为顺，泻而不藏。胃以降为和，喜和喜降。胃痛病位在胃，总由胃气失和，气机不利，夹有经络、气血阻滞。故中脘为治疗胃痛的常用穴。凡属寒邪犯胃、饮食停滞、肝气郁滞，致使气机不利而作痛；脾胃虚寒，胃络失于温煦，或胃阴不足，胃络失于濡养，脉络拘急而作痛；肝郁化火，热灼胃络而作痛；气滞日久，瘀血内结而作痛等，都可配泻或泻灸本穴。例如：

在温中暖胃、散寒止痛的处方中，泻灸本穴暖胃散寒以止痛；在疏肝理气、和胃止痛的处方中，配泻本穴理气和胃以止痛；在消食导滞、和胃止痛的处方中，针泻本穴消积和胃以止痛；在温中健脾、散寒止痛的处方中，泻灸本穴温胃散寒以止痛；在疏肝泻热、清胃调中的处方中，针泻本穴和胃调中以止痛；在活血祛瘀、理气止痛的处方中，针泻本穴佐以理气和胃以止痛；在健脾益气、补中和胃的处方中，针泻本穴佐以和胃畅中以止痛，等等。切不可施用补法。此乃多取泻和泻灸本穴之由。

2. 脾胃气虚型胃痛之治

治疗法则是：应掌握补脾与运脾的关系，益气与理气并重，补中寓通以防呆滞胃气，切勿峻补脾胃，反碍脾运。其原则是：健脾助运，勿失和中，健中与理气穴配伍，补中寓通。

补气穴的掌握和运用是：胃痛隐隐而未胁肋胀痛者；胃痛以空腹时为甚，得食痛减者；胃腹喜按，按之痛减者，方能配用补气穴。针补合谷、足三里、脾俞、阴陵泉等穴都有补气作用，但合谷补气而不滞，足三里能补脾胃之气而易中满，阴陵泉健脾益气又可制湿，脾俞能健脾益气但取之不便，不如合谷和阴陵泉为佳，一般多取补合谷穴。欲取足三里健脾益气，宜用先少泻后多补之法，补而不滞。

3. 严防误诊　胃痛之病，在临床上易于误诊为他病，亦有他病误诊为胃痛的，临床应严加注意。例如有胃穿孔误诊为急性阑尾炎的，有阑尾炎误诊为胃痛的，有心绞痛误诊为胃痛的。

心绞痛误诊为胃痛的病例，是因病势扩展到胃脘及两胁之间，胁下之气逆而上冲之故。如果在农村医疗条件差，一时未能确诊而又急于治疗的情况下，可针泻内关、足三里，不论是胃痛或心绞痛，都可起到一时性缓解疼痛的作用。

4. 所遇脾胃气虚之胃痛患者　1953 年，针治一位 30 岁的胃痛女患者。证见胃痛，腹胀食少，脘腹坚满，嗳气频作，情志抑郁，身体瘦弱，气短懒言，脉象细弦。因久服行气散滞祛瘀之品无效，前来针治。针刺上脘、中脘各 1.8 寸深，刺入后患者即感上腹酸困沉重如物按压影响呼吸。2 分钟后，由呼吸浅短转为呼吸微弱，突然两目上视，面色苍白，不能言语，汗出，立即拔针，急补合谷、足三里，有两位医生同时捻补，各捻补 15 分钟后，患者逐渐恢复正常。此例是因中气不足，加之针刺上腹部的压重感，影响呼吸所造成的。

（八）腹痛（附：寒疝型腹痛）

【概说】

腹痛是指胃脘以下，耻骨联合以上部位内发生疼痛而言。是患者自觉腹部疼痛的一个症状，可出现在多种疾病之中。

腹部范围很广，内居肝、胆、脾、胃、膀胱、胞宫、肾和大小肠等脏腑器官，手足三阴、足阳明、少阳经和冲、任、带脉等均循行于腹部。无论外邪和内伤，凡致使脏腑功能失调，经络气血阻滞的均可发生腹痛。本篇主要论述以腹痛为主要证候，包括寒疝型腹痛在内的腹痛。至于急腹症（器质性病变，针灸已不能收效者）、妇女疾病以及痢疾、泄泻、胃痛、霍乱、积聚、淋证、虫积等所出现的腹痛，不在本篇讨论之内。

针灸治疗腹痛，效果较好。但应注意鉴别诊断，并根据不同病因、病位和疼痛特点以及轻重程度，作出诊断，分别证型，进行辨治。如属急腹症，在针灸治疗的同时，应严密观察，以防误诊误治。

本病临床表现有：寒凝（寒邪凝滞型）、热积（热邪阻滞型）、虚寒、气滞（肝气郁滞型）、血瘀和食滞（饮食停滞型）腹痛等。现将以上几个证型的证治和病案举例，分述如下。

【辨证施治】

腹痛一证，牵涉的范围很广。其临床辨证是：

其一，从病因、病位、属性和疼痛特点来辨。明确属虚、属实，是寒、是热，在气、在血，在经、在络，是在脏或是在腑，再结合各个脏腑功能特性以及与腹痛同时出现的各个症状，详加鉴别，始能找出症结所在。

其二，从疼痛部位来辨。脐以上痛者，多属脾胃肠道之病；脐以下痛者，多属厥阴肝经之病；脐周剧痛者，多见寒疝腹痛；虫病者则多见绕脐痛；脐右下方痛者，多属阑尾炎；脐左下方痛者，多属乙状结肠病变。

其三，从疼痛性质而辨。虚痛喜按，实痛拒按；饱餐后痛为实，饥饿时痛是虚；有形而痛多实，无形而痛多虚；暴痛而无间断，得热痛减者为寒；燥热内结，疼痛阵作，得寒痛减者属热；脐腹疼痛，时发时止者为虫积；脘腹痞硬，嗳气吞酸，腹满拒按者是食滞；腹部胀痛，时聚时散，痛无定处者多属气滞；腹部刺痛，固定不移，或按之有块者多为血瘀。

在治疗方面，应在明确虚、实、寒、热，在气在血，在脏在腑的基础上，采取治疗措施，选穴组方。其治疗原则，多以"通"字立法。除针对病因和受病脏腑、经络、气血和部位外，还应随证加泻一些理气止痛腧穴，亦可很快缓解疼痛。或在补益、散寒、温阳和祛瘀的治则中，佐以理气是有一定的辅佐止痛作用的。

1. 寒积（寒邪凝滞）腹痛

主证：腹痛急暴，遇冷更甚，得暖痛减，口和不渴，小便清利，大便溏薄。舌苔薄白，脉象沉实。

治则：温中散寒以止痛。

取穴：泻灸中脘、气海、阿是穴；或艾灸（隔盐灸或艾条熏灸）神阙，泻灸阿是穴。

若脐中剧痛难忍，喜按喜温者，为肾阳不足，寒邪内侵，可灸关元、神阙、太溪或肾俞，温通肾阳以散寒积。

若少腹拘急冷痛，舌苔薄白，脉象沉紧者，为下焦虚寒，厥阴之气失于疏泄，可泻灸曲骨、大敦、气海，温肝散寒。

若腹中冷痛，手足逆冷，而又身体疼痛者，为内外皆寒，艾灸神阙，泻灸大椎、阿是穴，以散内外之寒。若腹中雷鸣，胸胁逆满、呕吐者，为寒邪上逆，可艾灸神阙，泻灸足三里、公孙，温中降逆。

《素问·举痛论》云："寒气客于小肠，小肠不得成聚，故后泄腹痛矣"之腹痛，宜泻灸关元，艾灸神阙，散寒止痛。

《素问·举痛论》云："寒气客于肠胃之间，膜原之下，血不得散，小络急引故痛"和"经脉流行不止，环周不休，寒气入经而稽迟，泣而不行，客于脉外则血少，客于脉中则气不通，故卒然而痛"的腹痛。是寒邪入侵腹中，阳气不得通畅，脉络痹阻，气血不畅所致。可艾灸神阙穴，痛在脐上者配灸水分，或再加泻灸下脘；痛在脐下者配泻灸气海；痛在脐旁者配泻灸天枢，均可收温散寒邪，通络止痛之效。若脐腹冷痛，攻痛上冲者，加泻公孙穴，平冲止痛。

《灵枢·刺节真邪》篇云："脉中之血，凝而留止，弗火之调，弗能取之。"故上方配艾灸方收温散寒积，通络止痛之效，以达"住痛移痛"之目的。

2. 热积（热邪结滞）腹痛

主证：腹痛拒按，痛剧汗出，腹胀不舒，畏热喜冷，烦热引饮，小便短赤，大便秘结。舌红苔黄，脉象洪数。

治则：清热攻下以止痛。

取穴：针泻天枢、中脘、足三里，攻下热邪、腑实，具有大承气汤之效。若燥结不甚而热重者，可泻合谷、内庭、足三里；若腹痛引及两胁痛者，可泻中脘、天枢（或足三里）、内关或间使，宽胸理气，散结止痛。

热证腹痛，多见于急腹症，病势较急，病程进展较快。临证时必须明确诊断，严防误诊误治。若属阑尾炎，可泻上巨虚、阑尾穴、阿是穴；若属肠梗阻，可泻下脘、天枢、公孙、足三里，攻下热邪腑实以散结滞。若属胃穿孔，在保守疗法的同时配合针灸，针泻足三里、公孙等穴，在于缓解疼痛。

若夏令内蕴暑秽浊气，复因外感寒邪阻滞中焦，胃肠气滞所致。证见突然发病，肠鸣腹痛，剧痛拒按，恶心欲吐，腹痛欲泻，胸脘烦闷等，可点刺曲泽、委中血络出血（出血颜色由紫黑变为鲜红色为好），清暑祛浊，理气止痛。

3. 虚寒腹痛

主证：腹痛绵绵，喜暖喜按，时痛时止，喜热恶冷，饥饿及劳累后痛甚，得食或休息后痛减，大便溏薄，兼有神疲、口淡、气短和怯寒等症状。舌淡苔白，脉象沉细。

治则：温阳益气，散寒止痛。

取穴：艾灸神阙、阿是穴，温中补虚，和里缓急。若见精神困惫，或大便虽软而艰难者，为气虚无力，上方可加补合谷益气。切不可加补腹部腧穴，易致滞塞，气机不畅。

若虚寒腹痛见证较重者，可灸神阙，泻灸阿是穴，温中散寒。若兼有肾阳不足之证者，则属脾肾阳虚，可补灸关元，艾灸神阙，温补脾肾。

小肠虚寒引起的腹痛。证见小腹隐痛，按之痛减，肠鸣溏泄，尿频不爽，舌淡苔白，脉象细缓者，艾灸神阙、气海、关元，温阳补虚，散寒止痛。

《灵枢·五邪》篇云："邪在脾胃……阳气不足，阴气有余，则寒中肠鸣、腹痛。"属于脾土虚寒而健运失职者，可灸下脘、天枢、神阙，扶阳散寒；或艾灸神阙，针泻下脘、天枢或梁门，均配艾灸或烧山火，温阳益脾，散寒止痛。

若脾阳不振，阴寒内停。证见腹痛绵绵，痛处不定，喜热喜按，饥劳痛甚，神疲怯寒，大便溏薄，气短无力，舌淡苔白，脉象沉细。可灸神阙、关元和以痛为腧的阿是穴，温阳益脾，散寒止痛。

4. 气滞（肝气郁滞）腹痛

主证：脘腹胀痛，攻窜不定，痛引少腹，矢气或嗳气后胀痛则减，遇怒加剧。苔薄，脉弦或沉弦。

治则：疏肝解郁，理气止痛。

取穴：针泻太冲、间使、阿是穴，疏肝理气，解郁止痛；或泻气海、中脘、太冲，疏肝理气，和中止痛。

若因肝气郁结，气滞脉络，血行不畅所致的气滞血瘀型腹痛，可泻下脘、气海、三阴交、阿是穴，理气行血，通络止痛。

5. 血瘀腹痛

主证：痛势较剧，痛处不移，腹有癥瘕。舌质青紫，脉弦或涩。

治则：活血化瘀，通经止痛。

取穴：针泻气海、阿是穴、三阴交或血海，活血祛瘀；偏寒者，阿是穴配艾灸温经止痛。

若属腹部手术后粘连作痛或跌仆创伤后瘀滞作痛者，可针泻阿是穴、三阴交，活血散瘀止痛。

6. 食积（饮食停滞）腹痛

主证：腹痛胀满，痛处拒按，或大便秘结，恶食，吞酸嗳腐，或腹痛欲泻，泻后痛减。舌苔浊腻，脉象滑实。

治则：消食导滞。

取穴：针泻建里、天枢、阿是穴，消食导滞；或泻建里、公孙，消食导滞止痛。

若食滞兼有蛔虫而腹痛时作时止者，可参照“虫证”进行治疗。

此外，有腹肌挛痛。《灵枢·经筋》篇云：“阳急则反折，阴急则俯不伸”和“寒则反折筋急，热则筋弛纵不收”。是由阴阳经脉失调所致。证见腹直肌经筋，因感受寒邪，呈阵发性拘急疼痛，俯而不伸，反折筋急，不能伸腰而无腹部内脏病痛等。可浅刺泻梁门、天枢、太乙或阿是穴，均用艾条针上灸，温经散寒，舒筋止痛。

附：寒疝型腹痛

尤在泾指出：“疝者痛也，不特睾丸肿痛为疝，即腹中攻击作痛，按引上下者，亦得名称疝。所以昔贤有腹中之疝与睾丸之疝之说。”此处之寒疝型腹痛，是指《金匮要略》书中之寒疝而言。

1. 大乌头煎证　《金匮要略·腹满寒疝宿食病脉证并治》篇云：“寒疝绕脐痛，若发则白汗出，手足厥冷，其脉沉紧者，大乌头煎主之。”属于发作性寒疝的证治。宜艾灸神阙（温阳散寒止痛），泻灸天枢（散寒止痛，偏于脐旁痛者取之）、下脘（偏于脐上痛者取之）、气海（偏于脐下痛者取之），破积散寒止痛。

2. 附子粳米汤证　《金匮要略·腹满寒疝宿食病脉证并治》篇云：“腹中寒气，雷鸣切痛，胸胁逆满，呕吐，附子粳米汤主之。”属于脾胃阳虚的寒疝证治。宜灸神阙温阳益脾，散寒止痛，泻灸天枢、上脘（或中脘），散寒止呕，温经止痛；或泻灸天枢、中脘（或上脘），泻公孙，共奏温中散寒，化饮降逆之效。

3. 大建中汤证　《金匮要略·腹满寒疝宿食病脉证并治》篇云：“心胸中大寒痛，呕不能饮食，腹中寒，上冲皮起，出见有头足，上下痛而不可触近，大建中汤主之。”属于脾阳虚的寒疝证治。可灸神阙，泻公孙，泻灸中脘、上脘，温中散寒，降逆止痛。

4. 里阳素虚，脾胃为寒所犯之腹痛下利　《金匮要略·腹满寒疝宿食病脉证并治》篇云：“中寒，其人下利，以里虚也，欲嚏不能，此人肚中寒”

一云痛。本条是里阳素虚，脾胃为寒邪侵犯之腹痛下利。宜泻灸天枢，艾灸神阙，温阳益脾，散寒止痛、止利。

5. 感受风冷引起的腹痛和误下后的变证　《金匮要略·腹满寒疝宿食病脉证并治》篇云："夫瘦人绕脐痛，必有风冷，谷气不行，而反下之，其气必冲，不冲者，心下则痞。"本条是论述瘦人感受风冷引起的腹痛和误下后的变证。瘦弱正气不足之人，感受风冷，寒结于里，发生"绕脐痛"及"谷气不行"（大便不通），宜灸神阙（温阳散寒益脾），泻灸天枢（散寒通便）、下脘（散寒通便），温阳散寒，通便止痛。若误用苦寒攻下之药，风冷未去，中阳更伤，脾胃阳气更虚，致使寒气上逆而呕逆者，宜灸关元（壮真火益脾阳）、神阙（温阳散寒益脾），泻灸上脘（温胃散寒以止呕逆），共奏壮阳益脾，暖胃散寒以止呕逆之效。若误下后，寒邪陷于心下，聚而成痞者，宜泻灸上脘（暖胃散寒除痞）、中脘（暖胃散寒除痞），艾灸神阙（温阳益脾），共奏温阳益脾，暖胃散寒以除痞之效。

【病案举例】

病例1　冲脉失和，气逆上冲

葛某，男，40岁，住新野县沙堰公社李庄大队霞雾溪村。1969年5月3日初诊。

主诉：患腹痛已5天。

现病史：不明原因，5天来自觉有气由小腹循任、冲和阳明经向上冲至中脘穴处，呈阵发性攻冲刺痛、跳痛，剧痛难忍，大汗淋漓。每隔5～10分钟剧痛1次，每次剧痛2～5分钟自行缓解。饮食及二便正常。曾用中西药治疗无效。在本院作胃肠钡餐透视无异常发现。大便化验正常。

辨证：证属经气阻滞，冲脉失和，气逆上冲之腹痛。

治则：理气和中，平冲降逆。

取穴：针泻足三里、公孙。每日针治1次。

效果：一诊后，腹痛明显减轻，每隔1小时隐痛1次，每次隐痛1～2分钟自行缓解；二诊后，腹痛痊愈；三诊巩固疗效。

随访：1969年9月告知腹痛针愈未发。1971年3月又告知针愈未发。

按　本例腹痛是从小腹循任、冲和阳明经脉冲向中脘穴处，呈阵发性攻冲作痛，乃为经气阻滞，气逆上冲之故；饮食如故，二便正常，证明病位在经不在腑（不在阳明胃肠及膀胱腑），属实不属虚。故针泻足三里（通畅阳明经气，和中止痛）、公孙（脾经络穴，通于冲脉，有疏理胃肠气机和平冲降逆的作用），施用理气和中，平冲降逆之法而收效。

病例 2 真阳不足，阴寒内盛

田某，男，44 岁，住南阳县羊山公社刘庄大队。门诊号 018178。

主诉：患腹部凉痛已 6 年。

现病史：6 年前因睡卧露天地感受寒凉而得。此后每因感受寒凉或惊恐易于复发。复发前腰部觉凉，由左侧脐腹胀痛向左上腹及剑突下走窜，甚至走窜胁肋作痛。腹部凉痛，痛处拒按，口鼻气凉，四肢厥冷，全身畏寒。内服温热药物，外用热敷和火烤则凉痛减轻或痛止，但不能根治。曾用火针刺入腹部治之，不仅不效反而加重。伴有尿频，目昏，牙齿隐痛，精神萎靡等症状。身瘦，面色青黄，语音低微，脉象沉细。曾用真武汤、奔豚汤、附子理中丸、建中汤等治疗，收效不卓。服硫黄后逐渐减轻。

辨证：证属真阳不足，阴寒内盛，经气阻滞之腹痛。

治则：温补肾阳，佐以温胃降逆。

取穴与效果：

初诊：针补关元、太溪、肾俞，均配烧山火，具有温补肾阳的功效。其关元穴温烘烘的针感达于小腹，又沿两大腿内侧向下过膝至足跟部；太溪穴温热感沿本经上行至膝部；肾俞穴温热感达于整个腰部。

二诊（13 日）：昨晚遗精 1 次，今天腹部隐痛。遗精可能与峻用补肾阳壮命门有关，特别是关元穴有壮命门真火的作用，配烧山火其壮阳功能更著。此诊改用针补肾俞配烧山火温补肾阳，针泻公孙降冲逆治腹痛，泻太冲疏肝理气，共奏温补肾阳，疏肝降逆之效。其公孙穴在留针时自觉自左侧不容穴向下行至大巨穴，有肠鸣和肠蠕动感。

三诊（20 日）：阴雨数天未来针治，近几天腹痛较缓，复发前腰部觉凉亦明显减轻。针泻公孙，补关元、肾俞、胃俞均烧山火，温热感均达于局部。取补胃俞穴在于能收温养胃腑之效。

四诊（30 日）：近几天腹痛未发。针补关元、肾俞、足三里，均配烧山火。其关元、肾俞穴温热感均在局部；足三里穴温热感沿本经下行至足趾部，上行至髀关穴处，拔针后即感肠鸣、胃空舒服。

按　依其脉证和病因，本例系内为命门火衰，肾阳不足，外因感受寒凉，寒邪留滞中宫，气血凝滞，失却真阳温煦以消阴翳之机能。久服温药其效不卓，是因温之不温是无火之故。感寒或惊恐腹痛易发，腰凉预发，畏寒肢冷，腹部凉痛，尿频，脉象沉细，精神萎靡，口鼻气凉，得暖痛缓，服硫黄后痛缓等，乃属一派肾阳不足，命门火衰之征象。脐腹胀痛，气逆走窜，与气血凝滞，气机不行有关。故施用温补肾阳之法，针补关元、肾俞配烧山火，使真阳壮盛则阴翳自消，佐以温中降逆之法，分别配泻太冲、公孙，补胃俞、足三里配烧山火而收效。

病例 3　真阳不足，下元虚冷

李某，女，51 岁，住南阳市史夹道 25 号。1970 年 10 月 26 日初诊。

主诉：小腹凉痛已数年。复发半年。

现病史：多年来小腹凉痛，常反复发作。此次复发已半年，经常小腹凉痛，解大便时小腹坠痛，坐在凉处则肛门凉痛和小腹凉痛更甚，大便溏薄日行数次，时而小腹空痛，按压则痛缓。伴有小腹及肛门坠胀，时欲大便临厕则无，四肢乏力，食欲不振，腰痛，头晕等症状。易怒，生气后小腹及肛门坠胀加重和时欲大便更为明显。舌淡苔白，脉象沉细。本院妇产科检查未发现妇科病证。

辨证：证属真阳不足，阴寒内盛，阳气被遏，中阳不运，夹肝气郁滞，肠道失畅之腹痛。

治则：补真阳益脾阳，佐以疏肝理气。

取穴：艾灸神阙，补灸关元，针泻太冲。每隔 1～2 日针灸 1 次。

效果：一诊后，小腹已不凉痛；二诊后，解大便时微觉小腹坠痛，饮食增加；四诊后，欲解大便临厕则无和小腹凉痛及肛门坠胀治愈，解大便时小腹坠痛感减轻；五诊后，基本治愈；六诊、七诊巩固疗效。

按　本例的病因病机是：真阳不足，阴寒内盛，下元虚冷，阳气被遏，故而小腹凉痛，坐在凉处肛门凉痛和小腹凉痛更甚；火不生土，中阳不运，故见大便溏泻，时而小腹空痛，按之痛缓，解大便时小腹坠痛，食欲不振，四肢乏力等；易怒，生气后小腹及肛门坠胀加重，欲解未便（粪便）更为明显，是因肝气郁滞，肠道气机失畅之故；舌、脉的改变，为中阳不足之象。故灸神阙（温运中阳），补关元（补真阳），针泻太冲（疏肝理气），施用补真阳益脾阳，佐以疏肝理气之法而收效。

病例 4 热郁腹络，经气不行

姚某，男，23 岁，干部，南阳地区医药公司职工。住本院外一科病房。

主诉：58 天前因患阑尾炎，收住本院外科手术。手术后右侧少腹疼痛，术后 11 天伤口化脓，用西药治疗 8 天伤口愈合，右下腹仍痛未愈。曾用龙碘合剂、维生素 B_1、阿托品、青霉素、链霉素和超声波治疗，腹痛依然。钡餐透视患处无异常发现。由外一科转针灸治疗。

现在证：右小腹痛，排便（大便）缓慢，便次较多，早晨腹胀，晚上腹痛，饮食一般。患处压痛明显，伤口愈合良好，痛点在右下腹部之伤口处和伤口上 2 横指处。体温在 36.3～37℃之间。舌尖舌边色红，舌苔薄白，脉象细数略弦。

辨证：证属热郁腹络，经气不行，气血失畅之腹痛。

治则：清宣郁热，通畅经气。

取穴与效果：

初诊：针泻右足三里、上巨虚。其酸困的针感沿本经上行达于患处，患处肌肤抖动，腹部即觉舒服。

二诊：针泻右足三里配透天凉，进针时突然患者感到口中发凉，用透天凉手法时，其凉感沿本经下达第二趾端，向上行至天枢穴处，时而达于中脘、梁门穴处，留针 60 分钟，在留针期间伤口觉凉、肌肉抖动，腹部即刻不痛，自觉有一种舒服感。

三诊：昨天下午腹部不痛，矢气多，肠蠕动良好。针泻右足三里配透天凉，凉感沿本经达于天枢、水道、梁门穴处，时而到达不容穴处，并有抖动感和舒适感。

四诊：仅大便次数多，日行 2～4 次，伤口有压痛，上腹部鸣响次数增多。针穴手法针感同三诊。

五诊：伤口压痛不明显，右下腹舒服不痛。针穴手法针感同三诊。

按　本例系手术之后，瘀血内阻，蕴热酿脓；虽用药物治疗，伤口愈合，但余热未尽，热郁腹络，络道痹阻，气血不畅，故出现右下腹胀满疼痛，压痛明显。因未伤胃腑，故饮食一般。热郁肠道，气机不利，则见排便通过缓慢，便次增多。循经取穴，上病下取之，针泻右足三里配透天凉，凉感循经走达腹部及患处，施用清宣郁热，通畅经气之法而收效。

病例 5　饮食生冷，寒滞不行

陈某，女，52 岁，南阳县棉纺厂家属。1988 年 3 月 30 日初诊。

主诉：患脐腹凉痛已 6 天。

现病史：6 天前的晚上，因饮食过多加之饭菜欠温，当天半夜即觉腹部凉痛，剧痛难忍。遂用单方（烧姜、烧枣、炒盐）煎汤饮之，不见好转。第二天上午去卫生所给予酵母片、土霉素和止痛片治疗亦无效。于 3 月 27 日去地区医院作胃肠钡餐透视，未发现异常。后服中药 3 剂有所好转。

现在证：脘腹胀满疼痛、拒按，脐腹凉痛明显。喜暖，恶食，嗳气吞酸，痛剧欲泻，泻后痛减。痛点在脐及脐上至中脘穴处，舌苔浊腻，脉象滑实。

辨证：证属饮食生冷，寒滞不行，气机阻滞之腹痛。

治则：温中散寒，消食导滞。

取穴：一诊针泻加灸中脘、下脘，艾灸神阙；二至四诊，针灸腧穴及手法同上，告知家属每天晚上艾灸神阙、中脘各 30 分钟。

效果：一诊后，脐腹凉痛减轻；三诊后，脐腹凉痛已愈，舌、脉基本恢复正常；四诊巩固疗效。

按　本例系饮食生冷，停滞不化，故腹部凉痛、拒按，得暖则舒。用单方无效，因于重在散寒而不消食之故；服用西药消炎、止痛而不治其本，酵母片消食之力不及故罔效。寒凉宿食停滞，故脐腹胀满疼痛，恶食；宿食不化，则嗳气吞酸；剧痛欲泻，泻后痛减，是浊气随泻而去之故；舌、脉为伤食里实之征。故艾灸神阙（温阳散寒），泻灸中脘（温胃消食）、下脘（散寒导滞），共奏温阳散寒，消食导滞之效而愈病。此乃温化则寒邪自散，食消则气畅痛止。

病例 6　肝气郁结，气机阻滞

陈某，男，45 岁，住南阳县英庄乡。1987 年 11 月 30 日初诊。

主诉：腹部窜痛已 6 天。

现病史：6 天前生气后约 20 分钟，突然腹部胀痛、拒按，剧痛难忍，大汗淋漓，攻窜少腹，时而走窜两胁，时而走窜睾丸处，矢气或嗳气后腹痛稍减，遇怒加剧。舌苔薄白，脉象沉弦（剧痛时脉象沉紧）。内服小茴香煎汤，和服沉香化滞丸后痛减，但不能持久。

辨证：证属恼怒伤肝，肝气郁结，横窜脉络之腹痛。

治则：疏肝理气，通络（腹络）止痛。

取穴：针泻太冲、间使、气海。其太冲穴针感循本经上行走达少腹，后经两胁走于上腹；间使穴的针感循本经上行走达胸膺部；气海穴的针感走达整个小腹。

效果：一诊留针 60 分钟后，腹部已不窜痛，仅少腹呈阵发性微痛；二诊，昨晚和今天上午就诊前，腹部仍窜痛至少腹及两胁，痛势较缓，二诊时留针 60 分钟，腹部不痛略有胀满，脉象已缓和；四诊，病痛痊愈，巩固疗效。

按 本例系恼怒伤肝，肝气郁结，横窜脉络，故出现脘腹胀痛，攻窜少腹及两胁，时而窜及睾丸；矢气或嗳气后，气机稍有通畅，故痛胀稍减；睾丸、少腹及两胁均为足厥阴肝脉之分野，攻窜作痛，是肝气郁滞，脉络不畅之故；遇怒痛剧，脉象沉弦等，为肝气郁结之征。故针泻间使（宽胸理气）、太冲（疏肝理气）、气海（舒畅下焦气机），施用疏肝理气，通畅脉络以止痛之法而收效。

病例 7 脾胃阳虚，寒气充斥

王某，男，45 岁，住南阳县潦河坡乡。1984 年 8 月 8 日接诊。

主诉：患腹痛已 20 天。原因不明。

现病史：20 天前突然腹部剧痛，由脐下向上腹、心胸部呈阵发性攻冲作痛，剧痛时腹皮突起似有头足之块状物上下冲动，痛不可近，局部喜暖恶凉。伴有呕吐不食，神疲怯寒，手足欠温等症状。舌淡苔白，脉象沉伏（时而沉紧）。在当地医院用中西药治疗无效，前来本院作胃肠钡餐透视，未发现异常，转针灸治疗。

辨证：证属脾胃阳虚，寒气充斥，攻冲上逆之寒疝腹痛。

治则：温阳益脾，暖胃降逆。

取穴：针泻加针上灸中脘、上脘，艾灸神阙，针泻公孙。每日针灸1次。

效果：二诊后，腹痛减轻，攻冲作痛次数减少；四诊后基本治愈；五诊痊愈。时隔3天又针灸1次以资巩固。

按　本例的病因病机是：脾胃阳虚，寒气充斥，攻冲上逆，故由脐下向上呈阵发性攻冲作痛，剧痛难忍；剧痛时腹皮突起似有头足之块状物上下移动，痛不可近，是因寒气冲逆，气机不畅之故；寒气上冲，胃失和降，则呕吐不能饮食；中阳虚寒，阳气不达，则神疲怯寒，手足欠温。故艾灸神阙温阳益脾，泻灸中脘、上脘温中散寒以止痛，泻公孙降逆止痛，使中阳得运，阴寒消散，诸证悉愈。

病例8　湿热瘀血，阻滞肠道

高某，男，39岁，中原机校教师。1988年元月27日初诊。

主诉：患腹痛已2年。

现病史：2年前罹泄泻、腹胀。可能与不服水土有关。于1986年春节又因饮酒过多而患腹痛。经常左侧小腹疼痛，时而呈持续性，或时痛时止，痛点在乙状结肠处，拒按，气逆时横结肠左段与降结肠处胀痛，矢气后痛减。舌苔白腻始终不退。1986年5月在某医院诊断为慢性结肠炎，曾用中西药久治无效。检查：乙状镜检查发现约19～25cm处有一小出血点及水肿。

既往病史：患混合痔已4年，严重时下坠感明显，矢气多，并见大便秘结，时而便溏。

辨证：证属湿热和瘀血阻滞肠道，气机不畅之腹痛。

治则：通肠祛浊，散瘀止痛。

取穴：针泻左大巨和阿是穴。每隔1～3日针治1次。

效果：一诊后，左侧腹痛减轻；二诊后，腹痛、腹胀及便溏治愈，胃腹舒服；四诊后痊愈。

随访：1988年3月7日告知腹痛针愈未发。

按　本例系湿浊及瘀血阻滞肠络，经气失畅，气血失和之腹痛证候。是例局部病变为其主要矛盾，故用局部疗法患野取穴直达病所之法，针泻左侧大巨、阿是穴，通肠祛浊，散瘀止痛而收效。

病例9 阳明经气阻滞，胃肠气机失畅

高某，男，54岁，住南阳县王村公社王村大队。门诊号011264。

主诉：患腹痛已3天。

现病史：3天前因突然咳嗽引起左侧腹直肌呈阵发性拘急抽痛，右侧腹直肌、腰肌间断性抽痛，时而腹直肌拘挛抽痛牵引腰部，腰腹活动受限，一昼夜拘挛抽痛约20次，每因咳嗽、仰卧和起立时以上症状易于出现。4天未解大便，经服用蓖麻油后解便如羊屎。食欲不振，口味不佳。舌苔白腻微黄，脉沉弦数。按压腰、腹部无压痛感。既往病史：患扭伤性腰痛已25天。

辨证：证属阳明经气阻滞，胃肠气机失畅之腹痛。

治则：疏畅阳明经气，佐以通便导滞。

取穴与效果：

初诊：针泻梁门、天枢、足三里、解溪。

二诊：上诊后腹直肌拘急疼痛次数减少，时间缩短。针泻梁门、天枢、丰隆、内庭。

三诊：二诊后腹直肌仅拘急2次，已不痛引腰部，但仍未解大便，舌苔白腻不黄。针泻梁门、天枢、足三里、照海。

四诊：上诊后腹直肌拘急疼痛1次，时间较短，大便已解，舌苔转为正常，饮食增加，心情舒畅，精神很好。针泻梁门、天枢、解溪。

随访：同年6月16日告知此病在本科针愈。

按 足阳明之脉，循行于侧腹部之腹直肌处。依其脉证和病因，本例患者系突然剧咳，阳明经气受阻，合併原来腰部扭伤经气阻滞，故出现腹直肌呈阵发性拘急疼痛，连及腰肌；每因咳嗽、仰卧和起立时易于发作，是因影响腹直肌的功能活动之故；阳明经气阻滞，胃肠气机失调，故而大便干秘，食欲不振，口味不佳；腰及腹部无压痛，是在腰、腹直肌痉挛缓解后按压之，故无压痛。此例是阳明腹部经气阻滞合胃肠腑实，交织在一起的一个病证。舌、脉的反映，正是胃肠腑实，阳明经气阻滞疼痛之征象。故针泻梁门（腹直肌处，既可直接治止腹直肌拘挛疼痛，又治胃肠腑实）、天枢（大肠募

穴，既治腹直肌拘挛疼痛，又治大肠腑实可通便导滞）为主，分别配泻足三里（既可疏畅阳明腹部经气，又可和胃通肠导滞）、解溪（既可疏畅阳明腹部经气，又可清腑热）、丰隆（疏畅经气，通便散滞）、照海（用于通便）、内庭（清阳明之热），施用疏畅阳明经气以止腹痛，攻下腑实以通大便之法而收效。

病例 10　气机阻滞，肠道失畅

张某，男，32 岁，住社旗县桥头公社。1967 年 9 月 23 日初诊。

主诉：患小腹痛已年余。

现病史：1 年多来，右侧小腹痛，痛点在马氏点部位，肠鸣后腹痛消失。自觉患处有块状物，粪便不易通过，生气后自觉有气体也不易通过，肠鸣通过患处后，即感患处舒服。外科检查：腹软，未扪及肿块，右下腹无压痛及反跳痛。

辨证：证属气机阻滞，肠道失畅，不通则痛之腹痛。

治则：通肠散滞。

取穴：针泻右外陵、大巨、足三里。

效果：二诊后，右侧腹部疼痛及肠鸣次数减少，外陵穴处肠鸣音减低；三诊后，仅食后自觉肠鸣时右下腹部无肠蠕动感；四诊治愈。

随访：1968 年 5 月 24 日告知原患右下腹痛在本科针愈。

按　本例以右侧下腹痛，肠鸣后腹痛消失为主证。乃气机阻滞，肠道失畅所致。因无肿块，又无伴有证候群，故对症治疗，针泻右外陵（理气机，通肠散滞）、大巨（理气机，通肠散滞）、足三里（通肠散滞），施用通肠散滞以止疼痛之法而收效。其二诊后右侧腹部肠鸣减少，外陵穴处肠鸣音减低和三诊后仅食后自觉肠鸣时右下腹部无肠蠕动感，均是气机通畅之故。

病例 11　阴寒内盛，阳气被遏

王某，女，30 岁，住南阳市油坊坑街 20 号。门诊号 018910。

主诉：患小腹痛已 1 个月。

现病史：1 个月前，因饮食生冷而得。小腹凉痛、隐痛、拒按，时而窜痛，饮食减少。时而胸痛、短气、心悸、头晕。语音稍低，面色萎黄，舌淡无苔，脉象沉迟。曾服中西药效果不卓。

辨证：证属阴寒内盛，阳气被遏，气机不利之腹痛。

治则：温阳逐冷。

取穴：针泻关元配烧山火。其温热感走达整个小腹，自觉子宫有收缩感。

效果：一诊后，小腹转为微痛，窜痛消失，饮食增加；二诊后治愈。

随访：20 天后告知腹痛在本科针治 2 次愈。

按 本例虽因饮食生冷而得，但无寒凉伤胃之胃腑症状。因属阴寒留滞，阳气被遏，故出现小腹凉痛、拒按；运化失职，饮食减少，故见时而短气、心悸、头晕和语音稍低等；面色萎黄，舌淡无苔，脉象沉迟等，乃属阴寒内盛，阳气被遏之征。故针泻关元配烧山火，施用温阳散寒逐冷之法而收效。

一般来说，用烧山火的目的，是起到温补作用，施用泻法起到散邪作用。本穴二者合用的目的，既能散邪又能温阳，共奏温阳逐冷之效。

【结语】

1. 所举病例类比　11 个病例中：

例 1 证属冲脉失和，气逆上冲之腹痛。针泻足三里、公孙，施用理气和中，平冲降逆之法而收效。例 2 证属真阳不足，阴寒内盛之腹痛。针补关元、肾俞配烧山火，温补肾阳，分别配泻公孙、太冲穴，和补灸足三里、胃俞，佐以理气降逆和温补脾胃之法而收效。例 3 证属真阳不足，下元虚冷，中阳不运，夹肝气阻滞之腹痛。针补加灸关元，艾灸神阙，针泻太冲，施用补真阳益脾阳，佐以疏肝理气之法而收效。例 4 证属热郁腹络，经气不行，气血阻滞之腹痛。针泻右足三里（配透天凉），配泻 1 次上巨虚穴，施用清宣郁热，通畅经气之法而收效。例 5 证属饮食生冷，停滞不行之腹痛。针泻加灸中脘、下脘，艾灸神阙，施用温中散寒，消食导滞之法而收效。例 6 证属肝气郁结，失其条达，横窜脉络之腹痛。针泻太冲、间使、气海，施用疏肝理气，通络（腹络）止痛之法而收效。例 7 证属脾胃阳虚，寒气充斥，攻冲上逆之腹痛。针泻加灸中脘、上脘，艾灸神阙，针泻公孙，施用温阳益脾，降逆止痛之法而收效。例 8 证属湿浊瘀血，阻滞肠道，气机不畅之腹痛。针泻左侧大巨和阿是穴，施用通肠祛浊，散瘀止痛之法而收效。例 9 证属阳明气分受阻，胃肠气机失畅之腹痛。针泻梁门、天枢、足三里（时而易泻丰隆）、解溪（或内庭），施用疏畅阳明经气，通肠导滞之法而收效。例10证属气机不畅，肠道阻滞之腹痛。针泻右侧外陵、大巨、足三里，施用通肠散滞之法而收效。例11证属阴寒内盛，阳气被遏，气机不畅之腹痛。针泻关元配烧山火，施用温阳散寒逐冷之法而收效。

2. “通则不痛”的临床应用　《医学传真》云：“夫通则不痛，理也，但通之之法，各有不同。调气以和血，凋血以和气，通也。下逆者使之上行，中结者使之旁达，亦通也。虚者助之使通，寒者温之使通，无非通之之法也。若必以下泄为通，则妄矣。”可知治疗腹痛，固以“通则不痛”为原则，然“通”字则有多种含义，并非单指攻下通利而言。从腹痛六个证型的治疗和所列举11个病例来看，绝非单用攻下通利之法，而是用各种不同的治疗法则达到“通则不痛”的目的。

3. 病因病机的转化　腹痛病的虚、实、寒、热、气、血，常常相互交织，相互影响，可互为因果，相互转化，互相兼夹，或寒热交错，或虚实夹杂，或气血相兼，或纯属实热，或纯属虚寒，等等。又如寒痛缠绵不愈，可郁而化热；热痛日久，可转化为寒，而成寒热交错之证；实痛治不及时，可转化为虚痛，或成虚实并见之证；素体脾虚，偶因饮食不节，食滞中阻，而成虚实夹杂，本虚标实之证。在辨证时，必须突出主要问题，分析主要症状和不同的发病机理，审察其相互间的因果和转化关系，然后进行施治，处方选穴。

【其他】

1. 腹直肌挛痛的诊治　腹直肌挛痛，多因腹直肌经筋，感受寒邪。证见一侧或两侧腹直肌呈阵发性拘急疼痛，得暖痛减，俯而不伸，反折筋急，不能伸腰，痛时拒按，而无内脏病痛等。是因病位在足阳明经脉，为阳明经筋失调所致。针治时宜浅刺腹直肌上之阳明经腧穴，可直达病所，温经散寒以止痛。若伴有胃肠症状者可深刺，必要时配加有关腧穴施治。腹直肌挛痛之腹痛，临床鲜见，因此临证时应与其他证型之腹痛作鉴别。

2. 粗针刺泻腹部腧穴易出异常　1951年以前，我们家传使用的多是24号粗度的毫针。治疗腹痛，针泻腹部腧穴，如梁门、上脘、中脘、下脘、天枢等穴，每次针刺2、3个腧穴，刺入1.5～2寸深，起针后5～15分钟，个别病人腹部突然出现胀痛、结痛、窜痛、绞痛，甚至有痛剧气闭无知者。是因用泻法留针时间短，拔针后患者突然坐起，影响腹内经气、气血的运行，或影响肠胃气机的通畅，以致经气被滞，气血结聚之故。穴下内部是肠腑，亦有因此出现肠绞痛的。此时应急速针泻足三里、内关或间使，行气畅中，缓解疼痛。否则此症有持续数小时或数天的，亦有使原来的病情加重的。

3. 峻补与补之过早之弊　虚中夹实之腹痛，标实治愈，不可因本虚而峻补或补之过早，否则因气机阻滞而腹痛复发或变生它证。例如1988年针治一张某，52岁的男患者，素有脾胃虚寒之证，因患脐周寒疝型腹痛，前来针灸治疗。针泻加灸天枢、下脘、气海，温阳散寒止痛，针灸3次治愈。另一医生接诊后，尚未巩固疗效，就针补足三里、阴陵泉，补中健脾益气，以补其平时脾胃虚寒之本虚。针治2次后，出现腹痛腹胀纳呆等气机阻滞之弊，即改用针阴陵泉（补）、间使（泻）、足三里（先少泻后多补），艾灸神阙，施用温阳益脾，健脾益气，佐以理气和中之法，针治5次而脾胃虚寒得以治愈。

（九）鼓胀（附：黑热病）

【概说】

鼓胀，是因腹部膨胀如鼓而命名的。以腹部胀大，皮色苍黄，脉络暴露为特征。

本病多由情志抑郁、饮食不节、饮酒过多、感染血吸虫毒，以及黄疸、积聚等引起，都能伤及肝脾。肝气郁遏既久，克制脾土，脾胃既病，肝木又乘虚侵侮，虽起病有殊，但后果则同。肝脾损伤，累及肾脏，形成肝、脾、肾三脏俱病，气、血、水等瘀积腹内，以致腹部日渐胀大而成鼓胀。由于肝、脾、肾三脏受病程度不同，可出现不同病理证型。严重者因正气不足，水湿热毒深重，可引起昏迷。

本病颇为顽固，易于复发。若病至晚期，腹大如瓮，脉络怒张，脐心突起，利后腹大胀急，便如鸭溏，四肢瘦削，喘息不安者，乃脾胃俱败，每多不治。

针灸对本病有一定效果。据1964～1973年间，我科作为研究项目对该病（肝硬变，属于鼓胀范畴）进行针治疗效观察证明，针灸治疗不仅能改善症状，缓解病情，而且还有一定的远期疗效。各项化验阳性指标均有不同程度的改善。对鼓胀严重者尚可配合药物治疗。现代医学疾病中的肝硬化、腹腔内肿瘤、结核性腹膜炎等形成的腹水，都属鼓胀的范围。

现代医学中的黑热病，相当中医学中的“痞块”“癖块”“脾块”“疟母”等，类似鼓胀病，50年代以前流行很广，危及青少年患者的身心健康。斯替黑克价钱昂贵，致使许多患者因无钱医治而夭折。我家父辈们曾用针灸治疗该病，收到良好效果，积累了一些经验。今特作为附篇论述之。

根据临床表现及转归，鼓胀有气滞湿阻、寒湿困脾、湿热蕴结、肝脾血瘀和脾肾阳虚、肝肾阴虚等证型，针灸以前四型较为多见。现将以上几个证型的证治和病案举例，分述如下。

【辨证施治】

本病分为实胀、虚胀两大类。其临床表现是：腹部胀大，病初按之柔软，渐至坚硬，甚则脉络暴露，脐心突起，食欲减退，食后觉胀，面色萎黄或渐见黧黑，面颈及胸部有红点或血缕，肌肤干燥，形体消瘦，胁下积块胀痛，大便溏薄或便秘，小便短少，鼻衄、齿衄或便血，甚则神志昏迷等。随患者体质与病情的偏实偏虚，而有不同表现。在治疗方面，由于病因比较复杂，多因实致虚，虚实并见，因此宜攻补兼施，或先攻后补，先补后攻为其基本原则。

1. 气滞湿阻

主证：腹部膨大，按之不坚，胁下胀满或疼痛，小便短少，纳食减少，食后作胀，嗳气不爽，全身沉困无力。舌苔白腻，脉弦。

治则：疏肝理气，除湿散满。

取穴：针泻太冲、间使、阴陵泉。泛吐清水者，加泻灸中脘温胃降逆；或泻灸中脘，艾灸水分，泻太冲。

若属肝郁气滞，脾虚湿阻者，针泻太冲、阴陵泉，针补脾俞，疏肝理气，健脾利湿。

若属气滞血瘀，证见腹部膨大，两胁下疼痛、拒按，气呃不顺，饮食减少，郁怒加重，舌有瘀斑，苔薄白，脉弦而涩者，针泻太冲、三阴交、期门，疏肝理气，活血祛瘀。

2. 寒湿困脾

主证：腹大胀满，按之如囊裹水，胸脘胀闷，得热稍舒，小便短少，大便溏薄，精神困倦，怯寒懒动。舌苔白腻，脉缓。

治则：温中化湿。

取穴：针补关元，泻阴陵泉，艾灸神阙、水分，振奋脾阳，温运水湿；或泻中极、太冲，艾灸神阙、水分，温中化湿，疏肝益脾。若脘腹胀闷者，上方加泻中脘理气宽中。

3. 湿热蕴结

主证：腹大坚满，脘腹撑急疼痛，纳呆食少，小便赤涩，大便秘结或溏垢，烦热口苦，渴不欲饮。舌尖舌边红，舌苔黄腻或兼灰黑，脉象弦数。或有面目皮肤发黄之征。

治则：清热利湿，攻下逐水。

取穴：针泻中极、阴陵泉（或配透天凉）、水分或水道；或上方与针泻太冲、足三里、间使，疏肝理气，和胃畅中之法交替施治。

4. 肝脾血瘀

主证：腹大坚满，脉络怒张，胁腹攻痛，可触到较硬的癥块，面色黯黑，头颈胸臂有血痣，呈丝纹状，手掌赤痕，唇色紫褐，口渴，饮水不下，大便色黑。舌质紫红或有紫斑，脉象细涩或芤。

治则：活血化瘀。

取穴：针泻三阴交、阴陵泉、章门（或太冲或期门）。

若腹水胀满过甚，脉象弦数有力，体质尚好可任攻逐者，可暂用攻逐水气之法，针泻中极、阴陵泉、水道。待水气减则仍治其瘀，针泻三阴交、太冲。但须时刻注意脾胃之气，不可攻伐太过；攻后虽有瘀实之证，宜缓缓消之，或攻补兼施，不可强求速效。如病势恶化，亦可见吐血、下血及神识昏迷等危候，可配合药物治之。

5. 脾肾阳虚

主证：腹大胀满不舒，入暮尤甚，脘闷纳呆，神疲倦怠，怯寒肢冷，下肢浮肿，溲清短少不利，大便溏薄。面色苍黄，舌胖淡紫，脉象沉细而弦。

治则：温补脾肾，化气行水。

取穴：偏于脾阳虚者，针补关元，泻灸中极，艾灸神阙，温中扶阳，化气行水；偏于肾阳虚者，针泻中极，补关元、太溪或肾俞，温肾化气行水，类似济生肾气丸之效。脾肾俱虚者，以上两方交替施治。

6. 肝肾阴虚

主证：腹大胀满，甚则青筋暴露，面色晦滞，唇紫口燥，心烦，午后潮热，齿衄或鼻衄时出，小便短少。舌质红绛少津，苔黄或剥，脉象弦细而数。

治则：滋养肝肾，凉血化瘀。

取穴：针泻三阴交，补复溜、阴谷或曲泉；或补复溜泻太冲（或间使）、三阴交，滋肾疏肝，活血化瘀。如齿衄或鼻衄时出者，上方三阴交可配透天凉以凉血止血。

另外，本病如果腹水严重，小便不利者，可用 24 号或 23 号毫针，刺入中极穴 2 寸或 2 寸余，捻泻 1～2 分钟后拔针，不闭穴孔，令水液从针孔缓缓流出数小时，能流出 1000～2000 毫升，腹水很快消退。因此法易伤正气或致气脱，或气随液出而脱，可在针前或针后应用药物（如黄芪、潞党参、白术、炙甘草），或针补合谷、足三里补气固正。否则个别患者可致气脱而死亡。此法放水仅解决燃眉之急，还须根据不同病理类型进行调治。凡鼓胀（肝硬变）伴有腹水，若病史尚短，正气尚未过度耗伤，腹胀较甚，小便短少，便秘，苔腻，脉实者，可暂用放水法以减轻病人痛苦。如若正虚已甚，尤其有阴伤舌红现象和出血倾向者，禁用此法。

附：黑热病

黑热病以脾脏肿大，腹胀纳呆，下午低热，腹大身瘦甚至腹部脉络暴露为特征，多发于青少年。很少有蜘蛛痣和腹水出现。

1. 气滞血瘀

主证：腹部膨大，左侧肋下癥块，按之略坚，固定不移，胀痛有定处，纳呆食少，食后作胀，嗳气不爽，或大便不爽，遇怒病重。舌质青或暗红，脉弦而涩。

治则：疏肝理气，活血祛瘀。

取穴：先针刺阿是穴（其部位及方法见“针刺阿是穴的方法”），后针泻太冲（或间使）、三阴交。每隔 3～5 日针治 1 次。

2. 气结血瘀

主证：腹大坚满，胁腹疼痛，左肋下癥块（脾脏肿大，亦称痞块）、拒按，按之觉硬，右肋下癥块（肝脏肿大）可触及，腹部青筋暴露，四肢瘦削，饮食无味，纳食减少，或大便色黑，时有寒热。面色黯黑，舌质青紫或有斑点，脉象细涩或弦滑。

治则：行气化瘀，消散癥块。

取穴：针泻太冲、期门、三阴交，与针刺阿是穴（方法另附），针泻间使、三阴交，交替施治。前方每隔 1～2 日针治 1 次，后方每隔 4～5 日针治 1 次。

3. 肝肾阴虚

主证：腹大胀满，甚则青筋暴露，左肋下有癥块，纳食减少，口燥唇红，心烦，面色潮红，午后潮热，齿衄或鼻衄时作，小便短少。舌质红绛少津或剥苔，或光红无苔，脉弦细数。

治则：滋养肝肾，凉血化瘀。

取穴：针补复溜泻三阴交（或配透天凉），加泻内关宽胸和中，有待阴虚好转，可针泻间使、三阴交、阿是穴，或与前方交替施治。三阴交虽有育阴作用，但也不可选用施补，补之有养血补肝脾的作用，却不利于活血化瘀消散癥块。

针刺阿是穴的方法：

其一：用 24 号或 23 号毫针在痞块（脾脏部位，肝脏切不可刺）上直刺 2～3 针，各刺入 1.2 寸或 1.5 寸深，刺入即拔（亦可捻泻留针），每针相距 2 横指左右。

其二：用 24 号或 23 号毫针沿左侧肋弓下缘向内下方（脐部方向）每隔 2 横指针刺 1 针，横刺痞块上 2～3 针，每针都是鸡爪刺法，横针刺入 1.5～2 寸深即拔出。

其三（火针法）：先将 24 或 23 号毫针在酒精灯上烧红，即刻刺入痞块（脾脏肿大部位）上，直刺 2～3 针（每针相距 2 横指），各刺 1.2 寸或 1.5 寸深，刺入即拔。每刺一针后即将此针体用酒精棉球擦拭消毒后，再在酒精灯上烧红再刺第二针，再用上法再刺第三针。

以上三法，均在拔针后再针泻间使、三阴交，共收化痰祛瘀、软坚散结之效，有鳖甲煎丸之功。针泻间使、三阴交行气散滞，活血祛瘀，有助于软坚消痞，又能缓解因针刺阿是穴后痞块处的疼痛。此法每隔 4～6 天针治 1 次。

本病伴有气血亏虚症状者，不可峻用补益气血之法。如补三阴交、足三里益气养血，二穴纯用补法。补三阴交养血，因为有益肝脾作用而影响痞块的消散；补足三里健脾益气，因为有健中作用，易致中满。若须补之，此二穴可采用先泻后补之法，或足三里易合谷施补。待气血亏虚好转，再针泻间使、三阴交、阿是穴，或两方交替施治。

【病案举例】

病例 1　气滞湿阻

郭某，女，52 岁，南阳地区运输公司职工家属。1970 年 2 月 18 日初诊。

主诉：腹部肿大已 12 年。

现病史：1958 年因生气而得。脘腹满痛，腹部膨胀如鼓（腹大如妊娠 7～8 个月状），四肢、面部及眼睑浮肿，胁肋胀痛，气呃不顺，口味不佳，恶心呕吐。平时肘膝以下午后烦热，夜间天气再冷手足伸出被外则舒，头部懵晕，两眼昏花，眼痒流泪，心烦少寐，夜间腹内如火，腰痛，小便色黄，尿量减少。生气后以上症状加重或易复发。停经 1 年，有时月经来潮量少，曾在本院妇产科检查排除子宫病。患阴部瘙痒已数年，至今未愈。面红，舌胖有齿印，舌苔薄黄，脉象沉弦。曾用中西药久治无效。化验检查（习用法）：小便常规：蛋白（－），磷状上皮（＋）。肝功能：脑磷酯絮状（＋＋），麝香草酚浊度 12 单位，硫酸锌浊度 16 单位，谷-丙转氨酶 120 单位。

辨证：气滞湿阻。

治则：疏肝理气，除湿散满。

取穴：一诊针泻内关、太冲疏肝理气。二诊加泻阴陵泉利水行湿。四至十六诊针泻内关、阴陵泉、足三里理气和中，除湿散满。每隔 3～6 天针治 1 次。

效果：四诊后，腹部肿胀如鼓减轻，低烧减轻，腹热减轻，夜间能入眠。七诊后，腹热已愈，尿次增多，恶心呕吐、低烧和腹部膨胀均已明显减轻。十二诊后，手足浮肿消失，尿次尿量增多，眼涩减轻，略觉恶心，面部微肿微强。十六诊后，仅左手指微肿，眼仍涩，其他症状均治愈。

化验检查：小便常规：蛋白（—），镜检（—）。肝功能：黄疸指数 3 个单位，凡登白直接（—）、间接（—），高田氏（—），脑磷酯絮状（—），麝香草酚浊度 6 单位，麝香草酚絮状（—），硫酸锌浊度 10 单位，硫酸锌絮状（—），总蛋白 77g/L，白蛋白 53g/L，球蛋白 24g/L，谷-丙转氨酶 40 单位。

随访：1970 年 10 月告知针愈未发。1971 年 3 月再次告知针愈未发，身体健康。

按　依其脉证、病因和兼证，本例系情志失和，肝气郁结，肝气横逆乘脾犯胃，故而两胁肋胀痛，腹部膨胀，脘腹胀闷，气呃不顺；胃失和降，则恶心呕吐；脾失健运，转输障碍，水湿内停，则四肢及面部浮肿，尿量减少；久郁化火，则腹部内热如火；湿热下注，故小便色黄，阴部瘙痒；虚热伤阴，则午后及夜间肢体烦热，手足心热。证属气滞湿阻，故针泻内关、太冲、阴陵泉疏肝理气，利水行湿，和针泻内关、阴陵泉、足三里理气和中，除湿散满而收效。

病例 2　肝乘脾胃

史某，男，57 岁，住南阳市七一公社七一大队南队。1982 年 8 月 28 日初诊。

主诉：腹部膨胀已 2 个多月。

现病史：2 个多月前，因生气后即出现腹部胀满，逐渐加重。腹胀如鼓，稍进食物或水液即感腹部膨胀难忍，气呃不顺，纳呆不食，时或进半碗流质食物。身瘦如柴。曾用中西药治疗月余罔效。超声波检查：肝脾肿大。

辨证：肝乘脾胃。

治则：疏肝理气，消胀散满。

取穴：针泻内关、太冲、足三里。

效果：三诊后饮食增加，腹部膨胀明显减轻；五诊治愈；六诊巩固疗效。

随访：1984年8月8日患者告知针愈未发。

按　本例系情志失和，木失条达，肝气郁结，乘脾犯胃，故出现肝脾肿大，腹胀如鼓，膨胀难忍，进食加重，纳呆不食，气呃不顺等症状。因不在血分，尚不疼痛。是以针泻内关（理气和胃）、太冲（疏肝理气）、足三里（理脾和胃，消胀散满），采用疏肝理气，消胀散满之法而收效。

病例3　气滞湿阻

曾某，女，38岁，住南阳市红旗公社王营大队6队。1983年9月27日初诊。

主诉：患鼓胀、浮肿已2年。

现病史：2年前因拉动力车劳倦过度及生气后，逐渐出现轻度腹胀，但饮食正常。后又逐渐发展为腹部及四肢轻度浮肿，并觉气短乏力，心跳心悸等症状。近3个月来，腹胀更甚，膨胀如鼓，高突胸骨及肋弓，按之不坚，饮食不佳，下午及夜间或饥饿时腹胀更甚。尿频尿急有灼热感，白带量多。舌质暗，苔薄微黄，脉象濡数。

辨证：气滞湿阻。

治则：理气和中，除湿散满。

取穴：一诊、二诊针泻阴陵泉、足三里；三诊、四诊针泻内关、足三里；五诊、六诊针泻内关、太冲。

效果：二诊后，腹胀减轻，饮食增加，胃腑舒适；四诊后，腹部膨胀明显减轻，饮食恢复正常；六诊治愈。

随访：1983年11月13日患者接信后前来告知，针治未服药，腹部膨胀及浮肿治愈再未复发。

按　本例系劳倦伤脾，气滞伤肝，肝乘脾土，中焦阻滞，运化失职，水湿停滞之鼓胀证候。脾失健运，水湿停滞，故出现腹胀如鼓，纳呆，浮肿；下午、夜间及饥饿时腹胀更甚，是脾虚失运之故；湿热下注，则尿急尿频，排尿灼热，带下量多；伴有气短、乏力、心跳和心慌等症状，乃属化源不足之故；舌、脉的改变，乃属内热有湿之征。故第一个处方，除湿和中散满；第二个处方，理气和胃畅中；第三个处方，疏肝理气和中。共奏理气和中，除湿散满之效。

本例有脾虚证候，何不健脾？疏肝而脾无所乘，除湿而脾无所困，不健脾而脾自健，“邪祛正自安”。再者本例有湿热之征而无清热之法。盖热由湿所郁，湿除热自消，不清热而热自除。

病例 4　气滞血瘀，结滞癥块

董某，男，60 岁，住南阳县王村公社董营大队董营村。门诊号 003329。

主诉：腹胀食少，胁肋疼痛已 5 年。

现病史：5 年来，腹部膨胀，饮食减少，胁肋疼痛。近 2 个月来病情加重，腹部肿大，腹肿有水，右胁下痛，食后腹胀，饮食减少，小便色黄，尿量减少，大便溏薄日行 3～4 次，四肢倦怠，精神萎靡，午后低热，面色青黄，口苦，心烦易怒，头晕。检查：巩膜有轻度黄染，肝上界在第 5 肋间，下界在剑突下 3cm，右胸旁线 4.5cm，右锁骨中线 4cm，边缘清楚，质较硬。下肢轻度压陷性浮肿。肝功能：黄疸指数 5 个单位，凡登白试验直接弱阳性，间接（+），高田氏（++），脑磷脂絮状（+），麝香草酚浊度 18 单位，麝香草酚絮状（++），硫酸锌浊度 20 单位，硫酸锌絮状（+++），谷-丙转氨酶因无试药未作。内科诊断：门脉性肝硬化。转针灸科试治。

辨证：气滞血瘀，瘀结癥块，夹肝胆湿热。

治则：疏肝祛瘀，消散癥块，佐以清降肝胆湿热。

取穴与效果：

一诊、二诊：针泻中脘、足三里、太冲、梁门，疏肝和胃，畅中散满。

三诊、四诊：二诊后腹胀减轻，饮食略增。针泻期门（右）、梁门（右）、上脘、足三里，疏肝和胃，祛瘀散满。

五诊：腹部较为舒服，肝脏已软，饮食增加。针泻足三里、太冲、肝俞、胆俞、梁门（右）、期门（右）、阿是穴（右上腹），均配透天凉，清肝胆胃热，祛瘀散满。以上腧穴凉感均在穴位所在处。

六诊（16 日）：腹胀、低烧、溲黄和口苦减轻，精神好转。针穴手法针感同五诊。

七诊（24 日）：针泻梁门（右）、期门（右）、三阴交、太冲，均配透天凉，清肝凉血，祛瘀散满。以上腧穴凉感灵敏，三阴交和太冲穴凉感沿本经上行达于腹部及期门、梁门穴处。

八诊：（5 月 2 日）：阴雨 8 天未来针治，饮食稍减。针泻巨阙、梁门（右）、期门（右）、通谷（右）、太冲、肝俞、胆俞，均配透天凉，清肝胆，消癥块。其右侧胆俞、肝俞穴开始酸困感达于肝区，嗣后凉感达于肝区，肝区凉得舒服；左侧肝俞、胆俞穴酸困感达于左侧肋弓又横行至右肋肝区处，肝区凉得舒服；腹部腧穴凉困酸感达于局部；右太冲穴凉困感沿本经上行达于肝区与腹部针穴针感相连；左太冲穴凉困感沿本经上行达于左期门穴处，又向右侧经过腹中线至肝区与腹部针穴针感相连。

九诊、十诊：针穴手法针感同八诊。

十一诊：肝脏明显缩小，饮食正常，精神很好。针泻巨阙、期门（右）、承满（右）、阿是穴（腹部右侧）、太冲，均配透天凉，凉肝祛瘀，破癥散结。其腹部针穴酸困感在局部；太冲穴凉困酸感沿本经上行达于肝区。

十二诊、十三诊：针穴手法针感同十一诊。

随访：半年后随访，患者告知在本科针治后身体健康，饮食正常，肝区不痛，腹部不肿。

按　本例的病因病机是：气滞血瘀，瘀结癥块，夹肝胆湿热，故见右侧胁下癥块疼痛，口苦易怒，目黄；肝气横逆，犯于脾胃，纳运失职，转输障碍，水湿停滞，故而腹部膨胀，腹肿有水，食后腹胀，尿量减少，下肢浮肿，大便溏泻，四肢倦怠；内热蕴蒸则发热。故分别针泻太冲、足三里、梁门、中脘、期门、肝俞、胆俞、三阴交、上脘、巨阙、阿是穴等，以上不少腧穴多次配用透天凉手法，施用疏肝祛瘀，消散癥块，佐以清肝胆湿热之法而收效。

病例 5　湿热蕴结

曾某，男，32 岁，南阳电池厂职工。1973 年 7 月 14 日初诊。

主诉：腹部膨胀已 3 年。

现病史：3 年来，腹部膨胀，饮食减少，恶心，便溏泄泻日行 3～4 次，口苦咽干，口渴饮水不多。伴有头晕头痛，失眠心悸心烦，身困乏力，口流涎水，溲黄等症状。面色青黄，眼球黄染，皮肤色黄不鲜，舌苔黄厚失润，脉象濡数。曾用中西药久治无效。既往病史：患阳痿已 2 年，腰肌劳损已 10 年。拍片：第 3、4 胸椎弯曲，隐性骶椎裂。

辨证：湿热蕴郁之黄疸。

治则：清利湿热，消胀利胆除黄。

取穴与效果：

一至三诊：针泻足三里、阴陵泉、丘墟，祛湿和胃利胆。

四诊：腹部膨胀及失眠治愈，口不流涎，头晕减轻，大便次数减少（一日 2 次），仍口苦、溲黄。针穴手法同一诊。

五诊：头痛减轻，仍口苦，面色、皮肤和眼球发黄，溲黄，身困乏力。针穴手法同一诊，加泻阳陵泉利胆退黄。

六诊、七诊：口苦减轻，大便日行 2 次，仍舌苔黄、皮肤、面色和眼球色黄。针泻阴陵泉、阳陵泉、丘墟，清利湿热，利胆除黄。

八诊：口苦减轻，腹胀、头痛、溲黄消失，舌苔薄白，手足心热。针穴手法同七诊。

九诊、十诊：大便日行 1 次，恶心及心悸治愈，食欲正常，眼球不黄，面色由青黄转为淡黄。针穴手法同八诊。

十一诊、十二诊：针穴手法同八诊。

十三诊：仍口苦，除阳痿未治愈外，其他症状均愈。针泻胆俞。

十四诊：针泻胆俞。

十五诊：口苦明显减轻，恐原病复发再针治 1 次。针泻阴陵泉、足三里、丘墟，祛湿和胃利胆。

随访：1973 年 10 月 27 日患者告知在此针愈。

按　本例系湿热蕴郁之黄疸。湿困脾胃，浊邪不化，脾胃运化功能失职，故出现腹部膨胀，饮食减少，泄泻便溏，口流涎水，恶心食少等症状；湿热遏伏，蕴郁胆腑，胆液不循常道，溢于肌肤，故而面色、皮肤、眼球黄染，小便色黄；因湿重于热，故皮肤黄而不鲜；其头痛，头晕是湿热内阻，清阳不得发越之故；热扰神明，则失眠，心烦，心悸，心跳；舌苔黄厚，脉象濡数，为湿热之征。故分别针泻阴陵泉（利湿醒脾）、阳陵泉（利胆退黄）、足三里（和胃除满）、丘墟（清胆、利胆除黄）、胆俞（利胆除黄）等穴，施用清利湿热，消胀利胆除黄之法而收效。

病例6　气滞血瘀

王某，女，54岁，门诊号18994。

主诉：腹部胀满如鼓已8年。

现病史：8年前因生气而得。腹部膨胀如鼓，两胁下疼痛、拒按，腹部拒按，按之胀痛，气呃不顺，饮食减少，食后腹部膨胀加重。每因生气之后以上症状加重或易复发。近月余来，此病又复发，症状同前。舌质暗红有瘀点，舌苔薄白，脉弦而涩。月经闭止。检查：肝脾肿大，肝在肋弓下1cm，脾在肋弓下1cm，有压痛。腹部膨隆。肝功能正常。曾用中西药久治无效。由内科转针灸治疗。

辨证：气滞血瘀。

治则：疏肝祛瘀，消胀散结。

取穴与效果：

一至三诊：针泻太冲、三阴交、足三里，疏肝祛瘀，和胃畅中。

四诊：两肋下胀痛减轻，仍腹部膨胀，食少。针穴手法同上，加泻中脘和胃消胀。

五诊、六诊：针穴手法同四诊。

七诊：腹部膨胀已明显减轻，饮食增加，食后腹胀已不加重，矢气多，矢气后腹部舒服，气呃已顺。针穴手法同四诊。

八诊：肝脾缩小已不足1cm，脉弦，舌质瘀点已减少。针穴手法同四诊。

九诊：前天虽遇事生气，病情也未加重。针穴手法同四诊。

十诊、十一诊：针穴手法同四诊。

十二诊：本病基本治愈，再针治1次，明日回家调养。针穴手法同四诊。

以上十二诊均为每隔2～4日针治1次。

按　本例的病因病机是：情志郁结，气机不利，脉络不和，气血瘀滞，积而成块，故而腹部膨胀如鼓，两肋下胀痛、拒按，按之有块，固定不移；

肝气不舒，横逆乘脾，脾胃纳运失职，则气呃不顺，饮食减少，食后腹部膨胀加重，每因情志失和加重或复发。故第一个处方针泻太冲（疏肝理气）、三阴交（活血祛瘀）、足三里（和胃畅中）疏肝理气，活血畅中。由于三诊后胃腹症状未减，故第二个处方加泻中脘（和胃消胀畅中），共奏疏肝祛瘀，消胀散结之效。因患病日久，身体虚弱，不宜攻伐太过，故每隔 2～4 日针治 1 次。

病例 7 脾肾阳虚

李某，女，56 岁，淅川县人，现住南阳市南关小西关。1988 年 1 月 21 日初诊。

主诉：患腹部膨胀已 8 年。

现病史：8 年前，因平时饮食生冷，饥饱失常而得。腹部胀满，时而腹泻或腹痛，饮食减少，食后腹胀更甚。自购沉香化滞丸和木香槟榔丸服几次即愈。嗣后每次复发均用上药而收效。近 3 年来逐渐加重，腹部胀满如鼓，入暮尤甚，脘闷纳呆，胃腑觉凉，翻吐清水，便溏时而完谷不化，神疲怯寒肢冷，小便短少，下肢浮肿。面色苍黄，脉象沉细略迟。再服上药则无效。曾作胃肠钡餐透视和 B 超及肝功能检查未发现异常。用西药无效。

辨证：脾肾阳虚，运化失常。

治则：温补脾肾，佐以暖胃、行水。

取穴与效果：

一诊、二诊：针补关元配烧山火，艾灸神阙，泻灸中脘，温补真阳，暖胃散寒。

三诊、四诊：胃腑觉凉及腹胀减轻。针穴手法同一诊。

五诊：胃腑觉凉治愈，畏寒肢冷及腹胀均明显减轻，饮食增加，下肢仍浮肿。针补关元配烧山火，艾灸神阙，泻灸中极，温补真阳，化气行水。六诊针穴手法同五诊。

七诊：腹部膨胀和怯寒肢冷及胃腑翻吐清水治愈，两下肢浮肿明显减轻，面色及脉象均有改善，仍神疲嗜卧，气短，精神较差。针补关元，艾灸神阙，针足三里先少泻后多补，温阳益脾，健脾益气。八诊针穴手法同七诊。

九诊：所有症状治愈。针穴手法同七诊。并嘱其在家用艾条灸神阙、中脘，每日艾灸 2 次，每次各灸 15～30 分钟。连续灸 15 天以巩固疗效。

按　依其脉证、兼证、病史和用药经过。本例系饮食失常，久伤脾胃，脾胃虚寒，累及肾阳之鼓胀证候。脾肾阳气不运，水寒之气不行，故腹部膨胀，入暮尤甚，四肢浮肿；脾阳虚弱，不能运化水谷，故脘闷纳呆，大便溏薄，时而完谷不化；胃腑失其温煦，则胃腑觉凉，翻吐清水；阳气不能敷布于内外，则神倦怯寒肢冷；肾阳不足，膀胱气化不行，则小便短少；面色苍黄，脉象沉细略迟，为脾肾阳虚之征。本例原用沉香化滞丸、本香槟榔丸有效，是因病属饮食所伤之腹胀实证证候。病久由实转虚，形成脾肾阳虚，胃腑虚寒之鼓胀，虚以实治，药不中的，故而再服上药无效。针灸第一个处方，针补关元配烧山火（温补真阳以益脾阳），艾灸神阙（温运中阳），泻灸中脘（温胃散寒），施用温补脾肾，暖胃散寒之法，补中寓散。由于第一个处方用后，脾胃症状明显改善，两下肢仍浮肿，故第二个处方减中脘，加泻灸中极以助化气行水；第二个处方用后，脾肾阳虚之证均有明显好转，但精神症状恢复较慢，故第三个处方针补关元，艾灸神阙，针足三里先少泻后多补（既和胃，又健脾益气。峻补恐影响胃腑气机），施用温阳益脾，健脾益气之法终获痊愈。

病例 8　黑热病

王某，男，19 岁，住南阳县潦河坡乡陈坊村。1946 年夏接诊。

主诉：患痞块已 1 年余。

现病史：1 年多来，左侧腹部痞块逐渐增大，腹部胀满，食入无味，饮食减少，逐渐削瘦。近两个月来，腹部胀大，青筋暴露，左侧脾脏肿大（沿左侧肋弓下缘向内下方延伸 3 横指），按之觉硬、胀痛，痞块不移，饮食无味，纳食极少，四肢削瘦，下午常有寒热。伴有神疲倦怠，精神不振，自觉腹内烦热，口渴不欲饮，口臭，易怒等症状。面色黯黑，舌质青紫，舌边有瘀点，口腔溃烂，脉象弦滑而数。曾用中药及单方治之无效。

辨证：气结血瘀，痞块形成。

治则：理气化瘀，消散痞块。

取穴与效果：

一诊：针阿是穴（其方法见前黑热病），拔针后即针泻间使、三阴交。

二诊（7 天后针治）：上诊后腹部痞块处，疼痛约 20 多个小时，7 天来痞块逐渐变软缩小，已缩小大半，下午寒热已愈，精神好。针穴手法同一诊，针后痞块处又疼痛近 20 个小时。

随访：连续追访 30 年，针治 2 次痊愈，从未复发，身体健康。

按 本例系气结血瘀，形成痞块之黑热病证候。气结血瘀，营卫失和，则肋下痞块，常有寒热；舌脉的改变，属于气结血瘀之征。患者虽伴有神疲倦怠等虚弱症状，属患病日久和饮食减少所致，病本仍属实证。故针刺阿是穴（破癥散结），针泻间使（理气散滞）、三阴交（行血祛瘀，疏调肝脾有益于消散癥块），三穴配伍具有鳖甲煎丸之功，施用理气化瘀，消散癥块之法而收效。此例效速是因阿是穴刺针较多直达病所，整个处方专事攻邪，邪祛正自复之故。

病例 9 黑热病

杨某，女，16 岁，住镇平县南关杨线庄。1951 年春接诊。

主诉：患黑热病已 3 年。

现病史：3 年来，脾脏逐渐肿大，痞块沿左侧肋弓下缘向内下方延伸 3 横指，拒按，按之则痛，身瘦腹大，饮食减少。1 年前曾在某私人西医诊所诊断为黑热病，注射斯替黑克（每支价值 1 斗小麦）治疗 4 个月，病情好转。近 5 个月复发。

现在证：腹部胀满膨大，青筋暴露，痞块在左侧肋弓下缘向内下方延伸四横指，质较硬，按之觉痛，痞块不移，四肢瘦削，饮食减少，小便短少，肝脏在右肋下 2 横指。伴有口唇干燥，唇色淡红，面色潮红，午后潮热，口咽干燥，心烦易怒，时而鼻衄或齿衄，神疲倦怠，气短，精神萎靡等症状。舌质红绛少苔少津，脉弦细数。闭经已 2 年。

辨证：气结血瘀，兼阴虚血热。

治则：破癥散结，与益气滋阴，活血凉血交替施治。

取穴与效果：

一至三诊：针刺阿是穴（其方法见前黑热病），拔针后针泻间使、三阴交。每隔 4～5 日针治 1 次。

四诊：左侧痞块明显变软变小，饮食增加。伴有阴虚血热症状未见好转，并觉神疲倦怠，全身乏力，气短和精神萎靡加重。针补合谷、三阴交，补气养血育阴。五诊针穴手法同四诊。

六诊：精神好转，腹部痞块复重。究其原因，与针补三阴交穴有关。针补三阴交养血补益肝脾而不利痞块的消散，反助痞块瘀结，所以四诊、五诊痞块反而增大，病情加重。改补合谷（补气）、复溜（滋肾阴），三阴交先泻后补配透天凉（活血凉血育阴），共奏益气育阴，活血凉血之效。

七诊：精神好转，气短减轻，阴虚血热症状有所好转。针穴手法同六诊。

八诊、九诊：针穴手法同一诊。每隔 5 天针治 1 次。

十诊：腹部胀满及痞块又明显减轻，仍有阴虚症状。针穴手法同六诊。

十一诊、十二诊：针穴手法同六诊。隔日针治 1 次。

十三诊：阴虚血热症状治愈。针穴手法同一诊。

十四至十七诊：针穴手法同一诊。每隔 4～5 天针治 1 次。

十八诊：黑热病基本治愈，给以消痞丸长服巩固疗效。嘱其在家调养。

按　本例系气结血瘀，形成痞块，故而脾脏肿大，腹部青筋暴露；气结血瘀，隧道不通，影响肝脏，致使肝脉瘀阻，肝脏略有肿大；脾胃不健，化源不足，故有神疲倦怠，全身乏力，气短，精神萎靡等症状；病久伤阴，故出现一系列阴虚及血热的证候群。此例既有气结血瘀痞块存在，又有阴虚、血热、气虚之证，故采用理气化瘀，消散癥块之法，又施用益气养阴，凉血活血之法，两者交替施治而收效。

【结语】

1. 所举病例类比　9 个病例中：

例 1 是气滞湿阻。分别针泻内关、太冲、阴陵泉疏肝理气，利水行湿，和针泻内关、阴陵泉、足三里，施用理气和中，除湿散满之法而收效。例 2 是肝乘脾胃。针泻内关、太冲、足三里，施用疏肝理气，消胀散满之法而收效。例 3 是气滞湿阻。分别针泻阴陵泉、足三里除湿和中散满，和针泻内关、足三里理气和胃畅中，及针泻内关、太冲疏肝理气和中等法而收效。例 4 是气滞血瘀，瘀结癥块，夹肝胆湿热。分别针泻中脘、足三里、太冲、梁门、上脘、肝俞、胆俞、期门、阿是穴、三阴交等，不少腧穴配以透天凉手法，施用疏肝祛瘀，消散癥块，佐以清利肝胆湿热之法而收效。例 5 是湿热蕴结。分别针泻足三里、阴陵泉、阳陵泉、丘墟，施用清利湿热，消胀利胆和胃之法而收效。例 6 是气滞血瘀。分别施用针泻太冲、三阴交、足三里疏肝理气，祛瘀畅中，和针泻太冲、三阴交、足三里、中脘疏肝祛瘀，消胀散结之法而收效。例 7 是脾肾阳虚。分别施用针补关元（配烧山火），艾灸神阙，泻灸中脘，温补脾肾，暖胃散寒，和补关元（配烧山火），艾灸神阙，泻灸中极，温补真阳，化气行水，及针补关元，艾灸神阙，针足三里先少泻后多补，温阳益脾，健脾益气等法而收效。例 8 是黑热病，气结血瘀，结滞成块。针刺阿是穴，泻间使、三阴交，施用理气化瘀，消散癥块之法而收效。例 9 是黑热病，气结血瘀，结滞成块，兼阴虚血热。针阿是穴，泻间使、三阴交，破癥散结，与针补合谷、复溜，三阴交先泻后补配透天凉，益气养阴，活血凉血之法交替施治而收效。

2. 所选腧穴　本病的选穴是根据病因病机和病位而选取的。例如：

因于肝郁则泻太冲，因于湿邪则泻阴陵泉，因于血瘀则泻三阴交，因于痰浊则泻丰隆。病在胃则泻中脘或足三里，病在肝则泻期门或肝俞，病在胆则泻胆俞或阳陵泉或丘墟，病在肠则泻天枢，病在胁肋则泻间使或内关或加期门穴，病在脾则刺阿是穴（痞块）。脾气虚则补阴陵泉或脾俞，脾阳虚则灸神阙，肾阳虚则补关元，水道不利则泻中极，气虚则补合谷不可补足三里（易滞中满），肝肾阴虚则补复溜，血分有热则少泻三阴交配透天凉。若见湿热泻阴陵泉，肝热泻太冲，胆热泻丘墟，胃热泻内庭，以上腧穴均配透天凉手法。若兼有黄疸者加泻胆俞，而必泻阳陵泉。

3. 治疗大法

（1）鼓胀由于迁延日久，渐积而成，正气必虚。由于虚中夹实，实中夹虚，虚实偏重的不同，必须注意治实顾其虚，补虚勿忘其实。即使在正气未衰，鼓胀已成，必须采用攻伐之时，亦不能久施攻伐破瘀散结之法，以免损伤脾胃，损伤正气，导致不良后果。《素问・六元正纪大论》篇指出："大积大聚，其可犯也，衰其大半而止。"确属经验之谈。《沈氏尊生书・寒・积聚癥瘕痃癖痞》篇："故治积聚者计，惟有补益攻伐相间而进，方为正治。病深者伐其大半即止，然后俟脾土健运，积聚自消”之言，可作借鉴。肝硬变和黑热病的痞块，如攻逐不慎，或活血破癥散结过猛，常易引起脉络破裂，导致吐血或便血，或大伤元气，致使病情更趋恶化。如中极穴放水，放水过多可出现精神异常疲乏，可见损伤脾胃，戕伐元气的严重性；又如例8脾脏肿大，在痞块上刺针较多，针后出现痞块剧痛20多小时，针治2次痞块很快而愈，未出现其他不良影响，只是因患者年轻体质未衰之故。以上种种，临床不可忽视。

（2）鼓胀病久，宜缓攻缓补，攻补兼施；重视调理脾胃，顾护为先。其原因：一是腹胀日久在病机上多属本虚标实，而正气虚衰为其根本。治宜扶正祛邪，峻补易致中满，影响气机的通畅，峻攻必伤正气，结果则欲速不达。二是本病与脾胃有关，脾胃受损，必然会影响其他脏腑，尤其是肝脏病变。“脾胃之气既伤，元气也不能充，而诸病之由生也”，所以调理脾胃，特别是顾护脾胃颇为重要。顾护脾胃，则脾健湿化水利，可促进水液的代谢；脾气健旺，化生气血，可增强体质，提高抗病能力；脾胃健运，体质增强，可任其祛邪攻伐。

具体的选穴是：所选腧穴不伤脾胃，胃腹部腧穴不能施补，补之易致中满，常配用足三里，有益于健脾养胃。补虚培本之法，少佐泻间使（或内关），或足三里先少泻后多补，理气和胃，健脾开胃，以防滞塞中满；多配补脾俞、胃俞，健脾益胃而不致中满滞塞；配泻太冲、期门，疏肝理气，有益于脾胃。“见肝之病……当先实脾”，宜补脾俞、阴陵泉健脾益气；脾阳不运者，艾灸神阙以益脾阳。

【其他】

1. 气增而久，夭之由也　针灸亦可借鉴“夫五味入胃，各归所喜……久而增气，物化之常，气增而久，夭之由也。”（《素问・至真要大论》）针灸虽不是药食五味，但对机体功能来说，亦有其“久而增气……气增而久，夭之由也”利弊两端。曾针治一位56岁的男性患者，患脾胃气虚型腹胀，用健脾益气佐以理气和中之法，针补足三里、阴陵泉泻间使，5次治愈后，患者仅感气短懒言，倦怠乏力等，改补合谷、足三里、三阴交。由于捻补时间较长，又都是峻补而未佐理气和中之穴，针后3天未解大便，腹胀更甚，饮食极少。患者于第三天来诊甚为不满，认为将病治坏了。复针泻间使、足三里，理气和胃，针治 1 次而得以缓解。此即“气增而久”之故。

2. 腹水不可峻攻　一位肝硬变腹水病人，某医用大剂量的利水消肿药物峻攻之，3 剂后腹水已消退大半，病人及家属都很高兴。有一名医劝其停药，病人不听，认为曾服很多药不能很快消肿，今 3 剂药而肿消大半，何不再服。又服 3 剂，终因过于损伤脾胃，戕贼元气，气随液脱而死亡。又有一男性 50 岁单腹胀腹水病人，某医用 23 号毫针刺入中极穴放水，因不知道事前或放水后用针或用中药固气，水液从中极穴缓缓流出约 1500 毫升后，因气随液脱而死亡。以上两例正如《格致余论·鼓胀论》所云：“此病之起，或三五年，或十余年，根深矣，势笃矣，欲求速效，自求祸耳。”和“医不察病起于虚，急于作效，衒能希赏，病者苦于胀急，喜行利药，以求一时之快。不知宽得一日半日，其肿愈甚，病邪甚矣，真气伤矣。”

张景岳曾指出单用逐水之法的弊端说：“凡今方士所用，则悉皆此类，故能晚服而早通，朝用而暮泻，去水斗许，肿胀顿消。效诚速也，但彼不顾人之虚实，不虑人之生死，惟以见效索谢而去，不知随消随胀，不数日而腹胀必愈甚……”实为宝贵经验，对于指导临床有一定的意义。

3. 调理脾胃之法　在调理脾胃方面，应注意脾升则健，胃降则和的原则。脾胃相互为用，故选穴处方调须得宜，力求相辅相成。依其脾胃的生理病理特点，相其机宜，量其所需，对症选穴，方有效果。若它脏影响所致者，则应针对它脏，兼顾脾胃。凡中焦虚馁之证，均须在健脾的基础上，照顾胃气，审慎选穴，缓以图之。不论重其攻伐，或峻补阻滞，均系不良之法。对于虚中夹实之证，虽当以畅通腑气，但应因势利导，逐邪外出。必须知利知弊，中病即止。病愈之后，重视调养，以饮食替代善后。

4. 有形与无形之腹胀　本病多见腹胀症状。一般来说，患者自述腹部胀满，而外观并不胀满者，称为自觉腹胀；医者望之并叩之腹部胀满者，称之他觉腹胀；既有患者自觉，又有医者他觉腹胀者，称之自觉他觉腹胀。从病机而言，腹胀可分为有形与无形两种。无形之腹胀，乃因肝气郁滞，横逆犯胃所致；有形之腹胀，多由水、食、瘀、块等。前者宜疏肝理气，后者宜攻破消导。

若属脾虚不运，致使水食停滞，所出现的积滞胀满，脾虚为本，腹胀是标。此无形之积滞，若施用攻破和消导之法，势必更伤中气，致使脾虚越甚则腹胀愈重。必应遵照“塞因塞用”之“从者反治”之法，方克制胜。

（十）郁证（附：失语）

【概说】

郁证是由情志不舒，气机郁滞所引起的一种病证。主要表现为心情抑郁，情绪不宁，胁肋胀痛，或易怒善哭，以及咽中如有异物梗阻、失眠等各种症状。

郁证既是一个“证”，又是一个“病”，也是一个“因”。所涉及的范围极为广泛。凡因情志不舒，气机不伸而致血瘀、痰结、食积、火郁、湿阻，乃至脏腑不和引起的种种疾病均属之。所以郑守谦说：“郁非一病之专名，乃百病之所由生也。”朱丹溪云：“气血冲和，百病不生，一有怫郁，诸病生焉。故人身诸病，多生于郁。”

本篇着重论述情志致郁，尤以气郁为主的病机和证治。至于由此发展而导致的多种疾病，如胃痛、噎膈、积聚、胁痛等等，散见于其他各篇病证中，不予在此赘述。

郁证是针灸临床上的常见病，其效果很好。由于病因病机较为复杂，所涉及的范围很广，临证应注意辨证分型，不致误诊误治。现代医学神经官能症中的神经衰弱、癔病（某些证型）以及更年期综合征等，可参考本病进行辨证施治。

本病临床有肝气郁结、气郁化火、气滞痰郁、忧郁伤神、心脾两虚和阴虚火旺等证型。现将以上几个证型的证治及病案举例，分述如下。

【辨证施治】

本病是由情志所伤，肝气郁结，逐渐引起五脏气机不和所致，而主要是肝、脾、心三脏受累以及阴阳气血失调而成。情志波动，失其常度，则气机郁滞。气郁日久，由气及血，变生多端，可引起多种症状，如六郁等。其中以气郁为先而诸病形成。治疗上当以“木郁达之”，“顺气为先”，疏通气机为郁证总的治则。还当明辨虚实寒热、在气在血，以及病在何脏，而确定具体治疗方法。实证以疏肝理气为主，依其病情分别配以行血、化痰、利湿、清热、消食，以及清心安神、清肝泻火等；虚证则以益气养血、补益心脾、养血安神、滋阴清火等，或施用佐以疏肝理气之法，虚实兼顾，因果并治。本病的选穴组方，除根据证型施治外，还应根据临床表现和转归，灵活变通。

1. 肝气郁结

主证：精神抑郁，情绪不宁，胸胁胀痛，痛无定处，善太息，腹胀纳呆，脘闷嗳气，或腹痛呕吐，大便失常，女子则月经不调。舌苔薄腻，脉弦。

治则：疏肝理气解郁。

取穴：针泻间使、太冲或期门，疏肝理气解郁。若嗳气频作，胸脘不畅，肝胃失和者，可加泻上脘或中脘或足三里和胃畅中。

若胸胁胀痛，痛有定处，女子月事不行，脉弦涩者，乃气滞血瘀之证。针泻间使、三阴交，行气活血散滞，或加泻归来通经活血散滞。

2. 气郁化火

主证：性情急躁，易于恼怒，胸闷胁胀，口干而苦，嘈杂吞酸，大便秘结，或头痛、目赤、耳鸣。舌红苔黄，脉象弦数。

治则：清肝泻火，解郁和胃。

取穴：针泻行间、足三里、丘墟。或泻行间、中脘、上脘，清肝和胃。

3. 气滞痰郁

主证：咽中梗阻，如有炙脔，咯之不去，咽之不下，胸中窒闷，气呃不顺，或兼胁痛。舌苔白腻，脉象弦滑。

治则：利气化痰解郁。

取穴：针泻天突、丰隆，类似半夏厚朴汤之效。若加泻内关，以收理气开郁，化痰降逆之效。若兼见胃腑不适，纳呆等，可加泻中脘或上脘，共奏利气化痰，和胃解郁之效。

若兼见精神抑郁，胸闷胁痛，腹胀嗳气，食欲不振，胃腑隐痛等症状者，可泻天突、中脘、上脘、间使，理气解郁，化痰利气。

若兼见呕恶，口苦，苔黄而腻，证属痰热内郁者，宜泻天突、丰隆（配透天凉），清热化痰以利气机。

4. 忧郁伤神

主证：精神恍惚，心神不宁，时时欠伸，悲忧善哭。舌质淡红，舌苔薄白，脉象弦细。此即《金匮要略》所谓“脏躁”证，多发于女子。

治则：养心安神。

取穴：针补神门，泻内关。或补心俞、神门，泻大陵或间使（佐以理气解郁）。若兼见失眠、头晕者，可加泻风池。

5. 心脾两虚

主证：多思善虑，心悸胆怯，失眠健忘，食欲不振，头晕神疲。面色不华，舌质淡红，脉象细弱。

治则：健脾养心，益气补血。

取穴：针补神门、三阴交，类似归脾汤之效。

若上方恐峻补不妥，或伴有气滞病因症状者，可加泻间使佐以理气散滞。

6. 阴虚火旺

主证：眩晕少寐，心悸，心烦易怒，或遗精，腰酸，妇女则月经不调。舌质红或绛少津，脉象弦细而数。

治则：滋阴清火，镇心安神。

取穴：针泻大陵、神门，补复溜。或针泻行间、神门，补复溜，滋阴清肝，镇心安神。若兼见腰酸遗精乏力者，加补肾俞益肾固精；若月事不调者，加三阴交先泻后补，和血调经。

【病案举例】

病例 1　气滞痰郁

袁某，女，48 岁，住西峡县回车公社花园大队乔沟村。1969 年 3 月 23 日初诊。

主诉：嗓子有异物不适感已 3 年。

现病史：3 年前因生气而得。此后每因生气而复发。复发时嗓子觉紧而干，有异物梗塞不适，吞咯不去，气逆于上，胃脘隐痛，口吐酸水或黏水，气呃不顺，打个通顺的气呃后胃及咽部舒服。平时白带多。脉象沉弦。

辨证：证属气滞痰郁之梅核气。

治则：理气和胃，化痰散滞。

取穴与效果：

一诊：针泻内关、丰隆，理气化痰。

二诊：症状减轻。针穴手法同一诊，加泻天突利气降痰，类似半夏厚朴汤加味之效。

三诊：针泻中脘、上脘、内关，理气和胃，化痰散滞。

四诊：针泻内关、足三里，行气化痰和胃。

五诊：气逆上冲及咽部梗塞紧感减轻，但咽干牙痛。针泻中脘、上脘、内关、足三里，理气和胃，化痰散滞。

六诊：原有症状明显减轻。针泻内关、足三里、太冲，疏肝解郁，化痰和胃。

随访：1970 年元月患者告知针治 6 次痊愈，至今 8 个月未复发。

按　本例系郁怒不畅，肝气犯胃，胃失和降，肝郁乘脾，湿聚生痰，痰气郁结胸膈，故出现咽部梗塞，气呃不顺，气逆上冲，胃腑隐痛等症状。在选穴处方，各次配伍中，尽管比较杂乱，但始终是以针泻内关（理气和胃）、丰隆（化痰降逆）、足三里（和胃化痰）为主，配加天突（利气降痰）、上脘或中脘（理气和胃）、太冲（疏肝理气），施用理气和胃，化痰散滞之法而收效。

病例 2　肝气郁结

甘某，女，57 岁，住南阳县蒲山公社赵庄大队。1984 年元月 12 日初诊。

主诉：两胁胀痛已 1 年。

现病史：1 年前因生气后，出现两侧胁肋胀痛，脘腹膜胀闷痛，恶心，饮食减少，嗳气频作，每天黎明时自觉有气从胃腹上冲，即刻心烦急躁欲怒。伴有心慌，气短，有时心烦，咽干，口渴欲饮等症状。近来头晕，四肢无力，便溏。舌质红，脉象沉细。

辨证：证属气滞胁络，肝气犯胃。

治则：疏肝理气，和胃益脾。

取穴与效果：

一诊：针泻内关、足三里，理气止痛，和胃止呕。

二诊：针泻内关、太冲，足三里先泻后补，疏肝解郁，理气调胃。

三诊：近两天不恶心，两胁胀痛减轻，两下肢行走有力。针泻内关，针足三里、合谷先泻后补，理气和胃，益气健脾。

四诊：针穴手法同三诊。

五诊：脘腹膜胀减轻。针泻内关、足三里。

六诊：饮食增加，仍每天黎明时自觉气从胃腹上冲，即刻欲怒急躁心烦。针泻内关、足三里、太冲，疏肝降气和胃。

七诊：睡眠不好，心烦，今晨气上冲逆减轻。针泻神门、太冲，疏肝理气，清心安神。

八诊：针穴手法同七诊。

九诊：气从胃腹上冲及心烦急躁明显减轻，睡眠较好。针泻内关、太冲，疏肝理气解郁。

十诊：基本治愈。针穴手法同九诊。

随访：1984 年 10 月 3 日患者回信告知此病治愈未发。

按　本例系情志失和，气滞胁络，肝气犯胃，胃失和降，纳运失职，故出现胁肋胀痛，胃脘胀痛，饮食减少，嗳气频作；逆气上冲，金不制木，故黎明时气从胃腹上冲欲怒心烦；其气短，头晕，心慌等，是因病久饮食减少之故；四肢无力，便溏，是肝气乘脾之故；心烦与忧郁伤神有关。所以施用疏肝理气，和胃益脾之法，选取内关、太冲、足三里为主，以神门为辅而收效。

本例虽九诊治愈，但严格要求，三诊、四诊处方有误。针泻内关，足三里、合谷先泻后补，仅依内关则疏肝理气，和胃解郁之力不足，而后两穴，特别是合谷穴又影响气机通畅，不利疏肝解郁，故五诊仅收脘腹膜胀减轻之效，至六诊气逆上冲而欲怒之症不减，因而增加了诊次。

病例 3　阴虚火旺和气机阻滞

焦某，男，25 岁，住南阳县金华公社枣园大队大王营村。1976 年 12 月

21日初诊。

主诉：肢体颤抖已4天。

现病史：4天前，因生气引起全身颤抖、麻木，头痛欲哭，休息后好转。2年前曾患此病在本科针灸治愈。

现在证：全身呈阵发性颤抖，两下肢软弱，头痛，头晕头蒙，头皮发紧，心烦易怒，失眠，心跳心慌（自觉心中发抖），耳鸣，腰痛，时而自汗，咯痰，睡觉时口流涎水，食欲不振。舌苔薄白，脉弦细数。

辨证：证属阴虚火旺和气机阻滞。

治则：首先疏肝理气，清心安神，然后滋阴清火，交通心肾。

取穴：一诊，针泻内关、神门、太冲，疏肝理气，清心安神；二至五诊，针泻神门补复溜，滋阴清火，交通心肾。

效果：一诊后，头皮已不紧，仍觉心慌心跳，失眠，下肢无力，腰痛，口流涎水；二诊后，全身已不颤抖，腰已不痛，头痛和心跳、失眠减轻；四诊后，腰痛、全身颤抖、心跳、失眠治愈，仍觉头懵；五诊痊愈。

随访：1977年3月7日患者回信告知治愈未发。

按　本例的病因病机是：肝气郁结，经气阻滞，筋脉失调，故全身颤抖、麻木，下肢发软；气逆于上，则头皮发紧，头晕头蒙；失眠，心烦易怒，心中觉抖，耳鸣，腰痛，时而汗出和脉弦细数等，乃为肝盛阴虚火旺之故。由于是肝气郁滞和阴虚火旺两个证型，所以在治疗方面，首先疏肝理气，清心安神，针泻内关（理气、安神）、神门（清心安神）、太冲（疏肝理气，舒筋解痉），然后施用滋阴清火，交通心肾之法，针泻神门（清心安神）补复溜（滋肾阴以益肝阴）而收效。

病例4　肝气郁结和心脾两虚

水某，男，38岁，住南阳县金华乡，1990年4月13日初诊。

主诉：多疑善惑，多虑易怒已2年余。

现病史：因经商受骗，经常生气郁怒、思虑而得。2年来经常多疑善惑，多虑易怒，怒不可遏。心情不畅，事不随心，两胁窜痛，脘闷食少，饮食无味。常梦经商受骗之事而醒后烦恼不宁。遇事易惊、易忘，入寐易醒、易惊，时而心悸、气短、头晕，时而发怒时而欲静。面色少华，舌淡苔白，脉象细弦。在某医院曾以脑神经衰弱、神经官能症治之，用镇静安眠药，开始有效以后无效。曾服龙胆泻肝汤、天王补心丹（作汤）、归脾汤、柴胡舒肝散、逍遥散等，症状此轻彼重，此重彼轻，相互影响，久治无效。听说亲戚患此病在本科治愈，特来针治。

辨证：证属肝气郁结和心脾两虚。

治则：首先疏肝理气佐以安心神，开心窍，然后补益心脾以益气血。

取穴：一至六诊，针泻太冲、间使、神门，疏肝理气，佐以安心神开心窍；七至十七诊，针补神门、三阴交补益心脾。

效果：三诊后，心烦易怒，两胁窜痛及多疑善惑，多思易怒减轻；六诊后，肝气郁结症状治愈。舌苔薄白，脉象细弱；十诊后，遇事易惊、易忘，入寐易醒、易惊，和时而气短、头晕、心悸减轻；十五诊后，心脾两虚症状治愈，仅感神疲倦怠；十七诊告愈。

随访：1990 年 11 月 28 日患者告知此病针愈未发。

按　本例系初因郁怒伤肝，肝气郁结，后又久久思虑伤于心脾，故出现肝气郁结和心脾两虚两个证型。两个证型交织在一起，因以肝气郁结为先为实，故首先以疏肝理气为主，佐以安心神开心窍，待肝气郁结症状得以治愈，再以补益心脾以益气血而告愈。患者多方医治无效，又曾以肝气郁滞和心脾两虚和阴虚血亏治之，药虽基本对证，但由于混淆了两个证型的先后虚实关系，失去了先后治疗次序，顾此失彼，相互影响，故终不见效。只有先疏肝理气以治其实，然后补益心脾以治其虚，虚实并治先后分明而效卓。

病例 5　气滞痰郁

李某，女，60 岁，南阳市七小教师。1983 年 11 月 4 日初诊。

主诉：患梅核气已 2 年。

现病史：2 年来自觉咽部有异物感，吞之不下，咯之不去，固体食物吞咽较为顺利，流质食物吞咽较为困难，食物进入食道时向上翻一下气冲发响（如汽笛声），经常感觉咽腔部好象没皮，出气和吸气时刺辣难忍，特别是夜间嗓子干燥难忍，影响睡觉而易醒，醒后喝点开水或吃点水果润一润方能入睡，如此一夜数次，早晨不欲食。每吃一次大蒜咽部刺痛干燥数天方能复常。平时急躁易怒。曾服中药百余剂无效。本院耳鼻喉科诊断为慢性咽炎，咽部有颗粒，皮色发红。用西药不但无效反而影响进食。注射青霉素、链霉素当时略有好转。

辨证：证属气滞痰郁之梅核气。

治则：利气化痰散滞。

取穴：一诊，针泻天突、内关；二诊、三诊针泻天突。每隔1～2日针治1次。

效果：一诊后，当天自觉症状消失，咽部无阻塞感，当天夜里未出现嗓子干燥难忍；二诊后，自觉症状消失，饮食增加，精神好，吃大蒜亦无刺痛和干燥感觉，仅觉咽部有小颗粒存在，余无异常，易怒及急躁亦消失。三诊痊愈。

随访：追访半年未复发。

按 本例系气滞痰郁，痰气搏结上逆之梅核气证候。因病候单纯，故仅针泻天突降痰散结，配泻内关理气散滞而收效。

病例6 肝气郁结合忧郁伤神

职某，女，24岁，南阳市发动机厂职工。1981年4月1日初诊。

主诉：两下肢无力，不会行走已10天。

现病史：10天前因生气郁怒而得。初起头顶痛痛如炸裂，眩晕如坐舟车，继而出现哭笑无常，精神恍惚，四肢抽搐，持续发作4天。发作后自觉全身疼痛，两下肢无力，不会行走，左重于右，左下肢仅能抬高15°。伴有不思饮食，口渴口苦，溲黄，白带量多等症状。脉象弦数。

辨证：证属肝气郁结合忧郁伤神。

治则：疏肝解郁，理气安神。

取穴：针泻内关、太冲。

效果：一诊后，两下肢已能行走，但觉无力；二诊后，自己已能行走1000米；三诊痊愈；四诊巩固疗效。

按 本例系郁怒伤肝，肝气上逆，则巅顶裂痛，眩晕；忧郁伤神，则精神恍惚，哭笑无常；气机阻滞，经筋失常，故见全身疼痛，四肢抽搐，下肢无力；其口苦口渴，溲黄，脉弦数等，为肝经有热之征。故针泻内关（理气解郁安神）、太冲（疏肝解郁，舒筋通络），施用疏肝解郁，理气安神之法而收效。两个证型仅取两个腧穴，同时施治而收效，是因两个腧穴的功能组合之故。

病例 7 忧郁伤神，气滞筋脉

患者，女，14 岁，埃塞俄比亚人。1979 年 3 月 26 日初诊，门诊号 20213。

主诉：两下肢不会活动已 1 个月。

现病史：因在体育运动中得病。初起四肢不会活动，继而全身活动不灵。在当地医院治疗 15 天无效，转亚的斯亚贝巴来到圣·保罗医院，求治于中国针灸专家。

现在证：两下肢不能自行伸屈，呈僵直状，不能行走。伴有心烦易怒，心悸，彻夜失眠，两眼昏花，视物不清，辨认不出方向等症状。精神抑郁，两目呆视。脉沉弦数。

辨证：证属忧郁伤神，气滞筋脉之癔病性瘫痪。

治则：疏肝解郁，清心安神。

取穴：一诊，针泻神门、太冲、足三里，配合语言暗示；二诊，针泻神门、太冲，配合语言暗示；三诊，针泻承山、昆仑。

效果：一诊针后 15 分钟，两下肢即能屈伸活动，留针 1 个小时拔针，病人即能行走，但两下肢觉软，行走不能自如；一诊后，视物恢复正常，已能步行 2 公里路到门诊就诊针治，行走不太自如，精神由抑郁转为说笑如常。二诊后，两下肢行走自如，仅觉两腨及足跟痛，故改用患野取穴。三诊痊愈。

随访：1979 年 4 月 14 日患者前来针治两足肿痛（丘墟穴处），告知原来的病证针愈。1 个月后又随访，未复发。

按 此例系气机阻滞，经脉失调，经筋失灵，故见两下肢僵直，不能伸屈，不会行走；肝郁气滞，清窍被蒙，神明失常，故而心烦，精神失常，彻夜失眠，两目呆视，视物不清，辨认不出方向等；易怒，精神抑郁，脉沉弦数等，为肝郁内热之征。故以针泻神门（清心安神）、太冲（疏肝解郁，舒筋）为主，配泻足三里（和胃畅中理气，作为患野取穴，又有舒筋通经作用），施用疏肝解郁，清心安神，佐以畅中理气之法而收效。配合语言暗示的目的，有助于解郁宣窍安神，促收疗效。

病例 8 肝郁伤神，气滞筋脉

王某，男，51 岁，住南阳县潦河公社杨官寺大队。1969 年 4 月 5 日初诊。

主诉：四肢颤抖已 3 个月。

现病史：3 个月前，因生气郁怒之后，出现后项紧强，四肢颤抖。此后每因生气更为严重。并出现腹胀食少，腹部指陷性浮肿，头闷头晕，气短乏力，精神抑郁，哭笑悲愁无常，自汗等症状。曾以风湿、瘫痪治疗，病情加重。检查：心肺（—），腹软，肝未触及，肝区无叩击痛，脾（—），血压 18.7/10.7kPa。

辨证：证属郁怒伤肝，肝郁伤神，气滞筋脉。

治则：疏肝解郁，安神畅中。

取穴：针泻太冲、内关、足三里。

效果：一诊后，后项僵紧减轻，饮食增加，腹胀已减；三诊后，腹胀腹肿治愈，头晕及项强、四肢颤抖均减轻；四诊痊愈。

按 此例的病因病机是：郁怒伤肝，肝郁气滞，气滞经脉，经筋失调，故出现后项紧强，四肢颤抖；肝失条达，横逆犯胃，故腹胀纳呆，腹部肿胀；精神抑郁，哭笑悲愁无常，则属肝郁伤神之征。故针泻内关（理气、安神）、太冲（疏肝解郁、疏畅筋脉）、足三里（和胃畅中），施用疏肝解郁，安神畅中之法而收效。

病例 9 气滞血瘀

包某，女，30 岁，南阳市丝织厂职工。1969 年 9 月 17 日初诊。

主诉：两乳房疼痛已年余。

现病史：1 年多前，因生气郁怒后出现两乳房胀痛，时觉刺痛，郁怒尤甚。伴有精神抑郁，心烦多怒，头部闷沉，多梦少寐，食欲不振，经期腹痛，量少色黑，经期错前，低烧身困等症状。身瘦体弱，脉象沉涩。

辨证：证属气机阻滞，血行不畅。

治则：行气活血散滞。

取穴：针泻内关、三阴交。隔日针治 1 次。

效果：针治 3 次痊愈。

随访：1969 年 10 月 25 日患者针治头痛、失眠，告知乳房疼痛及月经病在此针愈。

按　此例系肝气郁结，失其条达，气机阻滞，血行瘀阻之乳房疼痛及月经病证候。故针泻内关（行气散滞）、三阴交（活血祛瘀），施用行气活血散滞之法而收效。肝郁气滞引起的病证，何不针泻太冲疏肝理气而泻内关呢？因内关是心包络经的腧穴，它不仅有理气的作用，从经络所通来说，它还治疗胸胁部位的病变，具有通畅乳房经络气血的作用，故取之。

病例 10　肝郁气逆

曾某，女，47 岁，住南阳市七一公社苗庄村。门诊号 014727。

主诉：气逆上冲已 7 个月。

现病史：7 个月前因生气而得。自觉气从脐部右侧向上冲击，经过右侧胁肋部、颈项部，上达耳部及眼部，即感眼酸、耳闭、鼻塞。颈项胀痛、胁肋胀满。每在弯腰或屈膝时易于气逆上冲，伸足平卧则舒。用手指向下推移右侧颈项部则感舒服。腹部胀满，食欲不振，心烦易怒，气呃不顺，不时太息，咽部觉干，唾液咽下则觉不舒，食物经过咽部则无阻塞感，大便干秘，按压中脘穴有沉痛感。舌根部苔白黄厚，语言洪亮，脉沉细数。

辨证：证属肝气郁结，气逆上冲。

治则：疏肝理气，和胃降逆。

取穴与效果：

一诊：针泻中脘、上脘、天枢（右）、间使，理气和胃散滞。

二诊：针泻中脘、梁门（右）、足三里、太冲，疏肝解郁，和胃降逆。

三诊：气逆上冲减轻，饮食增加。针泻章门（右）、梁门（右）、太冲、足三里、缺盆（右，其针感达于右侧项部、面颊及耳部，即感舒服）。

四诊：右侧缺盆穴针感遗留两天才消失。针泻章门（右）、梁门（右）、足三里、太冲、阿是穴（璇玑穴右上 1 寸，针感达于右侧鼻孔）。

五诊：气逆上冲和胁肋胀痛治愈，饮食增加。再针 1 次，巩固疗效。针穴手法同四诊。

按　肝性刚强，喜条达而恶抑郁。肝主怒，怒则气上。本例系肝气郁结，木失调达，气逆上冲，走窜经络，肝气犯胃，胃失和降，故出现一系列肝气冲逆的证候群。是以施用疏肝理气，和胃降逆之法而收效。所取腧穴，以太冲（疏肝理气，降冲逆之气）、足三里（和胃畅中）、梁门（疏理右侧腹部气机）为主，以章门、中脘、天枢、缺盆等患野腧穴为辅。一诊针泻间使仅能疏理胸胁及上腹气机，不如太冲效佳，故以后几诊改泻太冲穴。

病例11 气滞脉络，肝肾阴亏

司某，女，32岁，住南阳市白河公社白滩大队。门诊号018620。

主诉：全身抽动，手指擞抖已3天。

现病史：产后27天因生气郁怒而得。全身不定处筋惕肉瞤，筋脉抽动觉紧，与手指颤抖交替发作。严重时心悸气短，头痛头晕，神志恍惚，不思饮食。平时多梦少寐，夜间惊恐，心烦易怒，心悸，咳嗽，溲黄灼热，口流清涎或口吐酸水。时而夜间恶寒发热。精神抑郁，口唇色红，舌苔白厚，舌绛尖红，眼球淡红，脉沉细略数。

既往病史：1964年产后26天因生气郁怒而患此病，在本科针治数次痊愈。

辨证：证属气滞脉络，肝肾阴亏夹有气虚。

治则：理气散滞，滋补肝肾，和益气补肾育阴，佐以理气安神。

取穴与效果：

一诊：针泻内关补复溜。行气安神，滋补肝肾。

二诊：有时下肢抖动一下即止。两上肢沉困无力。心悸减轻。仍心烦、头痛头晕、多梦少寐、气短。舌苔由白厚变为薄白。针穴手法同一诊。

三诊：全身筋惕肉瞤，手指颤抖，筋脉抽动及夜间惊恐治愈，头晕减轻。两天来腹空如饥，饥不欲食，欲屈曲位（中气不足），腰痛如折，舌肌觉热，头顶觉空，心悸气短，溲黄觉热，舌尖红，脉象细数无力。针补合谷、复溜，泻内关，益气补肾育阴，佐以理气。

四诊：手指颤抖及筋脉抽动未发，腰痛、头晕及腹中空虚已减轻，头顶觉空、咳嗽及溲黄觉热已愈。有时恶心，腹胀吐水，口流清涎。针穴手法同三诊。

随访：2个月后患者本村一人转告针愈未发。1982年5月此病复发，来本科针治又痊愈。

按　肝主筋属木，赖肾水以滋养；肝主怒，凡精神情志的调节功能与肝气有密切关系。此例患者素体阴虚肝旺，产后阴血不足，复因肝气郁滞，以致木失条达，血不养肝，筋脉失养，故出现筋惕肉瞤，全身经筋抽动发紧，手指颤抖；阴血不足，心失所养，神不守舍，合阴虚之火扰及神明，故见心悸，惊恐，心烦，不寐，神志恍惚；精血不能上奉于脑，则头痛头晕；气滞胃腑，则胃纳不佳，不思饮食。故一诊、二诊针泻内关（理气散滞安神）补复溜（肾经母穴，滋肾水以养肝木，益精血），施用理气安神，滋补肝肾以益精血之法而收效。二诊后，筋惕肉瞤、手指颤抖及经筋抽动和夜间惊恐获愈。但气虚和肾阴虚症状突出，故三诊、四诊加补合谷（补气），改用益气补肾育阴，佐以理气安神之法而痊愈。

病例 12　气郁化火

王某，女，23 岁，住南阳市新生街 96 号。1973 年 2 月 15 日初诊。

主诉：患胸闷胁痛已 2 个月。

现病史：平时性情急躁，易于恼怒。2 个月前因生气而出现胸闷胁痛，侧头痛，耳鸣，口干口苦，嘈杂吞酸，饮食减少等。身瘦，目赤，舌红苔黄，脉象弦数。既往病史：患肺结核已数年。一年多前患手足麻木在本科针愈。

辨证：证属气郁化火，横逆上窜。

治则：清肝泻火，解郁和胃，清降少阳之热。

取穴：针泻行间、丘墟、足三里。每隔 1～2 日针治 1 次。中西药治疗肺结核。

效果：二诊后，胸闷胁痛及头痛减轻；四诊后，饮食增加，嘈杂吞酸治愈；六诊后，胸闷胁痛及兼证治愈；七诊、八诊巩固疗效。

随访：1973 年 7 月两手足麻木复发前来针治，告知前病针愈。

按　患者素为肝阳偏亢之体，情志易于激动，易于恼怒，复因生气郁怒化火，肝胆火炎，循经上行，则头痛、耳鸣、口苦口干和胸闷胁痛；气火横逆犯胃，则嘈杂吞酸，饮食减少；舌红苔黄，脉象弦数，目赤，乃为肝郁化火之征。故针泻行间（清肝解郁）、足三里（和胃散滞）、丘墟（清胆，清降足少阳之火），施用清肝泻火，解郁和胃，清降少阳气火之法而收效。

病例 13 心脾两虚

史某，女，50 岁，住台湾省台北市。1988 年 5 月 9 日初诊。

主诉：患多思多虑之病已 2 年。

现病史：2 年前因生气争吵郁怒而得。证见多思善虑，气呃不顺，善太息，不思饮食，两胁胀痛。此后又因操劳家务而加重。情不自禁地思虑家务琐事，遇事心悸，入寐不实易于心悸而醒，时而胆怯，头晕，健忘，神疲，食欲不振，气呃不顺，时而太息。面色少华，舌淡，脉象细弱。曾在台北市某医院以神经官能症给予西药久治不效，服安眠药开始有效，后来亦无效果。

辨证：证属心脾两虚，心失所养。

治则：补益心脾以益气血。

取穴：一至三诊，针补神门、三阴交补益心脾以益气血，针泻内关理气安神；四至十五诊，上方去内关。

效果：三诊后，多思善虑及心悸少寐减轻，气呃已顺；六诊后，多思善虑及遇事心悸明显减轻，已能熟睡，饮食增加，精神好转；十一诊后，舌、脉、面色有所改善，基本治愈；十五诊痊愈。

随访：1989 年 9 月 10 日患者的亲属转告针愈未发。

按 患者初因郁怒所伤，气机阻滞，故见气呃不顺，善太息，两胁胀痛；复因思虑操劳伤于心脾，又见心脾两虚症状；不思饮食，纳食减少，化源不足，复见气血亏虚症状。故一至三诊，针补神门、三阴交补益心脾以益气血，类似归脾汤之效，配泻内关理气安神；四至十五诊，上方去内关穴，是因气机已畅，无需理气，专事峻补，补益心脾之法而告愈。

病例 14 肝气郁结，热郁肌肤

谷某，女，68 岁，南阳市齿轮厂家属。1981 年 11 月 12 日初诊。

主诉：全身肌肤灼热样痛已 30 多年。

现病史：30 多年前，因生气郁怒而得，出现全身肌肤灼热样痛。此后每因生气郁怒而复发。此次复发已半年。复发时全身肌肤不定处呈灼热样痛，时而刺痛。伴有两胁及腹部膜痛闷痛，易怒，善太息，食欲不振，腹泻下坠，口吐酸水，口苦咽干，腰痛，憋气（吸出气均不自如）等症状。精神抑郁，患处皮色无改变，触之不热。脉弦。既往病史：30 年来，每因生气郁怒而以上病证复发，服药无效，都是在本科针治几次即愈的。

辨证：证属肝气郁结，阻滞胃肠，气滞血瘀，热郁肌肤。

治则：通腑导滞，理气解郁，和行气活血以散郁热。

取穴与效果：

一诊：针泻中脘、天枢、内关、足三里，通腑散滞，行气解郁。

二诊：自觉呼吸舒畅已不憋气，腹部柔软。针穴手法同一诊。

三诊：腹部不痛，仍全身肌肤灼热样痛，气短欲屈曲位，脉象沉弦，仍精神抑郁。针泻间使、三阴交，理气解郁，行血祛瘀。

四诊：仍气短。上方加补合谷补气。

五诊、六诊：气短、腰痛及身痛减轻。针穴手法同四诊。

七诊：全身肌肤灼热疼痛减轻。针穴手法同四诊。

八诊、九诊：针穴手法同四诊。

随访：1982 年 4 月患者告知此病在此针愈。

按　此例系郁怒伤肝，肝气犯胃，气机不畅，横逆胁络，故出现胃脘、胁肋䐜痛，腹部䐜痛闷痛，食欲不振，腹泻下坠，易怒，善太息，泛吐酸水等症状。“气行则血行，气滞则血结”。气郁化火，蕴郁肌肤，血行不畅，故出现全身肌肤不定处呈灼热样痛、刺痛。精神抑郁，呼吸不畅（憋气），脉弦等，为肝郁气滞之征。故一诊、二诊，针泻中脘、天枢、足三里、内关，通腑散滞，行气解郁，类似大承气汤加味之效。二诊后胃肠症状已不明显，肌肤灼热刺痛较为突出，故三诊针泻间使、三阴交，行气活血以散郁热。三诊后仍气短，故四至九诊，上方加补合谷补气，施用行气活血，佐以益气之法而收效。

附：失语

病例 1　肝气郁滞，气滞舌络

尤某，女，45 岁，住南阳县蒲山公社周凹大队。1971 年 6 月 16 日初诊。

主诉（代述）：患失语已月余。

现病史：平时经常多怒，情志失和。月余前某日因郁怒所伤，突然晕倒、哭啼，哭啼之后出现不会说话，自觉嗓子发紧，吞咽不利，手指发麻，精神抑郁。脉象沉弦。既往病史：几年前曾患过失语。

辨证：证属肝气郁滞，气滞舌络之癔病性失语。

治则：理气散滞，通舌利咽。

取穴：针泻合谷、廉泉。

效果：一诊起针后，即会说话；二诊巩固疗效。

随访：1971 年 7 月 24 日患者告知失语在此针愈。

按 此例系情志失和，肝失条达，气机阻滞，舌络失畅之失语证候。故针泻合谷（宣窍理气散滞）、廉泉（通舌利咽），施用理气散滞，通舌利咽之法而收效。

病例 2 肝气不舒，气阻窍络

张某，男，40 岁，住南阳县辛店公社前进大队。1977 年 5 月 2 日由本院内科转诊。

主诉（代述）：不会说话已 5 天。

现病史：原有精神病史。于 5 天前与队长生气后，在回家途中一头投进水溏自溺，当即被人救出。当时神志尚清，前半夜呻吟叹息，烦闷不安，后半夜不声不语，次晨发现患者不省人事，牙关紧闭，两目闭合，呼吸气粗，不会说话。送往公社医院治疗无效。今天由内科转针灸治疗。

现在证：神志不清，牙关紧闭，两目闭合，呼吸气粗，不会说话，手指乱指，胸闷腹胀（手指示意），5 天未进食。舌强，身瘦，面色苍白，脉象沉弦。

辨证：证属肝气不舒，气阻窍络。

治则：理气宣窍和理气畅中，宣通舌络。

取穴：一诊，针泻合谷、间使，理气宣窍；二至四诊，针泻内关、足三里、廉泉，理气畅中，宣通舌络。

效果：一诊后，语言较清，能进流质食物，自觉舌强、胸闷、恶心；二诊后，胸闷、腹胀减轻，饮食增加，已不恶心，神志清楚，语言正常，已能叙述自己的病情；四诊痊愈。

随访：1977 年 6 月 20 日回信告知此病在此针愈。

按　依其脉证和病因，本例系暴怒伤肝，肝气不舒，气机逆乱，上壅心胸，阻塞神明，故尔突然昏厥，不省人事，两目闭合；肝气上逆，气机闭塞，故牙关紧闭，呼吸气粗，舌强失语，胸闷腹胀；脉象沉弦，乃肝气郁滞不舒之征。故采用理气宣窍和理气畅中，宣通舌络之法，针泻合谷、间使，和针泻内关、足三里、廉泉而收效。

病例 3　气机阻滞，音窍失宣

刘某，女，35 岁，住南阳市白河公社袁庄大队。本院内一科住院病员。

主诉（代述）：患失语已 8 天。

现病史：原有胃痛，每次胃痛复发时，左侧上腹疼痛，痛窜左侧胁肋部及背部，呈阵发性剧痛。每剧痛一次，即出现昏厥，不省人事，约经过 12 分钟后，神志方能清醒，语言复常。8 天前胃痛复发，因胃痛增剧，昏厥 30 分钟，用针刺汗出、苏醒后，仍胃痛，又不会说话。舌肌活动正常。

辨证：证属气机阻滞，音窍失宣之失语。

治则：理气机，宣音窍。

取穴与效果：针泻合谷、哑门。隔日针治 1 次。针治 4 次而愈。

随访：2 年多后，胃痛复发前来针治，告知原来患胃痛引起的昏厥、失语在此针愈。

按　患者每次胃痛复发，痛窜左侧胁肋及背部，是因肝气阻滞，气机失畅之故；胃痛急剧，气机阻滞，脉道闭塞，孔窍不通，故而突然昏厥。8 天前胃痛引致昏厥，用针刺苏厥后，复见失语，是气机阻滞音窍之故。所以针泻合谷（理气开窍）、哑门（开宣音窍），采用理气机、宣音窍之法而收效。

病例 4　气滞痰阻，窍络失畅

患者，女，17 岁，埃塞俄比亚人。1979 年 2 月 19 日接诊。门诊号 16032。

主诉（代述）：患失语已 6 个月。

现病史：6 个月前，因感冒两天后出现心烦易怒，失语，少寐等症状。精神抑郁，舌苔黄腻，脉象滑数有力。曾在当地农村和首都某医院治疗（服药、打针和蒸气吸入疗法等）效果不佳。今天由圣・保罗医院耳鼻喉科以癔病性失语转针灸治疗。检查：声带无异常发现。既往病史：患右耳化脓性中耳炎、鼻出血（右侧）、气管炎、视物昏花等，断续复发至今未愈。

辨证：证属气滞痰阻，窍络失畅之癔病性失语。

治则：理气涤痰以宣音窍，佐以清心安神。

取穴：针泻内关、神门、丰隆，配合语言暗示。

效果：二诊后，说话基本恢复正常，失眠、心烦易怒已愈。三诊治愈。

按 此例患感冒后，由于痰郁气滞，阻塞窍络，痰火扰心，神不守舍，故出现上述一系列证候群。因而针泻内关（理气安神）、神门（清心安神）、丰隆（降痰），施用理气涤痰，清心安神之法而收效。

【结语】

1. 所举病例类比 14 个病案中：

例 1 是气滞痰郁。施用理气和胃，化痰散滞之法，分别针泻内关、丰隆、上脘、足三里、中脘等穴而收效。例 2 是肝气郁结。施用疏肝理气，和胃益脾之法，针取内关、足三里、太冲为主，以神门穴为辅而收效。例 3 是阴虚火旺和气机阻滞。施用疏肝理气，清心安神，和滋阴清火，交通心肾之法，针泻内关、神门、太冲，和针泻神门补复溜而收效。例 4 是肝气郁结和心脾两虚。施用疏肝解郁，佐以清心安神，针泻太冲、间使、神门，和补益心脾以益气血，针补神门、三阴交而收效。例 5 是气滞痰郁。施用利气化痰散滞之法，针泻天突、内关而收效。例 6 是肝气郁结合忧郁伤神。施用疏肝解郁，理气安神之法，针泻内关、太冲而收效。例 7 是忧郁伤神，气滞筋脉。施用疏肝解郁，清心安神之法，针泻神门、太冲、足三里而收效。例 8 是肝郁伤神，气滞筋脉。施用疏肝解郁，安神畅中之法，针泻太冲、内关、足三里而收效。例 9 是气滞血瘀。施用行气活血之法，针泻内关、三阴交而收效。例 10 是肝郁气逆。施用疏肝理气，和胃降逆之法，以针泻太冲、足三里、梁门为主，分别针泻中脘、上脘、间使、章门、天枢、缺盆等患野腧穴为辅而收效。例 11 是气滞脉络，肝肾阴亏，并夹有气虚。施用理气散滞，滋补肝肾之法，针泻内关补复溜，和益气补肾育阴，佐以理气安神之法，针补复溜、合谷泻内关而收效。例 12 是气郁化火。施用清肝泻火，解郁和胃，清降少阳之热之法，针泻行间、丘墟、足三里等穴而收效。例 13 是心脾两虚。施用补益心脾以益气血之法，针补神门、三阴交，佐泻内关理气安神而收效。例 14 是肝气郁结，热郁肌肤。施用通腑导滞，行气解郁之法，针泻中脘、天枢、足三里、内关等穴，和施用行气活血以散肌肤郁热，佐以补气之法，针泻间使、三阴交，配补合谷而收效。

2. 本病特点　郁证既是一个“证”，又是一个“病”，也是一个“因”。自气分始，直至为“六郁”。又“因病致郁”、“因郁致病”。因此，它是临床上常见而多发的病证。其发病的广泛性，临床表现的复杂性，病位的多在性，病情的多变性，病机的矛盾性，体质的特异性，证型的差异性，病变的倾向性，诉病的可信性，又有其共性和个性的不同，常给辨病与辨证带来很大困难。如不详问病因、病史及伴有症状和治疗经过，不深入细致地探索患者的证候和体征，审其病结所在，就无法客观地认识本病，分别证型。

郁证的另一特点是：它所反映出一系列的突出特点而与其他病证明显有别；它广泛地见于多种疾病尤其是情志病中；现代医学中的神经衰弱、癔病、神经官能症、精神病及更年期综合征等多有此证表现；它表现有神经系统的功能紊乱，证型多，变化广，又易与多种器质性疾病混淆。因此，有必要进行各种检查，排除多系统实质性病变后，方可对郁证进行辨证施治。

3. 疏肝解郁法的运用　《医方论·越鞠丸》中云：“凡郁病必先气病，气得疏通，郁于何有?”概括地论述了郁证的病因和治疗大法。郁者，滞而不通之意。郁证的发生，是由于情志所伤，肝气郁结，气机阻滞，逐渐引起五脏气机不和，脏腑阴阳气血失调和经脉的失畅而成。治宜疏肝解郁，通畅气机。早期治疗，防止病情的发展，变生他病，具有重要意义。病初因气滞引起或夹有瘀血、湿痰、热郁、食积等而为病者，可在疏肝解郁的同时配用具有行血、化痰、利湿、清热、消食的腧穴施治，标本兼顾，因果并治。郁证日久，由实转虚，如属忧郁伤神、心脾两虚、阴虚火旺证型者，分别在养心安神、补益心脾以益气血、滋阴清热镇心安神的处方中，配取具有疏肝解郁的腧穴以治之。

肝郁不可能仅用疏肝解郁之法尽愈其证。若使用疏肝解郁法无效者，应从病因病机方面查找无效的原因。从肝的生理功能来认识，肝主疏泄，喜条达而恶抑郁。肝主疏泄是保持本脏的功能及其他脏腑正常活动的条件，它关系着人体气机的调畅。肝气的疏泄条达与否，可影响全身气机的通畅，而全身其他部位气机的通畅与否，又可影响肝气的疏泄条达。因此，既可因郁而致病，又可因病而致郁。肝气郁结，可引起其他脏腑发生病变，而他脏有病，气机壅塞，又可影响肝气的泄越，引起肝郁。在治法上，肝郁病证不仅要疏肝，若其他脏腑气机紊乱，功能失调导致肝郁，或使肝郁久久不解者，疏肝而气不能条达，就要设法消除一切可致肝郁或使肝郁不解的因素，方收事半功倍之效。

【其他】

1. 重视精神情志的调摄　重视精神情志的调摄，以维持肝脏正常的疏泄功能，可防郁证的发生和发展，并有助于郁证的治愈。

肝气郁滞，与家庭、社会关系密切。是以临床肝郁之病为常见，特别是中青年妇女患者较多。一是从生理角度来讲，她们正处于血不足气有余时期，容易触发肝郁情志方面的病证；二是繁琐的家庭、社会事务，促使她们易于发生肝郁情志方面的病变。因此，在针灸治疗的同时，必须重视精神情志的调摄。适当的劝慰和开导可起到良好的治疗作用，有助于消除郁证的病因病机。

2. 多取泻肝经及其他调气腧穴之由　郁证的病因多有“肝病多郁”“郁病多气”“百病生于气”之说。其治疗，李用粹说：“郁病虽多，皆因气不周流，法当顺气为先。气不周流之关键在于肝气不舒，故顺气主要是顺理肝气。”肝的生理功能和病理变化，与整个脏腑、经络、气血密切相关，一旦肝气郁滞，疏泄失常，不仅肝本身发生病变，还可影响其他脏腑和经络、气血津液引起各种病证。因此，郁证从肝论治，显得肝经有关腧穴及其他调气腧穴的重要。例如：

（1）气滞经脉：郁滞经脉，气机不畅。病位在胸胁者，针泻间使（理气通络），胸痛配泻膻中（疏理上焦气机）；胁痛及乳房病，配泻期门（疏肝理气通络）。病位在腰及腰以下者，针泻太冲，腰痛及疝气配泻气海（疏理下焦气机）；四肢痛配泻间使。因气滞而血瘀者，上方加泻三阴交。

（2）郁滞脏腑：郁滞脾胃，气机失常，而见胃痛、呃逆、腹胀等病者，针泻内关（理气和胃），配泻中脘（疏理中焦气机）；而见泄泻者，针泻太冲

(疏肝理气)，配泻气海。郁滞于肺，木火刑金，而见咳嗽、咯血等病者，针泻行间配尺泽。郁滞于心，而见精神失常、心肝气郁、心络瘀阻等病者，针泻内关（理气机通心络)，配泻神门。

(3) 气滞清窍及胞宫：肝郁气滞，血行不畅，而见月经不调、痛经、小腹痛、身痛等病者，可泻太冲配泻三阴交。肝郁气滞，气滞于耳、目者，可泻太冲，耳病配泻丘墟，眼病配泻肝俞；气滞于喉、舌者，针泻间使配廉泉。

(4) 气、火、风、痰、瘀：气有余便是火，火炼津液为痰，气郁不达，津液停聚亦可酿痰；气滞则血行不畅，可致血瘀；肝风、肝火、肝气，常同一源，多以肝气郁滞为先导。因此，气、火、风、痰、瘀的病理变化过程，产生种种病证，而其病理根源均与肝气郁滞有关，故多取泻太冲穴。肝气者配泻间使；肝风者配泻阳陵泉；肝火者太冲易行间，配泻丘墟；血瘀者配泻三阴交；痰郁者配泻丰隆。

以上仅是病因取穴，还要根据不同病证配加有关腧穴。取泻肝经和其他调气腧穴，之所以能愈诸病之郁滞，是因为它们分别具有疏肝理气、调理气机、理气通络和疏理上焦、中焦、下焦气机的作用。

3. 家传经验　凡肝气郁滞、气滞中焦、气滞下焦、气滞血瘀、气滞痰郁、痰血郁滞等，分别所致之郁证、癫证、痫证、狂证以及脏躁和奇证等，在腹部可出现癥瘕、积聚等触之有形之块状物、条索状物。如腹直肌挛急(右侧多见脏躁，左侧多见心悸)、胁下结块（多见肝郁气滞、肝郁血瘀、肝脾不和或肝脾肿大)、脐旁拘急或有结块（多见气郁、气滞血瘀）和少腹满、硬、硬满、急结（分别多见月经病、狂证、囊肿等）以及胃腹硬满、伏梁、条索状物（分别多见癫证、郁证、痫证、狂证和奇证）等。按之分别有压痛、刺痛、钝痛、结痛、满痛等。除肝脏肿大和恶性肿块（瘤）不能针刺外，临床宜根据压痛部位、有形癥块和腹直肌挛急等处针刺，使用泻法，起针后分别针泻间使（用于气滞)、足三里（用于气滞中焦)、三阴交（用于血郁、痰血郁滞有癥块)、丰隆（用于痰郁、痰血郁滞)、神门（用于清心安神、宣窍)、风池（用于精神神志病，清脑、醒脑、镇静等)、太冲（用于肝气郁滞)、涌泉（用于镇静、宣窍、降火)、行间（用于清肝火)、丘墟（用于清胆火）等穴，收效很好。

（十一）厥　　证

【概说】

厥证是由阴阳失调，气机逆乱引起的，以突然昏倒，不省人事，或伴有四肢厥冷为主要表现的一种病证。

本病一般发作后，常移时逐渐苏醒，醒后不遗留偏瘫、失语、面瘫等病。但是特别严重的也可一厥不复而导致死亡。故张介宾说："厥者，逆也，气逆则乱，故忽为眩仆脱绝，是名为厥……轻则渐苏，重则即死，最为急候。"厥证的发生，主要由于气血虚弱，或气机运行突然逆乱，导致气血运行失常，殃及心、脑精神意识和血脉的功能活动所致。

本病为针灸临床所常见的急重病证，对本病针灸有一定的效果，可起主治和助治的作用。严重者可配合药物治疗，进行急救。现代医学中的休克、虚脱、中暑、昏厥和低血糖昏厥以及精神性疾病，如癔病性昏迷等，都可参考本篇辨证施治。

祖国医学有关厥证的论述甚多，涉及范围相当广泛。本篇只论述临床较为常见的气厥、血厥、痰厥、暑厥和食厥等证型，以前四型较为常见。现将以上几个证型的证治及病案举例，分述如下。

【辨证施治】

厥证的发生常有明显的病因可寻，在辨证中对病因、病史的了解非常重要。并要与昏迷、中风、痫证以及闭证、脱证等进行鉴别。在治疗上，发作时应首先分别虚实，进行急救。实证以祛邪宣窍为主，虚证以辅正补虚为要。待病人苏醒后，再按病因所辨之证型进行调治，以防复发。

1. 气厥

（1）实证（多见癔病性晕厥和郁证之人等）

主证：多由情绪刺激而诱发。卒然昏倒，不省人事，口噤握拳，呼吸气粗，面色青紫，或四肢厥冷。舌苔薄白，脉象初起多伏，醒后沉弦或沉结。

治则：理气解郁，开窍醒脑。

取穴：针泻间使、人中，理气醒脑。或泻内关（或间使），点刺手十二井穴出血，理气宣窍。若伴见头晕而痛，面赤火升等肝阳偏亢者，加泻太冲平肝潜阳；若伴有痰声辘辘，痰多气塞者，加泻天突降痰利气；若醒后时时哭啼，哭笑无常，睡眠不宁者，可加泻神门安神宁志。

若证见暴怒之后，哭啼之时手足麻木，或手指抽搐，继而手足逆冷，呼吸不匀，卒然神昏，牙关紧闭，脉伏。可泻合谷、人中，或泻合谷、间使，点刺十宣，理气宣窍醒志。若在施刺无针，服药不及之际，术者可用手指按压法。即用两手拇指按压在期门或章门穴上，重按 3 下，轻松 1 下，如此反复多次，可获疏肝散滞之效。亦可配加间使穴如上法按压。

若每因郁怒而反复发作者，平时可取理气达郁，调和肝脾之腧穴施治，以防复发。

（2）虚证（多见于气虚晕厥和低血糖晕厥等）

主证：多由劳累或饥饿时诱发。眩晕昏仆，呼吸微弱，面色苍白，汗出肢冷。舌质淡，脉象沉弱。

治则：益气回阳、固脱。

取穴：针补合谷、足三里，补中益气。若有心悸不宁或脉搏间歇者，加补神门养心安神，有助于强心苏醒；若气虚症状明显者，加补气海补益元气；若偏真阳不足者，加补关元补益真阳。

若因气虚而反复发作者，平时取健脾益气，或补中益气之腧穴施治，以防患于未然。

2. 血厥

（1）实证（多见于肝阳上亢之体等）

主证：突然昏倒，不省人事，牙关紧闭，面赤唇紫。舌红，脉多沉弦。

治则：理气活血，宣窍醒脑。

取穴：针泻间使、三阴交，点刺手十二井穴出血。若兼急躁易怒，多梦少寐者，上方加泻行间清肝泄热；若肝阳未平，眩晕头痛者，上方加补复溜育阴潜阳。

若属暴怒伤肝，肝阳暴张，血随气升，气血逆乱者，针泻太冲、涌泉、三阴交，疏肝理气，引血下行。

（2）虚证（多见于严重贫血和出血性休克等）

主证：突然昏厥，自汗肤冷，呼吸微弱，面色苍白，口唇无华，目陷口张，四肢震颤。舌淡，脉芤或细数无力。

治则：补益气血。

取穴：急补合谷、三阴交气血双补，或加补百会使血随气升，上承清窍。若自汗肢冷，呼吸微弱者，加补关元温补真阳；若心悸或脉搏间歇者，加补神门养心安神。

血脱必须益气。气随血脱，首先针补合谷、足三里益气，因阴血难以速复，阳当速固，益气固本为之急务，待苏醒后再进行调治。

3. 痰厥

主证：突然昏厥，气闭痰升，喉间痰鸣，或呕吐涎沫，呼吸气粗。舌苔白腻，脉象沉滑。

治则：行气豁痰，开窍醒脑。

取穴：针泻丰隆、间使、人中。若痰气壅盛者，加泻天突化痰降气；若痰湿化热，兼见口干便秘，舌苔黄腻，脉象滑数者，加泻具有清热化痰降火之腧穴。

4. 食厥

主证：暴饮过食之后，恼怒气逆，突然昏厥，气息窒塞，脘腹胀满，或嗳腐口臭，恶心呕吐。舌苔厚腻，脉象滑实。

治则：和中消导，开窍醒脑。

取穴：针泻足三里、合谷、人中。若腹胀而大便不通者，加泻天枢导滞下行；若夹肝气阻滞明显者，加泻太冲疏肝理气。

5. 暑厥

主证：胸闷身热，头晕头痛，面色潮红，继而卒然昏倒，不省人事，喘促气息，或有谵妄。舌红而干，脉象洪数或伏或虚弦而数。

治则：清暑益气，清心开窍。

取穴：针补合谷，点刺曲泽、手十二井穴出血。然后配用白虎加人参汤，或清暑益气汤加减，祛暑清热，益气生津。

若证见头晕心悸，四肢无力，多汗肢冷，卒然昏厥，面色苍白，脉象濡数等。是因暑受热，邪热蒸迫于内，津液外泄，气随汗脱所致。针补合谷、复溜益气止汗，佐以育阴；或补合谷、气海益气回阳。切忌针泻合谷、人中和点刺曲泽或委中出血，以防损伤正气及阴血。

若证见四肢抽搐，汗多口渴，眩晕，恶心，小便量少，脉象弦数者，是因暑邪伤阴，肝风内动所致。可泻太冲、百会补复溜，平肝熄风，养阴清暑。

若证见突然昏厥，人事不省，口齿噤闭，手足厥冷，肌肤栗起，面色青晦，闷乱腹满等。是因秽浊之气，郁闭气机，清窍不利所致。泻刺人中、合谷，点刺曲泽或委中出血，以收辟秽开窍之效。

【病案举例】

病例1 气厥实证

史某，女，42岁，住南阳县安皋乡。1988年8月29日救治。

主诉（代述）：突然昏厥已15分钟。

现病史：因与丈夫争吵约30分钟后，突然昏厥，不省人事，牙关紧闭，两手握拳，呼吸气粗不匀，手足不温，目呆，脉伏。患者平素易怒，善太息。既往病史：有气滞胃痛和气滞胁痛已3年，每因生气而易发。

辨证：证属暴怒伤肝，肝气不舒，气机逆乱，痞塞气道，蒙闭窍隧之气厥（实证）。

治则：行气散滞，宣窍醒脑。

取穴与效果：

针泻间使、合谷、人中。捻泻5分钟后，留针时病人突然哭叫一声，牙关紧闭及两手握拳和目呆已转正常。又留针5分钟后又捻泻3分钟，病人睁目抬头四处观望，方知正在针治，此时呼吸平匀，手足已温。又留针10分钟拔针。平卧休息2个小时恢复正常。

按 根据既往病史联系现证、病因，确诊为气厥实证。患者肝气素滞，气滞不畅。今因暴怒伤肝，气机逆乱，上壅神明，故而突然昏厥，不省人事；气机闭阻，肺气不宣，故而目呆，牙关紧闭，两手握固，呼吸气粗不匀；阳气被郁，不能外达则四肢厥冷；气闭于内则脉伏。针泻间使（行气散滞）、合谷（宣窍散滞）、人中（开窍醒脑），施用行气散滞，宣窍醒脑之法而收效。

病例 2　气厥虚证

丁某，男，51 岁，农民，邓县人。1988 年 5 月 19 日救治。

主诉（代述）：突然昏厥已 25 分钟。

现病史：近几天因拉车子过度疲劳，又在路途饥饱失常而得。25 分钟前正在拉车子行走之时，患者说头晕目眩，四肢发软，继之突然昏仆，面色苍白，汗出，呼吸息微，手足欠温。脉象沉弱，血压 13.3/9.33kPa。既往病史：5 年来患脱肛，平时矢气多，常觉气短乏力。

辨证：证属元气素虚，中气下陷，清阳不展之气厥（虚证）。

治则：补气回阳固脱。

取穴与效果：急补合谷、足三里，连续捻补 15 分钟，留针 10 分钟后，病人手足渐温，出汗已止，脉转沉而有力。又连续捻补 10 分钟后，病人神清，诉说气短，全身沉困疲惫，余无异常。血压 18.7/12.0kPa。患者休息至中午后返家。

按　本例患者元气素虚，复因疲劳过度，中气下陷，清阳不展，故而头晕目眩，突然昏仆，呼吸气微；气虚不能通达四末，则四肢发软而不温；气虚卫外不固，则自汗出；四肢发软，脉象沉弱，血压下降，为正气虚惫之象。故急补合谷（益气回阳固脱）、足三里（补中益气，固脱以回阳），施用益气回阳之法而收效。

针补合谷、足三里具有补中益气的作用，之所以能回阳固脱，是因患者元气素虚，复因疲劳过度，致使元气更虚，阳气匮乏，而突然昏厥。补中益气在此例中，既可固脱又可回阳。

病例 3　血厥虚证

史某，女，42 岁，住南阳县安皋乡小南庄村。

主诉（代述）：因暴崩而突然昏厥，约 30 分钟。

现病史：产后 15 天来，漏下不止。今天突然暴崩，现已昏厥，不省人事，大汗淋漓，呼吸息微，四肢不温，面色苍白，口唇无华。舌淡，脉芤。既往病史：2 年来曾出现功能性子宫出血 3 次。

辨证：证属失血过多，气随血脱，不能上承清窍之血厥（虚证）。

治则：大补气血，益气止血，醒脑醒神。

取穴与效果：

一诊：急补合谷、足三里、三阴交。两位医生连续捻补 20 分钟后，病人汗止，出血极少，留针 15 分钟又连续捻补 20 分钟后，病人神志清醒，四肢已温，出血已止，已能说话但声音微弱。拔针后给以独参汤徐徐饮之。

二诊（第二天）：针补合谷、足三里、三阴交，巩固疗效。服用中药调治。

按　本例正如《景岳全书·厥逆》所云："血厥之证有二，以血脱血逆皆能厥也。血脱者如大崩大吐或产血尽脱，则气亦随之而脱，故卒仆暴死"。河间曰："妇人童幼，天癸未行之间，皆属少阴；天癸既行，皆从厥阴论之；天癸既绝，乃属太阴经也。"患者年方"六七"且病本于太阴脾土，是因素有脾气虚弱，失其统摄之崩漏病史，故见气血匮乏，体弱多病。今因产后损伤气血，血失统摄，故大量出血。由于失血过多，气随血脱，心脑失养，故突然昏厥；气血不达四末，则四肢不温；营气内虚，真气不固，则大汗淋漓，呼吸低微；面色苍白，口唇不华，舌淡，脉芤等，属于失血过多，血虚之征。故急补合谷（补气益血、止血）、足三里（补中益气以摄血）、三阴交（益脾止血），施用大补气血，益气止血以益心脑之法而收效。

病例 4　血厥实证

常某，男，51 岁，淅川县人，现为住院病人陪同家属。1987 年 12 月 4 日诊治。

主诉（代述）：突然昏倒 15 分钟。

现病史：因与爱人争吵后，突然昏倒，不省人事，牙关紧闭，面目色赤，口唇青紫，呼吸气粗，脉象沉弦。体胖，血压 21.3/14.7kPa。既往病史：患高血压病已 5 年，血压在 20.2～25.3/13.3～15.7kPa 之间。平时易于生气，血压高时头晕头痛、心烦少寐。

辨证：证属肝阳素旺，又遇暴怒伤肝，血随气逆之血厥（实证）。

治则：疏肝理气，行血开窍。

取穴与效果：先用三棱针点刺手十二井穴出血，继之针泻行间、三阴交，连续捻泻 5 分钟留针 5 分钟后，病人逐渐苏醒，又捻泻 5 分钟后，呼吸平匀，已能说“针痛，脚上针痛”。又留针10分钟后，会说“头胀痛，头晕，胁痛”等。血压降至20.0/13.3kPa，面色、口唇之色已复正常。拟镇肝熄风汤加减以调治。

按 根据临床表现和病史，辨为血厥实证。本例正如《素问·生气通天论》篇所云：“大怒则形气绝，而血菀于上，使人薄厥”之病。患者肝阳素旺，今遇暴怒伤肝，肝气上逆，血随气升，上蔽神明，清窍闭塞，故突然昏倒，不省人事，牙关紧闭。面目色赤，唇紫，脉象沉弦等，乃为气逆血菀之征。故针泻行间（平肝、清肝）、三阴交（活血），点刺手十二井穴出血（行血宣窍），施用理气活血，开窍醒脑之法而收效。三阴交与行间配伍有平肝行血，引血下行之效；针泻三阴交和点刺手十二井穴出血，有菀陈则除之之功。

病例5 暑厥实证

王某，男，35岁，住桐柏县吴城公社王湾大队。为医疗队急救之病案。

主诉（代述）：中暑突然昏仆约25分钟。

现病史：天气炎热，下午在田地里劳动时说自觉胸闷气短，头晕头痛，汗出，要回家休息。到家约5分钟后，突然昏倒，不省人事，喘促气急，面色潮红，身热，口唇干燥，脉象洪数。

辨证：证属暑热交蒸，阻遏气机，闭塞清窍之暑厥（实证）。

治则：清热祛暑宣窍。

取穴与效果：首先用三棱针点刺手十二井穴和曲泽穴出血，继之针泻合谷。捻泻3分钟留针10分钟后，病人逐渐苏醒；又捻泻3分钟留针10分钟后，病人苏醒，汗出已止，自觉干渴，喘息气急已转为呼吸平匀。拔针后服糖盐水300毫升，令患者平卧休息。拟清暑益气汤祛暑清热，益气生津以调之。

按 本例系暑热交蒸，暑邪犯心，蒙蔽清窍，故突然昏仆，不省人事；暑热上蒸，上犯头部，则头晕头痛；暑热伤气，则胸闷气短；热蒸肌肤则身热，迫液外泄则汗出。故施用清热祛暑宣窍之法而收效。所取腧穴，点刺手十二井穴及曲泽出血，用以宣窍清暑，亦即泄其血散其郁热之意，针泻合谷用以清热宣窍。

病例 6 痰厥

崔某，女，55 岁，住新野县五星公社卫生院。1975 年 11 月 15 日初诊。

主诉（代述）：因生气后，突然昏倒约 35 分钟。

现病史：今天上午与儿媳生气，争吵半个小时后，自觉胸脘闷塞憋气，继而突然昏厥，喉间痰鸣，呕吐涎沫，呼吸气粗，时而气闭，脉象沉滑。血压 21.9/14.7kPa。既往病史：近 3 年来白带多，咳嗽频发，证属痰湿咳嗽。时而腹胀、腹泻等。

辨证：证属湿痰素盛，复因恼怒伤肝，痰随气升，上闭清窍之痰厥。

治则：行气降痰，开窍醒脑。

取穴：针泻间使、丰隆、人中。

效果：以上腧穴各捻泻 2 分钟留针 5 分钟后，病人神志逐渐清醒，突然哭叫一声。又各捻泻 2 分钟留针 5 分钟后，病人抬头睁目四处观望，已知给她针治，当时呼吸平匀，喉间痰鸣已减，四肢活动自如。又各捻泻 2 分钟留针 5 分钟后，病人神志正常，痰厥已愈，已能述说既往病史。拔针后血压降至 18.7/12.0kPa。拟中药 3 剂以调之。

按 患者平素脾胃虚弱，运化失常，聚湿生痰，痰湿内盛，故而近 3 年来白带量多，痰湿咳嗽频作，时而腹胀、腹泻。平素痰湿内盛，偶因恼怒伤肝，肝气上逆，痰随气升，上闭清窍，痰厥而发。故针泻具有行气散滞的间使、降痰利气的丰隆和开窍醒脑的人中，施用行气降痰，开窍醒脑之法而收效。

病例 7 气厥实证

张某，女，30 岁，住南阳市西关大街。门诊号 25935。

主诉（代述）：突然气闭，牙关紧闭，不省人事已 1 个多小时。

现病史：今天上午因争吵半个小时后，突然气闭昏倒在地，牙关紧闭，时而气闭，呼吸不匀，意识存在（在家针后意识恢复），两目呆视，不会说话，手指握固，四肢强硬有轻微抽动，手足欠温。脉伏。在家请医生针人中、手十二井穴，仅神志清醒。既往病史：多年来每因生气胃痛或两胁胀痛复发。平时多郁怒，爱生气。

辨证：证属暴怒伤肝，气机逆乱，痞塞气道，蒙蔽神明之气厥（实证）。

治则：先宣窍启闭，然后行气散滞，疏肝和胃。

取穴：一诊针泻间使、合谷；二诊、三诊针泻间使、太冲、足三里。

效果：一诊时各穴捻泻2分钟留针10分钟，如此两次，患者四肢欠温、强硬和小的抽动及气闭、牙关紧闭、两手握固等均得以缓解，已能说几句话，休息1个小时后，患者述说病史及现有胁肋胀痛、胃腹不舒和憋气等；二诊后，两胁胀痛已止，胃腹舒服，但仍不思饮食；三诊痊愈。

按　根据病史联系现证、病因，辨为气厥实证。患者肝气素滞，气机不畅。今因暴怒伤肝，气机逆乱，上壅神明，故而突然昏厥；气机闭阻，肺气不宣，故两目呆视，牙关紧闭，两手握固，呼吸不匀，时而气闭；气机阻滞，筋脉失调，则四肢强硬及抽动；阳气被郁，不能外达，则四肢欠温；气闭于内则脉伏。前医针刺人中、手十二井穴，开窍启闭而仅神志清楚，其余症状仍存。故一诊针泻间使（理气散滞）、合谷（宣气开窍），气厥治愈。但因气机阻滞较深，遗留胁肋胀痛及胃腹不舒和憋气，故二诊、三诊针泻间使、足三里（和胃导滞）、太冲（疏肝理气），施用疏肝理气，和胃散滞之法而调治。

【结语】

1. 所举病例类比　7个病例中：

例1是气厥实证。针泻间使、合谷、人中，施用行气散滞，宣窍醒脑之法而收效。例2是气厥虚证。针补合谷、足三里，施用益气固脱之法而收效。例3是血厥虚证。针补合谷、足三里、三阴交，施用大补气血，益气止血固脱之法而收效。例4是血厥实证。首先点刺手十二井穴出血，然后针泻行间、三阴交，施用疏肝理气，行血宣窍之法而收效。例5是暑厥。点刺手十二井穴及曲泽穴出血，针泻合谷，施用清热祛暑，宣窍醒脑之法而收效。例6是痰厥。针泻间使、丰隆、人中，施用行气降痰，开窍醒脑之法而收效。例7是气厥实证。先针泻间使、合谷，行气散滞，开窍启闭而收效，后针泻间使、足三里、太冲，施用理气散滞，疏肝和胃之法而调治。

2. 厥证的辨证　厥证之辨证，应首辨其虚实、询其病因，方能进行急救。厥证中的气、血、痰、暑、食厥多见实证，但其中气厥、血厥又有虚证，暑厥亦有伤气伤津而成的虚证，不可不辨。一般来说，气厥、血厥宜详察虚实。此二者实证，多是形体壮实，情志引发，均见卒然昏厥、口噤，脉象沉弦。但前者是因肝气上逆所致，常见因情志改变而反复发作，醒后可出现哭笑无常；后者是由肝气上逆，血随气升，素有阳亢表现。气厥虚证，多由元气素虚，复因过劳、饥饿、惊恐等因诱发，一时性气机失调，清阳不展所致；血厥虚证，多见失血过多，血虚不能上荣所致。暑厥多由暑天久晒或高温而发，由邪气内闭者，有气随汗脱者，前者属于实证，后者属于虚证。痰厥多由体素痰湿，肝气上逆，痰随气升，上蒙清窍所致。食厥多由饱食之后，骤加恼怒，食气相并，气机痞塞而成。总之，厥证病因虽各不相同，但仍以精神因素较为多见。

【其他】

1. 治疗大法　由于厥证是机体多个脏器、多个系统和多层次的整体性失调，或整体性紊乱的结果。因此，只有采取相应的整体性治疗的急救措施，例如将回阳、益气、通腑、祛瘀、理气、化痰、开窍、解毒、清暑等治则，分别或联合应用，采用整体性救治，方能收到良效。绝不可单用开窍之法。

凡气随血脱、气随液（或汗或泻）脱和阳随阴脱之厥证，都必须分别施用益气止血、益气止汗以固脱，或益气复脉，或回阳救逆，或扶持元气培本固脱，或温补真阳回阳固脱等法，不可施用养血、育阴、补液之法。应遵“阴难急复，阳当速固”，顾阳、益气为其急务。

2. 辨别虚实寒热　辨别厥证之属虚、属实、是寒、是热之法，应根据针感的迟敏，针下肌肉的松紧，艾灸温热感的迟速来确定。

（1）针感迟缓多虚、寒，灵敏多实、热；针感迟缓甚至全无，多属机体大虚或病情重笃。针感常随体质、病情的好转而逐渐灵敏。

（2）针下肌肉疏松多虚证，滞涩沉紧多实证；针刺或捻针肌肉如插豆腐者，俗称“不抱针”，病属大虚或重笃，可随病情的好转而针下肌肉逐渐转入正常。针下肌肉的松紧，常随体质、病情的好转而复常。

（3）阴盛阳衰，阴寒偏盛之人，艾灸热感多迟缓；阳气亢盛之人，艾灸热感多迅速。

（4）《针灸大成》中的候气法：“用针之法，候气为先……以得气为度，如此而终不至者，不可治也。若下针气至，当查其邪正，分其虚实。经言邪气来者紧而疾，谷气来者徐而和，但濡虚者即是虚，但牢实者即是实，此其诀也”，是有其临床参考价值的。

3. 辨治宜首先了解病因病史　本病的辨治，要首先了解病因，察明病史，有助于辨证分型，进行急救。从〔病案举例〕列举的 7 个案例中，都有现证病因和既往病史。现证病因与既往病史同分析证型是相一致的。例如：

例 1 有气滞胃痛、气滞胁痛病史，现证是因暴怒伤肝，突然气机阻滞而发为气厥实证。例 2 有中气下陷的脱肛病史，现证是因疲劳和饥饱失常，复伤中气而发为气厥虚证。例 3 有先后 3 次崩漏出血病史，现证是因产后失血过多而发为血厥虚证。

患者突然昏厥，不能诉说病情，因此在辨治之前，首先要了解既往病史和现证病因，这对采用急救措施是非常重要的。

4. 指针法　在急救时如无针具可用指针法。即用医生拇指爪甲切压人中、中冲穴，使患者产生感觉。如果患者没有哭啼、睁眼、叫号、呻吟或手抓医生切压的手指等清醒反应时，可再用中指或食指指腹缓慢地压按合谷、内关穴，一起一伏地压按，同时向泻的方向揉动，使病人产生感觉。待病人苏醒后，再根据所属证型进行辨证施治。若属气厥、血厥、暑厥虚证，可用拇指或食指指肚向捻转补泻法中的补的方向快速地揉动合谷、足三里，各揉补 5 分钟，亦可起到急救作用。

（十二）泄　　泻

【概说】

泄泻，是指排便次数增多，粪便稀薄，甚至呈水样而言。本病的主要病变在于脾胃和大小肠。一般来说，以夏秋两季发病较多，主要由于湿邪所胜和脾胃功能障碍引起。

针灸对本病有良好的效果。一般来说，暴泻易治，久泻难医。各种证型的泄泻有时独见，有时相兼并见，又可相互转化，相互为因，所以应辨证论治，随证选穴，灵活变通，不可执一。所接诊的病人，多是用其他疗法无效而前来求治于针灸的。因此，临床多见慢性和虚亏性泄泻。现代医学中由于胃、肠、肝、胆、胰腺等功能性和器质性的某些病变，如急慢性肠炎、肠结核、胃肠神经功能紊乱、消化不良等引起的泄泻，均可参考本篇有关证型，进行辨证施治。

本病有寒湿内盛、湿热（暑热）内盛、食滞肠胃、肝气乘脾、脾胃虚弱和肾阳虚衰等证型。现将以上几个证型的证治和病案举例，分述如下。

【辨证施治】

泄泻的辨证，当首辨其寒、热、虚、实。一般来说，大便清稀，完谷不化，多属寒；便色黄褐而臭，肛门灼热，多属热；泻下腹痛，痛势急迫，腹部拒按，泻后痛减，多属实；病程较长，腹痛不甚，喜温喜按，多属虚。但病变过程较为复杂，往往出现虚实兼杂，寒热并见，在辨证时应全面分析。

泄泻的治疗，当分病之新久，凡新病急暴者，宜治其标，久病慢性者，应治其本。泄泻初起，不可骤用补涩，以免固闭邪气；久泻不可分利太过，恐伤阴液。寒湿内盛、湿热内盛和饮食所伤，多属实证，治宜祛邪为主，分别温散寒湿、清利湿热、消食导滞。泄泻日久，或反复发作，耗伤正气，多属虚证，治以扶正为主。脾肾阳虚者，宜温补脾肾；中气下陷者，宜补中益气；久泄不止者，宜涩肠止泻；脾胃虚寒者，宜温补脾胃；七情所伤者，宜调理肝脾。此外，在治疗过程中，应注意饮食，避免生冷及油腻之物。

针灸选穴，宜取足阳明经的足三里、天枢，足太阴经的阴陵泉、太白，足厥阴经的太冲，任脉经的中脘、下脘、神阙、中极、关元，和足太阳经的肾俞、脾俞和大肠俞等穴。

1. 寒湿内盛

主证：大便清稀，水谷相杂，甚至呈水样，肠鸣腹痛，脘闷食少，肢体倦怠，口淡。舌苔薄白或白腻，脉象濡缓。

治则：温化寒湿。

取穴：泻灸足三里、阴陵泉，类似胃苓汤温中分利之效；或灸神阙、水分，针泻天枢、足三里或上巨虚，温化寒湿，畅中止泻；或灸关元、神阙、水分、天枢，温化寒湿，益脾止泻。根据具体病状而选定处方。

若兼有恶寒发热，头痛鼻塞，肢体疼痛，苔白脉浮等表邪者，泻灸足三里、阴陵泉，加泻解表的大椎或曲池穴。俾湿浊得化，风寒外解，脾胃功能恢复而泄泻可愈。

2. 湿热内盛

主证：腹内鸣响作痛，痛则即泻，泻下急迫。或泻而不爽，肛门灼热，粪便黄褐臭秽，小便短黄，烦热口渴。舌苔黄腻，脉象濡数或滑数。

治则：清利湿热。

取穴：针泻天枢、上巨虚通肠导滞，配泻阴陵泉利湿；或泻下脘、天枢、阴陵泉，清利大肠湿热，使湿热分利，肠胃调和，则泄泻可愈。若热胜于湿者，上方天枢穴配透天凉。

《金匮要略·呕吐哕下利病脉证治》篇云："下利气者，当利其小便。"下利而兼矢气，是因脾运失健，湿蕴气滞所致，当利其小便，分利肠腑湿邪，所谓"急开支河"之法。针灸宜泻中极、阴陵泉，运湿利水。本条如果下利气而兼腹胀肠鸣，矢气胀减，小便不利者，可泻中极（利小便，使湿从小便而出）、天枢（治腹胀肠鸣）治之。

前人有"治湿不利小便，非其治也"之说。此型配泻阴陵泉或中极穴通利小便，有"利小便即所以实大便"之意。

3. 食滞肠胃

主证：腹痛肠鸣，泻后痛减，黏便异臭，臭如败卵，或伴有不消化之物，吞酸嗳腐，脘腹痞满，不思饮食。舌苔垢浊或厚腻，脉滑。

治则：消食导滞。

取穴：针泻中脘、足三里，点刺四缝穴（食积要穴），类似保和丸消食导滞之效。使食滞尽除，脾胃调和则泄泻可愈。或泻天枢、阴陵泉、足三里，消食导滞，利湿止泻，类似枳实导滞丸之效。

如果食滞较重，而见脘腹胀满，泻而不畅者，可因势利导，采用"通因通用"之法，针泻天枢、足三里、中脘，推荡积滞，使病有去路，而泄泻自止。

《金匮要略·呕吐哕下利病脉证治》篇所云："下利，脉迟而滑者，实也，利未欲止，急下之，宜大承气汤"和"下利，脉反滑者，当有所去，下乃愈，宜大承气汤"及《金匮要略·腹满寒疝宿食病脉证治》篇云："下利不欲食者，有宿食也，当下之，宜大承气汤"。此三条下利，一是邪实下利，一是食滞中焦，一是内有宿食，都可针泻天枢、中脘、足三里，攻下食滞。

4. 肝气乘脾

主证：平时常有胸胁胀闷，嗳气食少，情绪易怒。每因抑郁恼怒或情绪紧张而泄泻，腹痛即泻，矢气频频，肠鸣腹胀。舌质淡红，脉弦。

治则：抑肝扶脾。

取穴：针补阴陵泉泻太冲，类似痛泻要方之效；或泻天枢、太冲，补阴陵泉或脾俞，抑肝扶脾，佐以通肠调气。使肝气条达，脾运正常，肠胃气机通降，则泄泻可愈。

5. 脾胃虚弱

主证：大便时溏时泻，水谷不化，饮食减少，脘腹胀满不舒，稍进油腻之物，大便次数增多，神疲倦怠。面色萎黄，舌淡苔白，脉象细弱或缓弱。

治则：健脾益气。

取穴：针补脾俞、胃俞、大肠俞，健脾益胃，涩肠止泻。

若脾虚有湿者，针阴陵泉、足三里，均先少泻后多补，健脾益气，渗湿止泻，类似参苓白术散之效。

若伴有宿食内停，食滞不化者，针补脾俞、胃俞，针泻天枢、中脘或足三里，健运脾胃，消食导滞。

若脾阳虚衰，阴寒内盛。证见腹中冷痛，泻下清水或食物残滓，腹中雷鸣，脉迟或沉细无力，舌苔白滑等。针补关元，灸神阙，泻灸中脘或建里，温补脾阳，散寒止泻；或泻灸天枢、下脘，艾灸神阙，温阳益脾，散寒止泻。

若属脾胃虚寒者，可补关元，艾灸中脘、神阙，温健脾胃。《伤寒论·太阴篇》277 条：“自利不渴者，属太阴，以其藏有寒故也，当温之，宜服四逆辈。”宜灸关元、神阙，温补脾阳。

若久泻不止，中气下陷。证见便意频频，腹部坠胀，短气倦怠，食少，脱肛，面色淡白，舌淡苔白，脉象虚弱等，可补合谷、足三里、百会，补中益气，升阳举陷，类似补中益气汤之效；或补合谷、足三里、天枢或大肠俞，补中益气，涩肠止泻。若久泻肠滑者，针补天枢、大肠俞、上巨虚，涩肠止泻。

《金匮要略·呕吐哕下利病脉证治》篇云："气利，诃黎勒散主之。"病人泄利，大便随矢气而排出者，是气虑不固之故。治以诃黎勒散温涩固脱。针灸宜补灸天枢；若气虚滑脱而见脱肛者，加补百会升阳固脱。

《金匮要略·腹满寒疝宿食病脉证治》篇云："中寒，其人下利，以里虚也，欲嚏不能，此人肚中寒"一云痛。本条是里阳素虚，脾胃为寒邪侵犯，故腹痛下利；寒邪犯于太阴，里虚而泄泻；下利更伤阳气，阴阳不和，不能驱邪外出，故"欲嚏不能"。宜灸神阙，泻灸天枢，温阳益脾，散寒止泻止痛。

6. 肾阳虚衰

主证：黎明之前，腹部作痛，肠鸣欲泻，泻后则安，腹冷喜暖，腰膝酸软，形寒肢冷，神疲乏力。舌淡苔白，脉象沉细。

治则：温肾健脾，固涩止泻。

取穴：补灸命门、脾俞、肾俞，或补关元、阴陵泉（或脾俞）、太溪（或肾俞），温补肾阳，健脾止泻。

张景岳说："阳气未复，阴气极盛，命门火衰，胃关不固而生泄泻"的肾泻（脾肾阳虚型），可补关元、阴陵泉、太溪，灸神阙，温补肾阳，健脾止泻；或灸关元、神阙，补太溪、肾俞，温补肾阳以益脾阳。

《金匮要略·呕吐哕下利病脉证治》篇云："下利腹胀满，身体疼痛者，先温其里，乃攻其表。温里宜四逆汤，攻表宜桂枝汤。"本条是论述表里同病的治法。下利清谷，腹部胀满，是里有虚寒，正气已虚，先当温里而后解表。温里用四逆汤。针灸宜灸神阙补关元，急救回阳。

《金匮要略·呕吐哕下利病脉证治》篇云："下利清谷，里寒外热，汗出而厥者，通脉四逆汤主之。"本条是论述寒厥下利，阴盛格阳的证治。下利清谷而见"里寒外热"阴盛格阳现象，是真寒假热之证；更见"汗出而厥"，阴从利而下竭，阳从汗而外脱之危候。针灸宜灸神阙补关元（配针上灸或烧山火），回阳救逆。

【病案举例】

病例1 脾胃虚弱，运化失职

陈某，男，57岁，住新野县溧河公社龙潭大队。1966年2月6日初诊。

主诉：患腹泻已 8 年。

现病史：8 年来腹泻常反复发作。此次因半月前饮食失节而复发。大便日行 3～5 次，时稀时溏，便无秽臭，腹无痛胀，饮食如常，精神不振，倦怠乏力，时而头晕。身瘦，面色萎黄，语音低微，舌淡无苔，腹部无压痛，脉象虚缓。既往病史：有风湿性腰痛和坐骨神经痛病史。

辨证：证属脾胃虚弱，运化失职之泄泻。

治则：健脾益气养胃。

取穴与效果：

一诊：针补阴陵泉、足三里。

二诊（7 日）：昨天下午针后至今天上午 10 点钟未解大便。针穴手法同上。

三诊（10 日）：泄泻治愈，今天针治腰痛。患腰痛已 13 年，因劳累后睡卧湿地而得。

随访：25 天后随访，告知针治 2 次泄泻治愈，至今未发。

按　脾主运化精微，胃为水谷之海。脾胃受病则受纳、腐熟、转输传导功能失调。本例患者系脾胃素虚，复因饮食所伤，脾气不能升发，水谷不化，故便次增多，时溏时稀。久泻不已，脾胃愈虚，生化精微愈受影响，气血化源不足，则面色萎黄，身体瘦弱，神疲倦怠。面色萎黄，舌淡无苔，脉象虚缓等，均属脾胃虚弱之征。故补阴陵泉（健脾益气）、足三里（健脾补中益胃），施用健脾益气养胃之法而收效。

病例 2　食滞肠胃，传化失常

李某，男，25 岁，南阳市机床厂职工。1971 年 8 月 8 日初诊。

主诉：患泄泻已 5 个月。

现病史：5 个月前因饮食所伤而得。大便日行 3～6 次，便稀带沫，时而带不消化食物，腹痛即泻，泻后痛减，解便和矢气前肛门下坠胀痛更甚，饮食生硬之品，腹痛加重。食欲不振，口不作渴，小便色黄。舌苔薄黄，脉象沉数。曾服巴龙霉素、氯霉素、苯海拉明、非那根，注射苯海拉明、氯霉素，内服中药 9 剂，用土单方烧大蒜吃等方法，诸恙依然。在本厂做大便常规化验，无导常发现。西医内科诊断为慢性肠炎。

辨证：证属食滞肠胃，传化失常之泄泻。

治则：通肠和胃，消食导滞。

取穴与效果：

一诊：针泻天枢、足三里。

二诊：大便已不带沫，腹痛及肛门下坠胀痛减轻，昨天上午至今天下午大便1次，便溏不稀，饮食增多，仍小便色黄。针穴手法同一诊。

随访：1971年9月22日患者转告针愈未发。

按 本例的病因病机是饮食所伤，损伤肠胃，大肠传导失职，气机不畅，故腹痛肛门坠痛，腹痛即泻，泻后痛减，饮食生硬而腹痛加重；小便色黄，舌苔薄黄，脉象沉数等，属于内热之征。故取泻大肠募穴天枢和足阳明胃经的合土穴足三里，施用消导肠胃积滞之法而收效。

本例乃食滞致泻，然诸药杂投，损伤脾胃，阴阳失衡，终致实热积滞，深蕴肠胃而痼疾不除，故非消导肠胃积滞而泄泻难止。

病例3 命门火衰，脾阳不振

梁某，男，24岁，住南阳市七一公社大石营大队大石营村。1977年11月21日初诊。

主诉：患腹泻已5个多月。

现病史；5个多月前，因饮用凉水，后患感冒及疟疾（感冒7天病愈又患疟疾7天）后复因饮食所伤，即出现腹痛下坠，泄下痛缓，粪便带白色黏液。内服西药无效，服温阳健脾药物60多剂后症状减轻，但停药后泄泻如故。

现在证：大便日行4～5次，粪便带白色黏液，小腹拘急觉凉，得暖则舒，饮食生冷则泄泻加重。伴有口淡不渴，溲清尿频，身瘦形寒，畏寒肢冷等症状。面色萎黄，舌淡苔白，脉象沉迟。

辨证：证属命门火衰，脾阳不振之泄泻。

治则：温补命门，健脾止泻。

取穴：艾条灸神阙，针补关元配烧山火（其温热感走达整个小腹），天枢穴先少泻后多补，针后配艾条灸。

效果：三诊后，大便日行2次，不带黏液，小溲减少；五诊后，一切症状均愈，精神好转，大便日行2次；六至八诊巩固疗效。

随访：针灸治疗8次痊愈。

按　本例正如张景岳所说的："阳气未复，阴气极盛，命门火衰，胃关不固而生泄泻"的肾阳虚衰型泄泻。患者初因饮用凉水，继而又患感冒、疟疾，体质已虚，脾胃不健，复因饮食所伤，伤及脾胃，肠胃功能失常而成泄泻。泄泻日久，损伤肾阳，命门火衰，火不生土，脾失温煦，运化失职，泄泻久罹不愈。故补关元配烧山火，温补真阳以益脾阳；艾灸神阙温运中阳；因夹有肠腑虚寒，故配取天枢穴先少泻后多补，针后加艾灸，温阳散寒，涩肠止泻。俾真阳得复，脾阳得运，肠腑寒邪既祛，传化正常，则泄泻即愈。

病例4　脾胃虚寒，运化失常

刘某，女，49岁，新野县文化局职工。1984年10月11日初诊。

主诉：患腹泻已25年。

现病史：25年前，因妊娠期间生活条件差，饮食生冷过多而得。泄泻时轻时重，平时日行2～3次，腹痛即泻，泻后痛减，粪便溏薄，脐周隐痛，微觉寒凉，得暖则舒。严重时大便日行6～8次，粪便清稀，腹痛（脐周隐痛）即泻，甚至随小便而泄下。用凉水洗手或触凉，身子或腹部触及水泥墙壁上即刻畏寒腹痛而泄泻。今年特别严重。舌苔薄白，脉象细缓。

辨证：证属脾胃虚寒，运化失常之泄泻。

治则：温阳益脾，散寒止泻。

取穴：艾条灸神阙、天枢，每晚艾灸1次，每次各穴灸15分钟。

效果：连续艾灸45天痊愈。

随访：1985年4月17日告知泄泻治愈。

按　依其脉证、病因，本例系过食生冷，久伤脾胃，脾胃虚寒，运化失职而成之泄泻。故用温阳益脾，散寒止泻之法，艾灸具有温阳益脾的神阙穴和具有温肠散寒的天枢穴而收效。

病例5　脾阳不运，寒湿内停

冯某，女，55岁，住南阳市七一公社魏营大队小冯庄村。1984年9月5日初诊。

主诉：患腹泻已3个多月。

现病史：3个多月前患痢疾，经治愈后出现泄泻。泻前腹痛，腹痛即泻，大便稀薄日行7～8次，每因饮食生冷而泄泻加重。不思饮食，脐周凉痛，腹胀，嗳气频作。平时畏寒易冷，遇寒则身抖战栗，精神萎靡。身瘦，舌淡苔白，脉象沉迟略弦。

辨证：证属脾阳不运，寒湿内停，传化失司之泄泻。

治则：温阳益脾，祛湿散寒。

取穴：一诊，针泻天枢、足三里、阴陵泉，祛湿通肠导滞；二诊、三诊，上方加艾条灸神阙、中脘温运中阳。

效果：一诊（5日）无效；二诊（9日）后，两天未解大便，后来粪便由稀变稠，艾灸后咽干，食欲增加；三诊痊愈。

随访：自1984年9月12日至17日在本科针治外伤性胸痛期间腹泻未发。

按 依其舌脉、主证、兼证和病因，本例属于脾阳不运，寒湿内停，升降失调，清浊不分，饮食不化，传化失司之泄泻。一诊针泻天枢、足三里、阴陵泉，施用祛湿通肠散滞之法，单纯地祛邪治实，法不对证，无效使然。二诊、三诊，上方加灸神阙（温阳益脾）、中脘（温阳益胃），改用祛湿散寒，温阳益脾之法而愈病。

病例6 肝气乘脾，运化失常

师某，女，55岁，内乡县师岗公社社员，现住宛运公司工人一村。1970年3月14日初诊。

主诉：患腹泻已4年。

现病史：4年前因与儿媳生气而得。此后每因生气或愤怒，或情绪紧张而泄泻复发。发病时腹痛即泻，泻后则舒，矢气频频，肠鸣腹胀，饮食减少。平时易怒，善太息，脘闷食少，时而胸胁胀痛。身瘦，舌质淡红，脉弦。

辨证：证属肝气乘脾，运化失常之泄泻。

治则：抑肝扶脾。

取穴与效果：

一诊、二诊（17日）：针泻太冲补阴陵泉。

三诊（21 日）：矢气减少，腹胀肠鸣减轻。针穴手法同一诊。

四诊（24 日）：腹痛泄泻明显减轻，大便次数减少，食纳增加。针穴手法同一诊。

五诊（27 日）：精神好转，泄泻治愈，大便日行 1 次。针穴手法同一诊。

随访：1971 年 10 月 25 日告知泄泻针愈未发。

按　本例属于痛泻要方证。系暴怒伤肝，肝失条达，横逆犯脾，运化失常之泄泻证候。正如张三锡在《医学准绳》中说："忿怒伤肝，肝郁克土，皆令泄泻。"故见腹痛即泻，泻后则舒，矢气频频，肠鸣腹胀和平时易怒，善太息，胸胁胀痛等症状。腹痛即泻，泻后则舒，正是吴鹤皋所说："泻责之脾，痛责之肝，肝责之实，脾责之虚，脾虚肝实，故令痛泻"之病机。针灸施用抑肝扶脾之法，针泻肝经之原穴太冲，条达肝气，针补脾经的合水穴阴陵泉，健脾补虚。俾肝气条达，脾运得健，肠胃气机通畅，则泄泻即愈。

病例 7　脾阳虚衰，气虚失运

赵某，男，53 岁，南阳地区农业银行职工。1985 年 9 月 5 日初诊。

主诉：患泄泻已 5 年。

现病史：因经常夜餐后入睡，影响消化，伤于脾胃所致。5 年来每天下午 4～7 点钟大便 3 次，甚至 4～5 次（多在饮食失节时），中午饭后大便 1 次，晚上睡觉前大便 1 次，均是溏便。平时气短，身困乏力，下肢觉软，行走无力，腰部酸软，视物昏花，不耐寒热。冬季畏寒尤甚，夏季畏热动则汗出。饮食正常或服羊肉汤则便次减少。体胖，脉象虚弱。曾用四神丸久治无效，用西药亦无效。既往病史：1975 年患过腰椎椎间盘脱出，1977 年治愈，嗣后不定时腰痛。近来患左下肢坐骨神经痛。

辨证：证属脾阳虚弱，气虚失运之泄泻。

治则：温补脾阳，健脾益气。

取穴：针补合谷、阴陵泉（配烧山火，其温热感达于小腹）。针刺以上两腧穴处肌肉松弛。每隔 1～2 日针治 1 次。

效果：二诊后，大便由日行 5 次减少至 2 次；三诊后，大便日行 2 次，左下肢痛轻，精神好转；四诊后，大便日行 1 次（可能与昨天服羊肉汤有关），腰部酸软已愈；七诊后，大便日行 1 次；八诊后，因吃生黄瓜过多泄泻复发，大便日行 4 次；九至十一诊，大便日行 1 次，偶尔大便 2 次。

随访：1985 年 11 月 28 日上午告知此病针愈未发。

按 本例系饮食所伤，日久损脾，脾阳不振，健运失职，故出现大便泄泻，便稀便溏，饮食所伤则泄泻加重；泄泻日久，化源不足，则见气短，身困乏力，下肢无力，视物昏花，腰部酸软等症状。针刺合谷、阴陵泉处肌肉松弛，与病久体虚有关。证属脾阳不振，气虚失调之泄泻，故服四神丸药不对证而无效。针补合谷（补气以助阴陵泉穴之益气）、阴陵泉（配烧山火，温补脾阳以助运化），施用温补脾阳，健脾益气之法而收效。施用上法之所以又能治愈腰部酸软和左下肢痛，是因它与泄泻日久，化源不足，气血亏虚有密切关系。

病例 8 湿热内蕴，传化失常

赵某，男，54 岁，住镇平县马山口镇。1986 年 10 月 11 日初诊。

主诉：患泄泻已 2 个月。

现病史：2 个月前，因患痢疾 20 多天，经治愈后出现泄泻。大便日行 3～5 次，腹痛即泻，泻下急迫，粪便黄褐，臭秽异常，小便短黄，时而渴不欲饮，饮食减少。每因饮酒或饮食生冷而加重。舌苔黄腻，脉象濡数。曾用西药及单方治疗无效。

辨证：证属湿热内蕴，传化失常之泄泻。

治则：清利肠腑湿热。

取穴：针泻天枢、上巨虚、阴陵泉。隔日针治 1 次。

效果：二诊后，泄泻减轻；四诊后，大便日行 2～3 次，泻下急迫及粪便臭秽已明显好转，口渴欲饮；七诊后基本治愈，小便已转清长；九诊痊愈。

随访：1986 年 12 月 29 日患者告知泄泻针愈。

按 本例的病因病机是：肠腑蕴热，故泻下急迫；湿热互结，则大便不爽，夹有腹痛；湿热下注，故见粪便黄褐而臭秽，小便短黄；湿热内蕴胃腑，故而饮食减少，时而口渴，渴不欲饮；舌苔黄腻，脉象濡数，为湿热内盛之征。故针泻大肠募穴天枢（导肠腑湿热以治泻）、大肠下合穴上巨虚（通肠和胃导滞）和足太阴脾经的合水穴、祛湿要穴阴陵泉（利水行湿，有利小便即可以实大便之意)，施用清利肠腑湿热之法而收效。

【结语】

1. 所举病例类比　8个病例中：

例1证属脾胃虚弱，运化失职，针补足三里、阴陵泉健脾益气。例2证属食伤肠胃，传化失常，针泻天枢、足三里，通肠和胃，消食导滞。例3证属命门火衰，脾阳不振，艾灸神阙补关元(配烧山火)，天枢先少泻后多补，温补命门，健脾止泻。例4证属脾胃虚寒，运化失常，艾灸神阙、天枢温阳益脾，散寒止泻。例5证属脾阳不运，寒湿内停，针泻天枢、阴陵泉、足三里，艾灸神阙、中脘，温阳益脾，祛湿散寒。例6证属肝气乘脾，运化失职，针泻太冲补阴陵泉，抑肝扶脾。例7证属脾阳不振，运化失职，针补合谷、阴陵泉(配烧山火)，温补脾阳，健脾益气，例8证属湿热内蕴，传化失常，针泻天枢、上巨虚、阴陵泉，清利肠腑湿热。

以上所用腧穴有天枢、阴陵泉、足三里、神阙、关元、中脘、太冲、中极、合谷、上巨虚等10个腧穴，其中最常用的是前4个腧穴。每个病例所用腧穴少则2个，多则5个。从此可以看出用穴不在多，贵在配伍恰当，切中肯綮。

2. 所选腧穴　本病病位主要在肠腑。它的病变主要涉及到肝、脾、胃、肾等。所用腧穴主要有和胃、消食导滞的中脘；和胃消食的上脘；涩肠、通肠散滞的天枢；和胃导滞、通肠、健脾益胃的足三里；利湿、健脾的阴陵泉；温阳益脾的神阙；温补真阳的关元；疏肝理气的太冲；利水行湿的中极；温补肾阳的肾俞(补灸)；温补脾阳的脾俞(补灸)；健脾益气的脾俞和益气升陷的合谷等穴。

3. 辨证与治疗　每个证型的泄泻，有独见一型者，有相兼两型者，又有互相转化者。所以各型的治法，应随证施治，不可拘泥。一般来说，外邪侵袭或饮食所伤，多实证，治当祛邪为主。如风寒外束者，治宜疏解；暑热为因者，治宜清化；伤食致泻者，治宜消导；湿盛为病者，当应分利。泄泻日久，或反复发作，耗伤正气，多属虚证，治宜扶正为要。如脾肾阳虚者，治宜温补；中气下陷者，治当升提；泻久不止者，当宜固涩；七情所伤者，当调肝脾。

泄泻之大要，是初伤在胃，久伤在脾，或由脾及肾，其病位在肠。从临床来看，病情非常复杂，常寒热虚实交错，又相互转化。必须谨守病机，各司所属。认真辨证，方能正确立法选穴组方。在具体应用时，要根据病情，注意主辅佐使，先后缓急，密切配合，才能恰到好处。在选穴组方中，除根据证型辨证取穴外，还应根据具体临床表现和转归，灵活变通。

【其他】

1. 治湿不利小便，非其治也　朱震亨在《平治会粹》中谈其泄泻的治法时指出："治湿不利小便，非其治也。"张介宾在《景岳全书》中直接地指出："治泻不利小便，非其治也。"泄泻的成因，前人有"湿气盛，五泄成"，"湿多成五泄"，"无湿不成泻"之说。总由脾虚湿胜是导致本病发生的重要因素。因而有上述之说。利小便的目的，在于分利水湿，俾脾土健运，大便转实，则泄泻自止。

通利小便，分利水湿，必须兼有小便不利或湿邪为因，或兼有湿者。然小便不利，有可利者，有不可利者。可利与不可利的临床指征是：暴注新病者可利；形气强壮者可利；酒湿过度，口实不慎者可利；实热闭涩者可利；小腹胀满，小便短赤者可利。病久者不可利；口干不渴者不可利；脉证多寒者不可利；形虚气短者不可利；津液不足者不可利。

2. 峻补与补之过早之弊　虚中夹实之泄泻，标实治愈或得以控制，不可因本虚而峻补或补之过早。例如：1991 年针治一樊某，58 岁女患者。平时脾胃虚寒，消化不良，身体虚弱，5 年来每因饮食生冷而腹胀腹泻。5 天前又因饮食生冷而复发。以寒凉夹食伤滞胃肠治之，泻灸天枢、中脘，针泻足三里，温中散寒，通下导滞，三诊治愈。医生急于补虚治本，四诊、五诊针补合谷、足三里益气健脾补中，五诊后又出现腹胀纳呆，两天未解大便，矢气少等症状。六诊、七诊改泻内关，足三里先少泻后多补，和胃理气健中之法而前症消失。八至十一诊针补合谷，足三里先少泻后多补，艾灸神阙、关元，益气健中，温阳益脾之法而告痊愈。《金匮翼》所云："有久泻不止，百药无效，或暂止而复来，此必有陈积在肠胃之间，积一日不去，则泄一日不愈，必先逐去陈积而复补之，庶几获效"，很切合本例。本例其弊在于三诊后泄泻治愈，四诊、五诊不可峻补和补之过早，俾胃肠气机阻滞，而又出现腹胀纳呆、便闭。应用六诊、七诊之法，或三诊后时隔 7～10 天再施用八至十一诊之法，不致中途见弊。

3. 选穴忌宜

(1) 利湿法：必须因湿致泻为主要病因。一般而言，暴注新病，湿热阻闭水道者，方可配泻中极以利小便。病久形损气弱，阴液不足者，不可选用，利之愈虚。

(2) 健脾补虚法：必须因脾虚致泻，方可针补足三里、脾俞、阴陵泉等穴，健脾补虚。若脾虚兼有湿蕴，脘闷舌苔滑润者，不可三穴俱补，补虚太过，易于壅滞，不利于水湿的分渗运化。夹有气机不畅者，益气健脾太过，将会导致脘腹胀满。

(3) 固涩法：必须泄泻日久，滑脱不禁者，方可针补天枢、下脘，配伍于补虚扶正之处方中。虚中夹实，如兼有寒湿、湿热、食滞者禁用。否则闭门留寇，致生它变。

(4) 通因通用法：多用于食滞较重，泄泻臭秽如败卵，嗳腐腹胀痛甚，苔垢脉滑者；或邪热犯及阳明，肠中燥屎内结，泻下纯臭水，热结旁流。与一般泄泻有别者，方可针泻中脘、天枢、足三里，施用峻泻通因通用之法。否则不可施用此法，更不可以上三穴俱泻，通泻太过，将会致生它变。

(5) 脾肾双补法：必须是肾阳不足，火不生土，脾阳不振为主要病因，方可针补关元（或配烧山火），艾灸神阙穴；或补灸肾俞、脾俞、太溪。尚无泄泻频作，泻下清冷，腹部畏寒，腰膝冷痛，脉象沉细者，不可选用。

4. 慢性泄泻的治疗　祛邪一法，一般应中病即止，或衰其大半而止。对于慢性腹泻则不然，应以恢复脾胃气机升降功能为宗旨，凡阻碍气机的因素都应消除。若余邪未净，阻遏气机，气机失畅而易留邪，故此宿积未净，新邪又生。因此不能因为便次减少或稍实其形，就急于健脾，而应配取调气或祛邪腧穴，寓祛邪、调气于培本之中，是治本之法。气机通畅则邪无安身处所，或余邪已去则气机通畅，之后逐渐转入健脾、益肾以资巩固。对于久泻而下焦不固者，不宜早用涩肠固肠之法，应解除邪阻气滞为先。

（十三）痢　　疾

【概说】

痢疾以腹痛，里急后重，下利赤白脓血为特征；是夏秋季较为常见的肠道传染病。本病种类甚多，一般分为湿热痢、疫毒痢、寒湿痢、虚寒痢、休息痢和噤口痢等。一般认为伤于气分，则为白痢；伤于血分，则为赤痢；气血俱伤，则为赤白痢。又有湿胜于热，则为白痢；热胜于湿，则为赤痢；湿热俱盛，则为赤白痢；寒湿、虚寒之痢，又多见白冻。临床应与泄泻作鉴别。

本病多由外受湿热或疫毒之气，内伤饮食生冷，损伤脾胃与肠腑而形成。在辨治方面始终宜明确地掌握祛邪与扶正的辨治关系，注意照顾胃气。其组方选穴，除根据证型施治之外，还应根据其具体临床表现和转归，灵活变通。

针灸对本病效果较好，但必须辨证正确，分型治疗，选穴组方恰中其的，方能收到良好效果。临床所接诊的痢疾病人，多是用中西药及单方治疗无效，前来求治于针灸的。如果辨证不准（有误），选穴组方不当，补泻手法有缪，是不会获得满意效果的。

现代医学中的细菌性痢疾、阿米巴痢疾属于本病的范畴。一些结肠病变如非特异性溃疡性结肠炎、过敏性结肠炎等，亦可参考本篇有关证型，进行辨证施治。

本病有湿热痢、疫毒痢、寒湿痢、虚寒痢、休息痢和噤口痢等证型。现将以上几个证型的证治和病案举例，分述如下。

【辨证施治】

本病的病因病机是：其原因与感受外邪及饮食不节有关，两者常内外交感而发病。本病病位在肠，由于湿热、寒湿、疫毒之邪，或夹不洁之食品，壅滞肠腑，气血与之相搏结，使肠道传导失司，肠络受伤，气血凝滞，腐化为脓血而痢下赤白，分别成为寒湿痢、湿热痢和疫毒痢。痢疾迁延，邪恋正衰，则成久痢，或时愈时发的休息痢。痢久不愈，或反复发作，损伤脾胃，影响及肾，而导致成虚寒痢。湿热、疫毒之气，上攻于胃，或久痢伤正，胃虚气逆，则胃不纳食，成为噤口痢。由于气机阻滞，肠道不通，故而证见腹痛，里急后重。

其辨证要点是：湿热痢，痢下赤白，肛门灼热；疫毒痢，发病急骤，壮热口渴，痢下鲜紫脓血，甚则昏迷痉厥；寒湿痢，痢下赤白黏冻，白多赤少，或纯为白冻；虚寒痢，久痢不愈，痢下稀薄，带有白冻；休息痢，下痢时发时止，日久不愈；噤口痢，下痢不能进食，或呕而不能进食等，为其特点。

其治疗大法是：初痢宜通，忌用收涩止泻之法；久痢宜涩，慎用攻伐之法。下痢赤多，宜用血分腧穴；白多宜用气分腧穴；寒湿内盛者，宜取有温化寒湿作用的腧穴；湿热偏重者，当取有清热利湿作用的腧穴；疫毒致痢，应取有凉血解毒功能的腧穴；虚寒痢，宜取有温中散寒健脾化湿功能的腧穴；休息久痢，当取有补气温中作用的腧穴；噤口不食，应取有降逆开胃作用的腧穴；病久之后，多从寒化，应顾护胃气为本，多取有健脾益胃作用的腧穴。本病病位在肠，多取大肠之募穴和下合穴，又因为它涉及胃腑，故多取胃之募穴和合穴。久痢脾肾虚寒，关门不固者，当取温补脾肾，收涩固脱之腧穴。

1. 湿热痢

主证：腹部阵痛，里急后重，下痢赤白（白色胶状黏液沾有血丝，或呈鲜红胶冻样），肛门灼热，小便短赤，渴不思饮。舌红，舌苔黄腻，脉象滑数。

治则：清热化湿，调气行血。

取穴：针泻天枢、阴陵泉，清化肠道湿热，通肠止痢。

若热胜于湿者，天枢穴配透天凉；热伤气分者，加泻合谷；热伤血分者，加泻三阴交；夹食滞者，加泻足三里。若兼有表证者，加泻曲池或大椎，疏散表邪，由邪从外入者，使邪从外出，外表疏通则内亦畅遂，其痢自愈。

若热重下痢，赤多白少，或纯为赤痢，发热较高，口渴冷饮，舌红苔黄，脉象滑数者，可泻天枢、三阴交，均配透天凉，类似白头翁汤之效。

2. 疫毒痢

主证：发病急骤，腹痛剧烈，里急后重，痢下鲜紫脓血，壮热口渴，头痛烦躁，甚则昏迷痉厥。舌质红降，舌苔黄燥，脉象滑数。

治则：清热凉血解毒。

取穴：针泻天枢、三阴交，均配透天凉，清热解毒，凉血止痢，类似白头翁汤之效。若见高热神昏者，为热毒侵入营血，加点刺曲泽出血，清营凉血；若见痉厥抽搐者，为热毒引动肝风，加泻太冲镇肝熄风。

若见面色苍白，四肢厥冷，汗出喘促，脉象细弱者，是邪盛正虚，正不胜邪，阳气外脱之内闭外脱证候。急补合谷、关元，先回阳救逆，脱证解除之后，仍按原证治疗。

《伤寒论》370 条和 372 条及《金匮要略·呕吐哕下利病脉证治》篇云："热痢，下重者，白头翁汤主之。"以上三条，凡用白头翁汤主治者，都可针泻天枢、三阴交，均配透天凉手法以治之。

本证型多见于儿童，且昏迷惊厥等症状常出现在腹痛下痢之前，病情较重，须配合药物进行抢救。

3. 寒湿痢

主证：痢下白多赤少，或纯为白冻。伴有腹痛，里急后重，饮食乏味，中脘饱闷，头身重困等症状。舌淡，舌苔白腻，脉象濡缓。

治则：温化寒湿，通肠止痢。

取穴：泻灸足三里（或上巨虚）、阴陵泉、天枢，类似胃苓汤加味之效。或艾灸神阙、水分、天枢，针泻足三里，温化寒湿，通肠止痢。

4. 虚寒痢

主证：久痢不愈，下痢稀薄，带有白冻，腹部隐痛，饮食减少，神疲乏力，四肢不温，口淡无味。舌淡，舌苔薄白，脉象细弱。

治则：温中散寒，健脾化湿。

取穴：泻灸天枢、建里，补阴陵泉或脾俞。或艾灸神阙、关元，泻灸天枢，温中散寒，益脾止痢。

若见久痢滑脱，下痢稀薄，体羸脉弱者，补灸天枢，艾灸神阙，针补足三里，补虚温中，涩肠固脱，类似真人养脏汤之效。

若因脾肾阳虚，关门不固而见久痢不止，滑脱不禁，痢下稀薄，体羸脉弱者，补灸脾俞、肾俞，针补天枢，温补脾肾，收涩固脱；或补灸关元，补足三里，天枢先少泻后多补，以收温补下元，涩肠止痢之效。

若久痢脾虚下陷，导致脱肛者，针补足三里、合谷、大肠俞，益气升陷，涩肠固脱。

若久痢不愈，伤及阴血。证见下痢赤白黏冻，腹痛绵绵，心中烦热，咽干口燥，午后潮热，体虚乏力，舌红少苔，脉象细数等。可取泻足三里、阴陵泉，补三阴交，滋阴养血，清热化湿。

《金匮要略·呕吐哕下利病脉证治》篇云："下利便脓血者，桃花汤主之。"本条是论述虚寒下利便脓血的治法。下利便脓血，属于虚寒滑脱，气血下陷之久痢。证见下利不止，滑脱失禁，腹部疼痛，喜暖喜按，所下脓血色黯不鲜，口淡不渴，舌淡苔白，脉象微细者，方用桃花汤温中涩肠以固脱止利。针灸宜补灸天枢（温中涩肠固脱），针三阴交先少泻后多补（活血益气健脾止血）。

《金匮要略·呕吐哕下利病脉证治》篇云："气利，诃梨勒散主之。"病人泄利，大便随矢气而排出者，是气虚不固，宜补灸天枢温涩固脱。若气虚滑脱而见脱肛者，加补百会升阳固脱。

5. 休息痢

主证：下痢屡发屡止，日久不愈，嗜卧乏力，倦怠怯冷，饮食减少，发作时便下脓血，里急后重，腹部疼痛。舌淡苔腻，脉细。

治则：健脾温中。

取穴：在休止期针补脾俞、阴陵泉，健脾益气，或加灸神阙，健脾益气温中。

在复发期，湿热征象明显者，可按湿热痢施治。寒湿或虚寒征象明显者，可按寒湿痢或虚寒痢辨证施治。

若脾阳极虚，肠中寒积不化，遇寒即发，下痢白冻，倦怠少食，舌淡苔白，脉沉者，可泻灸天枢、建里，艾灸神阙、关元，温阳散寒，消积导滞。若痢久不愈，兼见肾虚证候者，上方可加补肾俞以补肾。

若脾阳虚弱，正虚邪恋者，艾灸太白、脾俞，泻天枢，温补脾阳，祛邪通肠。或在发病时针泻天枢、上巨虚、阴陵泉，以治其标；休止期补太白（或足三里）、脾俞，艾灸神阙，温补脾阳以治其本。

6. 噤口痢

（1）实证

主证：下痢，不能进食，或呕不能食，胸闷，呃逆，口秽纳呆，舌苔黄腻。

治则：泄热通降和胃。

取穴：针泻天枢、中脘、公孙，或泻天枢、内关、公孙，和胃降逆，通肠祛浊。

倘若不受汤剂，饮服即吐者，可泻内关，点刺金津、玉液出血。

若寒凉伤胃，胃气上逆，可泻灸中脘、天枢，针泻公孙或足三里，温通肠腑，暖胃降逆。

《金匮要略·呕吐哕下利病脉证治》篇云："下利不欲食者，有宿食也，当下之，宜大承气汤。"本条是论述宿食下利的治法。针灸宜泻天枢、中脘、足三里，下其宿食，所谓"通因通用"之意。

《金匮要略·呕吐哕下利病脉证治》篇云："干呕而利者，黄芩加半夏生姜汤主之。"本条是论述热利兼见干呕的治法邪热下迫于肠腑则利，上逆于胃则干呕。宜针泻天枢（配透天凉，清肠腑热邪）、中脘（和胃止呕），共奏黄芩加半夏生姜汤之效。

（2）虚证

主证：下痢，呕恶不食，或食入即吐，口淡不渴，舌淡，脉弱。

治则：健脾和胃。

取穴：针补脾俞泻上脘、内关，健脾和胃以止呕。

若下痢无度，饮食不进，为病势危重，急补关元、气海，或艾灸神阙，补合谷、足三里，益气回阳救逆。

【病案举例】

病例1 湿热痢

杨某，男，19岁，南阳红旗印刷厂职工。门诊号006257。

主诉：患痢疾已3天。

现病史：3天来小腹坠痛，里急后重，大便日行10～20次。第一天大便带血和白色黏液，后两天无粪纯是血便，呕吐严重，不能饮食，腹内灼热，肛门灼热，小便短赤。痛苦表情，面红，舌尖红，舌苔白腻，脉象弦数略滑。

辨证：证属湿热之邪，蕴郁肠道之湿热痢。

治则：清热解毒，宽肠行滞。

取穴：针泻天枢、足三里、三阴交，均配透天凉，清热解毒，宽肠凉血散滞。其天枢穴凉感走达满腹；足三里凉困感沿本经走达膝上3寸处；三阴交凉困感沿本经上行走达腹股沟处。留针20分钟后，腹部不痛，里急后重消失，又留针30分钟后，腹空欲食，腹内灼热感消失，共留针3个小时，在留针期间腹痛、下痢均未出现。

效果：针治1次愈。

随访：6天后患者针治胸胁痛，告知痢疾在此针治1次病愈。

按　本例属湿热之邪，壅滞肠中，熏灼肠道之湿热痢证候。由于湿热之邪，壅遏肠中，气机不畅，传导失职，故出现腹部坠痛，里急后重，腹部灼热；湿热熏灼肠道，肠络受伤，气血瘀滞，化为脓血，故下痢赤白；后因热胜于湿，伤于血分，又见无粪之纯血便；湿热下注，则见肛门灼热，小便短赤；湿热留滞胃腑，胃气失和，故而呕吐严重，不能进食；面赤，舌尖红，舌苔白腻，脉象弦数略滑等，为湿热之征。故针泻天枢、三阴交、足三里，均配透天凉。其天枢具有清泻肠腑湿热作用，三阴交具有清营凉血的作用，足三里具有清泻胃肠湿热的作用。天枢与三阴交配伍有白头翁汤之效，足三里与天枢穴配伍，有清泻胃肠湿热，宽肠止痢之效。其效之捷与配穴中的、配透天凉和留针时长有密切关系。

病例2　虚寒痢

王某，男，70岁，住南召县四棵树公社张才沟大队，高圪挡生产队。1970年4月27日初诊。

主诉：患痢疾已3天。

现病史：3天前因吃凉菜较多，食后即觉腹部凉痛，第二天发生痢疾。腹痛即泻，泻后痛减，里急后重，大便稀薄，粪便带白色黏冻，大便日行

5～6 次，脐周凉痛，饮食减少，脉象沉弦。既往病史；患肺结核已 4 年，至今未愈。近 4 年来每因饮食失节或腹部感受寒凉即腹部疼痛、胀满。

辨证：证属脾胃素虚，夹食生冷，克伐中阳之虚寒痢。

治则：温中散寒，导滞益脾。

取穴：针泻天枢（配烧山火）、足三里。其天枢穴针感开始局部发热困痛，最后满腹发热，热得舒服。

效果：针治 1 次后，当天即愈。

随访：1970 年 4 月 30 日患者告知痢疾在此针治 1 次，当天即愈。

按　本例患者年已古稀，又素为脾虚胃寒之体。近因过食寒凉之品，留滞肠胃，气机不畅，故出现腹痛即泻，泻后痛减，里急后重，大便稀薄，粪便带白色黏冻，饮食减少，脐周凉痛等虚寒痢之证候。故泻天枢配烧山火，温阳散寒，通肠导滞，针泻足三里通肠和胃以益脾。由于现在证突出而又时短，故从标治之，施用上法而收效。

病例 3　疫毒痢

龚某，男，38 岁，干部，门诊号 0099857。

主诉：患痢疾已 8 天。

现病史：8 天前的中午因天气炎热，喝了一些凉水，接着又吃些肉食，第二天上午突然发病。壮热头痛，腹痛剧烈，里急后重，痢下脓血，时而痢下纯鲜紫色的血液，大便日行 10～20 次，烦躁口渴，腹胀食少，肛门灼热，小便黄赤。舌质红绛，舌苔黄燥，脉象滑数。曾用中西药和单方治疗，诸恙依然。

辨证：证属湿热疫毒之邪，蕴结肠道之疫毒痢。

治则：清热解毒，凉血止痢。

取穴：针泻天枢、三阴交，均配透天凉。其天枢穴的凉感达于整个腹部；三阴交的凉感沿下肢内侧上达小腹部。每日针治 1 次。

效果：一诊时留针 50 分钟，在留针期间腹痛、里急后重和烦躁口渴减轻；二诊后，大便日行 8～12 次，腹痛及里急后重、大便脓血和壮热、头痛等，均明显减轻；四诊痊愈。

随访：2 个月后患者告知痢疾在此针愈。

按　本例属于白头翁汤证。系感受疫毒之邪，合饮食不洁食物，壅滞肠胃，气机不畅，故尔发病急骤，腹胀食少，腹痛剧烈，里急后重。热毒熏灼肠道，损伤气血，故下痢鲜紫脓血。热扰心营则烦躁。热伤津液，则壮热口渴。热扰于上则头痛。肛门灼热，小便短赤，是湿热下注之故。舌质红绛，舌苔黄燥，脉象滑数等，为热毒炽盛之征。故针泻天枢、三阴交，均配透天凉，类似白头翁汤之效而愈病。

病例 4　湿热痢

秦某，男，20 岁，南阳防爆电机厂职工。1971 年 9 月 10 日初诊。

主诉：患痢疾已 20 多天。

现病史：20 多天来，腹部疼痛，里急后重，大便日行 6 次，下痢赤白脓血，以白色黏冻较多，带有不消化食物，小便色黄，脘腹闷塞，饮食减少。舌红苔白，脉象滑数。曾服合霉素、氯霉素和内服链霉素注射液等，均未奏效。大便常规：未找到阿米巴，脓细胞（＋＋＋），红细胞（＋）。

辨证：证属湿热之邪，壅滞肠腑之湿热痢。

治则：攻下腑热，通肠止痢。

取穴：一诊针泻天枢、足三里；二至四诊上方加泻中脘。

效果：一诊后，一昼夜大便 4 次，下利赤白已止，大便变为黄色，腹部转为隐痛，仍觉胃脘闷塞，食欲不振；二诊后，大便日行 2 次，仍带白色黏冻，腹部仍隐痛，胃腑舒适，饮食倍增；三诊后治愈；四诊巩固疗效。

随访：1971 年 10 月和 11 月患者前来告知痢疾在此针愈。

按　本例系湿热之邪，壅滞肠腑，气机不畅，传导失职。故腹痛，里急后重；湿热之邪，留滞胃腑，胃纳不佳，故见胃脘闷塞，饮食减少；湿热之邪，熏灼肠道，肠络受伤，气血瘀滞，化为脓血，则见下痢赤白；湿胜于热，则下痢以白色黏冻为多见；湿热下注，则小便色黄；脉象滑数属实热之征。故针泻天枢、足三里、中脘，使用攻下胃肠湿热，通肠止痢之法而愈病。一诊针泻天枢、足三里，由于治胃之力不及，故而针后胃脘闷塞，饮食减少未效，二至四诊加泻中脘而见效。

病例 5　休息痢

袁某，男，40 岁，南阳市 104 信箱职工。1968 年 8 月 16 日初诊。

主诉：患痢疾已 4 年，复发已 1 个月。

现病史：4 年来每年痢疾复发 2～3 次，以夏秋季更易复发而且加重。多因饮食不洁而复发。此次复发又因饮食不洁。证见腹痛腹胀，里急后重，下痢脓血，大便日行 7～10 次，小便色黄，胃纳不佳，脉象滑数。平时气短，倦怠怯冷，饮食减少。曾服中药 2 剂症状减轻，近几天严重。

辨证：证属正虚邪恋，湿热蕴滞肠腑之休息痢。

治则：先祛邪散滞，通肠和胃，后温阳益脾以扶正。

取穴：一至三诊，针泻天枢、足三里。病愈后艾灸神阙、足三里，每日艾灸 1 次，每次各灸 15 分钟，连续艾灸 20 天。

效果：针治 3 次痢疾治愈，连续艾灸 20 天后，痢疾从此痊愈未发。

随访：1970 年 8 月 25 日患者就诊针治腰痛，告知痢疾在此针灸治愈，至今未发。

按　本例属于病久正虚，湿热留滞之休息痢。正虚邪恋，传导失常，故缠绵难愈，时发时止。由于患病日久，脾胃虚弱，故平时气短，倦怠怯冷，饮食减少。脾胃虚弱，湿热留滞不去，故每因饮食不当而易复发。此次又因饮食不洁而诱发，故见下痢赤白脓血，里急后重，腹部胀痛，纳食减少，小便色黄，脉象滑数等。针泻天枢、足三里，祛邪散滞，通肠和胃，肠胃湿热之邪已祛，则痢疾得以控制。三诊后痢疾治愈，又连续艾灸神阙（温阳益脾）、足三里（温健脾胃），施用温阳益脾之法，扶其正培其本，以图痢疾得以根治。本例是采用先祛其邪后扶其正之法而愈病的。

病例 6　湿热痢

李某，男，26 岁，许昌汽车修配厂职工。门诊号 16201。

主诉：患痢疾已年余。

现病史：1 年多前始患痢疾，经用中西药治疗，由急性转为慢性。此后每日大便 3～4 次，腹部疼痛，里急后重，下痢脓血，以白色黏冻较为多见。左侧下腹经常疼痛，时轻时重。每因生气后出现耳鸣和左侧胁肋疼痛。伴有肛门发热觉痒，遗精（每周 1～2 次），身体瘦弱，语声低微等症状。面色青黄，舌边嫩红，脉象沉数略弦。曾在某医学院、某地区医院治疗有所减轻，停药则病情如故，西医诊断：①慢性肠炎；②慢性肝炎；③慢性痢疾。

辨证：证属湿热之邪，壅滞肠道之湿热痢。

治则：清热祛浊，宽肠止痢。

取穴：一、四、五诊，针泻天枢、大巨（左）、足三里，均配透天凉；二、三诊上方加泻太冲配透天凉。其太冲穴的凉感循本经上行达于胁部；天枢和大巨穴凉感在局部，局部即刻不痛；足三里凉感沿本经走达天枢穴处。

效果：三诊后，7天未出现腹痛、里急后重和下痢，大便日行2次，因吃冰糕而痢疾复发；五诊后痊愈。

随访：患者于5月27日送感谢信，感谢痢疾很快针愈。6月15日患者转告痢疾针愈未发。

按　本例属于湿热蕴郁肠腑之湿热痢。病邪损伤降结肠和乙状结肠，故左侧下腹经常疼痛，时轻时重；脉象沉数属于内热之象，弦属肝脉又主痛。故泻天枢、大巨（左）、足三里，均配透天凉，施用清热祛浊，宽肠止痢之法而收效。由于左下腹经常作痛，故针泻左大巨穴，用于局部清热祛浊止痛。每因郁怒而耳鸣和右胁肋疼痛，是肝气横逆，气滞胁络和肝火上逆于耳之故，故二诊、三诊加泻太冲配透天凉，用以清降肝火和疏肝理气。

本例辨证，从其患病时间，属于久痢；从其症状，似属虚寒痢；从其下痢脓血和脉象及治疗效果，属于湿热痢；其伴有虚亏症状与痢久有关。故辨为湿热痢。

病例7　寒湿痢

白某，女，41岁，1987年8月3日初诊。

主诉：患痢疾已半月。

现病史：半年来每因饮食生冷而腹泻、便溏复发，经服中药3剂治愈。半月前因饮食生冷而患痢疾。开始痢下赤白（赤少白多），以后纯为白冻黏液，腹痛即泻，里急后重，大便日行5～8次。伴有饮食乏味，脘腹饱闷，纳食减少，全身沉困等症状。舌淡，舌苔白腻，脉象濡缓。

辨证：证属寒湿壅滞肠腑，气机受阻之寒湿痢。

治则：温化寒湿，通肠止痢。

取穴：泻灸天枢、阴陵泉。隔日针灸1次。

效果：二诊后，腹痛、里急后重和痢下白冻及脘腹饱闷均明显减轻；四诊痊愈。

随访：1987 年 10 月 12 日患者爱人告知白某的痢疾在此针愈未发。

按 本例患者平素脾阳不运，复因饮食生冷，寒湿滞于肠腑，气机受阻，传导失常，故见下痢腹痛，里急后重，痢下赤少白多和纯为白冻；寒湿中阻，故尔饮食乏味，胃脘胀闷；身体沉重，与寒湿困脾有关；舌脉的改变，为寒湿内盛之征。针泻加灸天枢（温肠腑散寒湿）、阴陵泉（温散寒湿之邪以益脾阳），温化寒湿，通肠止痢而收效。

病例 8 湿热痢

董某，男，37 岁，南阳县王村公社董营大队董营村社员。1969 年 3 月 29 日初诊。

主诉：患痢疾已 2 年。

现病史：2 年来，痢疾时轻时重。腹痛即泻，里急后重，下痢赤白脓血，大便日行 4～5 次，腹部觉热，小便黄赤，口渴欲饮，纳食减少。舌绛苔白，脉象沉数，身体瘦弱。近几天夜间齿痛。

辨证：证属厥阴热利，白头翁汤证。

治则：清热解毒，凉血止痢。

取穴：针泻天枢、三阴交，均配透天凉。隔日针治 1 次。

效果：一诊后下痢明显减轻；三诊后痊愈。

随访：嗣后其母告知儿子所患痢疾在此针愈。

按 本例患者虽患痢疾 2 年之久，但未转成虚寒痢和寒湿痢，仍属《伤寒论》370 条和 372 条及《金匮要略·呕吐哕下利病脉证治》篇所云之白头翁汤证。针泻天枢配透天凉，以清大肠湿热，取泻血证要穴三阴交配透天凉，凉血行血散滞，两穴配伍，共奏白头翁汤之效而愈病。

病例 9 虚寒痢、休息痢

患者，女，64 岁，法国人，1979 年 4 月 24 日初诊。门诊号 32520。

主诉：患痢疾已 2 年。此次复发已 20 天。

现病史：2 年来下痢时愈时发，时轻时重。每因饮食所伤而复发或加重。每次复发在法国某医院以痢疾给以西药治疗即愈。此次复发某医院以痢疾给予西药无效。

现在证：痢下稀薄，带有白色黏液，腹部隐痛有坠感，脐腹觉凉喜暖喜按。近来大便日行10～15次，粪便极少常随咳嗽用力或随矢气而排出，神疲乏力，畏寒肢冷，纳食减少，口淡无味。身瘦，舌淡，舌苔薄白，脉象细弱而迟。粪便检查：未查到阿米巴，脓细胞（+++），红细胞（+），白细胞（+）。

辨证：证属真阳不足，脾虚气陷之虚寒痢和休息痢及气利（痢）。

治则：温中补虚，涩肠固脱。

取穴：针补足三里、天枢（加灸），艾灸神阙。

效果：三诊后，下痢次数减少，脐腹凉痛减轻，粪便亦不随咳嗽用力或矢气而排出；四诊后，下痢治愈，伴有症状有不同程度的好转和治愈，舌、脉有所改善；五诊治愈；六诊、七诊巩固疗效。

按　本例的病因病机是：真阳不足，寒湿不化，留滞肠腑，故而下痢稀薄，带有白色黏液；脾阳不运，中阳虚寒，故见脐腹觉凉喜暖喜按和纳食不佳；脾肾阳虚，则畏寒肢冷；脾虚气陷，肠滑不禁，故而便次频数，腹部隐痛坠感，粪便随咳嗽用力和随矢气而排出；舌、脉为阳虚内寒之征。故针补足三里（健脾益气以固肠腑）、天枢（加灸，温阳涩肠固脱），艾灸神阙（温运中阳，散寒益脾），用以温中补虚，涩肠固脱而收效。以上三穴配伍严谨，具有真人养脏汤之效，所以收效甚捷。

本例粪便常随矢气而排出，又属《金匮要略·呕吐哕下利病脉证治》篇中的气利，故补灸天枢穴，温肠固脱。

病例10　噤口痢

宋某，男，16岁，淅川县人，现住南阳市共和街。1988年8月5日初诊。

主诉：患痢疾已13天。

现病史：13天前之某日，因天气炎热，心中烦渴，就近河边饮用凉水。当天下午即觉胃脘不适，第二天上午开始下痢。痢下赤白脓血，腹部剧痛，里急后重，大便日行10多次。当地医生给以土霉素、痢特灵等药，下痢明显减轻。后因饮食过饱，又用单方罂粟壳等收涩药，下痢加重，并出现干呕不能进食。

现在证：痢下赤多白少，腹部剧痛，里急后重，大便日行 4～5 次，脘腹胀满，口秽纳呆，干呕不能进食，食入即吐，烦渴欲饮而不能进水。舌红，舌苔黄腻，脉象滑数有力。

辨证：证属湿热夹食内闭，胃肠腑气失其通降之噤口痢。

治则：攻下腑实，和胃降逆。

取穴：一至六诊，针泻天枢、中脘、足三里。其中三诊、四诊加泻三阴交。

效果：二诊后，下痢、腹痛和呕吐减轻；四诊后，下痢及呕而不能进食治愈，饮食接近正常，舌苔薄黄，脉数；五诊痊愈；六诊巩固疗效。

按 本例属于噤口痢。湿热未除，复因食滞，服用收涩药物过早，湿热夹食蕴结肠腑，故而下痢复重，腹部剧痛；食夹湿热上攻胃腑，胃失和降，则见口秽纳呆，呕而不能进食，脘腹胀满；舌红，舌苔黄腻，脉象滑数有力等，为湿热内盛之征。因而针泻中脘（和胃导滞）、天枢（泄热通肠以祛肠腑湿热）、足三里（泄肠胃湿热，又和胃降逆），攻下腑实，类似大承气汤之效。配泻三阴交以行血，取其“行血则便脓自愈”之意。

【结语】

1. 所举病例及案例类比　本病列举 10 个病例。其辨析是：

例 1、例 4、例 6、例 8 都是湿热痢，当泻天枢、三阴交，均配透天凉，施用清热解毒，凉血止痢之法。但由于病机不同或伴见症状有别，所取的腧穴和施用的治疗法则亦不相同。例 1 伴有胃热症状，所以上方加泻足三里配透天凉，佐以清胃导滞。例 4 偏于腑实，故针泻天枢、足三里、中脘，施用攻下腑实，通肠止痢之法。例 6 是热胜于湿，针泻天枢、足三里、大巨（左），均配透天凉，施用清热祛浊，宽肠止痢之法。加泻大巨穴的目的，在于病毒损伤降结肠和乙状结肠之故。例 8 针泻天枢、三阴交，均配透天凉，施用清热解毒，凉血止痢之法。例 3 疫毒痢，与例 1、例 8 病机相同，所以取穴、治则相同。例 5 是正虚邪恋，湿热蕴滞之休息痢，因与例 6 的湿热痢相比，虽然证型不同，但与其复发时的病机相同。所以例 5 在复发时与例 6 的取穴、治则相同。例 10 虽然是湿热夹食内闭，胃肠腑气失其通降的噤口痢，与例 4 的证型不同，但其病机相同，所以二者都针泻天枢、中脘、足三里。

例2、例9虽然都是虚寒痢，但二者病因病机不同，所以取穴与治则亦不相同。例2针泻天枢（配烧山火）、足三里，施用温中散寒，导滞益脾之法，意在邪祛正自复。例9针补足三里、天枢（加灸），艾灸神阙，施用温中补虚，涩肠固脱之法。

2. 所选腧穴　本病病位在肠，大肠募穴天枢为其常用穴。泻之通肠散滞祛浊，泻之配透天凉清泻肠腑湿热，泻之配艾灸温散肠腑寒湿；补之涩肠止痢，补之配艾灸温补肠腑，涩肠固脱。

病在血分，泻三阴交行血止痢，泻之配透天凉行血凉血，以清血分之热。病在气分，泻合谷以清气分之热，配泻内庭有白虎汤之效。病邪犯于胃腑或食滞于胃，多取胃之募穴中脘，泻之和胃散滞，泻之配艾灸温胃散寒导滞。本病多夹湿邪，宜取脾经合水穴阴陵泉，泻之祛湿益脾，泻之配透天凉清利湿热；补之健脾益气、健脾制湿，补之配艾灸温补脾土；先泻后补可行湿健脾。下痢日久，中阳不运或寒滞中焦脐腹隐痛、凉痛，可配艾灸神阙温运中阳、温阳益脾、温散寒邪。

脾虚气陷，补合谷、足三里益气升阳，涩肠固脱。脾虚及肾，脾肾阳虚，针补关元或补灸关元（或补配烧山火），温补真阳以益脾肾之阳气。

本病病位在肠，常连及于胃，胃肠常相互影响，故临床常取足三里，既治胃又治肠又治脾。泻之和胃导滞、和胃降逆、通肠导滞，泻之配艾灸，可温通胃肠气机；补之健脾益胃、健脾益气、补中涩肠，补之配艾灸或烧山火，温补脾胃、温阳益脾固肠；施用先少泻后多补之法，用以祛邪扶正。

本病所用腧穴不多，之所以能治疗多种证型的下痢，是因为善于配伍腧穴和使用补泻法以及配用艾灸、烧山火和透天凉手法之故。贵在腧穴配伍与手法。

（十四）小便失禁

【概说】

小便失禁，是指小便不能控制而自行排出的一种病证。临床以小便频数或滴沥不断，不能自禁，白昼多见为特点。临床所接诊的病人多是由肾气虚亏，下元不固，膀胱约束失职，或脾肺肾气不足，膀胱不固所致。

现代医学把本病分为功能性病变和器质性病变两大类型。一般来说，针灸对功能性的小便失禁，只要辨证准确，选穴组方得当，疗效甚为满意，而对于器质性病变疗效较差。小儿遗尿另有专篇论治，至于其到成年尚未痊愈者，多数为肺脾肾之气不足，膀胱之气不固所致，可参考本篇论治。

至于中风和温热病、脑病、阳性脊柱裂等所出现的小便失禁症状，不在本篇论述范围之内。

本病常见有脾肺气虚、肾气不足和气虚肾亏等证型。现将以上几个证型的证治和病案举例分述如下。

【辨证施治】

《素问·灵兰秘典论》云："膀胱者，州都之官，津液藏焉，气化则能出矣。"《素问·脉要精微论》云："水泉不止者，是膀胱不藏也。"《类证治裁》云："夫膀胱仅主藏溺；主出溺者，三焦之气化耳。"小便的正常排尿，有赖于膀胱与三焦功能的健全。若三焦气化不足，影响于膀胱，以致膀胱不能约藏，则每有小便不禁之患。而三焦的气化，上焦主以肺，中焦主以脾，下焦主以肾，是故小便失禁，又与肺脾肾三脏关系密切。在治疗方面，既要注重病变部位在于膀胱，选取膀胱的俞募穴，又要详辨其三焦气化失常之因。或归于肺气虚弱，或归于脾失转输，或归于肾气不固，或归于肺脾气虚，选配肺脾肾三经有关腧穴，才能收到良好的效果。

1. 脾肺气虚

主证：少腹坠胀，疲劳益甚，尿频量少，滴沥不禁，气短懒言，四肢困倦。舌质淡红，脉象虚软无力。或见咳嗽、跳高、负重时尿液排出等。

治则：益气升陷，约胞止溺。

取穴：针补合谷、阴陵泉。能益气升举下陷之气，恢复升降转输之机。使气不下陷，膀胱不受压迫，气归正化，约束之力复常，则自无小便失禁之患。或上方加补膀胱募穴中极或膀胱之背俞穴膀胱俞，约胞止溺，标本兼治。或针补合谷、太渊、足三里，培补中气，益气升陷，使升降转输之机复常，遗尿则愈。

若气虚下陷症状严重者，可针补合谷、足三里、百会，类似补中益气汤之效。

2. 肾气不足

主证：小便滴沥，神疲怯寒，头晕腰酸，两足无力，形体虚弱。舌淡，脉象沉细，尺脉偏弱。

治则：温肾固涩，补益肾气。

取穴：针补肾俞、太溪、气海，补益肾气；或补中极、气海、肾俞或太溪，补肾气约膀胱。

偏于肾阳虚者，针补关元、复溜、太溪，温补肾阳，类似金匮肾气丸之效；或补灸肾俞、太溪，补中极或膀胱俞，温肾固涩。

3. 气虚肾亏

主证：尿频尿急，小腹坠胀，腰膝酸软，气短倦怠，头晕易忘。每因咳嗽、负重、惊恐、跳高、跑步、高声喧哗而尿液排出等。

治则：益气补肾，约胞止溺。

取穴：针补合谷、太溪、肾俞或复溜。

张景岳说："小水虽制于肾，而肾上连肺，若肺气无权，则肾水终不能摄。故治水必须治气，治肾者，必须治肺。"因属肺肾气虚，膀胱失约而小便失禁，针补肺俞、气海（或合谷）、太溪或肾俞，补益肺肾之气，以约膀胱而止遗尿。

此外，腰椎骨折、脊髓炎所出现的小便失禁，可选取以上有关处方施治。

属于先天性脊柱裂合并尿失禁者，多属督脉为病，又多与肾阳不足、肾气不固、膀胱虚寒不能束约有关，收效多不良。

本病若使用辨证取穴无效者，可考虑是某些器质性病变引起的小便失禁，应治疗原发病。

【病案举例】

病例 1　肾阳不足，膀胱失约

余某，男，17 岁，住南阳县潦河街东门外小余庄。门诊号 013221。

主诉：小便失禁和夜间遗尿已 6 年余。

现病史：原因不明，自6年前春季开始，夜间遗尿，白天尿液不时滴下，被褥、裤子常湿，小便色清。伴有身困乏力，头晕眼花，畏寒肢冷等症状。身瘦形怯，动作迟缓，语声较低，手足不温，京门和中极穴处压痛明显。舌淡无苔，脉象沉弱，两尺尤甚。曾用中西药久治无效。

辨证：证属肾阳不足，膀胱失约。

治则：温补肾阳，束约膀胱。

取穴与效果：

一诊：针补关元、肾俞、中极、京门，补肾阳约膀胱。

二诊（7日）：前天针后回家步行15公里，尿液未曾滴沥。夜间未遗尿，仅白天尿液滴沥少许。针穴手法同上。

三诊（16日）：针后3天又出现夜间遗尿，白天尿液滴沥（是因针效消失之故），但尿次减少。针补肾俞、京门、关元、气海，补肾阳益肾气。

四诊（12月14日）：将近1个月遗尿2次，有时尿液充盈时在排尿前尿液滴沥几珠。压按中极、京门穴略有困痛感。针补中极、京门压痛点取穴，配补肾俞补肾气约膀胱。

随访：半年后信访和1年后随访均未复发。

按　本案小便失禁和夜间遗尿，系肾阳不足，不能温煦膀胱，膀胱虚寒，不能束约水液，而罹患此病。小便色清，畏寒肢冷，舌淡无苔，脉象沉弱两尺尤甚等，属于肾阳不足之征象。募穴是脏腑精气聚集之处，膀胱募穴中极和肾之募穴京门出现压痛，又为肾与膀胱病变的反应。所以施用温补肾阳，束约膀胱之法，针补关元（补元阳益真火）、肾俞（补肾气约膀胱）、气海（补元气益膀胱）和肾之募穴京门（补肾气）与膀胱之募穴中极（束约膀胱）。6年之病四诊而告愈。

病例2　气虚下陷，肾气不固

葛某，女，22岁，住南阳县陆营公社刘营大队刘营村。1973年4月26日初诊。

主诉：患小便失禁已4个月。

现病史：4个月前产后未满月而出现尿频。嗣后每因咳嗽、喷嚏、受惊、跑步和蹲坐时尿液滴下，或尿液自出。伴有尿急尿频，气短倦怠，腹内空虚

（气虚表现），腰困，前额及眉骨发困闭目则舒等症状。舌体略胖，脉象沉细无力两尺尤甚。

辨证：证属气虚下陷，肾气不固，膀胱失约。

治则：益气补肾，约胞止溺。

取穴：针补合谷、复溜、太溪。隔日针治1次。

效果：二诊后，尿频尿急减轻；四诊后，蹲下、跑步和咳嗽时尿液已不滴下；六诊痊愈。

随访：1973年11月15日回信告知治愈。

按　本例的病因病机是：气虚下陷，肾气不固，膀胱失约。故补合谷（补气升陷）、复溜（补肾固胞）、太溪（补肾气约膀胱），施用益气升陷，补肾固摄之法而收效。

病例3　脾肺气虚，膀胱失约

任某，女，35岁，南阳运输公司职工。1972年6月29日初诊。住院病员。

主诉：患小便失禁已1个月。

现病史：原有咳嗽、哮喘病多年未愈。近1个月来少腹坠胀，尿意频数，每因咳嗽即刻尿液流出。平时有头晕眼花，视物即晕，左耳闷塞，多梦少寐，手指麻木，气短心悸，易于惊悸，月经后错而量多和潮热等症状。舌苔薄黄，脉沉细数。妇科检查：三度子宫颈糜烂。心电图提示：窦性心律不齐，房室传导阻滞。因患“神经官能症，梅尼埃综合征?”收住本院内一科已治疗1个月。今天患者要求顺便针治小便失禁。

辨证：证属脾肺气虚，膀胱失约。

治则：补益肺脾，益气升陷。

取穴：针补合谷、足三里。

效果：针治1次后，咳嗽时尿液溢出治愈。

随访：1973年5月患者在本院内一科住院期间，告知咳嗽时遗尿在此针愈。1994年6月20日又告知未再发。

按　本案系脾肺气虚，下陷少腹，膀胱被下陷之气所迫，约束无力，故出现少腹坠胀，尿意频数，每因咳嗽而尿液溢出。此即尤在泾所云：“脾肺气虚，不能约束水道而病为不禁者，《金匮》所谓上虚不能制下者也。”本例因久患咳嗽、哮喘，伤于肺气，子盗母气，累及于脾，脾肺气虚，不能制下，故而尿液随咳嗽溢出。其头晕眼花，视物即晕，气短心跳，手足麻木等，属于气血亏虚。舌苔薄黄，脉沉细数，潮热，与宫颈糜烂慢性炎症有关。今舍脉从证。针治以尿意频数，咳嗽时遗尿为主证，以脾肺气虚，下陷少腹，膀胱被下陷之气所迫之病机治之。针补合谷（补益肺气）、足三里（补脾益气），补益脾肺之气（亦即能补中益气）而收效。脾肺气健，气不下陷，膀胱不受所迫，气归正化，则约束有力，而小便自能复常。

病例 4 气虚下陷，肾气不固

王某，女，37 岁，南阳市丝织厂职工。1971 年 11 月 24 日初诊。

主诉：患小便失禁，排尿无力已多年。

现病史：多年来每因精神刺激或精神紧张，如说笑、受惊或工作繁忙时即小便失禁，尿液自行溢出，尿急尿频（饮水后 10～20 分钟小便 1 次），排尿无力，常有余沥。月经期前后以上症状更为严重。平时有腰痛，气短，多梦少寐，手足心热，眼干，口渴，食少等症状。舌体稍胖有齿痕，舌心有裂纹，脉象细数。近数月来，月经经期向前或向后错，经期长而量多，其色黑紫带有血块。小便常规和白总分多次化验均无异常。

辨证：证属气虚下陷，肾气不固，膀胱失约。

治则：益气补肾以约膀胱。

取穴：针补合谷、肾俞、三焦俞。

效果：四诊后，尿频治愈，尿急减轻，自己已能控制，排尿有力，已无余沥；六诊后，腰痛、失眠减轻，此次月经来潮腰亦不痛，仍月经量多；八诊告愈。

随访：3 个月后随访，告知此病针愈。

按 本例既有气虚下陷，肾气不固，膀胱失约之小便失禁，又有多梦少寐，手足心热，眼干口渴，脉象细数等阴虚证候。今从其主诉主证，依其前者病机施治。故补合谷（补气升陷）、肾俞（补肾气约膀胱）、三焦俞（约膀胱止遗溺），施用益气补肾、束约膀胱之法而收效。

病例 5 肾阳不足，膀胱失约

纪某，男，41 岁，1969 年 12 月 23 日初诊。

主诉：患小便失禁已 10 多年。

现病史：10 多年来，白天尿液滴沥，冬天和咳嗽或用力时尿液滴沥严重。平时有尿急，腰痛，畏寒肢冷等症状。面色苍白，脉象沉迟。

辨证：证属肾阳不足，膀胱失约。

治则：补肾阳约膀胱。

取穴：针补关元、中极。

效果：二诊后，小便失禁减轻；三诊后，基本治愈，仅咳嗽时有少量尿液溢出；四诊后告愈。

按 本案的病机，正如《诸病源候论》所云："遗尿者，此由膀胱虚寒，不能约水故也。"属于肾阳不足，命门火衰，膀胱虚寒，不能制约水道之小便失禁证候。故施用补肾阳约膀胱之法，针补关元（补真阳）、中极（约膀胱）而收效。罹 10 多年之遗尿病，仅针补 2 穴，针治 4 次治愈，贵乎辨证中的。

病例 6 脾肺气虚，膀胱失约

患者，女，64 岁，美国人，1978 年 11 月 25 日初诊。门诊号 17447。

主诉：患小便失禁已 2 年。

现病史：2 年前患泄泻 2 个多月，在美国某医院治愈后，出现小便失禁。证见尿液滴沥，少腹坠胀，排尿无力，常有余沥，每因咳嗽、喷嚏或负重而尿液自行排出。伴有尿频量少，矢气多，神疲气短等症状。脉象虚细。曾在美国某医院治疗，效果不好。

辨证：证属脾肺气虚，膀胱束约无力。

治则：益气升陷，束约膀胱。

取穴：针补合谷、足三里、中极。每隔 1～2 日针治 1 次。

效果：四诊后，少腹坠胀和小便失禁减轻，矢气及尿次减少；八诊后，小便失禁治愈，伴有症状有不同程度的好转和治愈，脉象有所改善；十一诊痊愈。

随访：1979 年 7 月 2 日患者针治呃逆，告知小便失禁病在此针愈未发。

按 依其脉证、病因，本例系脾肺气虚，膀胱被下陷之气所迫而罹小便失禁。是因泄泻日久，久泻伤脾，脾虚及肺，致使脾肺气虚，下陷少腹，膀胱被下陷之气所迫，无力束约而遗尿。少腹坠胀，尿意频数，小便滴沥，排尿不净，常有余沥等，是气虚下陷之故；每因咳嗽、喷嚏或负重而尿液自行排出，是气虚下陷，膀胱不固所致；矢气频多，神疲气短和脉象的改变，为气虚之征。因而针补合谷（补气升陷）、足三里（补中益气），补中益气以升下陷之气，加补中极直接束约膀胱而收效。

【结语】

1. 所举病例及案例类比　6 个案例都是因膀胱失约而发生小便失禁的。引起膀胱失约的原因，与肺脾肾三脏有密切关系。例 1、例 5 是因肾阳不足而膀胱失约的；例 2、例 4 是因气虚下陷，肾气不固而膀胱失约的；例 3、例 6 是因肺脾气虚而膀胱失约的。

例 1 和例 5，病机相同，所取的腧穴不同，同样能达到治愈的目的。例如例 1 针补关元、肾俞，补肾阳以约膀胱，配补中极、京门肾与膀胱之募穴，是压痛点反应点取穴，补肾束约膀胱的；例 5 针补关元、中极，是补真阳约膀胱。

例 2 和例 4，病机相同，治则相同，但取穴不同，其腧穴功能基本相同，所以同样达到益气补肾以约膀胱的作用。例 2 补合谷、复溜、太溪，例 4 补合谷、肾俞、三焦俞，虽然两例后 2 穴不同，但肾俞、三焦俞与复溜、太溪功能基本相同。

例 3 与例 6，病机相同，所以二者都针补合谷、足三里，益气升陷以约膀胱。例 6 由于病程较长，所以加补中极穴，直达病所束约膀胱。

2. 辨证要点　遗尿病证，有两大类，一是小便失禁，一是睡中遗尿。两者的特点是：前者多见于白天，尿液滴沥，不能自行控制；后者多见于夜间。睡梦遗尿，醒后方知。本篇所论述的是小便失禁。从证型上分，属于脾肺气虚型者，伴见少腹坠胀，尿意频数，脉多虚软；属于肾气不足型者，伴见神疲怯寒，腰膝酸软，脉多沉细；属于气虚肾亏型者，伴见前两型的主要症状。

3. 所选腧穴　本病所选腧穴有：补气升陷的合谷穴，补中益气的足三里，束约膀胱的中极穴，补益脾气的阴陵泉，补益肺气的肺俞穴，温补真阳的关元穴，升阳举陷的百会穴，补益肾气的太溪、肾俞穴，滋阴补肾的复溜穴，补益元气的气海穴和束约膀胱的膀胱俞穴等。由于本病是肺脾肾气不足，膀胱约束无力，故所选腧穴均施用补法。

（十五）癃　闭

【概说】

癃闭是以排尿困难，甚则小便闭塞不通为主证的一种疾病。小便不畅，点滴不下，病势较缓者，谓之“癃”；小便闭塞，点滴不下，病势较急者，谓之“闭”，一般多合称为“癃闭”。

癃闭主要病变在膀胱，膀胱气化不利可导致本病的发生。膀胱的气化又和三焦密切相关，其中尤以下焦最为重要。而造成膀胱和三焦气化不利的具体原因，又是多方面的。

《素问，宣明五气》篇云：“膀胱不利为癃，不约为遗溺”。膀胱为贮溺之所，小便的通畅，有赖于水道的通调和三焦气化的正常。水道闭阻，或三焦气化不及州都，均可引起癃闭。

针灸对本病有较好的效果。一般来说非阻塞性者效果较好；阻塞性者效果较差或不易收效；脏器受伤和经络受损者，效果较差或无效。我们所接诊的癃闭病人，大多数是久治无效前来求治于针灸，和病房住院病员用导尿及其他疗法无效转来针灸的。因此，多见虚证。

现代医学各种原因引起的尿潴留或排尿困难，如脊椎结核、脊髓炎、膀胱括约肌反射性痉挛、前列腺肿大、神经官能症、跌仆损伤、下腹手术、腰椎骨折、产后、尿路阻塞以及因肾功能衰竭所引起的无尿症等，均可参考本篇进行辨证论治。

本病有湿热壅积、肺热壅盛、中气下陷、肝郁气滞、命门火衰和尿道阻塞等证型。现将以上几个证型的证治和病案举例，分述如下。

【辨证施治】

本病病因病机是：由于上焦肺热壅盛，气逆不降，不能通调水道；中焦湿热移住膀胱，膀胱湿热阻滞，气化不利，或中焦气虚，升运无力，影响下焦的气化；由于下焦肾阳不足，命门火衰，致使膀胱气化无权，或下焦积热，日久不愈，以致肾阴不足，“无阴则阳无以化”；由肝郁气滞，影响气化功能，致使水道通调受阻；因尿道阻塞，影响小便的排出，以及脏器受伤和经络损伤等，都会导致本病。

本病的辨治，首先要根据各个证型的病因病机，辨证取穴，整体治疗。不可以为癃闭就必须通利小便。通利小便是目的，关键在于用什么治疗法则，达到通利小便的目的。如湿热壅积，则用清利湿热，通利小便之法；中气下陷，则用补益中气，升清降浊之法；肝郁气滞，可用疏利气机，通利小便之法；命门火衰，可用温阳益气，补肾利水之法等，方能达到通利小便、治愈癃闭的目的。

1. 湿热壅积

主证：小便极少，热赤或闭，小腹胀满，口苦口黏，渴不欲饮，或大便不畅，尿液混浊。舌质红，舌苔黄腻，脉象沉数。

治则：清利湿热，通利小便。

取穴：针泻中极、阴陵泉，均配透天凉，清热通利小便，类似八正散之效。

若兼心烦失眠，口舌生疮糜烂者，加泻通里或神门以清心火。

若湿热久结下焦，又可导致肾阴灼伤，而出现口干咽燥，潮热盗汗，手足心热，舌红少苔，或舌根黄腻等，可加补复溜以滋肾阴。

若因湿热蕴结，三焦气化不利，小便极少或全无，导致尿毒内攻而出现面色晦滞，倦怠食少，烦躁，恶心呕吐，口中尿臭，甚则神昏谵语等，加泻足三里或中脘，共奏降浊和胃，清利湿热之效。

2. 肺热壅盛

主证：小便不畅，或点滴不通，咽干，烦渴欲饮，呼吸急促，或有咳嗽。舌苔薄黄，脉数。

治则：清肺热，利水道。

取穴：针泻尺泽、中极，俾上清下利，则小便自通。

若心火旺而心烦，舌尖红者，加泻通里以清心火而益利小便。若有头痛，鼻塞，脉浮等表证者，加泻合谷或列缺，解表宣肺。

3. 中气下陷

主证：小腹坠胀，时欲小便，排尿费力，点滴而下，或量少不爽，食欲不振，神疲气短，语声低细。舌淡苔薄，脉象沉弱。

治则：升清降浊。

取穴：针补合谷、足三里补中益气，加泻中极通利小便。如此一升一降，则气化得行，小便自通。

中焦气虚，升运无力，陷于下焦，气化不足者，针补气海、足三里、合谷，益气升陷，以利小便；或补中极、合谷、足三里，益气行水。

若兼肾虚而膀胱气化失职者，针补太溪、合谷、足三里、百会，类似补中益气汤加味之效；或补合谷、太溪、气海，补肾益气，化气行水。

《金匮要略·妇人杂病脉证并治》篇有转胞一证，如属产后气虚而致小便不利者，可补百会、足三里、合谷，升阳益气。

4. 肝郁气滞

主证：小便不通，或通而不爽，胁腹胀满，情志忧郁，或善怒多烦。舌红，苔薄或薄黄，脉弦。

治则：疏利气机，通利小便。

取穴：针泻气海、中极（务使针感走达小腹及阴部）；或泻太冲、中极、间使，疏肝理气，通利小便。

5. 命门火衰

酸主证：小便不通，或点滴不爽，排尿无力，神气怯弱，畏寒，下肢觉冷，腿膝无力，腰脊酸痛。面色㿠白，舌淡，脉象沉细而尺弱。

治则：温补肾阳。

取穴：针补关元、肾俞、太溪，类似右归饮之效；或补关元、肾俞、复溜，温补肾阳，类似金匮肾气丸之效。若属虚中夹实，或不宜峻补者，可泻中极，补关元、太溪或肾俞，类似济生肾气丸之效。

若久服寒凉利尿药物，伤于肾阳，致使气化不行，溺不得出，癃闭更甚者，仍以肾阳虚衰配穴处方，收效亦佳。

若高年元气大虚，肾阳不振者，针补气海、关元、肾俞、太溪，大补元气，补益肾阳。

若因肾阳衰微，命火不足，以致三焦气化无权，小便量少，甚至无尿，可致尿毒内攻。除出现上述阳虚证外，还有头晕体倦，呕吐清水，不思饮食，烦躁不安，甚至神志不清者，可补关元，灸神阙，泻足三里，温补脾肾，和胃降逆。

若肾气不足，膀胱气化无权，针补肾俞、太溪、气海，补益肾气，化气行水。

若肾虚夹气虚而癃闭者，针补合谷、太溪或复溜，补肾益气以利小便。

《金匮要略·妇人杂病脉证并治》篇有转胞一证。主证为小便不利，原因系胞系了戾，治用肾气丸。可补关元、复溜、肾俞，振奋肾气，使气化复常，小便通利，则转胞自愈。

6. 尿道阻塞

主证：小便滴沥，或时而通畅，时而阻塞不通，小腹胀满疼痛。舌质紫暗或有瘀点，脉涩或细数。

治则：行瘀散结，通行水道。

取穴：针泻中极（务使针感走达阴茎部）、三阴交。若病久血虚，面色不华，上方三阴交改为先泻后补法；若尿路结石，加泻阴陵泉化石利水。

此外，产妇因伤肾气而癃闭者，针补太溪、三阴交；因伤肺肾而癃闭者，针补合谷、太溪；肾虚癃闭而兼血虚者，针补肾俞、三阴交；肾虚而兼中气不足者，针补足三里、太溪。

《金匮要略·消渴小便不利淋病脉证并治》篇云："脉浮发热，渴欲饮水，小便不利者，猪苓汤主之。"师仲景之法，可补复溜泻中极，滋阴利尿。同篇又云："渴欲饮水，水入即吐者，名曰水逆，五苓散主之。"可泻中极（加灸）、阴陵泉治之。

【病案举例】

病例1 肾气不足，膀胱气化无权

黄某，女，56岁，住南阳县陆营公社唐庄村。现住本院外科208房3床。1977年2月13日接诊。

主诉：患尿闭已17天。

现病史：患者以胃癌于1977年元月26日上午在硬膜外麻醉下进行胃次

全切除术。手术两天后小便不利，继而无尿意感，尿液潴留，出现癃闭。10多天来依赖插管排尿。曾用呋喃坦啶及中西药利尿剂（中药八正散等），治疗 10 多天无效，继续插管导尿。今天由本院外科转针灸治疗。

现在证：小便癃闭，点滴俱无，尿液潴留，身体瘦弱，面色苍白，脉象沉细。尿检：脓细胞（＋＋）。

辨证：证属肾气不足，膀胱气化无权。

治则：补肾化气行水。

取穴：针补中极、复溜、太溪。

效果：二诊后，有尿意感，但仍不能自行排尿；三诊后，已能自行排尿，但排尿较慢，导尿管已去；五诊后，排尿有力；七诊治愈。

按　本例所见证候，系肾虚则膀胱气化无权，溺不得出之癃闭病，故服用呋喃坦啶和八正散等药无效。针补复溜、太溪补益肾气，以助膀胱化气行水，配补膀胱募穴中极更有益于膀胱化气行水，所以效如桴鼓。

病例 2　肾气不足，气虚不运

李某，女，35 岁，住本院妇产科。门诊号 020458。

主诉：排尿困难已半月。

现病史：此次顺产。因分娩经历 4 个小时，产后 1 个小时即出现排尿困难，现今已 15 天，每天依赖导尿。排尿时阴道、腰部和小腹胀痛，小腹膨隆如鼓而拒按。伴有气短乏力，精神萎靡等症状。痛苦表情，脉象虚弱。今天由本院妇产科转针灸治疗。曾用利尿药效果不佳。产后 4 天因恶露不下，服过破血药。

辨证：证属肾气不足，气虚不运。

治则：益气补肾以益行水。

取穴与效果：

一诊：针泻中极、阴陵泉、三阴交，利水通窍。

二诊：上诊针后无效，改用益气补肾之法，针补合谷、太溪。

三诊：排尿基本恢复正常，去导尿管已能排尿。针穴手法同二诊，巩固疗效，而病愈出院。

按　膀胱为贮溺之所，小便的通畅有赖于水道的通利和三焦气化的正常。本案系产程过长，劳力伤气，气虚不运，则影响下焦气化；分娩损伤肾气，肾气不足，致使膀胱气化无权，形成产后小便不通。加之内服利尿之品重伤正气，故而日久不愈。针灸初诊悖于病机，误用利水通窍之法，忽视了“再兼服药参机变”，无效当然。二诊、三诊，针补合谷（益气升运）、太溪（补益肾气），施用益气升提，补益肾气之法。将患病半月的癃闭病2次治愈，是治则、选穴合于病机之故。

本案乃“至虚有盛候”的真虚假实证候。该例病证的本质为虚，而外在表现却反见闭塞不通，阴道、腰部和小腹胀痛、拒按之实，故用补益之法，治疗病本之虚而收效。

病例3 肾气不足，膀胱气化无权

曹某，男，50岁，住本院内三科。

主诉：患尿潴留已10多天。

现病史：因患脊椎结核，两上肢无力，不能活动，小便不能排出，点滴俱无。住院治疗仍不能排尿，常靠插管导尿。体质虚弱，脉象沉细。今天由内三科转针灸治疗。

辨证：证属肾气不足，膀胱气化无权。

治则：补肾化气行水。

取穴：一诊，针补中极、复溜；二诊、三诊，针补复溜、太溪。

效果：三诊后，排尿恢复正常。

随访：半月后随访没有复发。

按 本案系肾气不足，则膀胱气化失常，溺不得出，故出现一系列肾虚膀胱气化无权之证候。是以针补肾经之母穴复溜（滋阴补肾）、肾经之原穴太溪（补益肾气）和膀胱之募穴中极（化气行水），施用补肾化气行水之法而收效。

病例4 肾阳不足，气虚不运

景某，男，42岁，南阳地区生产公司职工。1971年12月10日接诊。本院职工家属。

主诉：患尿贮留已1个月。

现病史：1个月前治疗高血压，内服克尿塞较多。开始排尿无力，以后用力排尿亦很难排出，小腹膨胀，按压小腹尿液方能点滴而下。伴有气短，身困乏力；嗜卧，腰痛，两膝酸软困痛，全身指陷性浮肿，畏寒，两足不温，阳痿更重，无性欲等症状。平时气短，头晕，倦怠，尿急尿频，阴茎萎缩而凉。脉象两寸关沉细弦，两尺沉细无力。曾以泌尿系感染给予呋喃坦啶、乙烯雌酚、青霉素，又服中药治疗，均效果不佳。既往史：有高血压病史，患过肺结核（15 年前已钙化）、肺炎（经治疗减轻）。白总分：白细胞 8.6×10^9/L，分叶 0.74，淋巴 0.26。小便常规：蛋白（±），脓球少许，血细胞少许。肾脏造影拍片：左肾区可见多数高度菱形钙化阴影，左肾结石 11 个。

内科诊断：①左肾结石；②泌尿系感染。

辨证：证属肾阳不足，气虚不运。

治则：温肾益气，化气行水。

取穴：针补合谷、复溜、中极、关元。每日或隔日针治 1 次。

效果：一诊针后，当时即能排尿，2 分钟将尿液排完；三诊后，解大便时小便自行排出；四诊后，排尿基本恢复正常，阴茎凉感及萎缩均有好转；五诊后，小便恢复正常；七诊治愈。

随访：1972 年元月左肾手术后排尿仍正常。1973 年 7 月随访其爱人告知治愈未发。

按　本例患者体素虚弱，肾阳不足，气虚不运，故而素有尿急尿频、阳痿、腰痛、膝软、气短、头晕等症状。复因近 1 个月来治疗不当，致使肾阳更虚，气虚更甚。肾阳不足，累及于脾，脾气不足，肺气亦虚，致使肺脾肾三脏俱虚，膀胱气化功能失常。故出现排尿无力，尿液潴留，畏寒肢冷，全身指陷性浮肿，嗜卧，腰膝酸软等症状。针补关元、复溜温补肾阳，化气行水，针补合谷益气升运，针补中极以助膀胱化气行水，共奏温肾益气，化气行水之效而愈病。

病例 5　肾阳不足，气虚不运

惠某，女，30 岁，住方城县五七公社前林大队石窝村。1973 年 8 月 19 日接诊。

主诉：患排尿困难已月余。

现病史：1973 年 7 月 16 日患病，7 月 19 日以脊椎结核？脊髓炎？收住本院内一科。经过 1 个月的治疗，能解大便，下肢已能活动，但肢软不会行走，仍尿潴留，每天依赖导尿。今天由内一科转针灸治疗。

现在证：排尿困难，小腹膨隆胀痛，导尿后舒服。两下肢及腰部发软，不会行走，不会端坐，脊背和腰部及两下肢麻木畏寒觉凉，小腹觉凉，上腹皮肤触按则疼痛，手指颤抖、麻木，持物无力。第 7 胸椎压痛明显，两侧大腿内廉及近阴部疼痛。伴有气短、头晕、心悸等症状。身瘦，面黄，脉象沉细无力。

辨证：证属肾阳不足，气虚不运。

治则：温肾益气，化气行水。

取穴：一至七诊、十诊，针补合谷、复溜、关元、中极；八、九、十一、十二诊，针补关元、中极。

效果：三诊后，小便能随大便排出少许；四诊后，小腹觉凉和手指颤抖治愈，下肢畏寒觉冷减轻，已能行走几步；五诊后，两天未导尿，尿液已能排出，但排尿无力而有余沥；九诊后，腰及小腹以下麻木痿软畏寒和排尿无力均减轻；十诊后，仅有时排尿无力；十一诊后，所有症状基本治愈；十二诊痊愈。

随访：1973 年 11 月 8 日回信告知治愈。

按　本案系气虚则升运无力，肾阳不足，命门火衰，所谓“无阳则阴无以化”，致使膀胱气化无权，出现排尿困难，点滴俱无。腰及下肢麻木畏寒而软，手指颤抖、麻木，小腹觉凉，脉象沉细无力等，皆属气虚，肾阳不足之征。故补合谷（补气升运）、复溜（补肾）、中极（化气行水）、关元（温阳化气行水），施用温肾益气，化气行水之法，癃闭得以治愈。腰及下肢畏寒肢冷而痿软，手指无力等，是气虚不支，肾阳不足，经脉失其温煦之故。它之所以获效，与针补合谷、复溜、关元，施用温肾益气之法有关。

腧穴配伍是：关元配复溜，补阳以配阴，温补肾阳；关元配中极，温阳化气行水；合谷配复溜，补肾益气；合谷配中极，益气升运，化气行水。由于谨守病机，选穴精当，故而癃闭与肢体痿软等，均获痊愈。

病例 6　中气不足，升运无力

张某，男，35 岁，平顶山煤矿工人。1969 年 3 月 10 日初诊。

主诉：排尿困难已 3 年。

现病史：3 年前因患腹泻月余，病愈后出现排尿无力，量少不爽，按压小腹或蹲位方能排出，常有余沥。伴有小腹坠胀，时欲小便，欲解不出，食欲不振，神疲气短，体重身倦等症状。每因劳累或饮食失节，消化不良，则以上症状加重。身瘦，舌淡苔薄，脉象沉弱。曾用中西药久治无效。

辨证：证属中气不足，升提无力。

治则：补中益气，化气行水。

取穴：针补合谷、足三里、中极。每隔 1～2 日针治 1 次。

效果：二诊后，小腹坠胀减轻；四诊后，排尿较前有力，不须按压小腹或蹲位即可排尿，但不能排净，常有余沥；六诊后，精神尚好，饮食增加，排尿困难基本治愈；八诊痊愈。

随访：1970 年 8 月 12 日告知针愈未发。

按　《灵枢・口问》篇指出："中气不足，溲便为之变"，本例系中焦气虚，升提无力，陷于下焦，气化不足，俾致小便难以排出之癃闭证候。故补合谷、足三里，补中益气，升提脾气。俾清阳上升，浊阴下降，以益气化，同时配补中极化气行水，因而收效良佳。

病例 7　肾气所伤，气虚不运

李某，男，36 岁，农民，本院外二科病员。1977 年 9 月 18 日接诊。

主诉：排尿困难已 17 天。

现病史：17 天前因从 5 米高的房顶上跌下后，当时两下肢不会活动。此后出现尿闭，点滴俱无，依赖插管方能排尿，时而大便失禁，阴茎不会勃起，不会端坐，两下肢不会活动，知觉丧失。今天由本院外二科以第三腰椎压缩性骨折引起的尿潴留转针灸治疗。

辨证：证属肾气所伤，气虚不运。

治则：补肾益气，化气行水。

取穴：一至五诊，针补气海、中极、合谷、太溪；六至十三诊，针补气海、中极、肾俞。每隔 1～2 日针治 1 次。

效果：五诊后，尿闭基本治愈，仅小便时需用力或蹲位方能排出，已能扶杖行走几步；十三诊后，排尿正常（时有困难），下肢截瘫明显好转。因经济困难而出院。

随访：1978年和1981年追访，尿闭针愈未发，两下肢扶杖方能行走。

按 本案因于腰椎骨折，伤于肾气，肾气不足，膀胱气化无权而致癃闭；肾气不足，腰髓失用，致使下肢截瘫。一至五诊，针补合谷（补气）、中极（化气行水）、气海（补元气）、太溪（补肾气壮腰髓），益气补肾，化气行水，益髓健筋；六至十三诊，针补气海、中极、肾俞（补肾壮腰益髓），补益肾气，化气行水，益髓健筋，不仅癃闭治愈，下肢截瘫亦明显好转。由于未能坚持住院治疗，而下肢截瘫未获痊愈。

其腧穴配伍是：一至五诊，合谷配气海，益气升运，大补元气；气海配太溪，补益肾气，又益下肢筋脉；气海配中极，益下元，行水道；中极配太溪，补肾化气。六至十三诊，气海配肾俞，补益肾气行水，益于下肢筋脉；肾俞配中极，壮腰补肾化气行水；气海配中极，益下元，行水道。由于谨守病机，配穴精当，故而收效良好。

病例8 气虚不运，宿寒水闭

程某，女，26岁，本院妇产科住院病员。

主诉：产后尿潴留已12天。

现病史：分娩时出血较多，产后第二天即尿闭（第一胎，自然分娩，产时会阴破裂缝合3针）。膀胱充盈，膨胀平脐，小腹拘急、胀满、畏寒，欲尿不出，至今依赖插管排尿。动则汗出，纳食一般，精神疲倦，恶露不净，乳汁甚少。舌苔薄白，脉象虚缓。曾用热敷小腹法和服用中药利尿无效。6天前体温在37.8℃左右。尿检：蛋白微量，脓细胞（＋），红细胞（＋＋＋）。血常规：白细胞7.2×10^9/L，中性粒细胞0.65，淋巴细胞0.26，单核细胞0.07，嗜酸性粒细胞0.02。曾用抗炎药治疗，现炎症、体温已得到控制。

辨证：证属气虚不运，宿寒水闭。

治则：益气升运，温阳行水。

取穴：针补合谷，泻灸中极。每日针灸1次。

效果：一诊后，已能排尿但不畅，小腹拘急畏寒胀满减轻；三诊后，动则汗出及精神疲倦已愈，乳汁增多，排尿复常而出院。

按 本例系患者素体虚弱，正气不足，产后失血较多，气随血虚，阳气亦伤，关元冷结，气化无权之癃闭证候。故用导尿和小腹热敷及中药利尿而无效。针补合谷（补气升提），泻灸中极（温阳化气行水），施用益气升提，温阳行水之法而收效。其乳汁的增多，主要责之于针补合谷穴，补气有助于乳汁的化生。

病例 9 气虚下陷，升运无力

李某，女，35 岁，本院妇产科住院产妇。

主诉：患产后尿闭已 8 天。

现病史：8 天前，因临产努挣太过而出现癃闭。产后 8 天来小便点滴俱无，少腹膨隆胀痛，时欲小便而不出，神疲气短，身重体倦，不思饮食。面色皖白，舌淡苔白，脉虚无力。曾用闻听流水声诱导病人排尿之保护性医疗制度之法无效，导尿 2 次仍不能自行排尿，用中药五苓散亦无效。现仍每天依赖导尿。

辨证：证属气虚下陷，升运无力。

治则：益气升运以行水。

取穴：针补合谷、气海。每日针治 1 次。

效果：一诊后，已能自行排尿，但量少不畅；二诊后，小便畅通如常，精神好转；三诊巩固疗效。

按 本案癃闭之因，是在临产过程中，未进饮食，产后又不思饮食。《灵枢·五味》篇云："故谷不入，半日则气衰，一日则少气矣。"此其一；其二，因临产时努挣太过，劳倦过度，"劳则气耗"而气虚。气虚下陷而枢机失职，故见小腹胀坠，欲解不得，神疲气短，身重体倦，脉虚无力等。由于气虚升运失职而癃闭成矣，即"中气不足，溲便为之变"。故针补合谷（益气升提）、气海（补元气益气化），施用益气升运以行水之法而收效。

病例 10 湿热壅积，气化失常

胡某，男，29 岁，湖北省枣阳人。1988 年 9 月 2 日初诊。

主诉：患小便不利已 30 天。

现病史：可能因 30 天前，天气炎热在田地里劳动，又连续几个夜晚喝酒而得。开始小便热赤，略有不爽，尿急，尿液混浊，小腹胀满兼有热感。服用利尿药不见好转。近 7 天加重，小便量少，热赤混浊，小腹胀满膨隆、拒按，时而癃闭，点滴俱无。伴有口苦，口黏，渴不欲饮，脘闷纳呆等症状。舌质红，舌苔黄腻，脉象沉数。近几天曾导尿 5 次。

辨证：证属湿热壅积，气化失常。

治则：清利湿热，通利小便。

取穴：针泻中极、阴陵泉，均配透天凉。其中极穴凉感达于小腹及阴茎部，阴陵泉穴凉感循本经向上达于腹股沟处。每日针治 1 次。

效果：一诊后的当天夜晚即能排尿，小便热赤减轻；二诊后，排尿基本治愈，舌苔薄白微黄，脉数；三诊后，癃闭基本治愈；四诊痊愈。

随访：1989 年 10 月 20 日上午，患者特来告知针愈未发。

按 本案属于八正散证。系湿热壅积膀胱，气化失调，故而小便热赤，甚至癃闭，点滴不下；湿热互结，气机阻滞，则小腹胀满兼有热感；尿液潴留，故而小腹膨隆、拒按；湿热内盛，留滞中焦，故口苦口黏，渴不欲饮，脘闷纳呆；湿热下注下焦，则小便热赤，尿液混浊；舌红，舌苔黄腻，脉象沉数等，则为下焦湿热之征。故针泻膀胱募穴中极（清利膀胱湿热，通利小便）和脾经的合水穴阴陵泉（祛湿热，利小便），均配透天凉，清利湿热，通利小便，类似八正散之效而愈病。

【结语】

1. 所举病例类比　10 个病例中：

例 1、例 3 是肾气不足，膀胱气化无权。针补中极、复溜、太溪，补益肾气，化气行水而收效。例 2 是肾气不足，气虚不运。针补合谷、太溪，益气补肾以行水而收效。例 4、例 5 是肾阳不足，气虚不运。针补合谷、复溜、关元、中极，温阳益气、化气行水而收效。例 6 是中气不足，升运无力。针补足三里、合谷、中极，补中益气，化气行水而收效。例 7 是肾气所伤，气虚不运。先针补气海、中极、合谷、太溪，后补气海、中极、肾俞，补肾益气，化气行水而收效。例 8 是气虚不运，宿寒水闭。针补合谷，泻灸中极，益气升提，温阳行水而收效。例 9 是气虚下陷，升运无力。针补气海、合谷，益气升运以行水而收效。例 10 是湿热壅积膀胱，气化失常。针泻中极、阴陵泉均配透天凉，清利湿热，通利小便而收效。

2. 所用腧穴　从10个病例所用的腧穴来看，仅用中极、气海、合谷、复溜、太溪、关元、足三里、阴陵泉、肾俞等9个腧穴，其中最常用的是前5个。由此可知，用穴不在多，只要用得配伍恰当，使用补泻法和艾灸及配用烧山火、透天凉得当，谨守病机即可收效。例如：例1、例3都选用中极、复溜、太溪，因为病机相同，选穴、治则亦相同；例4、例5都补合谷、复溜、关元、中极，由于病机相同，选穴、治则亦相同；例6、例9所选腧穴不同，所起作用基本相同。10个案例中，8个案例都用中极穴，由于病因病机不同，配取于不同处方中，施用的补泻法亦异；7个案例都用合谷穴，由于病因病机不同，配取于不同处方中。

3. 中极为常用穴　本病病位在膀胱，因此膀胱募穴中极为其常用穴。泻之通利小便，配透天凉清利小便，配烧山火或艾灸温阳行水；补之化气行水，配艾灸或烧山火温阳化气行水。特别是施用通利小便、通利水道之法，中极穴的针感务使走达阴道、阴茎部，其效甚佳；施用温阳化气行水之法，配艾灸或烧山火，务使温热感达于整个小腹，其效较好。中极配取于以下治则处方中是：因于膀胱湿热，可配泻阴陵泉（配透天凉）清利膀胱湿热；因于肾阳虚衰，可配补关元、肾俞，或配补灸肾俞、命门穴，温补肾阳，化气行水；因于中气不足，可配补合谷、足三里补中益气，化气行水；因于肾气虚弱，可配补肾俞、太溪，补益肾气，化气行水；因于肝郁气滞，可配泻气海、太冲，疏肝理气，通利小便；因于肾阴不足，可配补复溜，滋阴补肾，化气行水；因于肺热壅盛，可配泻尺泽穴，清肺热利小便；因于心火旺盛，可配泻通里，清心火利小便；因于尿道阻塞，可配泻三阴交，祛瘀散结，通利水道。

【其他】

峻补必属虚证：癃闭乃三焦气化失职之病证，其病位在膀胱，“膀胱不利为癃”，宜用通利为其常法。若用通利之法无效，或愈利愈重，或属于真正的虚证，宜用塞因塞用之法，针灸方可峻补。一般虚证或虚中夹实之证，不可纯用补法，因它毕竟属于闭塞之证或夹有阻闭之因。宜在施用补益法之同时，少佐通利之法。

（十六）阳　痿

【概说】

阳痿是指阴茎萎软不能勃起，或勃起时短而不坚，不能进行正常的性生活而言。可见于性神经衰弱以及某些慢性虚亏性疾病。本篇主要论述以阳痿为主要病证。至于其他病证中出现的阳痿不属于本篇论述范围。

本病的病因病机，正如《类证治裁》中云：“伤于内则不起，故阳之痿，多由色欲竭精，斫丧太过，或思虑伤神，或恐惧伤肾……亦有湿热下注，宗筋弛纵而致阳痿者。”不过恐惧伤肾和湿热下注导致阳痿的病例，在临床上较为少见。临床确系张景岳云：“火衰者十居七八，火盛者仅有之耳”之说。本病涉及心、肝、脾、肾和阳明及足三阴经。近几年来，有报道阳痿从肝论治，肝气郁结、肝经湿热、肝郁血虚和寒滞肝脉等，都会导致阳痿。

针灸对于本病有一定的效果，尤其对性神经衰弱的阳痿，效果更好。本病多数是功能性，由器质性疾病引起的，临床较为少见。如属遗精日久，肾气不足引起者，不可使用补肾壮阳之法，易使遗精频作。应以治遗精为主，遗精治愈，阳痿不治即可自愈。

本病有命门火衰，心脾受损、恐惧伤肾、湿热下注和中气不足等证型。现将以上几个证型的证治和病案举例，分述如下。

【辨证施治】

本病的发生，多由恣情纵欲，命门火衰；或思虑忧郁，损伤心神；或恐惧不释，因而伤肾；或湿热下注，宗筋弛纵；或中气不足，勃而无力等，均可致成阳痿。

本病的治疗，属于命门火衰者，治宜补肾壮阳；心脾受损者，治宜补益心脾；恐惧伤肾者，治当补益心肾；湿热下注者，法当清化湿热；中气不足者，法当补中益气。在治疗期间，对患者作好思想工作，应停止欲望房事，特别是因斫伤太过所致者，必须戒绝房事，清心寡欲。

阳痿之辨，在于阴茎不举和性欲要求的程度，以及伴有证候群等，作为分别证型的依据，方可进行辨证施治，收到良效。

1. 命门衰微

主证：阴茎痿而不起，头晕目眩，腰膝酸软，精神萎靡，四肢欠温。面色皖白，舌淡苔白，脉多沉细。

治则：补肾壮阳。

取穴：针补加灸肾俞或补灸命门（属督脉经穴，为命门之火寄附之处）、太溪；或补关元，（使针感走达阴茎部，或穴下有转动感者为佳）、肾俞、太溪，补肾壮阳，类似右归饮之效。

若每次性交后少腹空虚拘急凉痛者，可补灸命门、气海，温阳益气培元。

若偏于肾气不足者，可补关元、气海、太溪，补肾阳，益肾气，使肾气作强而阳痿可愈。

2. 心脾受损

主证，阴茎不举，夜寐不安，精神不振，面色不华。舌质淡，舌苔薄腻，脉细。

治则：补益心脾。

取穴：针补神门、三阴交，补益心脾，类似归脾汤之效。或补心俞、脾俞，以调补心脾之气。

若心脾两虚又兼见命门火衰者，可补神门、三阴交，在补益心脾的处方中加补关元（务使针感走达整个小腹或阴茎部）温阳益火。

3. 恐惧伤肾

主证：阴茎痿而不举，或在性交时或在性交前阴茎不举。胆怯多疑，精神苦闷，心悸，失眠。舌苔薄腻，脉象弦细。

治则：补益心肾。

取穴：针补太溪、肾俞和神门，补益心肾。

若属肾气不足，可补气海（乃男子生气之海，有补元气的作用）、太溪或肾俞，补益肾气，使肾气作强。

4. 湿热下注

主证：阴茎不举，小便短赤，下肢酸困，或性欲减退。舌苔薄黄或薄黄而腻，脉象沉滑或濡滑而数。

治则：清化湿热。

取穴：针泻阴陵泉、中极（或配透天凉，务使凉感达于阴茎部），清利湿热。

用上方待湿热清利后以观阳痿病复常情况，如果仍不复常，可根据具体病情，选取有关证型的针灸处方进行施治。

5. 中气不足

主证：阴茎不举，或举而不坚，气短乏力，食少神疲。舌淡而润，脉象沉细。

治则：补中益气。

取穴：针补合谷、足三里。

足三阴经肝脾肾之脉交会于三阴交，足三阴之脉循行少腹，结于阴器；足三阴与足阳明之经筋并上结聚于生殖器部位。《素问·厥论》篇称："前阴者，宗筋之所聚"。因此上方可加补三阴交穴，有助于健壮前阴宗筋而收举勃阴茎之效。

【病案举例】

病例 1 肾阳不足，命门衰微

董某，男，37 岁，南阳地区建筑公司职工。1971 年 3 月 24 日初诊。

主诉：患阳痿已 4 年，复发已月余。

现病史：4 年前患阳痿病，内服全鹿丸等药治愈。近因冬季涉水下肢感受寒凉较多而复发。阳痿，阴茎不易勃起，有时阴茎勃起时短而不坚。畏寒肢冷，腰膝酸软，脉象沉细。

辨证：证属肾阳不足，命门衰微之阳痿病。

治则：温补肾阳。

取穴：针补关元、肾俞。

效果：三诊后，阳痿明显减轻；五诊后基本治愈；六诊痊愈。

随访：1971 年 7 月 28 日回信告知阳痿针愈未发。

按 本例系肾阳不足，命门衰微，精气虚寒之阳痿证候。故出现阴茎不能勃起，畏寒肢冷，腰膝酸软，脉象沉细等临床征象。原有肾阳不足，下元虚寒证候，时逢冬季涉水感凉频多而诱发，是阳痿复发的根源。故用补肾壮阳之法，针补肾俞（补肾）、关元（补真阳）而收效。

病例 2　肾气不足，下元虚寒

曾某，男，32 岁，南阳拖修厂职工。1969 年 11 月 20 日初诊。

主诉：患阳痿病已 6 年。

现病史：6 年来，阴茎不能勃起或勃起时短而不坚，阴茎略有萎缩，阴茎及阴囊发凉，早泄。腰及下肢酸软，头懵，气短乏力，肩背发凉，脉象沉迟。常服中药治疗而罔效。

辨证：证属肾气不足，下元虚寒之阳痿病。

治则：补真气培元阳。

取穴：针补关元（其酸困热感走达阴茎部）、气海。每隔 1～2 日针治 1 次。

效果：二诊后，阴茎已不觉凉；四诊后，阴茎勃起有力，阴茎萎缩减轻；六诊基本治愈。

按　本例系肾气不足，下元虚寒之阳痿证候。故见阴茎不能勃起，或勃起时短而不坚，阴茎及阴囊发凉，早泄，腰及下肢酸软，脉象沉迟等一系列证候群。针补关元（补真阳，壮真火）、气海（补元气，益真阳），补真气培元阳，俾肾气作强益于阳痿早愈。关元穴的针感达于阴茎部亦是促进阳痿早愈之因。

病例 3　真阳不足，精血亏虚

刘某，男，51 岁，南阳县木器厂职工。1982 年 2 月 10 日初诊。

主诉：患阳痿病已半年。

现病史：复婚年余，可能因斫伤太过而得。半年来性欲很不正常，阴茎勃起时短而不坚，甚至完全不能勃起，时而精液早泄。劳动后腰酸肢软沉痛，身困乏力，倦怠，口淡不渴，舌苔薄白，脉象沉迟。服用中西药无效。

辨证：证属真阳不足，精血亏虚之阳痿病。

治则：补真阳益精血。

取穴：一诊、二诊，针补命门、次髎，温阳补虚；三至十三诊，针补命门、三阴交，补真阳益精血；十四诊，针补命门、复溜，温肾育阴；十五、十六诊，针补关元、三阴交、复溜，补肾阳填精血。每隔 1～3 日针治 1 次。

效果：四诊后，阳痿好转；七诊后，阳痿明显减轻；十二诊后，阳痿治愈，伴有症状好转；十三至十六诊巩固疗效。

髓访：1982年6月29日告知阳痿在此针愈。

按 本例患者系纵欲伤精，损及肾阳，是以阴茎不能勃起或勃起时短而不坚；精关不固，则早泄；腰部酸软，肢软沉痛，身困倦怠，乃精血不足使然；口淡不渴及舌、脉的改变等，为肾阳不足之征。故用补真阳填精血之法而收效。由于针灸处方选穴未能固定，功效尚欠集中，所以疗效较慢。

病例4 阴虚火旺，阴损及阳

杨某，男，22岁，南阳市酒精厂职工。1973年10月29日初诊。

主诉：患阳痿已9个月。

现病史：1969年至1971年，时值天气炎热执行任务而患遗精病，经治愈后，于1972年冬至1973年元月，每因熬夜而精液滑出。1973年2月滑精未愈，又出现阳痿。阴茎不能勃起，腰酸困痛，尿频，四肢不温，畏寒易冷。伴有低烧，口苦咽干，头晕气短，心悸易惊，身困乏力，眼昏，耳鸣（已2年余），溲黄时而色赤，便溏腹泻，善饥多食，心烦，多梦少寐和夜间易惊等症状。舌红剥苔，脉象细数。曾用中西药及多方治疗，诸恙依然。

辨证：证属初为阴虚火旺，心肾不交之遗精，后为阴精亏虚，阴损及阳之阳痿病。

治则：滋阴清火，交通心肾。

取穴：一至十诊和十四至十八诊，针泻神门补复溜，类似黄连阿胶汤之效；十一至十三诊，针补关元、气海。每隔1～2日针治1次。

效果：二诊后，心悸易惊减轻，失眠好转；五诊后，惊怕和低烧及腰痛减轻，能熟睡5个小时；七诊后，失眠和惊怕治愈，精神好转；十诊后，耳鸣治愈，自一诊至今未滑精，阳痿明显好转；十三诊后，滑精1次，多梦少寐及夜间易惊复现，是由改用补真阳培元气之故；十六诊后，惊怕、心悸、心烦、腰痛、头晕、多梦少寐、气短、咽干、目昏、低烧和滑精等均治愈，阳痿基本治愈；十八诊痊愈。

随访：1985年3月15日患者告知滑精和阳痿在此针愈未发。

按 欲思治本，必先求本。本例初由阴虚火旺，心肾不交而罹遗精。遗精日久，阴液耗伤，阴损及阳，肾气不固，故遗精未愈而阳痿新罹。由于遗精日久，阴损及阳，故出现一派阴阳两虚，寒热错杂，虚实并见的病理证候群。病根于阴虚火旺，查其舌、脉亦属阴虚火旺之征。是以滋阴清火，交通心肾以治其本，病本得治，损阳致虚之证亦不复存在，遗精治愈，阳痿也随之自愈。在治疗期间，由于急获疗效，在一至十诊针泻神门补复溜，施用滋阴清火，交通心肾之法，病情日益好转，将趋治愈的情况下，十一至十三诊改用补真阳益元气之法，针补关元、气海，致使病情欲趋回生。之后十四至十八诊复用原法原穴而获效。

病例 5　心脾两虚，气血虚亏

王某，男，29 岁，住西峡县蛇尾乡。1988 年 6 月 16 日初诊。

主证：患阳痿已年余。

现病史：1 年半前，因家务繁忙常因操劳思虑忧郁而影响食欲，饮食减少，时而心悸少寐，后来逐渐出现阳痿，阴茎不能勃起，时而举之时短而不坚。伴有精神不振，神疲气短，夜寐不宁，入睡迟易惊醒，饮食减少，腹胀便溏等症状。面色不华，舌质淡，舌苔薄腻，脉象细弱。曾用中药治疗，内服八味肾气丸和参桂鹿茸丸及知柏地黄丸罔效。

辨证：证属心脾两虚型阳痿病。

治则：补益心脾以益气血。

取穴：针补神门、三阴交。每隔 1～2 日针治 1 次。

效果：三诊后，心悸气短及少寐减轻；五诊后，饮食增多，精神较好，腹胀便溏及阳痿有所减轻；九诊后，阳痿基本治愈，伴有症状分别有所好转和治愈；十三诊后痊愈；十四至十六诊巩固疗效。

随访：1990 年 10 月 3 日患者告知阳痿及伴有症状在此针愈。

按　本例辨为心脾两虚。其病因病机正如《景岳全书·阳痿》篇所云："凡思虑焦劳忧郁太过者，多致阳痿。盖阳明总宗筋之会……若以忧思太过，抑损心脾，则病及阳明冲脉……气血亏而阳道斯不振矣。"患者初因思虑忧郁过度，损伤心脾，故尔食欲不振，饮食减少，心悸少寐；心脾两虚日久，致使气血亦虚，故逐渐出现阳痿及伴有精神不振，神疲气短，夜寐不宁，腹胀便溏和入寐迟易惊醒等症状；面色不华及舌、脉的改变，属于心脾两虚气血虚亏之征。故而针补神门、三阴交补益心脾以益气血，类似归脾汤之效而愈病。

病例 6 中气不足，宗筋失用

刘某，男，32 岁，农民，住镇平县高丘乡。1990 年 3 月 10 日初诊。

主证：患阳痿已 9 个月。

现病史：1988 年 9 月因挑石头被压伤，致使胸痛（以右侧为甚），每因咳嗽、深呼吸而痛甚，影响活动，不能劳动，更不能担东西。当地医院胸透未发现异常。在家用单方治疗，服用破气活血之品较多过久。于 1989 年 6 月胸痛治愈，出现气短，神疲倦怠，阴茎不举，举而时短不坚，矢气较多，动则气喘，气不接续，排尿无力时而失禁，排尿不净，纳食较差则腹中空虚难忍，饮食较多则下午腹部胀满。舌淡而润，脉象沉细。阳痿病曾用土单方久治无效。

辨证：证属中气不足，气虚下陷，宗筋失用之阳痿病。

治则：补中益气，佐以健补宗筋。

取穴：一至十二诊，针补合谷、足三里补中益气；十三至十七诊，上方加补三阴交健补宗筋，促使阳痿早愈。

效果：二诊后，气短减轻，矢气减少；四诊后，神疲倦怠及腹胀减轻，饮食增加，排尿有力；八诊后，阳痿减轻，腹胀及排尿无力治愈；十一诊后，精神好转，脉转沉而有力，气不接续有明显好转；十三诊后，伴有症状基本治愈，阴茎已能勃起；十七诊痊愈。

随访：1990 年 10 月 20 日患者告知阳痿针愈。

按 该案辨为中气不足。患者因劳伤胸痛，服用破气活血之品，伤于中气，故而气不接续，动则气喘，神疲倦怠；气虚下陷，失其固摄，则排尿无力时而失禁，矢气较多；食少则腹中空虚难忍，食多则下午腹部胀满，乃脾气虚弱使然；真气不足，前阴宗筋弛缓，则阴茎不举，举而不坚；舌、脉为气虚之征。故施用补中益气之法，兼健补宗筋而十七诊痊愈。

其腧穴配伍是：针补合谷、足三里有补中益气汤之效；针补合谷、三阴交有八珍汤之效。三穴配伍既补中气，又补精血，又有补益肝脾肾三经以益前阴宗筋之效。

病例 7　湿热下注，宗筋弛纵

王某，男，38 岁，住南阳市工业路北段。1985 年 8 月 12 日接诊。

主诉：患阳痿已近 1 年。

现病史：1984 年秋患湿热下注引致的尿道炎（患病 2 月余），经用西药治愈后出现阳痿。经某医院以命门火衰，真阳不足之阳痿治之。给以金匮肾气汤加减、五子衍宗丸加减（作汤剂）等药治疗，反而加重，出现烦躁少寐，口渴欲饮，小便色黄短涩，进食干呕，纳食不佳等症状。后用单方屡治亦无效。今天由本院内科门诊转针灸治疗。

现在证：性欲减退，阴茎勃起时短而不坚，精液早泄。伴有胃脘痞满，食入干呕，纳食不佳，烦渴少饮饮之干呕，烦躁不宁，多梦少寐，大便时干时稀，小便短赤灼热，下肢酸困沉重等症状。面黄浮红，舌红，苔白厚腻而浮黄，脉象滑数。

辨证：证属湿热下注，宗筋弛纵之阳痿病。

治则：首先清利湿热，佐以和胃畅中，然后利湿和中。

取穴：一至六诊，针泻中极、阴陵泉配透天凉，针泻足三里。其中极穴凉感达于阴茎部尿道内；阴陵泉凉感循本经上行达于腹股沟处；足三里针感循本经上达腹部。七至九诊，针泻中极、阴陵泉、足三里。十至十六诊，针泻阴陵泉、足三里。每隔 1～3 日针治 1 次。

效果：三诊后，尿道灼热、胃腑痞满及食入干呕好转，烦渴明显减轻；五诊后，胃腑、尿道症状及烦渴治愈，夜间已能安卧，下肢沉重好转；七诊后，全身湿热症状治愈，阳痿有所好转；九诊后，阳痿明显好转；十三诊后，阳痿已将治愈；十六诊阳痿治愈。

随访：1986 年 12 月 24 日患者接信后告知针愈未发。

按　本例属于湿热下注，宗筋弛纵之阳痿病证。患者原患湿热下注引致之尿道炎，虽用西药治愈，但湿热下注之邪未除，又致宗筋弛纵而罹阳痿。湿热下注型阳痿，施用温补下元之法，留寇助邪，阳痿未愈，反出现一系列湿热为患之证候群。本例属于《类证治裁·阳痿》篇中的：“亦有湿热下注，宗筋弛纵而致阳痿者”的病因病机，故针泻中极、阴陵泉配透天凉清利湿热，针泻足三里佐以和胃畅中。由于上方第一个处方湿热证候明显好转，故第二个处方针泻中极、阴陵泉、足三里，利湿和胃畅中。由于施用上方上法全身湿热证候治愈，阳痿明显好转，故第三个处方改泻阴陵泉、足三里，祛湿和中以告痊愈。

【结语】

1. 所举病例类比　7个病例中：

例1是肾阳不足，命门衰微。针补关元、肾俞，施用温补肾阳之法而收效。例2是肾气不足，下元虚寒。针补关元、气海，施用补元气培元阳之法而收效。例3是真阳衰微，精血亏虚。分别针补命门、关元、复溜、三阴交，施用补真阳益精血之法而收效。例4是阴虚火旺，阴损及阳。针泻神门补复溜，施用滋阴清火，交通心肾之法而收效。本例因阴虚火旺，扰动精室，遗精日久，阴精亏虚，阴损及阳而成阳痿。故从根图之，治愈遗精而阳痿亦随之治愈。例5是心脾两虚，气血虚亏。针补神门、三阴交，施用补益心脾以益气血之法而收效。本例用药久治无效，是因先补肾阳后用滋肾阴降虚火之法，方不对症之故。例6是中气不足。针补合谷、足三里，佐补三阴交，施用补中益气，佐以健补宗筋之法而收效。例7是湿热下注，宗筋弛纵。分别针泻中极、阴陵泉配透天凉，针泻足三里，清利湿热，佐以和胃畅中；针泻中极、阴陵泉、足三里，利湿和胃畅中；针泻阴陵泉、足三里，祛湿和中而收效。

2. 辨证要点　本病有5个证型，各有其辨证要点。如命门衰微型，是阴茎痿而不举，伴见腰膝酸软，四肢不温；心脾受损型，是阴茎不举，伴见夜寐不安，精神不振；恐惧伤肾型，是性交前阳痿，伴见性欲不减，胆怯多疑；湿性下注型，是阴茎不举或举而时短，伴见小便短赤，性欲不减；中气不足型，是阴茎不举或举而时短，伴见举而不坚，气短乏力等。

【其他】

1. 阳痿之病，从肝论治　有报道“阳痿从肝论治”，是有其理论根据的。历代医家对本病的病因病机和治法，多涉及心、脾、肾、肝等脏，并认为以肾论治最为重要。然而根据临证经验和肝脉的循行，一些阳痿病例，从肝论治，效果甚好。其根据是：《灵枢·经脉》篇云：“肝足厥阴之脉……入毛中，过阴器，抵少腹。”《灵枢·经别》篇云：“足厥阴之别……其别者，经胫上睾，结于茎。”《灵枢·经筋》篇云：“足厥阴之筋……结于阴器，络诸筋。其病……阴器不用，伤于内则不起，伤于寒则阴缩入，伤于热则纵挺不收。”根据肝的生理病理和肝之经脉、经筋的分布，及与阴器的关系，阳痿病从肝论治是有道理的。再者《养生方》云：阴茎勃起的怒、大、坚、热是肝血充盈的结果。《素女经》谓：“玉茎不怒……怒而不大……大而不坚……坚而不热”则是肝血不足。因此，对于肝气郁结、肝经湿热、肝郁血虚和寒滞肝脉引起的阳痿，从肝论治，可收良效。

2. 阳痿与季节的关系　黄志雄同志在临床实践中发现，除了精神与社会因素之外，本病还与自然界的气候变化有关。据统计：秋季发病率最高，其次是冬季和夏季，春季最低。说明阳痿的发生，存在着一个年节律。“春主升发”，现代时间生物学的研究表明：“春季是阳气渐长，阴气渐息的阳盛阴衰变化时期，其昼长夜短的光照周期对抑制性腺分泌的松果体的分泌激素有抑制作用，从而对性腺具有促进作用。”（《上海中医学院学报》1989 年 10 期）。所以春季阳痿病人发病率低。夏季虽然光照周期长，但夏天炎热酷暑伤阴，古人云：“阳根于阴”，“阴生阳长”，“孤阴不生，独阳不长”。因此，夏季阳痿发病率超过春季。至于秋季，光照周期虽与春季相似，但秋季为阴长阳消之期，松果体对性腺的抑制作用由短转长，性腺活动受到影响，所以秋季阳痿病人明显增多。冬季发病率居第二位，可以理解是因冬季光照周期短，松果体分泌激素对性腺的抑制作用所造成。

3. 重视从病机、经脉分属选穴　阳痿病，临床多见于功能性。以功能性阳痿而论，它多分别与心、肝、脾胃、肾有关。男子阳事的发生，阴茎的勃起自如，赖于先天父母之精气所给予的肾气和后天脾胃运化水谷而化生的精气，以及赖以疏泄条达的肝气和情志思维活动中枢之心气。所以，凡肾气不足，脾胃运化失常，肝气失于疏泄条达和惊恐、悲忧、思虑等情志思维活动异常，都会导致阳事不用。

《素问·厥论》篇云：“前阴者，宗筋之所聚，太阴、阳明之所合也。”明·张景岳在《类经》中更明确指出：“阴器者，合太阴、厥阴、阳明、少阴之筋，及冲、任、督之脉，皆聚于此，故曰宗筋。”《素问·痿论》云：“阳明虚则宗筋纵。”清·叶天士在《临证指南》中指出：“阳明虚则宗筋纵，盖胃为水谷之海，纳食不旺，精气必虚。况男子外肾，其名为势，若谷气不充，欲求其势之雄壮坚举者，不亦难乎?”阴器为宗筋所聚，而宗筋又是经络的分属。因而针灸对治本病效良。

基于本病所涉及的脏腑和经脉、经筋的分属。临床多选取心经的神门穴，清心安神、补心宁神；肝经的太冲穴，疏肝理气；脾经的阴陵泉和背俞穴脾俞，健脾益气；肾经的太溪、复溜和背俞穴肾俞，滋肾阴、补肾气、益肾阳；阳明胃经的足三里和胃之募穴中脘，和胃、健胃、补中，以及补益真阳的关元穴、补益元气的气海穴和补益精血的三阴交穴。由于足三阴经之脉，循行少腹结于阴器，足三阴和足阳明之经筋并上结聚于阴器部位，故又多取足三阴经的交会穴三阴交和足阳明经的足三里等穴；足三阴经和任脉会于中极、关元，因此又多取此二穴。宗筋有赖于气血的温煦、濡润濡养，故又多取补合谷、三阴交补益气血。

4. 疗效不佳之由　对于久治无效者，应寻求病因。阳痿之病，既可单独出现，又可因某一原发病而继发。其病因可涉及神经系、内分泌系、血管病变、药物因素和精神心理以及局部炎症等方面。除进行会诊，排除非针灸适应症之外，临床应全面分析，系统地结合辨病与辨证，进行针对证的治疗，是提高疗效的首要一环。倘若但见阳痿病就不加分析地进行治疗，或但见阳痿就给予温补肾阳或从肝论治，不仅无效，反生他证，危害甚多，这是疗效不佳的主要原因。

（十七）遗精、滑精

【概说】

遗精一般是指在睡眠中有精液排出而言。本病有梦遗与滑精之分，有梦而遗精者为“梦遗”，无梦而精自出者为“滑精”。二者在证候上虽有轻重，但发病的原因基本上是一致的，它们责之于心、肝、肾三脏以及湿热下注扰动精室等因。故将此二病合并论述。

精是构成人体和维持生命活动的基本物质，藏于肾不可耗泄。遗精久延不愈，每致真元虚衰，肾精耗竭。梦遗病势较浅，滑精病势较深，并可导致早泄、阳痿等病。

针灸对本病有良效，特别是功能性者，只要辨证正确，分型治疗，配穴精巧，效果甚好。但对器质性者，效果较差，需同时治疗其原发病。

病理性遗精，可见于前列腺炎、神经官能症以及某些慢性疾病，可参考本篇有关证型进行治疗。

本病有阴虚火旺、肾虚不藏和湿热内蕴等证型。现将以上几个证型的证治和病案举例，分述如下。

【辨证施治】

遗精的发病机理，主要责之于心肝肾三脏。肾主闭藏，肝主疏泄，心主神志，肝肾皆有相火，心主君火。肾脏自虚精关不固，心肝二火内动，影响肾的封藏；心有妄想，所欲不遂，心神不宁，君火偏亢，相火妄动，亦能使精液自遗；心火不能下交于肾，肾水不能上济于心，心肾不交，水亏火旺，扰动精室，则精液走泄；肾之阴虚则精不藏，肝之阳强则火不秘，以不秘之火，加临不藏之精，而发生精液泄出；色欲过度，阴精内竭，阴伤于阳，以致下元虚惫，气失所摄，精关不固，则滑精频作。此外，湿热下注，扰动精室，亦能发生精液遗出。临床以心肾不交、肾阴不足，失其封藏及肝火扰动和肾不藏精，精关不固较为多见。

本病的辨治，前人有“有梦为实，无梦为虚”，“有梦治心，无梦治肾”之说，可供临证参考，但非绝对。由于病因病机和证型比较复杂，所以必须根据病因、脉证、兼证和伴有的证候群，四诊合参，进行辨证施治，选穴组方。不可概取补肾固精或清心泻火之穴，而欲收良效。

1. 阴虚火旺

主证：梦中遗精，夜寐不安，多梦少寐，精神不振，头目昏晕，心悸，体倦无力，或兼小便短黄而有热感。舌质红，脉象细数。

治则：滋阴清火，安神固精。

取穴：针补复溜泻神门，补北泻南，交通心肾，类似黄连阿胶汤之效。

若心有妄想，所欲不遂，心神不安，君火偏亢，相火妄动，干扰精室而精液走泄者，针补心俞、复溜，泻神门，养心安神。并注意精神调养，排除杂念。若出现梦交可加泻会阴穴。

《玉龙赋》中的："心俞、肾俞，治腰肾虚乏之梦遗。"视为心火旺动和肾虚不藏引致之梦遗，梦遗日久引致肾精亏虚。泻心俞以清心，补肾俞以藏精。梦遗治愈腰肾虚乏亦不复现。

2. 肾虚不藏

（1）相火偏盛

主证：遗精，耳鸣腰酸，头昏目眩，神疲乏力，形体瘦弱。舌红少津，脉象细数。

治则：壮水制火，佐以固摄。

取穴：针补复溜（配透天凉）和肾俞。

（2）肾气不固

主证：滑精频作，精神萎靡，腰酸肢冷。面色皖白，舌淡苔白，脉象沉细或沉弱。

治则：补益肾气，固涩精关。

取穴：针补太溪、肾俞。

另外，肝火旺盛，扰动精室，影响肾之封藏而精液走泄者，针泻行间补复溜或太溪，清肝固肾以益封藏。

朱丹溪说："主封藏者肾也，主疏泄者肝也，二者皆有相火，而其系上属于心。心君火也，为物所感则易动，心动则相火亦动，动则精自走。相火翕然而起，虽不交会，亦暗流而疏泄矣。"因心肝失调，影响肾的封藏而遗精者，针泻行间、神门补复溜，清肝制火，补肾固精。

3. 湿热内蕴

主证：遗精频作，小便热赤，心烦少寐，口苦或渴。舌苔黄腻，脉象濡数。

治则：清化湿热。

取穴：针泻中极（配透天凉）、阴陵泉。若兼心经有热者，加泻神门或心俞佐以清心安神；若兼见梦交遗精严重者，加泻会阴穴。

【病案举例】

病例 1 阴虚火旺，心肾不交

徐某，男，24 岁，住社旗县青台公社大王庄大队大马庄村。1967 年 8

月 31 日初诊。

主诉：患遗精已 5 个月。

现病史：5 个月来每隔几天遗精 1 次，作梦则遗。平时多梦少寐，头晕耳鸣，健忘，腰痛，两眼干涩，两目昏花，看书及视物则头痛，咽喉干痛，五心烦热，烦躁多汗，易惊心悸，面部烘热，胸背疼痛，熟睡后手木，时而跑步时腹痛，有时食后腹胀恶心。面部色红，舌尖红，脉象细数。

辨证：证属阴虚火旺，心肾不交。

治则：滋阴清火，交通心肾。

取穴：一至四诊，针泻神门补复溜；五至七诊，上方加补太溪。

效果：二至四诊期间遗精未发；七诊痊愈。

随访：1968 年 3 月 11 日患者告知在此针愈未发。

按　依其脉证和兼证，本例系心火不能下交于肾，肾水不能上济于心，心肾不交，水亏火旺，扰动精室之遗精证候。心火偏旺，神不守舍，则多梦少寐，易惊心悸。肾阴不足，水不上承，则头蒙耳鸣，眼昏干涩，咽喉干痛。五心烦热，烦躁多汗，面部烘热，舌尖色红，脉象细数等，属于阴虚火旺之征。由于病机是阴虚火旺，心肾不交，故始终针泻神门（清心安神）补复溜（滋阴补肾），泻南补北，滋阴清火，交通心肾以治其本，类似黄连阿胶汤之效。五至七诊加补太溪的目的，是在遗精得以控制的基础上，佐以补肾固精。

病例 2　心肝火旺，扰动精室

李某，男，20 岁，在南阳县广播事业局学习。1984 年 6 月 19 日初诊。

主诉：患遗精已 3 年。

现病史：3 年来作梦遗精，每周 2 次。伴有耳内热痛，耳鸣口苦，头昏头晕，倦怠，心烦易怒，咽干口渴，身困乏力，入寐迟易于醒等症状。熟睡后因腰背突然抽搐而惊醒。舌苔薄白，脉象弦数。

辨证：证属心肝之火内动，影响肾之封藏而遗精。

治则：清肝制火以益封藏。

取穴：针泻行间、神门、丘墟。

效果：二诊后，原有症状均有不同程度的减轻；四诊治愈；五诊巩固疗效。

按 心火旺盛，下扰精室，不能自制而遗精；情志不遂，肝失条达，气郁化火，扰动精宫，遗精成矣。二者都可导致遗精。本例系心肝火旺，扰动精室，故而作梦遗精，心烦易怒，入寐迟易于醒。胆火上逆，则见耳内热痛，耳鸣，口苦咽干等症状。心肝二火并病，故针泻肝经的子穴行间（清肝火）和心经的子穴神门（清心火），施用清心肝之火以安精室，益于封藏之法，则遗精治愈。配泻胆经的原穴丘墟清降胆火，有助于清肝。

病例 3 阴虚火旺，夹湿热下注

黄某，男，45 岁，1973 年 3 月 4 日初诊。

主诉：患遗精已 3 年多。

现病史：3 年多来，作梦与不作梦交替出现精液走泄，平卧位睡觉每夜滑精数次，侧卧位则隔数日精泄 1 次。伴有多梦少寐，心烦头昏，盗汗耳鸣，咽干口渴，便秘，溲黄尿浊，尿频尿急，阴茎肿痛排尿作痛，腰痛，胁痛，胃脘胀痛、嘈杂吐酸，食后恶心，身困乏力等症状。面红，脉象弦数，左关更为明显。

辨证：证属阴虚火旺，心肾不交，夹湿热浊气下注。

治则：滋阴清火，交通心肾，佐以清热祛湿。

取穴：一至三诊，针泻神门补复溜，加泻会阴穴；四至八诊上方减会阴穴。

效果：二诊后，作梦减少，遗精未发；三诊后，盗汗治愈；四至八诊期间遗精没有复发。

按 本例是舍脉从证。其临床表现为君火亢盛，心阴暗耗，肾水不足，阴亏火旺，扰动精室，致使精液走泄；溲黄尿浊，阴茎肿痛，排尿时痛，尿频，属于湿热浊气下注；湿热下注，干扰精室，封藏失职，亦发本病。阴虚火旺与湿热下注并病，故泻神门补复溜，补北泻南，滋阴清火，加泻会阴穴（清热祛浊，又是治疗遗精要穴），清湿热祛浊气，双法治疗而收效。

病例 4 相火偏盛，肾失封藏

刘某，男，25 岁，某厂职工。1972 年 5 月 5 日初诊。

主诉：患滑精已 1 年余。

现病史：1年多来，每隔3～5天滑精1次，滑精后腰部空痛。伴有头晕气短，健忘，耳鸣，咽干，神疲乏力等症状。久坐或劳累后腰酸困痛加重，小便色黄。舌红少津，脉沉细数。

辨证：证属相火偏盛，肾失封藏。

治则：壮水制火，补肾固精。

取穴：针补复溜（配透天凉）、肾俞。每隔1～3日针治1次。

效果：三诊后，滑精未发，腰痛减轻；六诊后，滑精治愈，腰痛明显减轻，精神好转；七诊治愈。

随访：1972年7月17日患者告知滑精及腰痛针愈。

按　本例的病因病机是：肾阴不足，相火妄动，干扰精室，致使肾失封藏，精液滑泄；“腰为肾之府”，滑精伤肾，精液不足，腰肌失养，故而滑精后腰部空痛；头晕气短，健忘，身困乏力和久坐、劳累腰部困痛而加重等，是因精血亏虚，失其奉养之故；舌红少津，脉沉细数，耳鸣，咽干等，是阴虚火旺之象。故施用壮水制火（补复溜，配透天凉），补肾固精（补肾俞）之法而收效。

病例5　肝火旺动，肾虚不藏

师某，男，24岁，住镇平县贾宋公社老君庙大队杨庙村。1970年11月3日初诊。

主诉：患滑精已年余。

现病史：1年多来，不因作梦而精液滑泄，近来严重每天滑精1次。伴有耳鸣，易怒，头晕目眩，气短乏力，两胁疼痛，腰部酸困，精神萎靡，阴茎勃起无力而时短，手指及肘关节困痛等症状。脉象弦细数。

辨证：证属肝火旺动，肾虚不藏。

治则：平肝滋肾。

取穴：针补复溜泻太冲。隔日针治1次。

效果：一诊后滑精未发；二诊后遗精1次；三至五诊期间滑精未出现，阴茎勃起较前有力；五诊痊愈。

随访：1971年2月3日患者告知滑精在此针愈，阳痿好转。

按　本例乃为肝肾相火偏盛。肾之阴虚则精不藏，肝之阳强则火不秘，以不秘之火，加临不藏之精而发生精液滑泄。故补复溜（肾经母穴，能滋阴补肾。肝肾同源，补肾阴则肾阴充，肝阴得养，亦可顾肝火之不秘。滋肾阴以藏精），泻太冲（足厥阴肝经原穴，泻之以平肝，以制肝之阳强，平肝有益于滋补肾阴），施用平肝滋肾之法而收效。

病例6　湿热下注，扰动精室

曾某，男，30岁，已婚，1988年3月11日初诊。

主诉：患遗精已2年多。爱人离婚3年后患此病。

现病史：2年多来，滑精常反复发作，时轻时重。近来严重，每晚或隔晚滑精1次。伴有腹满纳少，口苦口渴，渴不欲饮，大便溏泻，肛门灼热，小便短赤，咽喉作痛等症状。舌红苔黄滑腻，脉象滑数。1个月前曾服金锁固精丸、八味地黄丸而遗精加重，腹满纳少、口苦口渴和小便短赤等更为严重，又时而梦遗。

辨证：证属湿热下注，扰动精室。

治则：先宜清利湿热为主，然后佐以补肾固精。

取穴：一至十一诊，针泻阴陵泉、中极（配透天凉，凉感达于小腹及阴茎部），清热利湿。其中三诊、四诊上方加泻足三里佐以祛湿和中；八至十一诊加补肾俞，佐以补肾固精。

效果：二诊后，隔晚滑精1次，小便短赤治愈，仍腹满纳少及便溏；四诊后，湿热症状明显减轻，腹满纳少已愈；八诊后，滑精明显减轻；十诊后，滑精及湿热和胃腹症状均愈；十一诊痊愈。

随访：1990年10月18日患者告知针愈未发。

按　湿邪入里化热，或厚味醇酒，损伤脾胃，酿成湿热，或脾不运湿，湿蕴化热，均可导致湿热下注，扰动精室，封藏失职而成滑精。本例系湿热下注，扰动精室，封藏失职之滑精证候，故其治疗以清利湿热为主。一至十一诊针泻阴陵泉、中极（配透天凉），重在清利湿热，类似八正散之效。由于二诊后胃腹症状仍然存在，故三诊、四诊加泻足三里佐以祛湿和中；四诊后胃腹症状治愈，故五至七诊去足三里；七诊后湿热症状及遗精明显减轻，故八至十一诊加补肾俞，是在清利湿热治本的同时，佐以补肾固精以助肾之封藏。由于治法得当，故而效捷。

病例 7　心脾两虚，肾失封藏

王某，男，32 岁，未婚，南召县三岔口人。1987 年 11 月 14 日初诊。

主诉：患滑精病已 3 年。近来严重。

现病史：3 年前因劳累过度当夜失眠而滑精 1 次。嗣后每隔 5～10 天滑精 1 次，继而逐渐加重，遇劳即发，大多每隔 1～3 日滑精 1 次。近来每夜滑精 1 次。伴有动则气短心跳，入寐迟易惊醒；神疲乏力，大便溏薄，纳食不佳等症状。舌淡胖嫩，舌苔薄白，脉象细弱，面色萎黄。曾在当地卫生院给予知柏地黄丸、六味地黄汤，不仅无效，反使纳食不佳和大便溏薄更重。

辨证：证属心脾两虚，肾失封藏，精液外泄。

治则：先补益心脾，后佐以益肾固精。

取穴：一至六诊，针补神门、三阴交；七至十四诊，上方加补肾俞。每隔 2～3 日针治 1 次。

效果：三诊后，少寐、心悸、气短及神疲减轻，仍隔日滑精 1 次；五诊后，心脾两虚症状明显减轻，滑精未发；八诊后，滑精基本治愈（自五诊至今滑精未发）；九至十四诊巩固疗效。

按　精藏于肾，主宰在心。肾为先天之根，脾为后天之本。肾精有赖水谷精微的补充和化生。本例是因思虑劳倦过度，加之饮食不节，损伤心脾。心脾两虚，又影响肾的封藏，致使精关不固而精液滑泄。故一至六诊针补神门、三阴交，以补益心脾为重点，待心脾两虚症状有所改善，七至十四诊加补肾俞，意在补益心脾的同时，补肾固精。故而收效良好。

病例 8　阴虚火旺，夹肾阳不足

杨某，男，22 岁，南阳市酒精厂职工。1973 年 10 月 29 日初诊。

主诉：患遗精已 3 年。复发年余。

现病史：原患遗精 3 年，经治愈 1 年后，于 1972 年冬复发。每因熬夜则精液滑出。伴有低烧，口苦咽干，目昏，心烦，多梦少寐，溲黄时而色赤，腰酸困痛，尿频，四肢不温，畏寒肢冷，头晕气短，心悸易惊，身困乏力，腹泻便溏，善饥多食，夜间易惊等症状。舌红剥苔，脉象细数。曾用中西药久治无效。既往病史：患耳鸣已 2 年多。患阳痿已 9 个月。

辨证：证属阴虚火旺，心肾不交，兼精血耗伤，阴损及阳之滑精及阳痿。

治则：滋阴清火，交通心肾。

取穴：一至十、十四至十八诊，针泻神门补复溜，滋阴清火，交通心肾；十一至十三诊，针补关元、气海，补真阳益元气。每隔 1～2 日针治 1 次。

效果：二诊后，心悸易惊减轻，失眠好转；五诊后，惊悸、阴烧及腰痛减轻，已能熟睡 5 个小时；七诊后，失眠及惊悸治愈，精神好转；十诊后，耳鸣治愈，自一诊至十诊滑精未发，阳痿明显好转；十三诊后，滑精 1 次，多梦少寐及夜间易惊复现；十六诊后，滑精、阳痿、惊悸及其他伴有症状均愈；十八诊痊愈。

随访：1985 年 3 月 15 日患者告知滑精治愈，伴有的证候群及阳痿均针愈未发。

按　本例的病因病机是：初因阴虚火旺，心肾不交罹患遗精病；遗精日久，阴液耗伤，损伤肾阳，肾阳不足，故出现一派阴阳两虚，寒热错杂，虚实并见的病理证候群。其治疗法则是：根于先阴虚火旺，后致肾阳不足，后者因于前者，故舍其温阳培本，施用滋阴清火，交通心肾之法以治其本，阴虚火旺之证治愈，损阳致虚之肾阳不足之证亦随之治愈。故针泻神门补复溜以治其本。在治疗期间，由于急获疗效，在一至七诊病情日益好转的情况下，十一至十三诊改补关元、气海，补真阳益元气，悖其病机，将使病情回复。故十四至十八诊仍用原法原穴而终告痊愈。

【结语】

1. 所举病例类比　8 个病中：

例 1 是阴虚火旺，心肾不交。针泻神门补复溜，后加补太溪（补肾固精），施用滋阴清火，交通心肾，佐以补肾固精之法而收效。例 2 是心肝火旺，扰动精室。针泻行间、神门，配泻丘墟，施用清肝制火以益封藏之法而收效。例 3 是心肾不交，夹湿热下注。针泻神门补复溜，针泻会阴穴（清热祛湿），施用滋阴清火，交通心肾，佐以清利湿热之法而收效。例 4 是相火偏亢，肾失封藏。针补复溜（配透天凉）、肾俞，施用壮水制火，补肾固精之法而收效。例 5 是肝火旺动，肾虚不藏。针泻太冲补复溜，施用平肝滋肾之法而收效。例 6 是湿热下注，扰动精室。先泻阴陵泉、中极，后加补肾俞，施用先清利湿热，后佐以补肾固精之法而收效。例 7 是心脾两虚，肾失封藏。针补神门、三阴交，后加补肾俞，施用补益心脾，后佐以补肾固精之法而收效。例 8 是阴虚火旺，心肾不交，兼见阴损及阳，肾阳不足。针泻神门补复溜，施用滋阴清火，交通心肾之法以治其本，不仅阴虚火旺之证治愈，肾阳不足之证亦随之而愈。

从以上所举的病例来看，以阴虚火旺和肾虚不藏者较为多见。其主要病机在心、肝、肾三脏，而与肾脏关系尤为密切。至于心脾两虚，影响肾失封藏而罹滑精者为少见。

例 1、例 3、例 8，其病机都是阴虚火旺，心肾不交，都是针泻神门补复溜，滋阴清火，交通心肾。其中例 1 偏于肾气不固，故后三诊加补太溪，佐以补肾固精；例 3 兼见湿热下注，故加泻会阴穴佐以清热祛湿；例 8 虽兼见阴损及阳，肾阳不足之证，但本为阴虚火旺，故仍从本治之。

2. 所用腧穴　从 8 个案例所用的腧穴来看，有神门、复溜、肾俞、太溪、行间、丘墟、会阴、太冲、心俞、阴陵泉、中极、三阴交等 12 个腧穴，其中以前 3 个腧穴最为常用，其余腧穴使用 1 次。由此看来，用穴不在多，在于谨守病机，用穴灵活，配伍恰当，补泻法用之合理即可以收效。例如 6 个案例都补复溜穴，都用于滋阴补肾。6 个案例都用神门穴，由于病因病机不同，配取于不同治则、处方中，如针泻神门用以清心火，配补复溜滋阴清火；针补神门用以补心气养心血，配补三阴交补益心脾。使用补泻法不同，配伍腧穴有异，其作用亦不相同。

【其他】

1. 辨证与治疗　本病的辨证，前人有“有梦为心病，无梦为肾病”之说。君相火旺，引起梦遗者为心病；精关不固，无梦滑精者为肾病。其实，单凭有梦无梦之属心属肾，不足作为辨证的依据。必须结合患者的发病新久，脉证的表现，以及伴有证候群等，才能得以正确的诊断和分型及治疗。

本病的治疗，一般来说，初起以先清泻君相之火为主，兼滋其阴，不宜过早的固涩；久病不愈，肾不固藏，治宜固涩精关之法为主，亦即所谓筑堤以阻水，固堤以治本之法。阴损及阳者，当以滋阴为主兼温其阳以顾其本；

湿热下注者，治宜清化湿热为主；肝火旺动者，治宜清泻肝火为主，或兼清心火。因前列腺炎导致而成者，以清利湿热为主，或根据具体兼见症状，辨证论治。

2. 所选常用腧穴　本病主要在心、肝、肾和湿热，故在选穴方面，其常用穴有：针泻心经的原穴神门，用以清心火，安心神；针泻肝经的原穴太冲，用以平肝火，疏肝；针补肾经的母穴复溜，用以滋肾阴以益封藏，以益肾水上承于心；针补肾经的原穴太溪，用以补肾气固精室，以益封藏；针补肾经之背俞穴肾俞，用以补肾气固精室；针泻脾经的合水穴阴陵泉，用以祛湿；针泻膀胱募穴中极，用以祛湿热；针泻治疗梦遗要穴会阴穴，用于湿浊下注和前列腺炎为因之遗精和梦交。

（十八）中　风

【概说】

中风是以猝然昏仆，不省人事，伴有口眼㖞斜，语言不利，半身不遂；或不经昏仆而仅以㖞僻不遂为主证的一种疾病。因本病发病突然，故又称之为“卒中”；又因起病急骤，证见多端，变化迅速，与自然界中风善行而数变的特性相似，故古代医家从广义角度来认识风病，类比称为中风。本病有外邪侵袭而引起者，称为外风，又称真中风或真中；无外邪侵袭而发病者，称为内风，又称类中风或类中。临床以内风（类中风）者居多。《灵枢·刺节真邪》篇所云：“虚邪偏容于身半，其入深，内居荣卫，荣卫稍衰，则真气去，邪气独留，发为偏枯。”是指外风而言。

祖国医学之中风，包括现代医学中的脑出血、脑血栓形成、脑栓塞、脑血管痉挛、蛛网膜下腔出血、病毒性脑炎以及高血压脑病和面神经麻痹等。其中脑溢血相当中风病中的入脏入腑；脑血栓形成、脑栓塞相当于中风病中的在经在络；蛛网膜下腔出血，多属风痰上扰；高血压脑病，多属肝阳上亢。

本病的发生，主要在于患者平素气血亏虚，与心、肝、肾三脏阴阳失衡的情况下，又值招感外邪、忧思怒恼、饮酒饱食、房劳所伤等，皆能成为致病因素而诱发，以致气血运行受阻，肌肤筋脉失于濡养而出现经络证候；或由阴亏于下，肝阴暴张，阳化风动，血随气逆，夹痰夹火，横窜经隧，扰动心神，蒙蔽清窍，而形成下虚上实，阴阳互不维系的危急证候。

中风恢复期及后遗症期，为针灸临床所常见，特别是不经昏仆（中脏腑）而仅以㖞僻不遂（中经络）为主证的病证，更为多见。只要辨证正确，选穴组方恰当，效果甚好。

本篇分中经络之恢复期和后遗症两个方面论述。由于风中脏腑期间，多与病房配合急救，故而从略。现将以上两个方面中的各个证型的证治和病案举例，分述如下。

【辨证施治】

本病属于本虚标实之证。在本为肝肾不足，气血亏虚；在标为风火相煽，痰湿壅盛，气血郁阻。病位有深浅，病情有轻重。中经络者，病位较浅，病情较轻，一般无神志改变，仅表现半身不遂，口眼㖞斜，舌强语謇；中脏腑者，病位较深，病情较重，主要表现为神志不清，㖞僻不遂，可常有先兆及后遗症状出现。

中风之病理机制，由风（肝风、外风）、火（心火、肝火）、痰（风痰、湿痰）、虚（气虚、阴虚）、气（气逆）、血（血瘀）六端。在一定条件下，相互影响，相互作用而突然发病。六端中痰湿、瘀血、痰瘀互结均可致成中风，但以痰瘀最为重要，痰瘀互结，阻滞脑络，蒙闭清窍是中风之关键病机。在辨证方面，注意加以分析。

中经络（多见脑血栓形成、脑梗塞）

1. 风中经络型

主证：眩晕头痛，目昏耳鸣，突然出现舌强语謇，口眼㖞斜，或手足重滞，半身不遂。舌红，脉象弦滑而数。

治则：平肝潜阳，熄风祛痰。

取穴：针泻百会、太冲、丰隆。或上方与取泻患野有关腧穴，交替施治。

2. 风邪入中型

主证：手足麻木，肌肤不仁，或突然口眼㖞斜，语言不利，口角流涎，甚则半身不遂。或兼见恶寒发热，肢体拘急，关节酸痛等证。舌苔薄白，脉象浮弦或弦细。

治则：祛风通络，养血和营。

取穴：针泻曲池、风府，针三阴交先泻后补。半身不遂者，加泻患野腧穴，交替施治；舌强语謇者，加泻廉泉通调舌络。若有风热表证者，加泻合谷疏风清热；若呕逆痰盛，舌苔白腻者，加泻丰隆化痰降逆。

3. 风痰上逆型

主证：头昏头沉，突然口眼㖞斜，舌体不正，语言不利，痰涎较多，手足重滞，半身不遂。舌苔黄腻，舌体胖大，边有齿痕，脉象沉滑。

治则：豁痰利湿，熄风通络。

取穴：针泻阴陵泉、丰隆、太冲或风池。或上方与取泻患野腧穴交替施治。

若属痰瘀阻于脑络者，可针泻丰隆、三阴交、太冲，豁痰祛瘀，熄风通络。

“神有余则笑不休，神不足则悲”，“心气虚则悲，实则笑不休”。伴有善笑不休症状者，加泻神门或大陵，清心安神醒志，能很快抑制强制性自笑的出现。

4. 气虚血瘀型

主证：起病缓慢，肢体麻木，手足欠温，语言无力，舌强语謇，头晕头痛，半身不遂。舌苔薄白，舌质紫暗，脉象细涩或细弱。

治则：益气活血通络。

取穴：针补合谷（捻补 8 分钟），针泻三阴交（捻泻 4 分钟），类似补阳还五汤之效。上方可与针泻或针补患野有关腧穴，同时或交替施治。

5. 阴虚阳亢型

主证：平素头晕头痛，耳鸣目眩，腰酸腿软，突然发生口眼歪斜，舌强语謇，半身不遂。舌质红或苔黄，脉象弦细而数或弦滑。

治则：育阴潜阳，镇肝熄风。

取穴：针补复溜泻太冲、风池，类似镇肝熄风汤之效。上方可与针泻患野腧穴同时或交替施治。

6. 气血亏虚型

主证：平素气血亏虚，突然发生半身不遂，口眼㖞斜，舌强语謇，气短心跳，头晕，精神疲倦。面色萎黄，脉象细弱。

治则：补益气血，壮筋补虚。

取穴：针补合谷、三阴交补益气血以益筋脉。上方可与针补或针泻（夹标实者）患野腧穴，同时或交替施治。

本病之兼证：

（1）便秘：可参考便秘篇有关证型施治。

（2）癃闭：可参考癃闭篇有关证型施治。

（3）尿失禁：可参考遗尿篇有关证型施治。

（4）失明（椎-基底动脉供血不足）：针补风池、大杼、肝俞，益髓填精明目。

（5）构音障碍，吞咽困难（假性延髓球麻痹）：针补风池、肾俞健脑益髓，针泻廉泉佐以利咽。

后遗症

1. 语言不利（运动性失语、感觉性失语、命名性失语）

（1）风痰上阻，经络失和。证见舌强言謇，肢体麻木，脉象弦滑者，针泻曲池、丰隆、廉泉，祛风除痰，宣窍通络。

（2）肾虚精气不能上承。证见气短心悸，音喑失语，腰膝酸软等。针补复溜、肾俞，补益肾精，针补廉泉佐以调补舌络，夹实者廉泉改用泻法。或补关元、肾俞、复溜，泻通里，类似地黄饮子之效。

（3）因肝阳上亢，痰邪阻塞所致者，针泻廉泉、行间、丰隆，平肝潜阳，化痰开窍。

（4）语言不利，与半身不遂同时存在者，可参考中经络中有关证型取穴。

2. 口眼㖞斜（中枢性面瘫多见颜面下部）

（1）患野取穴，对症治疗，多取下关、颊车、地仓等穴，虚补实泻，寒配艾灸。

（2）本症与半身不遂，或与半身不遂及语言不利同时并见者，可参考中经络中的有关证型取穴。

3. 半身不遂

（1）对症治疗，患野取穴

1）上肢不遂：弛缓性瘫痪，多选补肩髃、曲池、手三里、肩髎、合谷、外关等穴，或针刺臂丛，用弱刺激不留针，壮筋补虚；强直性瘫痪，多选泻极泉、尺泽、少海、间使、神门、孔最等穴，或取刺臂丛，用中等刺激，使针感走达整个上肢，多留针，舒筋活络。

腕下垂（腕臂经筋拘急）。手三阴经之腕臂经筋拘急，患野取穴，针泻内关（或间使）、神门（或通里）、列缺，舒筋活络。若伴有手三阳之腕臂经筋弛缓者，上方与针补阳池、外关、支正、偏历，健壮筋脉之法，交替施治，以调经筋功能的平衡。

肘窝经筋挛急（手三阴经经筋均结于肘窝部）。肘窝屈而不伸，患野取穴，针泻曲泽、尺泽、阿是穴，舒筋活络。

若因长期卧床不能活动，或因在针灸治疗期间，忽视配取肩部腧穴，而形成的肩关节僵直、疼痛，或针泻肩髃、肩髎或臂臑，或配艾灸、拔罐，舒筋活络，通利关节。若因在整个治疗过程中，忽视配取肩部腧穴，已出现的肩关节肌肉萎缩，经筋弛缓，甚至形成半脱位者，应重视针补或补灸肩髎、肩髃、巨骨等穴，壮筋补虚，强健关节。

2）下肢不遂：弛缓性瘫痪，多选补环跳、风市、阳陵泉、足三里、解溪、绝骨等穴，壮筋补虚；强直性瘫痪，多选泻照海、三阴交、委中、阴陵泉、蠡沟等穴，舒筋活络。

足内翻。因足太阴、少阴经踝部经筋拘急者，针泻公孙、照海、太溪、三阴交等穴，舒筋活络。若伴有足少阳、太阳经踝部经筋弛缓者，上穴与取补绝骨、申脉、昆仑、丘墟等穴，健壮筋脉之法，交替施治，以调节经筋功能的平衡。

足下垂。因足太阳、少阴二经经筋拘急（跟腨挛缩）者，针泻承山、太溪、昆仑，舒筋活络。因足少阳、阳明和足厥阴经足跗经筋弛缓者，针补丘墟、解溪、足下廉、中封等穴，健筋补虚。

足下垂合并足内翻。因足太阳、少阳、太阴经筋拘急者，针泻承山、公孙、照海、太溪、阴谷等穴，舒筋活络。

（2）整体治疗，辨证取穴

1）久病耗损，气血两虚，无以濡养肌肉筋脉，肢体偏废。证见偏枯不用，肢体麻木无力，肌肉软弱，渐见瘦削枯萎，精神疲倦，面色萎黄，或有头晕、心跳、气短等。舌质淡，脉象细弱。针补合谷、三阴交，补益气血以益筋脉。或与取补患野腧穴交替施治。

2）肝阳上亢，火升风动，气血并逆于上，络破血溢，脑络瘀阻，肢体偏废。证见半身不遂，僵硬拘急，头痛头晕，面赤耳鸣。舌红苔黄，脉象弦硬有力。针泻行间、风池、百会，平肝潜阳，熄风通络，与取泻患野腧穴交替施治。

3）气虚血瘀，脑络瘀阻，血脉痹阻，肢体偏废。证见偏枯不用，肢体无力，或肢体麻木，气短懒言，面色萎黄，舌质淡紫或有瘀斑，舌苔薄白，脉象细涩或虚弱。针补合谷（连续捻补 8 分钟），泻三阴交（捻泻 4 分钟），补气活血，祛瘀通络，类似补阳还五汤之效。上方与取补或泻患野腧穴，同时或交替施治。

气虚血瘀型，多见脑血栓形成和脑栓塞引起的半身不遂。属于强直性瘫痪者，上方加泻太冲平肝熄风，患野腧穴施用泻法；属于弛缓性瘫痪者（多见强直性），上方与取补患野腧穴配治。脑栓塞伴有心动过缓症状者，上方加补神门，共奏补益心气，祛瘀通络之效。

4）属于肝肾不足型者，针补复溜、曲泉、太溪或肾俞，补益肝肾，与取补或泻患野腧穴同时或交替施治。

5）风邪引动痰湿，流窜经络，闭阻脑络引起的半身不遂。针泻曲池、丰隆、阴陵泉，祛风邪除痰湿，与针泻患野腧穴同时或交替施治。

6）痰瘀阻滞脑络引起的半身不遂，舌强语涩。针泻丰隆、三阴交、风池，祛痰活血，通畅脑络，与患野腧穴交替施治。

半身不遂同语言不利及面瘫并见。属于脑血栓形成后遗症，证见腰膝酸软，耳鸣，视物昏花，易忘，舌质淡或有瘀斑，舌苔薄白，脉象虚大或细弱等。肾精不足者，可补肾俞、太溪、复溜，补肾健脑，有益于促使恢复脑细胞正常的代谢功能。特别是长期久用西药扩张血管而未能治愈者，用此法效果更好。若后遗症不久，伴有气虚血滞者，上方可与针补合谷泻三阴交，益气行血通络之法，交替施治。

【病案举例】

病例 1 气血亏虚，筋脉失养

熊某，男，52 岁，1967 年 9 月 30 日由本院内一科转针灸治疗。

主诉：患半身不遂，口眼㖞斜，舌强语涩已月余。

现病史：原有胃痛病已 2 年。月余前，大便连续 4 天泻下大量紫暗色血块。最后一天突然昏倒，不省人事，张口鼾声，两目上视，二便失禁，四肢厥冷，冷汗大出，左侧上下肢不会活动。经当地医院抢救 3 天后由危转安，即转住本院内一科治疗。

现在证：近月余来，左侧上下肢不会活动，肢体痿软，左侧足底木痛，患肢肌肉松弛，口眼向右侧歪斜，语言不清。伴有大便干秘间日 1 行，排便无力，气短乏力，头晕心跳，耳鸣目昏等症状。舌质淡，面色苍白少华，眼睑色淡，脉象虚大。内科检查：血压始终不高，胃肠钡餐透视无异常发现，大便下血与钩虫病有关。可疑贫血性脑血管栓塞。用西药治疗效果不佳，今天转针灸治疗。

辨证：证属气血亏虚，筋脉失养。

治则：补益气血，佐以强壮筋脉。

取穴：

一诊、二诊（10 月 3 日）：针补合谷、曲池、足三里、三阴交，补益气血，强壮筋脉。

三诊（6 日）：针补合谷、三阴交补益气血。

四诊（9 日）至十二诊（11 月 2 日）：针补合谷、三阴交，加补患侧曲池、足三里强健患肢筋脉。

效果：三诊后，能行走但觉无力，左上肢仍不会活动；四诊后，左下肢已能行走略软，左上肢已能活动但较软；九诊后，已能步行前来就诊；十二诊痊愈。于 11 月 3 日出院。

按 “胃为水谷之海”，“脾为生化气血之源”，“阳明为宗筋之长”，“足得血则能步”，“手得血则能握”。本例长期胃痛，纳运不佳，则气血亏损。

气血素亏，复因便血过多，又损营血，精血亏损，元气大伤，故而突然出现元气败脱的脱证。脱证3天，脑失所养，血行不畅，加之精血不能濡养筋脉，灌溉四末，故出现半身不遂，语言不清，面肌瘫痪。便秘是精血不足，失其滋润，气虚无力推送粪便，致使肠道传导功能障碍。精血不足，脑髓失养，则脑转耳鸣及头昏。心血不足则心跳。舌淡，面色苍白少华，眼睑色淡，气短乏力，脉象虚大等，皆属气血虚亏之征。故辨证取穴，针补合谷、三阴交，施以补益气血为主，患肢取穴针补左曲池、足三里，佐以健壮患肢筋脉而收效。

病例2　风阳夹痰，上扰脑络

陈某，男，47岁，南阳市糖烟酒商店职工。门诊号01309。

主诉（代述）：半身不遂，舌强语涩已2个多月。

现病史：2个多月前，开始头部跳痛，头蒙眩晕，耳鸣。约7天后出现右侧上下肢活动不灵，握拳无力，不能持物，下肢伸屈觉强（僵），行走痿软。口舌觉强，舌向左侧歪斜，语言謇涩，咳吐白痰，口流清涎，气短，哭笑无常，狂笑无知，喉中痰鸣。舌苔薄白，血压不高，脉象滑数。风池、天柱穴压痛明显。本院内一科收住院治疗2个月，效果不卓，昨天出院，前来针治。

辨证：证属阴虚阳亢，风阳夹痰上扰脑络，脑络受阻，经脉失调。

治则：熄风豁痰，通畅脑络，佐以益气补肾，壮筋补虚。

取穴与效果：

一诊：针泻风池、丰隆、廉泉，熄风化痰，畅通脑络，通调舌络。

二诊：针补合谷，泻廉泉、丰隆，益气化痰，通调舌络。

三诊：针泻风池、丰隆、内关，畅通脑络，涤痰安神。

四诊：针泻丰隆、太冲、曲池，祛风化痰，清脑熄风。

五诊：精神较好，哭笑有时，痰涎减少。针泻太冲、丰隆、内关，熄风祛痰，安神醒志。

六诊：针补合谷、复溜，泻间使，益气育阴，安神醒志。

七诊：四肢活动有力，数天来哭笑异常已愈，仍头晕。针穴手法同五诊。

八诊：痰涎减少，语言清楚，昨晚盗汗晕甚。针补复溜泻太冲，育阴潜阳熄风。

九诊：头晕减轻，吐痰黏稠，左半身略困无力。针泻太冲、丰隆补复溜，育阴熄风，祛痰降浊。

十诊：针补左曲池、手三里、合谷、足三里、阿是穴（下肢），健壮患肢筋脉。

十一诊：昨晚滑精，今晨盗汗，气短乏力，脉象虚弱。针补合谷、复溜，泻间使、廉泉，益气补肾，理气调络。

十二诊：气短头晕减轻，精神较好，说话清楚，哭笑无常 20 多天未复发，喉中已无痰鸣音，左肩外展活动微痛。针穴手法同十一诊，减廉泉穴。

十三诊：针穴手法同十二诊。

十四诊：针补合谷、三阴交补气养血益阴，泻间使。

十五诊：舌肌略向左侧，两天来咳嗽吐痰，仰卧位气短、咳嗽更甚。针补合谷，泻通里、丰隆。

十六诊：左侧上下肢不能持重。针补左肩髃、曲池、合谷、足三里、三阴交，健壮患肢筋脉。

十七诊：左肩内廉举臂时困痛，急于说话或连续说话时个别字说不清。针泻左肩髃、云门、阿是穴，针泻廉泉。

随访：2 个月后随访，患者告知在此针愈，身体健康。

按 本例始见头部跳痛，头晕头蒙，耳鸣等，是肝阳上亢，风阳升动，上扰清空之故。约 7 天后，风阳夹痰，上扰脑络，脑络受阻，经脉失调，故见舌强语謇，舌偏口歪，肢体失用。痰浊壅盛，蒙蔽神明，则哭笑无常，脉象滑数。故而施用熄风豁痰，通畅脑络，佐以益气补肾、壮筋之法而收效。所取腧穴，以太冲（平肝熄风）、风池（熄风、通脑络）、丰隆（豁痰），熄风豁痰，通畅脑络为主，以合谷、复溜益气补肾为辅。配补患野腧穴佐以强壮筋脉；配泻廉泉通调舌络；配泻内关安神制止狂笑。

病例 3 真元不足，痰阻脑络

田某，男，74 岁，南阳市服装一社职工。门诊号 15308。

主诉（代述）：半身不遂，口眼㖞斜，舌强语涩已 4 天。

现病史：6 天前某日，突然跌倒后尚能自己起来，神志清楚，肢体活动如常。2 天后出现左侧半身不遂，口眼㖞斜，舌强语涩，口流清涎。咳嗽哮喘，喉中痰鸣，声如拽锯，多寐，哭啼频作，尿频失禁，左侧上肢不会活动，下肢困强，脘闷纳呆，头晕目眩，四肢不温，气短欲屈曲侧卧。平时头晕，耳鸣，晨泻，精神不振。身体略胖，神志清楚，舌尖不能伸出唇外，血压不高，脉象虚滑。

辨证：证属真元不足，肾精亏虚，痰阻脑络。

治则：补肾培元，益气祛痰，佐以壮筋补虚。

取穴与效果：

一诊：针补合谷、复溜，益气补肾，针泻间使、丰隆，理气化痰。

二诊：痰涎减少，语言较清，咀嚼较好，扶着已能行走几步。针补合谷、三阴交、关元、气海，温阳益气，填补精血，泻间使、丰隆理气化痰。

三诊：痰涎减少，面瘫减轻。针补合谷、复溜、气海，泻丰隆，共奏补元气，益肾气，祛痰浊之效。

四诊、六诊：针补患肢曲池、手三里、手上廉、足三里、阳陵泉、足下廉，补益患肢筋脉。

五诊：四诊后，抬步较高，能扶着行走，左下肢较软，左手指能握拳，咳嗽治愈已无痰鸣音，说话较前清楚，口眼㖞斜已不明显。针补合谷、复溜、关元，泻丰隆，温补肾阳，益气化痰。

七诊：下肢能行走但软，晨泻和耳鸣减轻，手指能持物，哮喘已愈，舌苔薄白，舌质淡红。针穴手法同五诊。

八诊：针补患肢肩髃、曲池、手三里、环跳、足三里、阳陵泉、三阴交，强壮患肢筋脉。

九诊、十一诊：针穴手法同五诊。

十诊：上诊后，行走较前大有进步。针补患肢曲池、手三里、外关、合谷、阳陵泉、足三里、三阴交，健壮患肢筋脉。

十二诊：基本治愈，为了巩固疗效再针几次。针补关元、复溜，泻丰隆，温补肾阳，佐以化痰。

十三诊：针补患肢曲池、手三里、环跳、阳陵泉。

十四诊、十五诊、十六诊：针补合谷、足三里、三阴交，补中气，益精血，健壮身体以利善后。

十七诊：针补患肢曲池、手三里、合谷、环跳、足三里、复溜，补益患肢筋脉。

随访：3个月后告知在此针愈未发。

按 依其脉证、年龄、体质及其伴有证候群，本例系真元不足，肾精亏虚，痰阻脑络之中风证候。基于前者病机，故出现面瘫，舌强语涩，半身不遂，四肢不温，手足重滞，哭啼频作，头晕目眩，气短，精神不振等症状。真阳不足，脾失健运，聚湿生痰，痰湿中阻，则脘闷食少，痰涎壅盛，咳嗽痰喘，口流清涎。肾阳不振，肾气不固，则四肢不温，尿频失禁。脾肾阳虚，则胃纳不佳，多寐，晨泻。中气不足，则气短，欲屈曲侧卧。故施用补肾培元，益气化痰，佐以健壮患肢筋脉之法而收效。

从本例选穴组方来看，似属杂乱，实为有绪。在针治十七诊中，除四、六、八、十、十三、十七诊，属于患肢取穴，健壮筋脉以治其标之外，其余诊次都是整体治疗，辨证取穴，分别施用温补肾阳，益气化痰；益气补肾，佐以化痰和补元气益精血之法以治其本。

病例4 气血亏虚，筋脉失用

王某，女，68岁，住镇平县柳泉铺公社王河村。1968年12月24日初诊。

主诉：患半身不遂已13天。

现病史：13天前，发现左侧下肢无力，不会行走，左上肢麻木，活动不灵，手指不会持物。伴有气短息促，头晕心跳，精神倦怠等症状。脉弦，血压22.7/14.7kPa。

既往病史：有高血压病史。患哮喘病已40年，患肺气肿已10多年。

辨证：证属气血亏虚，夹肝风内动，筋脉失用。

治则：补益气血，平肝熄风，佐以健壮筋脉。

取穴与效果：

一诊：针补合谷、三阴交，补益气血，针补患肢曲池、足三里，健壮患肢筋脉。

二至四诊：上方加泻太冲平肝行血，熄风舒筋。

五诊：下肢已能行走几步，但觉无力，手指持物恢复正常，左上肢有力，精神较好。针补合谷、三阴交、足三里（左），泻太冲。

六诊：血压 21.3/14.7kPa。针穴手法同五诊。

七诊：左下肢有力，基本治愈，精神尚好，头晕气短明显减轻。针补合谷、三阴交，泻太冲。

随访：1969 年 8 月随访告知半身不遂在此针愈。仍血压高。

按　依其脉证、年龄和病史，本例系年老体衰，气血亏虚，夹肝风内动，筋脉失用之中风证候。故针补合谷、三阴交补益气血，针泻太冲平肝熄风，施用整体治疗，辨证取穴，与针补患肢腧穴，佐以补益患肢筋脉之法，两者同时施治，标本兼治而收效。

病例 5　气虚血滞，脑络瘀阻

潘某，男，65 岁，住南阳县金华公社潘营大队潘营村。1971 年 10 月 12 日初诊。

主诉：患半身不遂已 13 天。

现病史：开始左侧上下肢麻木，持物略感不遂，行走易于跌倒，但仍能劳动。持续数天后，于 10 月 12 日严重，左侧上下肢不会活动，面瘫向右侧歪斜，舌强语涩，口角流涎，嗜睡嗜卧，神志清楚。脉缓无力，舌绛，舌心裂纹。血压 12.0/8.00kPa，无头痛及眩晕病史。既往病史：患者 23 岁时患过左侧半身不遂，32 岁时复发 1 次，46 岁时又复发 1 次，此次又复发。

辨证：证属气虚血滞，脑络瘀阻，经脉失用。

治则：补气活血通络，佐以健壮筋脉。

取穴：一诊、二诊，针补合谷（各补 10 分钟益气通阳），针泻三阴交（各泻 5 分钟祛瘀通络），针补患肢曲池、足三里，针泻右侧风池穴。三至七诊，上方减风池穴。

效果：一诊后，左下肢已能伸屈活动，左侧手指已能伸屈握拳活动，二诊后，自己能行走，但较软无力，左上肢仍不会活动；四诊后，已能行走 100 米，舌强语涩减轻，左上肢及手指活动基本恢复正常，但不会持物；五诊后，左手已能端碗；七诊痊愈。

随访：1971 年 12 月 5 日其子告知父亲的半身不遂在此针愈。

按 本例系气虚不能运血，血行不畅，瘀阻脑络，经脉失用，亦即血菀于上，经络瘀阻之中风证候。基于前者病因病机，故出现肢体不遂，面肌瘫痪，舌强语涩，嗜睡嗜卧，脉缓无力等证候群，属于补阳还五汤证。故辨证取穴，整体治疗，针补合谷泻三阴交，类似补阳还五汤之效，与针补患肢的曲池、足三里，健壮筋脉之法，同时施治。亦即施用补气活血，祛瘀通络，佐以补益患肢筋脉之法而收效。针泻右风池穴，意在通畅右侧脑络。

病例 6 风阳升动，上扰脑络

彭某，男，21 岁，住镇平县曲屯公社。门诊号 12776。

主诉：患半身不遂已 25 天。

现病史：25 天前出现右侧上下肢麻木，握拳觉强，持物无力，手指颤抖，行走跛行，舌强语謇，右侧面瘫。伴有头痛头懵，前额烘热，耳内热鸣，胸闷胁痛，口渴，溲黄，吐痰等症状。面赤，舌边尖红，舌苔薄黄，脉象弦数。血压正常。今天由本院内科以脑血栓形成转针灸治疗。

辨证：证属风阳升动，上扰脑络，经脉失用。

治则：平肝熄风，通畅脑络。

取穴：一诊、二诊，针泻涌泉、太冲、曲池、风池、风府；三诊，针泻曲池、风池、阿是穴（前臂）、风府；四诊，针泻内庭、太冲和右合谷、颊车、地仓、曲池。

效果：三诊后，胸闷、头痛、下肢麻木行走跛行、舌强语涩和手指颤抖等症状均治愈，仅右侧手指活动欠灵，口角略向左歪，仍口渴、耳内鸣热、溲黄、前额烘热，面赤面热，舌体胖，舌边尖略红，脉象沉数略弦。四诊治愈。

随访：1 年后其兄告知在此针愈。

按 本例系风阳升动，上扰脑络，横逆经络，筋脉失用之中风证候。故施用平肝熄风，通畅脑络之法而收效。其收效之速，主要是配穴精巧功专。一诊、二诊，针泻涌泉引火下行、太冲平肝熄风、曲池祛风、风池清脑祛头风通脑络、风府祛头风通脑络；三诊针泻曲池、风池、风府、阿是穴（前臂），主要是祛风，熄风，通脑络；三诊后肢体症状治愈，但阳明热炽突出，遗留右侧手指欠灵，口角略歪，夹有肝风，故四诊辨证取穴，针泻内庭清阳明之热、太冲平肝熄风，患野取穴针泻右合谷通调手指筋脉、曲池通调肘臂筋脉、颊车治口㖞、地仓治口角歪斜。四诊的取穴是：辨证取穴，清阳明熄肝风，与患野取穴，祛邪通经活络之法，同时施治。

病例 7　元气不足，精血亏虚

张某，男，55 岁，住方城县赵河公社大史营大队大史庄 5 队。1971 年 11 月 27 日初诊。

主诉：患中风病已半年。

现病史：半年前因头晕，突然昏倒，当时不会说话，神志不清，左侧偏瘫。血压 21.3/12.00kPa。经本县医院以脑出血治疗 3 个月（中西药及针灸治疗）无效，前来本科针治。

现在证：患肢呈强直性瘫痪，肌肉萎缩。左侧上下肢不会伸直，强力伸直则左肘、肩及膝窝部疼痛，左侧上下肢强直不会活动，股部酸痛，足趾抽紧稍能活动。感寒及夜间左下肢痉挛，抽搐更甚，得暖则止，左侧面肌略向右侧歪斜。身体瘦弱，头部觉热，面色苍白，舌绛，脉弱。血压在 17.3～18.7/10.7～12.0kPa 之间。

辨证：证属元气不足，精血亏损，筋脉失养。

治则：补气养血益精，健壮筋脉。

取穴：一诊、二诊，针补合谷泻三阴交，补气行血通络。三诊针补左足三里、曲池、外关，健壮患肢筋脉。

四至十一、十三至二十诊，针补合谷、足三里、三阴交，补气益精血。

十二诊针补左肩髃、曲池、合谷、足三里、三阴交，补益患肢筋脉。

二十一至二十四诊，针补合谷、足三里、三阴交和左曲池（补益患侧上肢筋脉）。

效果：四诊后，左下肢夜间已不痉挛抽搐，活动有力；十一诊后，扶着能行走几步；二十诊后，左下肢行走有力；二十四诊治愈。

随访：1980 年患者告知针愈。

按　依其脉证、兼证、病程和治疗经过，本例属于患病日久，元气不足，精血亏损，筋脉失养，肢体偏废之中风证候。至于患肢强直，强迫用力伸直则左肘、肩和膝窝疼痛，是因病久卧床，肢体缺乏活动之故，不能当作强直性瘫痪实证治疗。患肢肌肉萎缩，左下肢时而痉挛，是因精血不足，筋脉失养之故。患肢萎废的病因是：脑血栓形成，经脉失用因于前，元气精血亏虚，筋脉失养因于后。故一诊、二诊首先施用补气活血通络之法，类似补阳还五汤之效，然后施用补气益精血和健壮患肢筋脉之法而收效较速。

本例的辨证，主要是从现在证联系现病史，结合脉象、面色及病程辨认临床复杂的表面假象和内在真象，不致被假象所迷惑而造成误诊误治。

病例 8 气虚血滞，脑络瘀阻

段某，男，43 岁，南阳地区印刷厂职工。1971 年 8 月 30 日初诊。

主诉（代述）：肢体活动不灵，舌强语涩已 6 天。

现病史：6 天前突然右侧上肢不会活动，手指不会持物、麻木，右侧下肢活动欠灵，行走略有跛形，右侧面部麻木，舌肌活动欠灵，语言不清，气短。舌绛，舌苔薄白，脉象沉弱。

辨证：证属气虚血滞，脑络瘀阻，经脉失用。

治则：益气活血，祛瘀通络。

取穴与效果：

一诊：针补合谷（各穴捻补 10 分钟），针泻三阴交（各穴捻泻 5 分钟），类似补阳还五汤之效。

二诊：右侧上肢已能活动，手指已能举于面部，说话清楚，手指仍不会活动，右侧下肢基本恢复正常，气短已轻，右侧面部麻木减轻。针穴手法同一诊。

三诊：右手会拿扇子，但握力较差，气短减轻，精神较好，右侧面颊及口角仍麻木。针穴手法同一诊。

四至六诊：针穴手法同一诊。五诊后仅右侧手指伸直不灵活。

七诊：手指已能持物扫地。针补右曲池、合谷、阿是穴，补益右上肢筋脉。

八诊、九诊：针穴手法同七诊。

十诊：以上三诊患处取穴效果不佳。针穴手法同一诊。

十一诊、十二诊：针穴手法同一诊。

十三诊：右侧上肢恢复正常，手指会用筷子，其余治愈。针穴手法同一诊。

随访：1971 年 11 月 14 日患者接信后告知针愈已上班。

按　本例属于补阳还五汤证。系气虚不运，血行不畅，瘀阻脑络，经脉失用之中风证候。故针补合谷（补气有益于促使血行），针泻三阴交（活血祛瘀以益于通畅脑络），施用益气活血，祛瘀通络之法，整体治疗，辨证取穴而收效。至于七、八、九诊，针补患肢有关腧穴，补益筋脉之法，之所以不效是因悖离病机之故。

病例 9　风阳升动，上扰脑络

韦某，男，57 岁，南阳市砖瓦厂职工。门诊号 15100。

主诉：患半身不遂已 4 个月。

现病史：4 个月前一段时间，经常头晕头痛，头顶、面部和全身烘热，两足烘热更甚，易于出汗，不时鼻衄，耳痒耳塞如物堵塞，溲黄而热，内热炽盛则遗精。近 4 个月来，又出现右侧半身不遂，患肢沉困，右下肢不会行走，右上肢活动不灵，手指颤抖，不会持物，两眼视物不清，大便溏薄，口臭，口味不佳。身体肥胖，面色红赤，舌红无苔，目内眦红赤，脉象弦数有力。本院内科（西内）诊断为高血压动脉硬化症，转针灸治疗。

辨证：证属肝胆火旺，风阳内动，上扰脑络，经脉失用。

治则：平肝泻火，熄风潜阳，与补益患肢筋脉之法，交替施治。

取穴与效果：

一至四诊：针泻太冲、丘墟，平肝熄风泻火。

五诊：右侧上下肢活动较好，两足烘热减轻。针穴手法同一诊，加泻阳陵泉、足三里促使血压下降。

六诊：针补右曲池、手三里、合谷、足三里、三阴交，健壮患肢筋脉。

七诊，右侧上下肢较前有力，手指颤抖减轻，仍头晕。针穴手法同五诊。

八诊：针穴手法同六诊，加补右肩髃穴。

九诊：下肢行走有力，今天步行前来就诊，右手指已能持物，烘热汗出减少。针穴手法同五诊。

十诊：头晕减轻，10 多天未遗精，足热明显减轻，溲黄不热，扶杖能行走 4 华里。针穴手法同八诊。

十一诊、十二诊：针穴手法同五诊。

十三诊：去拐杖已能行走。针穴手法同八诊。

十四诊：下肢行走有力较快。针补右曲池、手三里、合谷、阳陵泉、足三里、三阴交。

十五诊：头晕、耳鸣、小溲黄热、头面及两足和全身烘热均不明显，目内眦红赤已退。针泻太冲、丘墟、三阴交，清肝泻火，活血通络。

十六诊：右上肢活动正常，手指会用筷子略觉无力，下肢行走正常，其他兼证有不同程度的减轻和治愈。针穴手法同十五诊。

按 本例患者素有肝阳偏亢，风阳升动，火随气窜，血随气升，横逆络道，上扰清空之证候。故偏瘫前出现头晕头痛，头顶、面部及全身烘热、两足热甚，面赤，鼻衄，耳痒闷塞和视物不清等症状。心肝火旺，扰动精室，肾失闭藏，则梦遗精泄。遗精日久，肾精耗伤，则肝阳易于偏亢，肝风易于内动。风阳升动，上扰脑络，经脉失调，则出现半身不遂，肢体失灵，筋脉失用。面赤、目内眦赤和舌红无苔，小溲黄热，口臭，脉象弦数有力等，属于肝盛内热之征。故施用平肝泻火，熄风潜阳，与补益患肢筋脉之法。至于施用补益患肢筋脉之法，是因患病日久，失其治宜，筋脉失调，肢体偏废之故。

本例所取腧穴，辨证取穴以针泻太冲（平肝熄风，又能行血通脑）、丘墟（清胆火），平肝泻火，熄风潜阳为主，配泻阳陵泉、足三里，意在促使血压下降。患野取穴，针补患肢有关腧穴的目的，在于补益患肢筋脉，促使患肢功能恢复。因辨证取穴不治肢体瘫痪，所以以补患肢筋脉为主治疗偏瘫，促使患肢功能恢复。

病例 10 气血亏虚，瘀阻脑络

张某，男，68 岁，南召县机械厂职工。1973 年 9 月 10 日初诊。

主诉：患中风已 5 个月。

现病史：5 个月前某日起床时自觉左侧上下肢活动有点不自如，下床活动时不能行走，手指持物欠灵。第 2 天左半身完全瘫痪，左侧面瘫明显出现，语言略有不清，神志清楚。原有心慌、气短、倦怠、食少等症状，在偏瘫2天后更为明显。身瘦，血压在16.0～18.7/10.7～12.3kPa之间。曾在本县医院住院治疗，效果不著。

现在证：左侧上下肢不会活动，仍面瘫，身瘦，仍有气短、心跳、倦怠、腰酸等症状。左足轻度内翻，左手活动无力略感强硬，神志清楚，语言清楚说话较慢。舌质暗淡，脉象细弱，患肢温度减低，知觉迟钝。血压18.4/12.0kPa。心电图：窦性心律。

辨证：证属瘀阻脑络，经脉失用，气血亏虚，筋脉失养。

治则：补益气血，祛瘀血通脑络。

取穴：

一至二十一诊，针补合谷、三阴交，补益气血。每隔1～4日针治1次。

一至四诊配中药：黄芪80g　归尾15g　赤芍15g　川芎15g　桃仁10g　红花8g　土元15g　地龙15g　荷叶1张为引，8剂，水煎服。

效果：五诊后，气短、心跳及面瘫治愈，左下肢活动较前灵活；九诊后，已能步行前来就诊，左手已能端碗；二十一诊痊愈。在针治前段配服补阳还五汤8剂，共针治21次，40天而痊愈。

随访：1977年6月17日因患者患右侧偏瘫前来针治，告知4年前患左侧偏瘫在本科针愈。

按　本例属于气血素虚，正气不足，血行不畅，瘀阻脑络，经脉失调之中风证候。从现病史来看，则属脑血栓形成引起的偏瘫，结合现在证则为偏瘫之后，由于患者年老体衰，气血亏虚，筋脉失养，故久久不愈。在治疗上，以针补合谷、三阴交为主，用以补益气血以益筋脉。一至四诊配用补阳还五汤，用以益气活血，祛瘀通络。故收效较佳。

病例11　肾精亏虚，筋脉失用

患者，男，50岁，埃塞俄比亚人。1978年11月21日初诊。门诊号31832。

主诉（代述）：患脑血栓形成引起的偏瘫已6个月。

现病史：不明原因，6个月前的某个早上，起床时自觉右下肢活动不灵，当天下午又出现右上肢不遂，右侧面瘫，语言謇涩。第二天以脑血栓形成引起的偏瘫收住亚的斯亚贝巴某医院，治疗 2 个月有所好转。右侧下肢已能扶杖行走，右上肢活动欠灵，仍手指不会持物，右侧面瘫及语言謇涩有所减轻。继用西药（多是扩张脑血管类药物）治疗数月进步不大。特求中国针灸专家治疗。

现在证：右侧下肢活动欠灵，扶杖方能行走，跛行而软，右侧上肢活动欠灵，手指持物无力，轻度面瘫，语言不清。伴有腰膝酸软及左下肢酸软，两耳耳鸣（按之鸣减），视物昏花，眼干，健忘，时而头晕等症状。舌淡，舌苔薄白，脉象虚大。血压 18.0/12.0kPa。

辨证：证属肾精亏虚，髓海不足，筋脉失调。

治则：补肾健脑以益筋脉。

取穴：针补肾俞、太溪、复溜。每隔 1～2 日针治 1 次。

效果：五诊后，半身不遂及头晕、视物昏花、耳鸣有所好转，血压 18.7/12.0kPa；十诊后，语言较清，面瘫治愈，半身不遂及伴有症状亦有明显好转；十五诊后，右手指已会用刀子、叉子吃饭，还能写几个字；二十二诊痊愈。

按 本例以脑血栓形成引起的偏瘫收住某医院，治疗 2 个月偏瘫有所好转，又继续治疗无效。是因久用扩张脑血管类药物，与耗伤精血有关，加之现今后遗症期，又伴见肾虚证候群之故。故辨证属于肾精亏虚，髓海失养，失其调节支配肢体功能之中风证候。针补肾之背俞穴肾俞（补肾气益脑髓）、肾之原穴太溪（补肾气益脑髓）和肾经之母穴复溜（滋阴补肾），施用补肾健脑之法，增强大脑功能而收效。本例不用针灸通脑络之法，是因前医已久用扩张脑血管类药物之故。

病例 12 痰阻脑络，经脉失用

王某，女，61 岁，住唐河县祁仪乡韩庄村。1987 年 4 月 18 日初诊。

主诉：患半身不遂已 2 个月。

现病史：2 个月前的某个早上，起床时发现右侧半身不遂，口眼㖞斜，语言不清，舌强欠灵。在唐河县医院以脑血栓形成治疗有所减轻，又在南阳市某医院治疗无效。

现在证：右侧半身不遂，重滞欠灵，右侧手指不会持物，右下肢行走欠灵，舌强欠灵，语言不清，轻度面瘫。头昏头沉，痰涎较多，舌体不正，舌体胖，舌边有齿痕，苔白厚腻，脉象沉滑。

辨证：证属痰湿壅盛，脑络受阻，经脉失用。

治则：豁痰祛湿，舒调筋脉。

取穴：一、三、四、五、八诊，针泻阴陵泉、丰隆、太冲；二、六、七、九至十四诊，针泻右曲泽、通里、阿是穴。

效果：三诊后，右侧手指已能活动，但不灵活，语言较前清楚；四诊后，下肢能步行100步，舌肌活动欠灵，痰涎减少，面瘫已愈；九诊后，基本治愈，已能步行就诊，说话多了语言有点不清，头昏头沉早已治愈；十四诊痊愈。

随访：1987年10月11日其孩子告知母亲的半身不遂已在此针愈，已能作家务劳动。

按　本例系痰湿壅盛，脑络受阻，经脉失用之中风证候。故而右侧半身不遂，活动重滞，面瘫舌强，语言謇涩；痰湿上蒙清阳，则见头昏头沉；舌体、舌苔和脉象的改变，则属痰湿之征。故针泻阴陵泉（祛湿）、丰隆（豁痰）、太冲（平肝舒筋），豁痰祛湿，平肝舒筋，与针泻患肢的曲泽、通里、阿是穴，通调经脉之法，交替施治而收效。

病例13　气虚血滞，脑络瘀阻

刘某，男，45岁，本院内一科住院病员。1973年5月29日接诊。

主诉（代述）：患半身不遂已6天。

现病史：6天前早上起床时发觉右侧上下肢不会活动，呈弛缓性瘫痪。右下肢不会行走，右上肢不能抬举，手指不会持物且无握力，不会端坐。平时头晕。舌苔薄黄，脉象弦涩。检查：神志清，无呕吐及抽搐，语言謇涩，舌肌活动欠灵，血压18.7/9.33kPa。

本院内科以脑血管痉挛治疗，所用药物有氨茶碱、烟酸肌醇脂、路丁、维生素B_1、维生素C，输5%葡萄糖60毫升、维生素C 5毫克。

辨证：证属气虚血滞，脑络瘀阻，经脉失用。

治则：补气活血，祛瘀通络，佐以通调舌络。

取穴：一至十三诊，针补合谷10分钟，针泻三阴交5分钟，补气活血通络。其中五至七诊，加补右曲池、足三里补益患肢筋脉；八、十、十二、十三诊，配泻廉泉通调舌络。十四、十五诊，针泻右肩髃、曲池通利关节，以止肩、肘关节疼痛。

效果：二诊后，右侧手指已会活动，右下肢已能活动但无力，仍不会端坐，血压 22.7/12.0kPa；七诊后，右手指已能持物，右下肢已能抬步，仍头晕，血压 29.3/10.7kPa；十诊后，自己能行走但觉无力，右上肢痛及腕部热肿，血压 28.0/10.7kPa；十三诊后，仅遗留右侧肩、肘关节不能用力，用力即痛，血压 25.3/12.0kPa，故十四、十五诊改用针泻右肩髃、曲池，通利关节以止痛。

按 本例属补阳还五汤证。系气虚不能载血，则血行瘀滞，脑络瘀阻，亦即血菀于上，经络瘀阻之脑血栓形成之中风证候。脑络瘀阻，经脉失用，故见右侧上下肢偏废，不会端坐，舌肌欠灵，语言謇涩等症状。其病机主要是气虚血滞，脑络瘀阻。故针补合谷（补气以促血行）泻三阴交（活血祛瘀以通脑络），以补气活血，祛瘀通络之法为主，配泻廉泉通调舌络；对症治疗，配补右曲池、足三里佐以补益患肢筋脉。最后两诊泻右曲池、肩髃，是临时通利关节以止疼痛。

【结语】

1. 所举病例类比　13 个病例中：

例 1 证属气血亏虚，筋脉失养。故补合谷、三阴交与患肢的曲池、足三里，施用补益气血，佐以补益患肢筋脉之法而收效。例 2 证属风阳夹痰，上扰脑络，经脉失用。故以针泻风池、丰隆、太冲，熄风豁痰，通畅脑络为主，以补合谷、复溜益气补肾为辅。施用熄风豁痰，通畅脑络，佐以益气补肾，壮筋之法而收效。配泻廉泉通调舌络，配泻内关安神制止狂笑。例 3 证属真元不足，肾精亏虚，痰阻脑络，经脉失用。故分别针补关元、复溜、合谷，泻丰隆，温补肾阳，益气化痰；针补合谷、复溜泻丰隆，益气补肾，佐以化痰；针补气海、合谷、足三里、三阴交，补元气益精血；针补患肢腧穴，佐以补益患肢筋脉之法而收效。例 4 证属气血亏虚，夹肝风内动，经脉失用。故补合谷、三阴交，泻太冲，配补患肢腧穴，施用补益气血，平肝熄风，佐以补益患肢筋脉之法而收效。例 5 证属气虚血滞，脑络瘀阻，经脉失用。故补合谷泻三阴交与补患肢腧穴，同时施治，施用益气活血，祛瘀通络，佐以补益患肢筋脉之法而收效。例 6 证属风阳升动，上扰脑络，经脉失用。故针泻涌泉、太冲、曲池、风池、风府，施用平肝熄风，通畅脑络之法而收效。例 7 证属元气不足，精血亏损，筋脉失养。故针补合谷、足三里、三阴交与补患肢腧穴交替施治，施用补元气益精血，佐以补益患肢筋脉之法而收效。例 8 证属气虚血滞，脑络瘀阻，经脉失用。故补合谷泻三阴交，施用益气活血，法瘀通络之法而收效。例 9 证属肝胆火旺，风阳升动，上扰脑络，经脉失用。故针泻太冲、丘墟、阳陵泉，与补患肢腧穴交替施治，施用平肝泻火，熄风潜阳，与补益患肢筋脉之法而收效。例 10 证属瘀阻脑络，经脉失用，气血亏虚，筋脉失养。故补合谷、三阴交，配服数剂补阳还五汤，施用补益气血，佐以益气活血，祛瘀通络之法而收效。例 11 证属肾精亏虚，髓海失用，失其支配肢体功能。故针补肾俞、太溪、复溜，施用补肾健脑以益筋脉之法而收效。例 12 证属痰湿壅盛，脑络受阻，经脉失用。故针泻阴陵泉、丰隆、太冲和患肢腧穴，施用豁痰祛湿，舒调筋脉之法而收效。例 13 证属气虚血滞，脑络瘀阻，经脉失用。故以补合谷泻三阴交为主，施用补气活血，祛瘀通络之法，配泻廉泉佐以通调舌络而收效。

例 1、例 4、例 10 都属气血亏虚，筋脉失养，肢体偏废，都用补益气血以益筋脉之法。例 1、例 4，佐以补益患肢筋脉之法；例 4 夹有肝风，故佐以平肝熄风之法；例 10 夹有瘀阻脑络，故配服补阳还五汤，佐以益气活血祛瘀。

例 5、例 8、例 13 都属气虚血滞，脑络瘀阻之补阳还五汤证，都用补气活血，祛瘀通络之法。例 5 由于患侧肢软较重，故佐以补益患肢筋脉；例 13 由于舌强语謇较重，故佐以通调舌络。

例 3、例 7、例 11 都因虚亏而筋脉失养，肢体偏废。由于病因病机不同，施用补益筋脉之法亦不同。例 3 因于真元不足，痰阻脑络，经脉失用，施用补肾培元，益气祛痰，健壮筋脉之法；例 7 因于元气不足，精血亏虚，筋脉失养，施用补元气益精血，健壮筋脉之法；例 11 因于肾精亏虚，髓海不足，筋脉失养，施用补肾健脑以益筋脉之法。

例 6、例 9 都属风阳升动，上扰脑络，经脉失用。由于例 9 伴有肝胆火旺，故二者治法不同。例 6 施用平肝熄风，通畅脑络之法；例 9 使用平肝泻火，熄风潜阳与佐以补益患肢筋脉之法交替施治。

从以上所列举的 13 个病例来看，多是脑血栓形成引起的偏瘫。其病因病机比较复杂，其证型有单独出现，有相兼出现。因此，必须四诊详察，辨证才能正确无误，论治方能有法有方，效果尚能显著。

2. 预后　针灸对中经络有良好的效果。卒中期出现闭证、脱证之中脏腑证候，单用针灸治疗，仅能暂缓一些症状，必须采用中西医结合治疗措施，进行急救。待神志转清，病势稳定之后，可专用针灸治疗。卒中昏迷程度较深者，预后多不良，虽经救治，后遗症亦往往不能短期恢复，且有复中的可能。仅经络症状，亦即中经络，针灸效果较好；有脏腑症状已经治愈，而后遗经络症状亦是缠绵难愈，往往形成肢体偏废，不易恢复。针灸治疗半身不遂，同药物治疗一样，下肢较上肢易于恢复。其后遗症多见肩关节僵直或肌肉萎缩，呈半脱位或脱位状；多见肢体阴侧筋脉拘急。在未出现以上后遗症之前，应注意观察、治疗，以防患于未然。

3. 活血化瘀通络的运用　中风后遗症患者，若曾用扩张脑血管药物，或用活血化瘀通络药物而收效不大，或已收效继续再用病情好转不大者，不可再用，用之可犯虚虚之弊。应急速改用治疗法则，并进一步详察是否是中风缺血性，或是属于肾精亏虚，髓海失养，失其支配肢体功能，或属肝肾阴虚，筋脉失养，或属气血亏虚，筋脉失养，或属破血化瘀未配用大补元气药物之故，等等。不可一见是脑血栓形成，就必须自始至终施用通血管化瘀血的方法。若属缺血性，应用补益气血之法；属于肾亏髓海失养，宜用补肾健脑之法；属于肝肾阴虚，可用滋补肝肾以益筋脉之法；属于气血双虚，可用补益气血以益筋脉之法；若须用补气祛瘀通络之法，而未配补气之品者，针灸宜用补气行血以通脑络之法。

脑出血、蛛网膜下腔出血，属于出血性中风，多因“血之与气，并走于上”所致，过早地活血化瘀，通畅脑络，有加重出血之弊；脑血栓形成和脑栓塞，属于缺血性中风，多因“上气不足，气虚血滞，脉络瘀阻，不能上荣”所致，则可施用活血化瘀，通畅脑络之法。出血者必致瘀，缺血者因血行缓滞而致瘀。因此，脑出血和蛛网膜下腔出血，在恢复期和后遗症期，方可施用活血化瘀，通畅脑络之法。

4. 中风恢复期与后遗症期的特点　恢复期和后遗症期，证多本虚标实，本虚多于标实。其本虚以气虚、肝肾阴虚、心脾肾阳虚为多见；标实以血瘀、痰浊、阳亢、腑实为多见，其中血瘀尤为多见。恢复期、后遗症期，除主证外，有兼证多、变化快（恢复期）、证复杂的特点。必须辨证分型论治，并注意血瘀最为多见的特点，进行治疗。

“人年四十阴气自半”，中风病人年多四旬以上，而有气血亏虚、肝肾阴虚和阴阳俱虚（尤其阴虚为多）的特点。在治疗上，以虚为本，以实为标，应注意以本虚为主，标本兼治，施用扶正与祛邪之法；并根据病程的不同阶段，不同证候，分出不同证型，辨证论治。恢复期和后遗症期，由于各种证型的相互联系，相互转化的特点，更应审证求因，必先求本，进行辨证论治。

【其他】

1. 强制性自笑与强制性自哭　强制性自笑和自哭，因这种笑与哭实非发自内心而得名。它多见于中风病恢复期，伴见偏瘫、失语以及烦躁、易笑易哭等感情脆弱的表现。虽不影响饮食、睡眠及正常生活，但因实非发自内心，虽笑犹哭，自哭不休或自笑不止，常给病人造成精神上的痛苦。其因是：《素问・宣明五气》篇云：“精气并于心则喜”。《灵枢・本神》篇云“心藏脉，脉舍神，心气虚则悲，实则笑不休。”说明心主神明，邪侵于心，蒙蔽心窍，神明失职，可出现失神自哭不休之症。心藏神，主神明，脑为元神之府，心受邪侵，影响神明，则脑失神充而自笑。内关是心包络经络穴，又是八脉交会穴之一，施用泻法，理气机，宁心神而自笑得愈。神门是心经原穴，施用补法，补心气、安心神而自哭可愈。

2. 机体有自身调节作用　本病后遗症期，须长期治疗，每日或隔日针灸1次，往往初治效良，久治效减；不如间隔3～4日针灸1次效佳。推其原因是，久刺有其适应性和耐受性。针灸愈病的机转是促使机体自身调节功能的恢复。通过自身调节，使病人本身正气战胜邪气；使阴阳趋于平衡，气血调和，经络通畅，脏腑功能协调。所以，病人自身的抗病和修复能力是主要的，针灸主要在于如何增强病人的抗病能力，辅助其自我调节功能，从而使病痊愈。对于常规取穴，长期治疗的后遗症期，可间隔 3～4 日针灸 1 次，一则可减少腧穴具有适应性和耐受性的弊端，二则以充分发挥病人自身修复和调节能力。

3. 中风先兆　有杂志报道：近年来，根据调查，我国许多城市和地区，中风病已成为人口病死原因的首位。因而，对其降低发病率和死亡率，已成为当前迫切重视的问题。为此，本篇提出中风先兆症状，以便降低中风病的发生率。

中风先兆的主要症状，表现在感觉、运动和精神及脉象四个方面。

多见手拇指、次指觉麻，或足趾觉麻；肢体运动欠灵，或突有肢软，步态不稳，行动偏斜，不能自控，或觉身体沉重，或颈项强硬。四肢不定处痉挛或肌肉掣动，握物困难，或眼皮、鼻颤动，眩晕，耳鸣，头昏眼花，头重脚轻。舌强、语言不利，口角流涎。意识短暂丧失，健忘，神识恍惚，多疑焦虑，不能决断，思虑紊乱，梦中神魂飘荡。脉象细弦或弦硬而长或寸盛尺弱或弦劲等。中风先兆症状的多寡，与个体差异有关。不一定四个方面俱存，出现两个方面以上的症状，就是中风先兆期。如果四个方面俱存，则距中风时间很短。中风先兆的出现，多是 45 岁以上，形体肥胖患有高血压病、脑动脉硬化、糖尿病、高血脂症、心脏病、血栓性静脉炎、继发性癫痫等，或阳旺身躯者，都是发生中风的危险因素。

4. 中风的防治

（1）注意摄生：生活上要有规律；思想上要有健康的修养；七情上做到“心安而不惧，形劳而不倦”和切记“寡欲精神爽，忧思耗气血”等养生的格言；饮食上要饮食清淡，多吃蔬菜水果，力戒烟酒厚味等。生命在于运动，还要坚持锻炼身体，因人制宜地选练气功、太极拳、五禽戏等。李用粹在《证治汇补》中说的：“平人手指麻木，不时晕眩，乃中风先兆，须预防之，宜慎起居，节饮食，远房帏，调情志”是有其参考价值的。

（2）药物防治及早期诊断：针对中风先兆期四个方面的脉证的具体显现，进行辨证施治。

针对所出现的中风先兆症状，要及时进行全面检查。除对病人进行颈部杂音、血压、血脂、血糖、血液黏度、凝血机制等项检查外，还可利用多普勒超声探测、B超扫描和计算机X线断层扫描等。力求早期检查出与中风病有关的危险因素，做到早期防治，以期达到预防中风的目的。

（3）针灸防治：年过四旬以上，证见不时眩晕，头痛耳鸣，头懵烘热，脉象弦数，而又出现肢体麻木或筋惕肉瞤，或手足重滞，或行走飘浮，或一时性舌强不利，语言不清，体胖面赤，特别是高血压患者，多属中风先兆。再根据前边的中风先兆四个方面所出现的具体症状，可针泻行间、百会、三阴交，清肝熄风，引血下行；或泻太冲、丰隆、风池，平肝熄风，化痰清脑；或泻太冲、风池，补复溜，平肝熄风，育阴潜阳；或泻太冲、丘墟、阴陵泉，清泻肝经湿热；或泻太冲补复溜、太溪或肾俞，平肝熄风，育阴补肾；或泻涌泉、曲池、足三里，专降血压。视其具体病情或类型，选取以上有关处方，往往能延迟或预防中风的发生。

5. 痰瘀阻滞脑络之因、之为患　中风病中的脑血栓形成和脑梗塞，多由痰、痰瘀阻滞脑络而为患。其原因是：年迈之人，多由气虚血行不畅，易致血瘀而为患；又多由脾运失健，生湿生痰，血中的痰浊（有报道：血液流变学改变和微小血管血栓形成的基本原因，增多的血中异物包括颗粒物质、组织因子等，乃人体津液所化，是中风病所说的血中痰浊），影响血运。痰瘀互结，阻滞脑络，致使气血运行不畅，致成中风。由于痰、瘀属阴，夜间属阴主静，夜间阴盛主静之时，瘀、痰瘀阻滞脑络而为病。故而脑血栓形成和脑梗塞，多发于夜间、静态之时，又多见年迈之人。痰瘀阻滞脑络而为病者，则属痰瘀阻滞型；气虚而血行不畅，致瘀而为病者，则属气虚血瘀型。

（十九）面　瘫

【概说】

面瘫，是一侧或两侧面颊筋肉纵缓不收的一种病证。由于外观显现口眼㖞斜，故中医称之“口眼㖞斜”。本病属于中风病的范畴。由于它为针灸临床所常见，所接诊的面瘫病人多是用其他疗法无效，求治于针灸的，其证型较多，诊治又较复杂，故将本病另列为一篇。

《灵枢·经筋》篇云：“足少阳之筋……出太阳之前，循耳后，上额角，交巅上，下走颔，上结于頄；支者，结于目眦为外维……从左之右，右目不开，上过右角，并跻脉而行，左络于右……”“足阳明之筋……上颈，上夹口，合于頄，下结于鼻，上合于太阳。太阳为目上网，阳明为目下网；其支者，从颊结于耳前。其病……卒口僻，急者目不合，热则筋纵，目不开。颊筋有寒，则急引颊移口；有热则筋弛纵缓，不胜收故僻。”对本病的病因病机概括地作了记述。《医部全录》云：“凡半身不遂者，必口眼㖞斜，亦有无半身不遂而口眼㖞斜者……多属阳明经病。”明确指出无半身不遂而单见口眼㖞斜者，乃阳明经受病之㖞僻。从经脉的循行和经筋的分布来看，本病多位于手阳明、足少阳、阳明之经脉及经筋。其病因除风寒外袭多见外，还有肝胆火逆、阳明热盛及热胜风动等，均与以上三经有关。因此，临床多取此三经有关腧穴施治。

本病有中枢性面瘫和周围性面瘫两类。中枢性面瘫，可因脑血管疾病和脑肿瘤所引起。本篇主要论述周围性面神经麻痹和周围性面神经炎所致的面瘫。外伤性面瘫亦在其内。

根据临床表现、病情变化和转归，而归纳有风寒阻络、风热侵袭、阳明热盛、热胜风动、肝胆火逆、气血亏虚、中气不足以及瘀血阻络等证型。现将以上几个证型的证治和病案举例，分述如下。

【辨证施治】

面瘫一般起病突然，多在睡眠醒来时发现一侧（或两侧）面部板滞、麻木、瘫痪，不能作鼓颊、皱眉、蹙额、露齿等动作，眼睑不能闭合，迎风流泪，额纹消失，病侧肌张力减低，口角被牵向健侧，鼻唇沟变浅或消失。因口轮匝肌和颊肌瘫痪，故说话漏风，不会吹气，口角流涎，进食常嵌在齿颊之间。少数病人初起时同侧耳内、耳后、耳下及面部先有轻度疼痛（或热痛），多见于面神经炎；严重时还可出现患侧舌前2/3味觉减退或消失，或听觉过敏等。

若病程延长，恢复较慢，患侧面肌痉挛而嘴角反歪向病侧，称为“倒错现象”，并有肌肉跳动，面部牵板不舒的感觉。

少数病例，病前患侧耳内、乳突部或侧头部有明显的疼痛，不论同时存在血压高低与否，若不首先治痛（多属面神经炎）或清热止痛，一意只治面瘫，面瘫难以治愈。

本病的治疗，首辨证型，实证以祛邪通络为主，邪祛正自安。久之必有全身或患部虚的症状，方能施补。有全身症状者，辨证取穴，配补患野腧穴；无全身症状者，患野取穴，施补或先少泻后多补之法。

1. 风寒阻络型（多见初期）

主证：起病突然，一侧面部板滞、麻木，歪向健侧，不会做蹙额、皱眉、吹气、鼓颊动作，患侧眼睑不能闭合，迎风流泪，说话漏风，语言不清，或进食常嵌在齿颊之间。患处畏风畏寒，得暖则舒。舌苔薄白，脉浮。一般无外感表证。

治则：祛风散寒，舒筋活络。

取穴：针泻曲池（祛风散邪）和患野的太阳、下关（加灸）、颊车（加灸），或加泻迎香、四白或阳白等穴。若无艾条，下关和颊车穴可快速捻泻，令局部发热，或配烧山火手法。

若属血虚受风者，可补三阴交泻曲池和患野腧穴，养血祛风，舒筋活络。

2. 风热侵袭型（多见初期）

主证：发病急速，一侧面部瘫痪，歪向健侧，说话漏风，语言不清，口角流涎，患侧眼睑闭合不全，迎风流泪，结膜充血，鼻唇沟变浅，额纹消失，不会作鼓颊、吹气、皱眉、蹙额活动。面赤，舌苔薄黄或薄白，脉象浮数。

治则：疏风清热，舒筋祛邪。

取穴：针泻合谷和面部有关腧穴。若患侧乳突部先有或伴有轻度疼痛者，必须配泻翳风穴，清宣郁热。

3. 阳明热盛型（多见于初期或面神经炎）

主证：起病较快，一侧面部瘫痪，歪向健侧，面部觉热，或先有轻度疼痛，或见耳下腮部疼痛，患侧眼睑闭合不全，流溢热泪，不能作吹气、鼓颊、露齿、皱眉动作，额纹消失，甚至说话漏风，语言不清，口角流涎，进食易嵌在齿颊之间，口渴欲饮。面红唇赤，舌红苔黄，脉象洪数。

治则：清泻阳明热邪，通调面络。

取穴：针泻合谷、内庭（或解溪），配泻面部有关腧穴。若伴有便秘者，加泻足三里；耳下腮部痛者，必须加泻翳风（加泻在患野取穴的处方中）。

4. 热胜风动型（多见于初期或中期，或见于面神经炎）

主证：起病较快，患侧面部瘫痪，局部觉热觉紧或时觉轻微擞动，先有或伴有耳后近风池穴处疼痛，或痛向侧头部，患侧目赤，眼睑闭合不全，迎风流泪，不能作皱眉、鼓颊、吹气、露齿、蹙额等动作，鼻唇沟变浅。舌质红，舌苔薄黄，脉弦或弦数。

治则：清热熄风，舒筋活络。

取穴：针泻合谷、太冲清热熄风，与泻患野有关腧穴的舒筋活络之法，交替施治。

5. 肝胆火逆型（多见于初期及面神经炎）

主证：起病较快，患侧面部瘫痪，眼睑不能闭合、流泪，目赤，不会作皱眉、蹙额、鼓颊、吹气等动作。先有或伴有患侧风池穴压痛、侧头痛，耳鸣耳痛。伴有口苦，易怒，面赤目赤等。舌红苔黄，脉象弦数。

治则：清胆泻火，平肝熄风，通调面络。

取穴：针泻合谷、太冲、丘墟，与泻患野腧穴及风池（或翳风穴）穴，交替施治。

6. 气血亏虚型（多见于中期或后期久治不效者）

主证：患病日久，患侧面部肌肉纵缓不收，眼睑松弛闭合不全，迎风流泪，面颊及颏部肌肉下垂，口角流涎，说话漏风，语言不清，进食易嵌在颊齿之间，吹气、皱眉、蹙额、鼓颊动作无力。伴有气短心跳，头晕，精神疲倦和劳倦后面肌纵缓更为明显等症状。面色萎黄，脉象细弱。

治则：补益气血，健壮筋脉。

取穴：针补合谷、三阴交补益气血，与针补患野腧穴健壮筋脉之法，交替施治。若属标实者，患野腧穴改用泻法或先泻后补之法。

7. 中气不足型（多见于中期或后期久治无效者）

主证：患病日久，患侧面部肌肉纵缓不收，眼睑松弛闭合不全，泪液时下，面颊、额肌、眼睑、颏部肌肉下垂，口角流涎，说话漏风，言语不清，进食易嵌在颊齿之间。伴有气短乏力，四肢困倦，腹胀便溏，饮食减少，劳倦后面肌纵缓更甚等症状。面色萎黄，唇色淡红，舌苔薄白，脉象虚弱。

治则：补中益气，健壮筋脉。

取穴：针补合谷、足三里补中益气，与配补患野有关腧穴健壮筋脉之法，交替施治。若属虚中夹实者，患野腧穴改用先泻后补之法。

8. 瘀血阻络型（多见于面部外伤或脑外伤）

主证：患侧面部肌肉纵缓不收，眼睑松弛闭合不全，迎风流泪，或见面肌隐痛、麻木，面肌及眼睑活动不灵，说话漏风，语言不清等。亦有因损伤部位不同，有患侧面部上半部歪斜严重或有下半部严重者。一般来说患病时短多属实，患病日久多属虚。

治则：祛瘀通络。

取穴：针泻患处有关腧穴。若病久面肌松弛，上方改用补法或先泻后补之法。若患病日久出现气血亏虚症状者，以气血亏虚型面瘫治之。若出现气虚血瘀症状者，可补合谷泻三阴交，配泻或补患处有关腧穴。

另外，本病患处取穴，多取患侧下关、颊车、太阳、地仓等穴。不能皱眉者加阳白；上下口唇活动不便者加人中、承浆；耳后痛者加泻翳风；耳痛或耳鸣明显者加泻听会或耳门穴；鼻唇沟平坦者加泻迎香；下眼睑拘急或弛缓者，加四白穴；侧头痛者加泻风池穴（务使针感走达侧头部）；人中沟歪斜或并见流涎者加人中。其中所加人中、承浆、迎香、四白穴，是在仅分别遗留局部症状时取治，虚补而实泻。

若下关穴前 1 寸至地仓后 1 寸处发强（板滞）者，加泻从下关穴前向地仓穴后方向斜刺；若口腔颊部相当上下齿之间筋膜紫红或色白而高突发强者，可用三棱针或毫针点刺出血少许。

此外，患处取穴的补泻法是：面部筋脉弛缓者，施用补法，筋脉拘急或伴有板滞者，施用泻法；由拘急或板滞转向弛缓者，可用先泻后补法；由弛缓趋于正常者，仍用补法。患病初期，虽然面部筋脉弛缓，仍用泻法或先泻后补之法，先祛其邪后扶其正；患病日久，面部筋脉拘急，或患者自觉面部发紧者，仍用泻法，以祛邪舒筋活络为主，然后扶正，否则邪闭难愈。

【病案举例】

病例 1 风热侵袭型

丁某，男，49 岁，住南阳县潦河公社小金庄村。门诊号 012911。

主诉：患面瘫已 5 天。

现病史：前 5～15 天，患感冒发烧头痛。感冒治愈后，出现两侧面颊活动不灵，张口无力，口唇不能闭合，咀嚼不随，下唇失灵，进食常嵌在两侧颊齿之间，舌肌活动不利，咽下无力，语言不清，无力吸吮流质食物，两眼睑不能闭合，流溢热泪，头部发热。外观双侧面肌麻痹，舌暗淡红，无苔，舌体胖，舌尖不能伸出接触上下口唇，脉象浮数。

辨证：风热之邪，侵袭面络，邪气反缓之双侧面瘫证候。

治则：疏风清热，宣畅面络。

取穴与效果：

一诊：针泻合谷、内庭、风池、三阴交。其风池穴针感达于眼睑部。共奏疏风行血，清宣阳明之效。

二诊（9 日）：两眼流泪及头部发热减轻，眼睑已能闭合，自觉心里舒服，言语清楚，仍下唇活动不利，口唇闭合不紧。针穴手法同一诊，加泻承浆穴通调唇络。

三诊（10 日）：头部发热及两眼流泪治愈，下唇活动较好。针泻合谷疏风清热，针泻患野的鱼腰、地仓、承浆，通调面络。

四诊（12 日）：眼睑闭合不紧，下唇已能活动，能作吹哨动作。针穴手法同三诊，减鱼腰穴。

五诊（15 日）、六诊（19 日）：仅下唇微觉不舒，其他症状悉愈。针穴手法同四诊。

七诊（27 日）：近几天口眼向左侧歪斜，左侧面瘫治愈。右眼流溢热泪，不会作吹哨运动，咀嚼障碍，言语不清，舌绛，脉象浮数。针泻右太阳、地仓、颊车、风池，祛风散邪，通畅面部经络。

八诊（11 月 3 日）：针穴手法同七诊。

九诊（7 日）：右侧面瘫减轻。针泻右太阳、下关、颊车、地仓、合谷。

十诊（13 日）：外观面瘫已不明显。针泻右地仓、合谷和承浆。

随访：半年后患者接信后告知在此针愈，至今未发。

按　本例患者系在风热感冒期间，风热之邪，侵袭面部，经络阻滞，邪气反缓，以致两侧面部经筋纵缓不收之面瘫证候。故施用疏风清热，通畅面络之法而收效。是例以风热之邪为患，风为阳邪，又为百病之长。“面口合谷收”，故以合谷穴为主。针泻合谷用以清热祛风，通畅面部经络。一诊、二诊配泻内庭以清阳明之热，有益于面络，针泻风池熄风清脑，针泻三阴交用以“有风当行血，血行风自灭”之功。由于四穴配伍得当，故针治两次而收效。二诊后病情大减，故三至六诊针泻合谷配患野腧穴为主。六诊与七诊之间，相距 8 天时间没有针治，复现右侧面瘫，故七至十诊以针泻右侧患野腧穴为主，祛邪舒筋活络而收效。

病例 2　气血亏虚型

王某，男，60 岁，农民，住南召县四棵树乡。1990 年 8 月 23 日初诊。

主诉：患口眼㖞斜已 5 个月。

现病史：因劳动汗出受风而得。左侧面瘫向右侧歪斜。左眼不能闭合，迎风流泪，口向右侧歪斜，不能作皱眉、蹙额、鼓颊等动作，咀嚼障碍，进食易从口角流出。在当地用土单方治疗无效，服用中药祛风散寒多剂反而加重。

现在证：症状同前，并出现左侧面肌松弛，口角下垂。因久服中药又出现饮食减少，身困乏力，欲睡嗜卧，精神不振，头晕眼花，动则气喘汗出，心悸心跳等症状。舌淡苔白，脉象沉弱。血压在 18.7～20.2/11.7～12.0kPa 之间。

辨证：气血亏虚，筋脉失养之面瘫证候。

治则：补益气血，健筋补虚。

取穴：针治 20 次。其中四诊、七诊、十诊，针下关、太阳、颊车、地仓、四白，施用先少泻后多补之法外，其余诊次针补合谷、三阴交。

效果：三诊后，全身沉困无力，头晕眼花和动则气喘、汗出等有所减轻，饮食增加；七诊后，面瘫减轻；十三诊后，面瘫及其伴有症状基本治愈；十八诊后痊愈；十九、二十诊巩固疗效。

随访：1991 年 10 月 28 日患者告知面瘫及伴有症状针愈，至今未发。

按　本例患者年已花甲，抗病力差，卫外不固。因劳动汗出，风邪乘虚侵袭面部筋脉而得，复因治疗不当，面瘫复重。服药伤及胃腑，则饮食减少；气血耗伤，则见动则气短、汗出，欲睡嗜卧，头晕眼花，身困乏力等虚亏症状；舌脉的改变，属于虚亏之征；面肌松弛，口角下垂，乃属功能失常，筋脉失用之故。故针补合谷、三阴交补益气血，类似八珍汤之效，以治其本；患野腧穴施用先少泻后多补之法，祛邪为辅扶正为主，以直接调补面络。患野取穴为辅，辨证取穴为主，采用扶正治本之法而收效。

基于患病日久，患者年逾花甲，祛邪之药已服不少，外邪已去，加之伴有气血亏虚症状。既防邪闭留寇，又防祛邪伤正，正虚难复。故在补益气血的基础上，患野取穴，施用先少泻后多补之法，祛邪为辅扶正为主以调补面部筋脉。

病例 3 筋脉失用，面肌弛缓

麻某，男，39 岁，南阳市百货公司职工。1969 年 11 月 7 日初诊。

主诉：患口眼㖞斜已 4 个多月。

现病史：4 个多月前，因内热炽盛，夜卧露天之处而得。右侧面瘫，鼻唇沟变浅，患侧面颊觉紧按之困痛，面肌向左侧歪斜，口角、面颊下垂，右眼不能闭合、流泪，不会作皱眉、吹哨、鼓颊、蹙额等动作，咀嚼障碍，右耳闷塞，听力减退。体胖，血压正常。曾在上海、长治、南京、郑州等医院以周围性面神经麻痹先后针治 60 次，后服中药 90 余剂，穴位注射维生素 B_1、维生素 B_{12}多次，又作电疗，病恙依然。

辨证：筋脉失用，面肌弛缓之面瘫证候。

治则：补益筋脉。

取穴：一至十二诊，先后针右太阳、下关、颊车、口禾髎、大迎，用先少泻后多补之法，以收祛邪扶正，舒筋补虚之效；十三至二十三诊，针补右阳白、太阳、下关、颊车、口禾髎、大迎等穴，健壮局部筋脉。

效果：十二诊后，面瘫明显减轻；十七诊后，面瘫基本治愈；二十三诊痊愈。

随访：治愈未发。

按 本例属于患病日久，筋脉失用，面肌弛缓不收之面瘫证候。因无全身性证候群，仅现面瘫肌肉纵缓，故用患野取穴局部治疗，施用祛邪扶正，健壮筋脉之法而收效。患者久治罔效之因：是始治于针灸，仅局部通经活络之法，因内热炽盛及外感风寒之邪未除，未触邪气反缓之因，又促经筋弛缓，面肌失用；后用中药清内热疏风寒，以治其本，但面部经筋弛松之固疾无以挽回；最后施用电疗不能治本，故而久久不愈。只有改补患野腧穴，用祛邪扶正，健壮面部筋脉之法，挽回弛松、失用之经筋而收效。

病例 4　热盛风动型

郭某，男，46 岁，南阳地质十二队职工。1982 年 2 月 25 日初诊。

主诉：患口眼㖞斜已 10 天。

现病史：10 天前开始左侧乳突部痛，继而左侧面肌瘫痪，又觉紧强板滞、抽动不舒，眼睑闭合不全，干涩流泪，鼻唇沟变浅，不会作皱眉、鼓颊及吹风活动，咀嚼障碍，舌肌略偏向右侧，言语略有謇涩。口苦，左侧乳突和下颌及耳根上缘作痛。舌心薄黄，脉数。

辨证：热胜风动，上扰面络，邪气反缓之面瘫证候。

治则：清热熄风，舒筋活络。

取穴：针泻合谷、太冲与针泻患野的太阳、颊车、地仓、下关，交替施治。

效果：二诊后，面部紧强板滞减轻；四诊后，咀嚼较为灵活，耳部前后仍痛；七诊痊愈。

随访：针愈未发。

按　本例面瘫，兼见患侧乳突、下颌及耳根上缘疼痛，口苦、脉数，舌心薄黄等，则属面神经炎的征象。又有面部紧强、抽动之风动表现。故辨为热胜风动，上扰面络，经筋失调之面瘫证候。故而施用清热熄风，舒筋活络之法。针泻合谷（清热，清宣面络）、太冲（熄风，舒筋），辨证取穴，清热熄风以治其本，与针泻患野腧穴，舒筋活络以治其标之法，交替施治，七诊告愈。此例是面神经炎导致的面瘫。

病例 5　邪客面络，经筋失用

患者，男，9 岁，埃塞俄比亚人。1979 年元月 11 日初诊。门诊号 12306。

主诉：患口眼㖞斜已 3 个月。

现病史：3 个月前患感冒治愈后，出现右侧面瘫，向左侧歪斜，右侧鼻唇沟变浅，眼睑闭合不全，迎风流泪，不会作皱眉、鼓颊、吹风活动，说话漏风，言语不清，咀嚼障碍，右侧下眼睑呈阵发性痉挛，面部觉紧，脉数。

辨证：邪客面络，邪气反缓，经筋失用之面瘫证候。

治则：祛邪舒筋活络。

取穴：针泻右承泣、太阳、下关、颊车、迎香。

效果：十诊后，面瘫明显减轻；二十二诊治愈。

随访：1979 年 7 月 10 日患者告知针愈未发。

按　久病多虚。本例面瘫日久，应用补益筋脉之法方能收效，焉用祛邪舒筋活络之法而收效？是因患者感冒为因，感冒治愈，外邪乘虚侵袭面部经络造成的邪气反缓，正气即急之病因未除；又虽患病日久，但证未转虚，眼睑痉挛、面部觉紧和脉数属实，故仍属邪客经络，筋脉失用之证，治疗仍当以实证治之。因无兼有其他症状作为辨证之旁证，所以仅患野取穴，施用泻法，以治其邪实而收效。

病例 6　肝胆火逆型

张某，男，18 岁，南阳齿轮厂职工家属。1985 年 3 月 10 日初诊。

主诉：患面瘫已 1 个月。

现病史：1 个月前，开始右侧耳后疼痛，继而出现右侧侧头部（足少阳经循行处）痛，右侧面瘫，口角向左侧歪斜，眼睑不能闭合，溢流热泪，咀嚼障碍，食物易从口角流出，说话不清，皱眉、鼓颊、蹙额动作均不能完成，右侧鼻唇沟变浅。口苦，易怒，面红目赤。舌红苔黄，脉象弦数。曾用中药治疗效果不著。

辨证：肝胆火逆，上扰头面，邪气反缓之面瘫证候。

治则：清降肝胆之火，宣畅面部经脉。

取穴：针泻丘墟、太冲、合谷清降肝胆之火，与针泻患处野的颊车、下关、地仓、太阳等通经活络散邪之法，交替施治。

效果：四诊后，头痛、耳后疼痛和面瘫有所减轻；十一诊后，面瘫明显减轻，头痛、耳痛等基本治愈；十四诊痊愈。

随访：1985 年 5 月 20 日其母告知面瘫针愈。

按　本例系肝胆火逆，扰及头面经络之面瘫证候。故首先出现患侧耳后及侧头部痛，继而出现面瘫；其口苦，易怒，面红目赤，舌红苔黄和脉象弦数等，乃属肝胆有热之征。故针泻丘墟（清胆，清宣少阳经气）、合谷（清宣阳明经脉）、太冲（平肝，舒筋），辨证取穴，清阳明之热降肝胆之火以治其本，与针泻患野腧穴，祛邪通经活络以治其标。两方交替施治，标本兼治而收效。针治 14 次不仅面瘫治愈，肝胆火旺之证同时治愈。本例病先于面神经炎，后致面神经麻痹，亦即肝胆火旺为本，面瘫为标，因而辨证取穴治其本，患野取穴治其标。

病例 7　阳明热盛型

张某，女，28 岁，邓县五机部职工。1973 年 7 月 27 日初诊。

主诉：患口眼㖞斜已 8 天。

现病史：18 天前开始右侧齿痛、咽干、口渴，数天后出现右侧面瘫，面部麻木烘热，右眼睑闭合不全，迎风流泪，咀嚼障碍，食物从口角流出，不会作皱眉、鼓颊、吹风等动作，言语略有不清，右侧鼻唇沟变浅，额纹消失。舌红苔黄，脉象沉数。曾在邓县某医院针治 6 次无效，特来针治。

辨证：阳明热盛，热郁面络之面瘫证候。

治则：清泻阳明热邪，宣畅面络。

取穴与效果：

一诊：针泻合谷、内庭，清泻阳明热邪。

二诊（28 日）：针泻右翳风、颊车、下关、太阳，清宣面络。

三诊（30 日）：右眼流泪减轻。针泻合谷、内庭。

四诊（31 日）：针穴手法同二诊。

五诊（8 月 2 日）、七诊（6 日）：针泻合谷、内庭。

六诊（4 日）：右侧面瘫明显减轻，口已不渴。针泻右下关、颊车、地仓、太阳。

八诊（8 日）：咀嚼已较灵活，食物已不从口角流出，右眼闭合较好，说话清楚，蹙额、皱眉、鼓颊等动作近于正常，齿痛、咽干已愈。针泻右下关、颊车、太阳、地仓。

九诊（9 日）：针泻合谷、内庭。

十诊（11 日）：面瘫基本治愈。针穴手法同八诊。

十一诊（13 日）：巩固疗效。针穴手法同九诊。

随访：1973 年 10 月 20 日患者转告面瘫在此针愈。

按 手足阳明经脉循行于面。本例始因胃热炽盛，故首先出现齿痛、咽干、口渴；继而阳明热邪循经上扰，热郁面络，故而数天后出现面瘫，面肌麻木烘热；舌红苔黄，脉象沉数，为内热之征。施用清泻阳明邪热之法，针泻手阳明经的合谷和足阳明经的内庭穴，以治其本，针泻面部腧穴，宣畅面络以治其标。辨证取穴与患野取穴交替施治，标本兼治，十一诊治愈。合谷与内庭配伍，具有白虎汤之效。

病例 8 脑部外伤，经筋失用

林某，男，37 岁，小车司机，住南阳市环城乡刘庄村。1989 年 8 月 12 日初诊。

主诉：患外伤性面瘫已 9 个月。

现病史：9 个月前因行车事故面部创伤出血，缝合 10 多针，急住南阳地区人民医院抢救 7 天。后到南阳油田作 CT 扫描检查，发现右侧脑部（相当右耳尖上方）有血块，约 3cm×2cm，即作颅脑手术取出血块。术后神志日渐清醒，渐次上下肢活动自如。遗留右侧面瘫，用中西药久治效果不著前来针治。

现在证：右眼不能闭合、流泪，右鼻唇沟变浅，右侧面颊歪向左侧，咀嚼食物易向右颊内贮存，吹气、说话漏风，自觉右侧额、颞及下眼睑发紧，皱纹消失。面部创伤瘢痕仍存在，右侧颅骨术后空洞约 3cm×3cm。

辨证：脑部外伤，瘀血阻络，经气失畅，筋脉失用之面瘫证候。

治则：以针灸为主，局部取穴，调和面部筋脉，施用先祛邪后扶正之法。辨证取穴和中药辅助用益气活血通络及益气养血之法。

取穴与效果：

8 月 12 日至 9 月 14 日，针泻右太阳、阳白（时而易攒竹）、四白（时而易迎香）、下关、颊车，每隔 1～2 日针治 1 次。中药补阳还五汤加钩藤、僵蚕、天麻之品，每隔 1～3 日 1 剂。

10 月 15 日至 12 月，仅自觉右眼区周围肌肉松弛，仍眼睑不能闭合，流泪，视物昏花。停用中药，针补右太阳、阳白（时而易攒竹）、四白（时而易迎香）和针补合谷泻三阴交益气活血之法，交替施治。每隔 2～4 日针治 1 次。

1990 年 2 月 20 日至 4 月 10 日，由于右眼区周围肌肉松弛明显减轻，所以继补患处以上腧穴，与针补合谷、三阴交补益气血之法，交替施治。每隔 2～5 日针治 1 次。

随访：半年后告知面瘫在此针愈。

按　本例系头脑创伤，瘀血阻络，经脉阻滞，经气失畅，面部筋脉失养而失用，故出现右侧面瘫。因未伴有证候群，单纯面瘫，故用患野取穴局部治疗为主。第一阶段患野取穴通经活络以治其标，配用中药意在益气活血通络，以治其本；第二阶段，由于右眼区周围肌肉松弛，视物昏花，故改补患处眼区腧穴补益眼区筋脉，与辨证取穴，益气活血通络之法，交替施治；第三阶段，时隔好久未针，眼区周围肌肉依然松弛，故患野取穴复用上方，与辨证取穴补益气血之法，交替施治。

【结语】

1. 所举病例类比　8 个病例中：

例 1 表现是风热之邪，侵袭面络，邪气反缓之面瘫证候，所以施用疏风清热，宣畅面络之法。例 2 表现是气血亏虚，经脉失养，经筋失用之面瘫证候，所以施用补益气血，健筋补虚之法。例 3 表现是筋脉失调，经气失用，面肌弛缓之面瘫证候，所以仅患野取穴，施用健壮筋脉之法。例 4 表现为热胜风动，上扰面络，筋脉失用之面瘫证候，所以施用清热熄风，舒筋活络之法。例 5 虽然患病日久，应表现虚证，但临床表现是邪客面络，经气失畅，经筋失用之面瘫证候，所以患野取穴，施用祛邪舒筋活络之法。例 6 表现为肝胆火逆，上扰头面，经筋失用之面瘫证候，所以施用清降肝胆之火，宣畅面络之法。例 7 表现是阳明热盛，热郁面络，经筋失用之面瘫证候，所以施用清泻阳明热邪，宣畅面络之法。例 8 乃为脑部外伤，瘀血阻络，经气阻滞，经筋失调和经筋弛缓之面瘫证候，所以首先活血通络，然后施用补益气血和补益筋脉之法而收效。

2. 治疗大法　本病的治疗，只要分清证型，掌握好配穴处方及补泻手法，可收良好效果。例如：

（1）患野取穴：其所取的腧穴和施用的补泻法，可参〔辨证施治〕项，瘀血阻络型的最后两段。

（2）辨证取穴：气血亏虚者，针补合谷、三阴交，与患野取穴虚补实泻，交替施治；肝胆火逆者，针泻太冲、丘墟，与泻患野腧穴，交替施治；阳明热盛者，针泻合谷、内庭，与泻患野腧穴，交替施治；中气不足者，针补合谷、足三里，与补患野腧穴，交替施治；风热外袭者，针泻合谷或曲池，与针泻患野腧穴同时施治；热胜风动者，针泻合谷、太冲，与泻患野腧穴交替施治。

【其他】

1. 预后不良的原因　本病针灸效果甚为满意，很少效果不良。其预后不良，甚至造成终身㖞僻的原因是：

（1）误诊误治：面瘫病证，多由外因为病，尤以风寒、风痰较为多见，“邪气反缓，正气即急”，施用局部疗法患野取穴，祛除外邪，通经活络，多可很快治愈。但由于风热外袭、肝胆火逆、阳明热盛以及病毒感染，引起面神经炎而麻痹和乳突炎引起者，临床较为少见，因此常因忽视而误诊误治。仅施用祛风散寒，或祛邪通络之法很难奏效，或因导致面神经损伤和坏死，更难收效。

（2）电针治疗：电针治疗面瘫效果尚佳，但要看在什么原因、什么条件下施用。施用电针的目的，在于通过直接刺激，强化松弛筋脉恢复常态。由于外邪引起的面瘫，在驱除外邪后或在驱除外邪的同时，配用电针治疗，当然效果尚好。在未祛除外邪之前，施用电针治疗，表面看来㖞斜已不明显，往往遗留面肌痉挛，久久难愈。若属肝胆火逆、阳明热盛和乳突炎引起者，不仅无效反而加重病情，原因在于内热未除。再者面肌的筋脉弛缓，有两个方面，即邪气反缓和筋脉失养。筋脉赖于气血的濡养。气血亏虚，筋脉失养以及面瘫日久，由实转虚，或因失治而筋脉弛缓者，均不适宜电针治疗。

（3）虚以实治：《金匮要略·中风历节病脉证并治》篇云：“……络脉空虚；贼邪不泄，或左或右；邪气反缓，正气即急，正气引邪，㖞僻不遂。”该病是由正气不足，络脉空虚，卫外不固，风寒乘虚侵袭入中面部经络，气血痹阻，经络反缓而肌肉松弛，缓被正引（患侧被健侧牵引）而㖞僻。现代医学认为：面部感受风冷，导致该部营养血管发生痉挛，面神经缺血、水肿而为病；亦有认为与滤过性病毒感染有关。因此，本病多见实证。“邪祛正自安”，机体又有自复能力，故施用祛邪之法，面瘫很快治愈。因而医生习惯于常规治疗，而从实治之，忽略了一些虚证或虚中夹实之证应从虚或从虚中夹实治之，造成久治难愈。

本病虚证，有虚证（如气血亏虚、中气不足）、本虚标实和失治致虚三种。属于本虚标实者，施用祛邪之法，病情减轻，后未改用补益筋脉之法，故久治不愈；或未用辨证取穴以治本虚，患野取穴以治标实之故。属于虚证（如气血亏虚、中气不足），开始尚未以虚治之，或未施用先祛标邪后补本虚之法，致使久久难愈。属于失治致虚，是因治之不当，或以实治之，病情减轻，而由实转虚出现眼睑下垂，口角下垂，面肌明显松弛等，却仍以实治之，造成虚虚之弊；或根据其病机，应分阶段治疗，初宜祛邪，中宜调和，后期宜补益之法，而自始至终施用祛邪之法，致使久久难愈。

2. 颊车、地仓的补泻法与取刺左右侧　《玉龙歌》所说的：“口眼㖞斜最可嗟，地仓妙穴连颊车，㖞左泻右依师正，㖞右泻左莫令斜。”不可理解为左侧㖞斜针泻右侧颊车、地仓穴，右侧㖞斜针泻左侧颊车、地仓穴。再者口眼㖞斜并不仅是取颊车、地仓和都用泻法，应根据具体病情的虚实，施用泻法或补法，或用先泻后补之法。我们常用的是：向左侧㖞斜取右侧的颊车、地仓等穴；向右侧㖞斜取左侧的颊车、地仓等穴，虚补而实泻，或先泻后补。

3. 面神经炎引致面神经麻痹的治疗　面神经炎又称贝尔麻痹，是一种急性非化脓性感染所致的面神经瘫痪。可由病毒、过敏或自身免疫等引起。通过茎乳突孔内的面神经由于感染或水肿，致使神经纤维受到压迫而瘫痪。面神经炎症期，患侧耳周及侧头部疼痛，类似阳明热盛、肝胆火逆循经上扰的症状。其治疗不可急于治疗面瘫，更不可以外邪侵袭特别是风寒之邪治之。应首先清热疏风、清热解毒、清阳明热、清降肝胆之火，待炎症控制，面瘫减轻（亦有自愈），可在治疗面瘫的同时配泻翳风、风池等穴，清热祛瘀通络止痛，直至耳周及风池穴处没有压痛，可不再配泻以上腧穴。

面神经炎引致的面神经麻痹，近几年较为多见，往往被人忽视。误以风寒外袭或作单纯性面瘫治之，造成面瘫难愈或终身残废者屡见不鲜。

（二十）腰　痛

【概说】

腰痛是指以患者自觉腰部疼痛为主要症状的一种病证。腰痛作为一个症状，常出现在多种疾病中。本篇主要辨治以腰痛为主要证候的一种病证。它为针灸临床所常见，只要辨证正确，处方中的，效果甚好。绝不可单纯地以痛止痛，以止痛为主。现代医学的肾脏疾病、风湿病、类风湿病、腰部肌肉劳损、隐性脊柱裂、脊椎外伤等，以腰痛为著者，可参考本篇进行辨证施治。分别可获治愈、临时缓解疼痛之效。

临床表现有寒湿、湿热、瘀血、气滞、气滞血瘀、气血亏虚和肾虚腰痛等。现将以上几个证型的证治和病案举例，分述如下。

【辨证施治】

腰痛的辨证，首宜分辨表里虚实寒热。大抵感受外邪所致者，其证多属表属实，兼寒、兼热；由肾精亏损和气血亏虚所致者，其证多属里属虚；气滞血瘀所致者，其证多属实，或虚实并见。新病多实，久病多虚。在治疗方面，应审因辨证，进行治疗，而不可以痛止痛。止痛是目的，关键在于用什么治疗法则，达到止痛的目的。

肥大性脊椎炎（在腰椎部）：属于祖国医学中的腰痛范畴。督脉贯脊属肾，肾主骨藏精生髓，腰椎、脊柱属肾。本病与肾关系密切，临证又多兼肾虚症状，其病理类型、治则、取穴亦与肾虚腰痛基本相同。它属劳损、衰退性病变，临床又多见气血亏虚症状，可补益气血；或施用补肾壮腰和益气养血之法。

肥大性脊椎炎和腰肌劳损性腰痛（多见气血亏虚和肾精亏虚），易于发生腰扭伤，发生后以扭伤性腰痛取穴施治，待剧痛缓解，仍以肾虚腰痛或气血亏虚性腰痛治之。

腰痛以肾虚为本，感受外邪，或跌仆闪挫等为标。若外邪、扭伤引起的腰痛，常反复发病，或缠绵不愈者，宜当先祛其邪，后补肾扶正，或祛邪与扶正同时进行，标本兼顾。

1. 寒湿腰痛

主证：腰部冷痛重着，逐渐加重，转侧不利，静卧疼痛不减或反而加重，阴雨、感寒疼痛加剧，得暖痛减。舌苔白腻，脉沉而迟缓。寒重者兼见腰部拘挛难以屈伸，晚间休息反觉疼痛，晨起活动后稍有减轻。

治则：散寒除湿，温经通络。

取穴：泻灸肾俞、阿是穴。

若痛甚肢冷，上方加补命门，温肾祛寒；或针补关元配烧山火，使温热感走达腰部及两下肢，温阳逐寒。

《金匮要略》所论治的肾着病，宜泻灸肾俞、三焦俞或大肠俞，阴陵泉先少泻后多补，温阳散寒祛湿。

《灵枢·经筋》篇云："阳急则反折，阴急则俯不伸"，"寒则反折筋急，热则弛纵不收"。若腰肌经筋因感受寒邪，呈阵发性拘急或拘急疼痛者，可浅刺三焦俞、肾俞、气海俞，施用泻法配针上灸，温经散寒，舒筋活络。

2. 湿热腰痛

主证：腰重热痛，久坐增剧，活动稍减，阴雨或感热则疼痛加重，小便短赤。舌苔黄腻，脉象濡数。

治则：清热利湿，舒筋活络。

取穴：针泻阴陵泉、膀胱俞（配透天凉）、阿是穴；或针泻三焦俞、膀胱俞、阿是穴，均配透天凉。

3. 瘀血腰痛

主证：腰痛如刺，痛处不移，压痛明显，轻则俯仰不便，重则不能转侧，痛处拒按，或见震动痛，活动受限。舌质紫暗或有瘀斑，脉涩。

治则：活血化瘀，通络止痛。

取穴：腰肌疼痛明显者，用三棱针点刺患侧委中穴血络出血（其血暗红），泄血通络，行血祛瘀；或针泻以痛为腧的阿是穴（痛处 2～3 针）。若腰椎部疼痛明显者，针泻人中、阿是穴，通络止痛。

若瘀血夹有风寒或寒湿者，可针泻三阴交、阿是穴（加艾灸），活血祛瘀，散寒止痛。

4. 气滞腰痛

主证：腰痛时轻时重，重则不能俯仰，甚则行走困难，转侧不利，咳嗽震痛，痛处走窜不定。

治则：理气活络。

取穴：针泻间使行气散滞，或配泻以痛为腧的阿是穴或相应处之夹脊穴。

5. 气滞血瘀腰痛

主证：腰部疼痛，痛处不移，或胀痛、窜痛、刺痛，甚则咳嗽、喷嚏时掣痛，转侧、弯腰活动痛剧，活动受限。舌苔薄白或有瘀点，脉涩或弦。

治则：行气活血，通络止痛。

取穴：针泻间使、三阴交。边捻泻边让病人活动腰部，直至咳嗽、喷嚏、活动腰部不痛或痛减再起针。早期治疗不配患处腧穴，针治2～3次即可痊愈。

总之，以上气滞、瘀血和气滞血瘀3种腰痛，若由肾虚或痹证为原发病而常易引起的习惯性扭伤性腰痛，在扭伤期以扭伤性腰痛取穴施治为主，治愈后应仍以肾虚或痹证腰痛治疗为本，这样才能达到减少复发或就此根除的目的。

6. 肾虚腰痛

主证：腰部酸软，腰痛绵绵，喜按喜揉，腰膝无力，遇劳更甚，休息则减，常反复发作。偏于肾阳虚者，兼见少腹拘急，手足不温，面色㿠白，舌淡，脉象沉细。偏于肾阴虚者，兼见心烦失眠，手足心热，口燥咽干，面色潮红，舌红而干，脉弦细数等。

治则：肾阳虚者，补肾助阳；肾阴虚者，补肾滋阴。

取穴：偏于肾阳虚者，针补命门、肾俞、太溪，类似右归饮之效。偏于肾阴虚者，针补复溜、肾俞，类似左归饮之效。

《素问·脉要精微论》篇云："腰者肾之府，转侧不能，肾将惫矣。"因肾精亏损，筋脉失养所致者，针补肾俞、太溪、三阴交，补益精血，壮腰补肾。若兼有气虚症状者，针补肾俞、太溪（或复溜）、合谷，益气补肾，壮腰补虚。

《金匮要略·血痹虚劳病脉证并治》篇所云的："虚劳腰痛，少腹拘急，小便不利者，八味肾气丸主之。"宜补关元、肾俞、复溜，滋阴敛阳，补纳肾中真阳之气。

若真阳不足，阳气不布，腰部冷痛（不属风寒湿痹），伴有手足不温、尿急尿频等症状者，针补关元配烧山火，务使温热针感走达腰部，可收温阳补虚之效。或针补肾俞、气海俞，各穴大幅度连续捻补6分钟，使腰部有热感，可收温补肾阳之效。

腰肌属于足太阳经筋分布之处，经筋功能活动有赖于气血的滋养。如属气血亏虚者，可补合谷、三阴交补益气血。

腰肌劳损，证见劳累后腰部酸痛，四肢倦怠，休息痛减，舌苔薄白，脉象细缓等。治宜益气补肾壮腰养血，针补合谷、肾俞、三阴交等穴。

肥大性脊椎炎（在腰椎部）与肾虚关系密切，多兼肾虚症状，其病理类型、治则、取穴亦与肾虚腰痛基本相同。

另外，实证腰痛，顽固难愈者，可用皮下埋针法。先将26号毫针刺入阿是穴（2针或3针），施用泻法后，将针提到皮下沿皮下向脊柱方向针刺8～12分深（或不提到皮下，原刺深度不动），从近针体之针柄处剪断，将露出外面的针体和针柄弯伏，用胶布固定不使脱落，一般可留针3～5天或至7天。在埋针期间，每天晚上睡觉前可用手指按压埋针数至10数次，以加强刺激。

【病案举例】

病例1　瘀血腰痛

张某，男，56岁，住南阳市黄土岗大队。门诊号015090。

主诉：患腰痛已10天。

现病史：10天前因劳动不慎扭伤腰部，当时右侧腰部疼痛，咳嗽、喷嚏、扭转、弯腰时痛甚，活动受限。右侧气海俞、大肠俞处压痛明显，痛处不移，同侧委中穴处静脉粗紫显露。舌质淡红，舌苔白腻，脉象弦实。

辨证：证属瘀血留注，阻滞经脉。

治则：行血祛瘀，通经止痛。

取穴：用三棱针点刺右侧委中穴血络出血约 1 毫升（血色黑紫），即刻腰痛明显减轻，活动自如。

效果：针治 1 次而愈。

随访：3 个月后患者告知针治 1 次，就此痊愈未发。

按　本例系腰部扭伤，瘀血阻滞，经气失畅之瘀血腰痛。遵“视其血络，刺出其血，无令恶血得入于经，以成其疾”之旨，施用三棱针点刺患侧委中穴血络出血，行血祛瘀以通经脉而止痛。至于舌象、脉象没有反映瘀血征象，一则是患病时短，二则是病在局部之故。

病例 2　湿热腰痛

郭某，女，43 岁，干部。门诊号 010705。

主诉：腰部沉坠痛已 2 个多月。

现病史：2 个多月来，腰部酸困重坠热痛，夜间加重，与气候改变无关。端坐位腰骶部沉坠痛，侧卧位近床褥处沉坠痛。伴有白带量多，心悸，头晕，气短，倦怠，全身沉痛，食欲不振，溲黄，手足心热等症状。每因劳累后恶寒发热，全身窜痛，不能起床。月经提前 4～5 天，经前小腹痛身痛，经色淡红。体胖，面黄，舌苔薄黄，脉象濡数。

治疗经过：原来在本科以气血双亏治之，针补合谷、三阴交泻间使，补益气血佐以理气，治疗 5 次后，心悸气短和倦怠乏力有所好转，头晕治愈，白带减少，但仍全身沉痛，食欲不振，腰部沉坠热痛。

辨证：证属湿热蕴郁，经脉失畅。

治则：清利湿热，通经活络。

取穴：一诊针泻阴陵泉、三焦俞、肾俞；二诊、三诊上方加泻三阴交；四诊针泻气海俞、膀胱俞；五至七诊针泻阴陵泉、三阴交；八诊针泻气海俞、大肠俞。

效果：三诊后腰部热痛减轻，沉坠感消失，手足心热亦减轻；七诊后腰部沉坠热痛及兼证治愈；八诊巩固疗效。

随访：3 个月后患者针治右下肢坐骨神经痛，告知腰痛及兼证在此针愈未发。

按　总观本例系湿热蕴郁，阻遏经脉，气血失畅，故出现腰部沉坠热痛，全身沉痛。湿性重着，故端坐时腰沉坠痛，侧卧时近床褥处沉坠痛。湿热留滞中焦则运化失常而食欲不振。湿热下注，故见溲黄，带下。每在劳累后恶寒发热、身痛，是因劳倦内伤之故。湿热阻遏胞宫，冲任失调，故经前腹痛和经期提前。体胖多湿。舌苔薄黄，脉象濡数等，乃属湿热之征。气短、头晕、心悸、倦怠乏力等，与病久体虚和纳食减少有关。白带量多与脾虚湿盛有关。因此，开始以气血亏虚治之，补益气血，仅气血亏虚症状有不同程度的好转和治愈，但对湿热引起的中焦、下焦以及腰部经脉病变是不会见效的。今用清利湿热，通经活络之法，针泻阴陵泉（利湿益脾）、三阴交（利湿活血）和分别针泻气海俞、大肠俞、膀胱俞、三焦俞等患野腧穴（驱邪散滞，清热利湿，通经活络）而收效。

病例 3　肾虚腰痛

郭某，男，23 岁，南阳地区大修厂职工。1974 年 2 月 25 日初诊。

主诉：腰部困痛已 10 余年。

现病史：10 余年来腰部困痛，缠绵不愈。近 4 年来两下肢凉痛，阴雨或感寒加重，因打球出汗后用凉水冲洗而得。每年秋季因热汗出湿衣，腰及下肢疼痛加重。伴有畏寒，尿频尿急，排尿无力，身困乏力，气短头晕，时而腹胀食少，胃脘作酸等症状。夜间睡卧时两下肢伸屈位均感不舒。面色苍白，脉象沉细无力。血沉偏快。既往病史：患结核性附睾丸炎已 5 年。曾多次检查无精子。曾以风湿性腰痛治疗，用水针（703）、烤电和中西药治疗，略有效果但不能根除。西医内科以腰肌劳损治之亦无效。

辨证：证属真阳不足，阳气不达。

治则：温补真阳。

取穴：针补关元、命门。每隔 1～3 日针治 1 次。

效果：一诊后，腰痛减轻，下肢凉轻；三诊后，腰痛及尿急尿频已愈，两下肢已不凉困，夜间睡卧伸、屈位均感舒服；四诊痊愈。

随访：1974 年 3 月 18 日患者告知前病在此针愈未发。

按　“再兼服药参机变”。本例曾以风湿和腰肌劳损治疗不能显效，不可再复前辙。其腰部困痛，畏寒肢冷，下肢凉痛，而又阴雨、感寒加重，是因真阳不足，阳气不达，经脉失其温煦之故。命门火衰，脾失健运，故腹胀食少。纳运失职，化源不足，故而头晕，气短，身困乏力。尿频尿急，排尿无力，脉象沉细无力等，乃属真气不足。故辨证取穴，针补具有补真阳益肾气的关元、命门穴治之，而收捷效。

病例 4 肾虚夹气虚腰痛

刘某，男，45 岁，唐河县地区水利指挥部职工。1968 年 3 月 11 日初诊。

主诉：患腰痛已 4 年。

现病史：4 年前因负重闪挫腰部引起腰痛。初起咳嗽、弯腰、转侧和深呼吸均感腰部痛甚。经过治疗腰痛减轻，但经常隐痛，缠绵难愈。腰痛左重于右，与气候变化无关。平时气短头晕，精神萎靡，尿频尿急，消化不良，腹泻日行 3～4 次。脉象沉细无力。腰椎拍片：提示腰椎肥大性脊柱炎。

辨证：证属肾精虚亏夹气虚之腰痛。

治则：补肾壮腰，佐以益气。

取穴：针补复溜、太溪、合谷。每隔 1～3 日针治 1 次。

效果：四诊后，腰痛减轻，活动灵活，大小便次数减少；七诊后，仅左侧腰部隐痛，大小便次数减少（一夜小便 1 次，大便日行 1 次）；十二诊后，腰痛基本治愈，大小便恢复正常，头晕已愈；十三诊痊愈。

随访：10 个月后随访，腰痛治愈未发。

按 本例患者虽因负重闪挫，损伤腰部筋脉而得，但已经治疗，瘀血或气滞血瘀腰痛已不复存在。分析所见的证候群，正是《景岳全书》所云："腰痛证，凡悠悠戚戚屡发不已者，肾之虚也……劳动即痛者，气之衰也"之腰痛。属于肾精亏虚，筋脉失其濡养，夹有气虚之腰痛证候。故辨证取穴，针补肾经之母穴复溜和肾经之原穴太溪，补肾壮腰，配补合谷穴佐以益气而愈病。

病例 5 寒湿腰痛

刘某，男，49 岁，南阳地区水利局工程队职工。门诊号 017281。

主诉：患腰痛已 2 个月。

现病史：2 个月前，因劳累汗出感寒而得。腰部酸困凉痛，阴雨、感寒加重，得暖则舒，弯腰及久坐亦痛。伴有气短乏力，头晕及两膝凉痛（已 10

年）等症状。面黄，舌苔白厚，脉象沉弱。

辨证：证属寒湿之邪，痹阻经脉。

治则：温散寒湿，通络止痛。

取穴与效果：

初诊、二诊：针泻大肠俞、阿是穴，二诊配用烧山火及艾灸。

三诊：二诊后腰部凉痛减轻。针泻肾俞、志室，均配烧山火。其志室穴热感走达局部，肾俞穴热感走达委中穴处。

四诊：上诊后腰痛明显减轻。针泻肾俞、肓门，胞肓，均配烧山火。其肾俞穴酸困热感达于委中穴处，肓门、胞肓穴酸困热感达于腰部及整个下肢部。

随访：嗣后患者针治两膝凉痛，告知腰痛在此针愈。

按　患者素虚之体，因劳累汗出湿衣感寒，寒湿之邪乘虚侵袭腰部，痹阻经络，气血运行不畅，故出现腰部酸困凉痛，阴雨、感寒加重，得暖则舒。至于气短乏力，头晕和脉象沉弱等，属于体质本虚之征，不作辨治依据。本例的病因，正如《金匮要略》中所云："身劳汗出，衣里冷湿，久久得之。"以腰部酸困凉痛，阴雨、感寒加重为主要辨证关键，针泻患处腧穴配烧山火或艾灸，意在温散腰部寒湿，通畅腰部经脉，故收效较卓。

病例 6　气滞血瘀腰痛

蒋某，男，50 岁，南阳地区食品公司职工。1968 年元月 25 日初诊。

主诉：患腰痛 5 年。此次复发 10 多天。

现病史：5 年来每因劳作不慎扭伤腰部而腰痛易于复发。复发时腰部剧痛，咳嗽、喷嚏、深呼吸和转侧腰部时疼痛更甚，活动受限，不能持物及行走。此次因扭伤腰部而复发，症状同前。舌质绛，脉象沉涩。既往病史：原患有肥大性脊椎炎。

辨证：证属气滞血瘀，经脉阻滞。

治则：行气活血以通经脉。

取穴：针泻间使、三阴交。

效果：一诊后，腰痛减轻，咳嗽时痛减，已能弯腰持物；三诊后，腰痛明显减轻；六诊痊愈。

随访：3个月后患者告知腰痛针愈未发。1989年6月至8月针治膝关节病变时告知自针治治愈后从未复发。

按 依其脉证、病因和病史，本例系扭伤腰部，损伤筋脉，气血阻滞不通之腰痛证候。因无伴有它证，故常法治疗，针泻间使（行气散滞）、三阴交（活血祛瘀），施用行气活血以通畅经脉之法而收效。

病例7 肾虚腰痛

龚某，男，35岁，省直干部下放南阳市红旗公社。1971年4月28日初诊。

主诉：患腰痛已10多年。

现病史：因熬夜久坐疲劳而得。10多年来腰及荐部一直疼痛，每因疲劳、用力、久坐或震动腰部，或在劳动时下肢落空等，都可导致腰痛加重。平时有头晕，耳鸣，失眠，头昏，健忘，反应迟钝，心悸，身困乏力等症状。

辨证：证属肾精虚亏，筋脉失养。

治则：补肾壮腰。

取穴：针补肾俞、气海俞。

效果：二诊后，腰痛减轻，仍不能用力；四诊后，腰部微痛；七诊腰痛治愈。

随访：1971年7月3日患者告知腰痛在本科针愈，震动腰部和劳动时因下肢落空，腰部亦不痛。

按 本例系肾精亏虚之腰痛。腰为肾之府，肾主骨藏精生髓。肾精亏虚，骨髓失充，不能荣养腰部筋脉则腰痛，不能上奉于脑，则头晕，健忘。临证以腰痛为主，故补患处的肾俞、气海俞穴，补肾壮腰而获效。

病例8 气血亏虚腰痛

张某，男，61岁，南阳市第七诊所医生。门诊号013121。

主诉：患腰痛已年余。

现病史：1年多来，经常腰酸空痛，每因劳累或食少及便溏时腰痛加重，并出现两下肢酸软无力。平时有气短，头晕，四肢无力，心悸等症状。舌淡苔白，脉象细弱，面色萎黄。每服用八珍汤治疗均觉减轻。

辨证：证属气血亏虚，筋脉失养。

治则：补益气血。

取穴：针补合谷、三阴交。每隔1～2日针治1次。

效果：三诊后，腰痛及两下肢无力明显减轻；五诊后，腰酸空痛基本治愈，兼证明显好转；八诊痊愈。

随访：3个月后随访，患者告知针愈未发。

按　总观脉证及治疗经过，本例属于气血亏虚，筋脉失养之腰痛证候。气温之，血濡之。气血不足，筋脉失养，故见腰酸空痛；气血亏虚，则四肢无力，心悸，头晕；劳累则伤气，食少和便溏则化源不足，故尔每因劳累、食少或便溏时腰痛加重，下肢痿软。从面色、舌、脉的改变，以及服用八珍汤收效，证属气血亏虚无疑。故辨证取穴，针补具有补气的合谷和具有养血益脾作用的三阴交，一补其气，一养其血，气血双补，类似八珍汤之效。治叩其证，穴依其法，治法得当，收效在握。

病例9　气滞血瘀腰痛

王某，女，30岁，住南阳县英庄乡堰岔村。1985年5月3日初诊。

主诉：患腰痛已月余。

现病史：1个多月前因生气而得。生气后即出现腰痛，腰椎及腰肌呈阵发性收缩样剧痛，随着收缩样剧痛而腹部抽动。咳嗽、喷嚏、深呼吸和转侧腰部动作时腰痛更甚，活动受限。早上腰部僵硬。饮食减少，口味不佳。舌质暗，舌苔薄黄，脉沉数弦。某医院内科急诊室疑为膀胱结石。第1次拍片提示有结石，第2次拍片否定存在结石。大便、小便和血常规均无异常。妇科检查排除妇科病。骨科检查排除骨科病。曾输10%糖盐水4次，每次500毫升，并服用维生素B_1、维生素B_6、红霉素等药无效。可疑肿瘤，化验胎甲球（—）。患者因在某医院内科急诊室诊断不明，用药无效，前来求治于针灸。既往病史：1985年1月患肺炎、胸膜炎收住本院内一科，治疗2个月痊愈出院。

辨证：证属气滞血瘀，经脉失畅。

治则：疏肝理气，活血祛瘀。

取穴与效果：

一诊：针泻间使、三阴交，行气活血。

二诊（4日）：腰部胀痛减轻，今天感到第4、5腰椎部痛，牵扯于腹部抽动。针泻间使、三阴交、太冲，疏肝理气，活血止痛。

三诊（6日）：上述症状明显减轻，腰部活动自如。针穴手法同二诊。

四诊（7日）：腰部略觉强硬。针穴手法同二诊，加艾条灸腰部患处。

随访：1985年7月12日患者回信告知腰痛在此针愈未发。

按 本例的病因病机是：肝气郁结，气滞血瘀，经气失畅之腰痛。其咳嗽、喷嚏、深呼吸和扭转动作腰部痛甚，和随着腰部收缩样剧痛而腹部抽动，是因经气失畅，筋脉失和之故；舌质、舌苔和脉象的反应，正是气血瘀滞之征。因而针泻间使（行气，可收气行血亦行之效）、太冲（疏肝理气，理气可以散滞止痛又可行血）、三阴交（活血祛瘀，通畅经脉），施用疏肝理气，活血散滞之法而收效。四诊时加灸腰部患处，意在温通腰部经脉以止强硬。

病例10 寒湿肾着腰痛

患者，男，41岁，教师，德国人。1979年10月3日初诊。门诊号16439。

主诉：患腰及腰骶部沉重冷痛已6个月。

现病史：6个月前某日，正在紧张搬家劳累汗出湿衣之时，突然下雨，因淋雨感寒而得。当天晚上即觉全身沉痛不适。第二天又觉腰及骶部冷痛，嗣后又出现腰围（带脉循行处）沉重有坠感，俯仰不便，阴雨或感寒加重，得暖则舒。二便及食欲正常。舌苔薄腻，脉沉略迟。曾在本医院烤电多次尢效。腰部拍片无异常发现。既往病史：患坐骨神经痛2年多，于10个月前在本科针愈未发。

辨证：证属寒湿痹阻，经脉失畅之肾着病。

治则：温阳散寒除湿。

取穴：泻灸肾俞、大肠俞，共针灸12次。其中3次加命门穴。其温热感分别走达腰、骶及季肋部。每隔1～2日针灸1次。

效果：四诊后，腰及骶部冷痛减轻，腰围（带脉循行处）仍有沉重坠感；七诊后，腰骶冷痛明显减轻，腰围沉重坠感减轻；十诊治愈；十一、十二诊巩固疗效。

按　本例患者因劳累汗出湿衣，复被淋雨感寒而得。寒湿之邪乘虚侵袭，阳气痹着不行，故出现腰骶冷痛，腰围带脉循行处沉重坠感；阴雨或感寒加重，是因寒邪复袭，阳气不行之故。本例正属《金匮要略·五脏风寒积聚病脉证并治》篇所云的："肾着之病，其人身体重，腰中冷，如坐水中，形如水状，反不渴，小便自利，饮食如故，病属下焦，身劳汗出，衣里冷湿，久久得之，腰以下冷痛，腹重如带五千钱，甘姜苓术汤主之"之肾着病，故泻灸肾俞、大肠俞、命门，施用温阳散寒除湿以畅经脉之法而收效。

【结语】

1. 所举病例类比　10 个案例中：

例 1 证属瘀血阻滞经脉。用三棱针点刺委中血络出血，施用行血祛瘀以通经脉之法而收效。例 2 证属湿热蕴郁筋脉。针泻阴陵泉、三阴交和患野腧穴的气海俞、大肠俞、三焦俞、膀胱俞等穴，施用清利湿热，通经活络之法而收效。例 3 证属肾阳失于温煦筋脉。针补关元、命门，施用温补真阳之法而收效。例 4 证属肾虚夹气虚腰痛。针补太溪、复溜、合谷，施用补肾壮腰，佐以益气之法而收效。例 5 证属寒湿痹阻经脉。分别针大肠俞、阿是穴、肾俞、志室、肓门、胞肓等患野腧穴，用泻法配烧山火，施用温散寒湿以畅经脉之法而收效。例 6 证属气滞血瘀，经脉失畅。针泻间使、三阴交，施用行气活血以畅经脉之法而收效。例 7 证属肾精虚亏，筋脉失养。针补肾俞、气海俞，施用补肾壮腰之法而收效。例 8 证属气血亏虚，筋脉失养。针补合谷、三阴交，施用补益气血以养筋脉之法而收效。例 9 证属气滞血瘀，阻滞经脉。针泻间使、三阴交、太冲等，施用疏肝理气，活血散滞之法而收效。例 10 证属寒湿留注之肾着病。泻灸肾俞、大肠俞，时而加添命门穴，施用温阳散寒祛湿之法而收效。

例 5、例 10 都属寒湿腰痛。其病位都在腰部，故都用患野取穴之法，前者配烧山火，后者配艾灸，二者都能起到温散寒湿的作用。例 6、例 9 都属气滞血瘀腰痛。但前者因于扭伤，后者因于郁怒，病因不同，所以前者施用行气活血通经止痛之法，后者施用疏肝理气活血止痛之法。例 3、例 7 都是肾虚腰痛。但前者因于肾阳不足，后者因于肾精亏虚，所以二者取穴、治则有异。

2. 辨证与治疗

（1）辨证：当辨其病因及兼有症状或证候群。本篇主要论治以腰痛为主证，因此必须在辨清以腰痛为主要证候的基础上，分清虚实寒热和兼见症状或伴见的证候群，才能分别证型，辨证施治。《景岳全书·腰痛》篇对腰痛的辨证甚详，甚切实际，现录之于后以供参考。如云："腰痛证凡悠悠戚戚，屡发不已者，肾之虚也；遇阴雨或久坐痛而重者，湿也；遇诸寒而痛，或喜暖而恶寒者，寒也；遇诸热而痛及喜寒而恶热者，热也；郁怒而痛者，气之滞也；忧愁思虑而痛者，气之虚也；劳动即痛者，肝肾之衰也。当辨其所因而治之。"

（2）治疗：不可见疼痛就用止痛的方法，来制止疼痛。止痛是个目的而不是方法，关键在于使用什么治疗法则达到制止疼痛的目的。从〔病案举例〕中的 10 个病例的证型、治则和选穴来看，必须根据其病因病机和证型的不同，施用不同的治疗法则，选择有关腧穴，才能达到制止腰痛的目的。《证治汇补·腰痛》篇指出："治惟补肾为先，而后随邪之所见者以施治，标急则治标，本急则治本；初痛宜疏邪滞，理经隧，久痛宜补真元，养血气。"这种分清标本缓急，宜祛邪，宜扶正的治疗法则，对临床有一定的指导意义。

腰痛之为病，总由腰部经脉失养、阻滞或失于温煦而发病。因此，必须找到影响腰部经脉而为病的根源，方能辨证分型，进行治疗。

【其他】

1. 效果不佳之由　本病的疗效好坏，除决定于医生的辨证、治则、选穴等方面的正确与否之外，还取决于患者叙述病情的真实与否。患者不会叙述病因、病状，或其他原因掩盖了病因，都会影响治疗效果。

例如临床多见遗精、带下及房事过多患者，因怕羞不讲或忽视其因，往往针治好久，腰痛不愈。后来问明原因，改变治疗法则，不仅腰痛治愈，遗精或带下等亦随之治愈。遗精、带下或房事过多，都是引起腰痛或导致腰痛难愈的重要原因，如果不从根本治疗，腰痛很难治愈。

如针治一位患遗精（梦遗）日久引起腰痛的病人，以肾虚腰痛补肾，则腰痛初轻而后重，以实证治之改用泻法，则腰痛亦加重。后来方知是因施用补法则腰痛好转而遗精加重，久治因遗精加重而腰痛亦加重，改用泻法，因腰痛属虚泻之尤甚。后以遗精治之，遗精针愈，腰痛亦随之治愈。

2. 断针埋针法　1954 年我们医院新调来几位日本医生。他们虽然不是针灸医生，但都对针灸有一定的认识。其中一位医生患顽固性腰痛多年不愈，曾用各种疗法无效，最后就用断针埋针法，将针体断留在肾俞、气海俞穴内，已达 10 多年之久，不仅腰痛未发，断针处亦无痛苦，亦未出现因断针而造成不良反应。录此以供参考。

3. 瘀血腰痛，委中放血之由　因跌仆闪挫，损伤筋脉，气机阻滞，血行不畅之瘀血性腰痛。用三陵针点刺委中血络出血（约 1～3 毫升，其出血多少视病人体质而定），是遵“视其血络，刺出其血，无令恶血得入于经，以成其疾”之旨。瘀血腰痛，其委中穴处血络暗红粗紫显露，血色暗红或黑紫（特别是阳实体质）。点刺血络出血以收泄血通络，血行瘀散之效。无令恶血（瘀血）阻滞腰部经脉，而致腰痛久疾难愈。临床所见，瘀血腰痛未从瘀血治之，或未点刺委中放血，致使腰痛久久不愈者，并不鲜见。

4. 腰椎骨质增生与腰腿痛　骨质增生是骨质退行性改变，随着年龄的增长而在成人中逐渐增多。根据干部体检和临床所见，大多数有腰椎骨质增生并没有腰腿痛的临床表现，亦有腰腿痛治愈而腰椎骨质增生仍存在。因此，这并不是病理形态上的真实反映。要看病变部位是否压迫了神经根，如果已经被压迫，就要治疗局部软组织的紧张和痉挛。经过治疗，可使渗出停止、水肿被吸收，软组织的紧张与痉挛被解除，病人的腰腿痛就会得到缓解或治愈。

5. 腰痛兼见带下病者以治带为先　带下之病，以湿邪为先，任带为首，多责之于脾肾之虚或肝经湿热下注。带脉起于季胁，环腰一周，总司约束。腰者肾之府。所以带下病可见或轻或重的腰痛、腰酸症状。当诊治妇女腰痛患者，应注意询问有否带下病。若有带下病并先于腰痛者，以治带为先，带下病愈腰痛亦随之治愈。若带下治愈而仍腰痛者，乃属二者病机混杂于一体之中，可再辨治腰痛。

6. 临床所遇

（1）凡腰痛既无器质性病变，又无虚亏和风寒湿痹证，而久治无效者，应首先询问咳嗽或喷嚏时腰痛是否尤甚。若是，虽未因闪挫、扭伤，亦应以闪挫或扭伤引致的气血瘀滞型腰痛治之。针泻间使、三阴交行气活血以止痛，效果甚好。

（2）凡证见咳嗽、喷嚏或深呼吸、扭转腰部而腰痛加剧者，多属气血瘀滞型。可针泻间使、三阴交行气活血，针后令其咳嗽、喷嚏或深呼吸、扭转腰部而疼痛不减者，应考虑多是腰椎间盘脱出、腰椎肿瘤、转移瘤等，可进一步作仪器检查或转科确诊。

（3）有些单纯性腰痛患者，不因感受风寒湿邪，又与气候改变无关。而用多方医治无效，用针治患处取穴亦无效者，应针泻患处腧穴加艾条针上灸，因它能温通血脉以止疼痛。

（二十一）痹　　证

【概说】

痹即闭阻不通之意。痹证是指经络、气血为病邪阻闭而引起的疾病。痹证多是在机体正气不足，抵抗力低下的情况下，风、寒、湿、热以及湿热之邪侵袭肌表经络而形成的。常与气候变化有关，以经络闭阻，气血运行不畅为主要病理机制。以筋骨、肌肉、关节等处疼痛、酸楚、重着、麻木和关节肿大、灼热、屈伸不利等症为主要特征。

本病的辨证治疗，应根据受邪的偏胜，分清风、寒、湿以及热的不同，采用祛风、散寒、除湿、清热等治疗方法；若痰瘀痹阻，则须化痰搜风，活血祛瘀。同时参用通经、止痛之法，以疏通经络气血之闭滞，使邪气无所留止，而达“通则不痛”和“住痛移疼”的目的。若病久影响脏腑气血，伤及肝肾，应益气养血，调补肝肾，以助其正气。若湿热留滞中宫及下焦，应清利湿热，理脾畅中，是内外双治之法。

本病为针灸临床所常见，其效果较为满意。尤其对于减轻疼痛、酸麻等症状作用更佳。

现代医学中的风湿热、风湿性关节炎、类风湿关节炎、骨关节炎、痛风、纤维组织炎以及神经痛等，可参考本病辨证取穴。

风寒湿痹阻经脉引起的腰痛和坐骨神经痛，列在腰痛、坐骨神经痛篇内，本篇不再赘述。

本病有风寒湿痹、风湿热痹、痰瘀痹阻和尪痹等证型。现将以上几个证型的证治和病案举例，分述如下。

【辨证施治】

临床根据病邪偏胜和症状特点，分为行痹、痛痹、着痹和热痹四大类型。其风气胜者为行痹，痛无定处，游动走窜；寒气胜者为痛痹，疼痛剧烈，得热痛减；湿气胜者为着痹，酸痛重着，阴雨易发：发病急，伴有身热，患处红肿热痛者为热痹。

风、寒、湿、热多种因素虽有所偏胜，但又相互结合，互为因果，所以必须在辨证的基础上，分清主次，全面考虑，进行治疗。正如《类经治裁》中所说："治行痹散风为主，兼祛寒利湿，参以活血，血行风自灭也。治痛痹温寒为主，兼疏风渗湿，参以益火，辛温解凝寒也。治着痹利湿为主，兼祛风逐寒，参以补脾益气，土强可胜湿也。"至于热痹以清热为主，兼祛风利湿。湿热痹证，以清利湿热为主，兼调胃、活络、行血。尪痹以补肾为主，兼祛风、散寒、除湿、清热、温阳等，根据具体病情而定。对于新病和久病、局部病邪和整体正气强弱的关系，以及发病过程中有无寒热之变化，有无痰瘀痹阻关节，有无影响脏腑气血，伤及脾胃肝肾等，均应全面分析，辨证取穴。

本病贵在早治。如能及时针灸治疗，防止正虚邪恋于未然，其效如桴鼓。

1. 风寒湿痹

（1）行痹（风痹）

主证：肢体关节疼痛，游走不定，历节走注，痛无定处，屈伸不便，或兼有恶风发热等表证。舌苔薄白或白腻，脉象多浮。

治则：祛风通络为主，佐以散寒除湿。

取穴：针泻患野腧穴或阿是穴，祛邪通络以止痛。若多处痹痛者，可加泻曲池，共奏祛风散邪，通络止痛之效。

若患病日久，气血亏虚者，针泻患野腧穴，配补合谷、三阴交，祛邪通络，补益气血，虚实并治。

若因过服祛风发汗散寒除湿之品，而致气血亏虚者，针补合谷、三阴交，补益气血，待气血已复，再配泻患野腧穴施治。

若风湿偏胜者，针泻曲池、阴陵泉，祛风除湿，与针泻患野腧穴同时或交替施治。

如兼局部红肿发热，寒热，苔黄，脉数者，称为“历节风”，偏于热盛型，针泻曲池、内庭（或解溪）、阿是穴，祛风清热，通络散邪。

《金匮要略·痉湿暍病脉证治》篇所云的：“病者一身尽疼，发热，日晡所剧者，此名风湿。此病伤于汗出当风，或久伤取冷所致也。可与麻黄杏仁薏苡甘草汤”的证治，可泻阴陵泉、曲池，祛风除湿，散邪通络；若久伤取冷，贪凉受寒所致者，上穴加针上艾条灸。

（2）寒痹（痛痹）

主证：肢体疼痛，凉痛较剧，痛处不移，活动不便，皮色不红，局部发凉，得热痛减，遇寒加剧。舌苔薄白，脉象弦紧。

治则：温经散寒为主，佐以祛风除湿。

取穴：针泻患野腧穴或阿是穴，配烧山火或针上灸，温经散寒，通络止痛。若多处痹痛，或风寒湿俱盛者，可配泻灸曲池、阴陵泉，温阳散寒，祛风除湿。若多处痹痛，并出现有阳气不足，阴寒内盛的全身症状者，患野取穴针上灸，加补关元，温阳逐寒。

如见两下肢关节痹痛者，仅泻关元配烧山火，务使温热感走达患处，以收温通下肢经脉之效，往往收效亦佳。

若真阳不足，阳气不布，阴寒偏盛，以致两下肢冷痛，又不属痛痹者，针补关元配烧山火，针略向下斜刺，务使温热针感走达两下肢，益火之源，阳光布而阴霾消，以收扶阳逐寒之效；或补关元、肾俞、太溪，温补肾阳，扶正驱寒。

《素问·举痛论》篇云：“寒气客于脉外则脉寒，脉寒则缩踡，缩踡则脉绌急，绌急则外引小络，故卒然而痛”之髋关节痛，或膝关节痛，或肩关节痛，分别可针泻加灸环跳、膝眼、肩髃等穴，驱邪散寒，“得炅则痛立止”。

《伤寒论·少阴篇》305条云："少阴病，身体痛，手足寒，骨节痛，脉沉者，附子汤主之。"可补关元、阴陵泉，温阳逐寒，健脾除湿。

（3）着痹（湿痹）

主证：肢体关节疼痛重着或肿胀，固定不移，肌肤麻木不仁，手足沉重，活动不便，阴雨加重。舌苔白腻，脉象濡缓。

治则：除湿通络为主，佐以祛风散寒。

取穴：针泻加灸患野腧穴或阿是穴，祛湿散邪，通络止痛。若多处着痹者，配泻阴陵泉、足三里，祛湿散邪。

若多处着痹，并出现有阳气不足，寒湿不化症状者，针泻加灸患野腧穴，配泻灸关元、阴陵泉，温阳散寒祛湿；若见脾阳不足者，针泻加灸患野腧穴，配补关元、阴陵泉，温阳益脾，祛湿散寒。

若患病日久，脾虚湿胜者，泻灸患野腧穴，配补足三里、阴陵泉或脾俞，健脾制湿，祛湿活络，标本兼顾。

若局部肌肤麻木不仁，可用艾条灸或用皮肤针叩刺局部。

若久患着痹，证见肢节肿大，屈伸不利，肌肉萎缩，面白消瘦，体倦无力，舌淡苔白，脉象细缓等。可补合谷、三阴交，泻灸患野腧穴，共奏补益气血，祛邪通络之效。

若素体阳虚，复患两下肢寒湿痹证者，针补关元配烧山火，泻灸患野腧穴，助阳散寒通络。

《金匮要略·痰饮咳嗽病脉证治》篇云："胸中有留饮，其人短气而渴，四肢历节痛，脉沉者有留饮。"水饮留注关节，特别是流注下肢关节，脉见沉象者，可泻阴陵泉，补关元（配烧山火，务使温热感达于两下肢），可收温阳行湿化饮之效。

《灵枢·五禁论》篇："著痹不移，䐃肉破，身热，脉偏绝，是三逆也。"是指湿邪偏盛，留着经脉而不移的着痹。证见肌肉萎缩而身热，是湿邪化热，伤形成痿。其脉本应滑数或濡数，却见细弱甚或脉微欲绝，是由形气败伤之故。可针泻曲池、阴陵泉，清化湿热。待湿热稍祛，即补合谷、太白，健脾益气，与上方交替施治。

《金匮要略·痉湿暍病脉证治》篇所云："太阳病，关节疼痛而烦，脉沉而细者，此名中湿，亦名湿痹。湿痹之候，小便不利，大便反快，但当利其小便”的湿痹证候及治则，宜泻阴陵泉、中极（加灸），逐湿行水。

《金匮要略·痉湿暍病脉证治》篇所云：“风湿，脉浮身重，汗出恶风者，防己黄芪汤主之”的证治，宜泻阴陵泉，补合谷，益气行湿。

以上风、寒、湿痹，临床有独见者，有相兼并见者，又可相互转化。所以各种治法，应随证选用，灵活变通，不可执一。若迁延不愈，兼气血亏虚，或肝肾不足，或肾精亏虚，筋脉失养者，宜根据病情，患野取穴与补益气血、补益肝肾、补肾填精之法同时或交替施治。

痹证疼痛，若无具体疼痛部位或痛点者，多属虚证，不可以痛止痛。患野腧穴应用补法或先泻后补之法，或根据不同的病理类型辨证取穴，整体治疗。有少数病例局部剧痛，按之则痛减，或伴有体虚或以实证治疗无效者，当属虚亏性痛。不可单纯地以剧痛属实而患野取穴施用泻法。易于造成虚虚之弊。

《素问·痹论》篇云：“脉痹不已，复感于邪，内舍于心……心痹者，脉不通，烦则心下鼓，暴上气而喘，嗌干善噫，厥气上则恐。”因风寒湿三邪搏于血脉，内及于心，心气被抑，心血瘀阻。证见心悸气短，胸闷不舒，脉涩或结代，舌质暗紫，口唇发绀等。可泻灸心俞、膈俞（或厥阴俞），泻神门，温阳通络，活血祛瘀。若伴有心气不足者，上方神门改用补法，加补合谷以补心气。

《金匮要略·痰饮咳嗽病脉证治》篇中云：“饮水流行，归于四肢，当汗出而不汗出，身体疼重，谓之溢饮。”饮邪渐侵肢体肌表，感受外邪，毛窍闭塞，不能从汗排出，因而身体疼重。可针泻曲池、阴陵泉、列缺，解表宣肺化饮，或泻灸曲池、阴陵泉、大椎，温阳解表，行湿化饮。

2. 风湿热痹

主证：发病较骤，局部红肿或红肿灼热，触之发热，痛不可近，得凉则舒，或呈游走性，活动不便。伴有烦躁不安，脘闷纳呆，溲黄，便秘或溏，口渴或渴不欲饮等症状。舌苔黄燥或白腻或黄腻，脉象濡数或滑数。或伴有恶寒（微恶寒）或微恶风，发热汗出，口干口苦等症状。

治则：清热利湿，祛风通络。

取穴：针泻曲池、阴陵泉，祛风清热利湿。

湿热偏盛者，针泻合谷、阴陵泉，清利湿热。胃肠症状明显者，加泻足三里和胃畅中；热胜于湿者，合谷配透天凉；胃热症状明显者，加泻内庭清降胃火；伴有血瘀症状者，加泻三阴交活血通络；伴有血热症状者，加泻三阴交配透天凉，清热凉血；小便黄赤涩少明显者，加泻中极（或配透天凉）通利小便，清利膀胱湿热。

如证见关节红肿，痛如刀割，筋脉拘急，日轻夜重，烦热，舌质红，无苔少津，脉弦细数等，属热痹热甚伤阴，阴虚热盛之象。针泻合谷、内庭，补复溜，清热养阴。

热痹如兼见下肢肿痛，小便热赤，舌苔黄腻，脉象濡数等，为湿热下注之象。针泻阴陵泉（行局部和全身之湿）、足三里（配泻阴陵泉清下肢湿热）清化湿热。

风湿热痹证，施用患野取穴的局部疗法，不如辨证取穴整体治疗收效好，且能根除。因此，临床多采用辨证取穴，整体治疗之法。

3. 痰瘀痹证

主证：病程较长，关节漫肿疼痛，遇冷加重，或肿大强直、畸形，活动不便，或有发热。舌质紫，舌苔薄白或白腻，脉象沉涩或细涩。

治则：化痰祛瘀，活血通络。

取穴：针泻丰隆、三阴交和患野腧穴（偏于寒者加艾灸），化痰祛瘀，驱邪通络。

以上各型痹证，如迁延日久，反复发作，内舍于心，可按风湿性心脏病治疗。

此外，诊断痹证须注意与流注（多发性脓肿）、流痰（髋、膝关节结核）、脱疽和骨瘤等病作鉴别。

4. 尪痹（肾虚寒盛型）

主证：四肢关节疼痛、肿胀，僵硬变形。晨起全身关节（或最痛处关节）发僵，筋挛骨重，肢体关节屈伸不利，甚则变形，波及督脉则脊柱僵曲变形。伴有腰膝酸痛，两腿无力，易于疲倦，喜暖怕冷等症状。舌苔薄白，脉象沉弦、沉滑或沉细弦，尺部脉弱、小或沉细等。

治则：补肾祛寒，佐以化湿祛风，养肝荣筋，祛瘀通络。

取穴：针补太溪、肾俞，泻灸患野腧穴或补关元。风重者加泻曲池；湿重者加泻阴陵泉；瘀血重者加泻三阴交；伴见气虚者加补合谷。

若属肾虚标热轻型（临床较少见），证见关节微热，夜间痛甚，欲伸被外疼痛暂缓，久之复重，口干便涩，手足心热，舌质微红，舌苔微黄，脉象沉弦细略数。此肾虚邪实，寒邪郁久，或服用热药助阳伤阴，邪欲化热之征。治宜补肾滋阴，佐以祛风化湿，养肝荣筋，祛瘀通络。针补太溪、复溜。配加腧穴同上。

若属肾虚标热重型（临床少见），证见关节热痛，肿大变形，扪之觉热，皮色略红，喜凉则感凉痛重，口干咽燥，五心烦热，溲黄便干，舌质红，舌苔黄厚而腻，脉象滑数或弦滑数，尺脉多沉小。此乃标邪郁久化热或服用温肾助阳药后，阳气骤旺，邪气从阳化热之征。治宜补肾清热，待标热清，再施用补肾祛寒之法以治其本。后者选穴同肾虚寒盛型。

【病案举例】

病例 1　风寒湿邪，痹阻经脉

许某，女，46 岁，地质队职工。1982 年 7 月 26 日初诊。

主诉：患全身关节风湿已 4 年之久。

现病史：4 年前因患疟疾发高烧，睡卧凉地后，即出现全身关节凉痛沉困，阴雨、感寒加重。如手腕一戴手表即感手腕手指凉痛更甚，手指麻木。逐年加重，每在发病时手足心发热，全身关节凉痛沉困。增剧时体温在 37.5～38.5℃之间。化验：抗“O”（＋），即 833 单位。

辨证：风寒湿邪，痹阻经脉，气血运行不畅，营卫失调之痹证。

治则：祛风散寒除湿。

取穴：一至四诊，针泻患处腧穴，均针上艾条灸；五至十三诊，针泻曲池、阴陵泉，均配针上艾条灸。

效果：一至四诊，患处取穴仅取得局部疗效。故五至十三诊改用整体治疗。七诊后，发烧及全身关节凉痛已止，阴雨天亦未复发；八诊至十三诊巩固疗效。

随访：1983 年 11 月 18 日患者告知此病在此针愈未发。

按 本例系风寒湿邪侵袭机体，痹阻关节，络道不通，气血不畅，营卫失调之痹证证候。是以一至四诊，泻灸患处腧穴，虽然所针局部凉痛减轻，但全身关节凉痛沉困和发烧不能控制。故五至十三诊改用整体治疗辨证取穴，泻灸曲池、阴陵泉，施用疏风解表，散寒除湿之法而收效。

病例 2 真阳不足，阴寒阻络

任某，男，45 岁，南阳地区供销社车队职工。门诊号 013431。

主诉：下肢凉痛已 2 天。

现病史：2 天来两下肢凉困无力，以两膝关节凉痛更为明显。精神不振，倦怠无力。脉象沉弱。既往病史：患腰部困痛已年余。

辨证：真阳不足，阳气失布，寒邪阻络之痹证。

治则：温补真阳。

取穴与效果：

一诊：针补关元配烧山火，温热感走达小腹，复从小腹分左右向下走达两下肢，两下肢即感温热舒服。

二诊：前诊后两下肢凉困痛减轻，针穴手法针感同上。

随访：月余后患者告知针愈，2 年后追访又告知针愈未复发。

按 从患者年龄、得病时间和下肢凉痛来看，似属寒实痹证。但以脉象和兼见症状作证，本例属于真阳不足，阳气不布，阴寒阻络，下肢经脉失其温通之寒痹证候。故针补关元（补元阳要穴）配烧山火，温补真阳。使真阳布于下肢，经脉得以温运，寒痹自愈。

病例 3 气血素虚，外邪痹阻

周某，男，30 岁，南阳四集体职工。1971 年 10 月 27 初诊。

主诉：两膝凉痛已 6 年。

现病史：6 年来两膝关节酸困凉痛，夜间较重，影响睡眠，两下肢困痛，行走无力，两髋、踝关节凉困。平时有气短，头晕，少寐多梦等症状。

辨证：气血素虚，寒邪乘虚侵入，痹阻关节经脉之寒痹证。

治则：补益气血与温散寒邪之法，同时或交替施治。

取穴：一诊，三至八诊，十七至二十三诊，针补足三里、三阴交；二诊，针泻膝眼针上艾条灸；九至十六诊，针补足三里、三阴交，泻灸膝眼。

效果：四诊后，下肢酸困减轻，已不影响睡眠，膝关节仍凉痛；八诊后，下肢行走有力，膝关节仍凉痛；十四诊后，抬步及行走有力，微有困感；二十诊后，下肢行走有力，膝关节已不凉痛；二十三诊痊愈。

按 “邪之所凑，其气必虚”。本例患者气血素虚，寒邪乘虚而入，痹阻关节经脉，故而两膝酸困凉痛，两下肢困痛，行走无力。气短、头晕，是气血亏虚的表现。所以施用补益气血和温散寒邪之法，标本兼治而收效。泻灸膝眼仅是患野取穴，而针补足三里、三阴交，一是作为患野取穴健壮下肢筋脉，二是作为辨证取穴，整体治疗，补益气血。补益气血以益筋脉。两髋、踝关节凉困，是因气血失其充达之故，未取其患野腧穴，却随补益气血之法，气血得充而治愈。

病例 4 寒阻经脉，气血失畅

患者，男，19 岁，埃塞俄比亚人。1979 年 7 月 23 日初诊。门诊号 19280。

主诉：两上肢痛已年余。

现病史：1 年多前因在监狱里睡卧水泥地上，感受寒凉而得，加之受刑时被绳捆绑所致。两肩、肘、腕关节凉痛，不会活动，持物无力，易于疲劳，肌肉轻度萎缩。两手指关节疼痛不能持物，左侧背部疼痛，两侧三角肌下皮肤色素沉着，呈环周形。曾多次治疗，用过一些抗痉挛药无效。

辨证：寒邪所侵，经脉痹阻，复因绳捆，经络气血失畅之痹证证候。

治则：温经散寒。

取穴：针泻外关、曲池、合谷、肩髃，均用针上艾条灸，各穴艾灸 10 分钟。

效果：五诊后，两上肢疼痛减轻，活动较前有力；十诊后，两上肢已明显好转，手指活动仍无力；十五诊痊愈。

随访：1979 年 11 月 12 日告知两上肢凉痛治愈，活动有力，仅个别时痛一下即止，余无异常。

按 本例系睡卧寒湿之处，寒邪所侵，经脉痹阻，气血失畅，故而两上肢关节凉痛，不会活动。正如《素问・举痛论》所云：“寒气入经而稽迟，泣而不行，客于脉外则血少，客于脉中则气不通，故卒然而痛”之病机所在。加之两上肢被绳捆绑，复致经络气血失畅，故而肌肉萎缩，持物无力，易于疲劳。遵其“得炅则痛立止”治则，施用温经散寒之法，寒邪驱散，经脉通畅，气血调和，病乃自愈。

病例 5　湿热蕴郁中宫，下注下肢关节

张某，男，44 岁，住社旗县朱集公社姜庄大队。1969 年 6 月 23 日初诊。

主诉：关节肿痛发热已 3 年。

现病史：3 年来，两足踝关节和膝关节肿痛发热，痛不可近，活动不便，与气候变化无关。伴有头部发热，口苦，溲黄，便秘，脘闷纳呆，渴不欲饮等症状。舌苔白腻，脉象滑数。曾以风湿性关节炎在他处久治无效。

辨证：湿热蕴郁中宫，下注关节，经脉阻滞之湿热痹证。

治则：清热利湿，活血通络。

取穴：针泻合谷、阴陵泉、三阴交。每隔 1～2 日针治 1 次。

效果：三诊后，饮食增加，小便不黄，大便不干，右侧内踝处仍肿痛；四诊后，右侧内踝处肿痛消失；五诊后，各关节不肿不痛；六诊痊愈。

随访：1970 年 2 月 3 日患者告知针愈。

按　本例系湿热下注，留滞关节，郁阻经络，气血运行不畅之热痹证候。湿热痹阻关节，故见下肢关节肿痛发热，伸屈不利；湿热留滞中宫，则脘闷纳呆，渴不欲饮，口苦；湿热下注膀胱，则小便色黄。舌苔和脉象的改变，是湿热的征象。证属湿热炽盛之湿热痹证，故整体治疗，辨证取穴，针泻合谷（清热）、阴陵泉（利湿）、三阴交（活血）施用清热化湿，活血通络之法而收效。

病例 6　湿热蕴郁中宫，留滞关节

吕某，男，46 岁，住南阳市七一公社岗王庄大队。1969 年 3 月 10 日初诊。

主诉：手足关节肿痛已 11 个月。

现病史：11 个月来，两手指、手腕、足踝关节肿痛，伸屈不利，触之发热，痛不可近。伴有脘闷食少，大便溏薄，口鼻气热，耳痛出血等症状。舌尖红，舌苔黄腻，脉数。痛苦忧郁表情。曾在郑州某医院诊断为类风湿性关

节炎，治疗无效。曾服羊肉、狗肉和牛肉汤，饮虎骨酒 3 瓶，土骨蛇酒 3 斤，吃活络丸 3 盒，服考的松百余粒，不仅无效，反使病情加重。

辨证：湿热之邪，留注关节，蕴郁中宫之热痹证候。

治则：清热泻火，利湿活血。

取穴与效果：

一诊、二诊：针泻曲池、阴陵泉、三阴交，清利湿热，活血通络。

三诊：下肢关节肿痛已明显减轻，已能行走。仍耳痛出血，口鼻气热。上方加泻合谷，共奏清热泻火，利湿活血之效。

四诊：针穴手法同三诊。

五诊：下肢关节肿痛已愈，上肢关节肿痛有所减轻，便溏食少已愈。针穴手法同三诊。

六诊、七诊：耳痛出血及口鼻气热已止。针穴手法同三诊。

八诊：下肢关节不痛，手指关节早晨强痛。针穴手法同三诊。

九诊：热痹证基本治愈，原有症状消失。仅晨起时右手指掌关节伸屈强痛。针穴手法同三诊。

随访：1970 年 4 月 16 日患者就诊，告知因春节饮酒较多右手食指指掌关节出现肿痛发热，特来针治。其他关节痛治愈，至今未发。1971 年 4 月告知右食指指掌关节肿痛发热治愈，及其他关节肿痛病变均未复发。

按　湿热之邪，留滞中宫，则脘闷食少，大便溏薄；湿热留滞关节，痹阻经络，则关节肿痛发热；久服药酒及血肉有情热性之品，以助热邪，故出现口鼻气热，耳痛出血，热痹反而加重：舌质红，舌苔黄腻，脉数等，属于热胜于湿之象。故针泻合谷、曲池、阴陵泉、三阴交，施用清热泻火，利湿活血之法而收效。

病例 7　痰瘀痹阻两膝关节

王某，女，54 岁，住南召县石门公社。1970 年 1 月 18 日初诊。

主诉：两膝关节肿痛已 5 年。

现病史：5 年前因不慎跌倒，两膝跪地，膝盖部皮肤出血，次日膝盖部开始肿痛，活动不便，经用土单方治疗肿痛消失，仅膝关节活动稍有不便，微觉疼痛。数月后因感凉疼痛加重，经中西药及土单验方治疗无效。近 3 年来两膝关节肿大强直，屈伸疼痛，活动不便，时而拒按，遇凉加重。舌质紫暗，舌苔薄白，脉象沉涩。

辨证：患病日久，痰瘀凝滞，经络气血阻滞之痹证。

治则：化痰祛瘀，驱邪通络。

取穴：针泻三阴交、丰隆，泻灸膝眼。每隔1～2日针灸1次。

效果：三诊后，膝关节疼痛减轻；八诊后，膝关节强直肿大明显减轻，屈伸较便，遇凉已不痛；十二诊后，膝关节病基本治愈；十三至十八诊巩固疗效。

随访：1978年5月4日患者告知前病在此针愈未发。

按　本例乃病久入络，经络失畅，气血痹阻，气滞则津液结聚成痰，血行不畅而成瘀，痰瘀凝滞之痹证证候。故针泻三阴交（行血祛瘀）、丰隆（化痰），泻灸膝眼（温经散邪，以消散膝关节内的痰瘀），施用化痰祛瘀，驱邪通络之法而收效。以上三穴配伍，丰隆与三阴交是祛瘀化痰，整体治疗以治其本，泻灸膝眼直达病所，既治标又治本。

本例若仅从膝关节肿大强直疼痛，遇凉加重来看，似属寒湿痹证。结合舌、脉与病程，则属痰瘀凝滞之痹证。如不取以上三穴则很难收效。

病例8　肾虚寒盛型尪痹

司某，女，43岁，住南阳县谢庄乡掘地坪。1988年8月27日初诊。

主诉：全身关节凉痛强硬已3年。

现病史：3年来全身关节酸困凉痛强硬，尤以手足腕踝及第1至第5腰椎关节为甚。腕踝关节肿胀变形，触之发凉，活动不便，得暖则舒。腰椎关节凉痛强硬，弯腰不便，时觉腰空酸软。伴有怯寒肢冷，两膝无力，易于疲劳，颈项发软活动微响，小腹觉凉，尿频，足跟空痛等症状。冬季病情加重。舌苔薄白，脉象沉弦两尺沉细。化验检查：抗“O”不高，类风湿因子阴性。

辨证：肾阳不足，寒邪侵袭，留滞关节之肾虚寒盛型尪痹证。

治则：补肾助阳，温散寒邪。

取穴：一至八诊，针补太溪、肾俞，手腕、足踝、腰椎3处每晚艾条轮换施灸；九至十八诊加补关元；十九至二十三诊，针补太溪、三阴交，艾灸同上。二十三诊后嘱其回家继续艾灸患处以巩固疗效。

效果：五诊后，腰及手足腕踝关节症状减轻，颈项已不发软，活动颈项已无响声。八诊后，腰及手足腕踝关节症状大减。仍尿频，小腹觉凉，怯寒肢冷。十三诊后，腰椎关节弯屈自如，手腕关节已不肿胀。仅足踝关节仍肿胀。十八诊后，怯寒肢冷、尿频及小腹凉治愈，腰部已不空痛，行走和持物腕踝有力，精神好转。仍足跟空痛。二十三诊痊愈。

随访：1989年5月26日患者告知针愈未发。

按 总观本例属于肾气亏虚，寒邪侵袭，寒痹关节，经脉气血失畅之肾虚寒盛型尪痹证候。肾主骨，藏精生髓，腰为肾之府。肾阳不足，精血亏虚，寒邪易侵，痹阻关节，经脉气血失畅，故尔出现全身关节酸困凉痛，肿胀强硬；其小腹觉凉，尿频，足跟空痛和颈项发软等，均为肾虚之故；冬季阴寒盛，阳失温煦，故而加重。一至八诊针补太溪、肾俞，补肾气益肾精以治其本，艾灸患处温散寒邪以治其标。八诊后肾虚及局部症状有所改善，但肾阳不足症状不减，故九至十八诊加补关元，共奏温补肾阳，填补精血之右归饮之效。由于十八诊后肾阳不足及患处病证基本治愈，故十九至二十三诊，改补太溪、三阴交，补肾气益肝肾养精血而告愈。

病例9 寒湿痹阻兼气血亏虚

张某，男，56岁，农民，住镇平县柳泉铺乡张湾村。

主诉：患鹤膝风已2年，因感受寒湿而得。

现病史：2年来，两膝关节肿大凉痛，形如鹤膝，伸屈不利，行走困难，阴雨、感寒加重，恶凉喜暖。因久服中药影响脾胃，出现纳食不佳，多食则腹胀，时而腹泻。伴见气短，神疲，倦怠等症状。面色苍白，脉象沉细。

辨证：寒湿痹证，兼纳运失职，化源不足。

治则：温散寒湿与补气血健脾胃之法交替施治。

取穴：一诊、二诊和四、六、八、十、十二诊，针泻双膝眼加针上艾炷灸；三、五、七、九、十一、十三至十六诊，针补合谷、三阴交、足三里。

效果：一诊、二诊泻灸膝眼时出现晕针；三诊改用补益气血，健壮脾胃之法后，再针灸膝眼穴未再晕针；八诊后，两膝关节肿大凉痛及腹胀、腹泻都有明显减轻，饮食增加，精神好转；十一诊后，膝关节肿大凉痛基本治愈，已能行走，能作一般家务劳动，伴有症状及脉象均有明显改善或治愈；十六诊痊愈。

随访：追访2年，未曾复发。

按　本例系感受寒湿，寒湿之邪，留滞膝内，痹阻经络，气血不畅，故两膝关节肿大凉痛，形如鹤膝；阴雨、感寒加重，是因外邪复阻之故。然何以多药而不效？《素问·至真要大论》指出："气有高下，病有远近，证有中外，治有轻重，适其至所为故也。"其原因一则用中药内服，无针灸直达病所而效捷；二则是用药不当。用药不当，反伤脾胃，故见腹胀腹泻，纳食不佳。脾胃损伤，化源不足，气血亏虚，故出现面色苍白，脉象沉细，气短神疲，倦怠无力等。一诊、二诊出现晕针，正是气血亏虚，中气不足之故。证属本虚标实，虚中夹实。故施用标本兼治之法，泻灸膝眼温散寒湿以治其标，针补合谷、三阴交、足三里补气血健脾胃以治其本。针补合谷、三阴交有八珍汤之效，针补合谷、足三里有补中益气汤之效。

喻嘉言指出："鹤膝风即风寒湿之痹于膝者。如膝骨日大，上下肌肉日枯，未可先治其膝，益养气血使肌肉渐荣，再治其膝。"今针灸一、二诊，未从其说，复伤正气而易晕针，后改用祛邪与扶正之法，寓温散寒湿于补气血健脾胃之中，虚实并治，才得以健步如初。

病例10　寒湿痹阻，阳失温煦

患者，男，46岁，会计，美国人。1979年4月3日初诊。门诊号24789。

主诉：全身疼痛以两下肢关节疼痛尤甚已2年余。

现病史：2年半前，因野外劳动，睡卧湿地，感受寒湿而得。曾在美国某医院以风湿性关节炎用西药治疗2个月而罔效。后又在某医院以风湿性关节炎治疗，仅在用药期间有所减轻，停药后则病状如故。

现在证：全身疼痛，以两下肢关节尤甚，并有重坠感，活动不便，阴雨、感寒加重。伴有倦怠乏力，全身沉重，口味不佳，手足不温等症状。舌淡苔白，脉象沉缓。平时怯寒肢冷，尿频。血沉和抗"O"都在正常范围内。

辨证：寒湿痹阻经脉，阳虚失其温煦，气血运行不畅之寒湿痹证。

治则：温经扶阳，健脾除湿。

取穴：针补关元、阴陵泉。每隔1～2日针治1次。其关元穴的温热感达于小腹，时而达于两下肢，即感下肢舒适。

效果：三诊后，畏寒肢冷及下肢关节疼痛减轻；六诊后，下肢关节疼痛基本治愈，舌、脉及倦怠神疲、全身沉重和尿频，均有不同程度的好转或治愈；十诊痊愈；十一诊巩固疗效。

按 本例证属《伤寒论》305条："少阴病，身体痛，手足寒，骨节痛，脉沉者，附子汤主之"之附子汤证病候。由于寒湿之邪痹阻经脉，阳虚失其温煦，气血运行不畅，故出现全身疼痛以两下肢关节沉重疼痛尤甚；真阳不足，则畏寒肢冷，尿频；舌、脉的改变以及神疲、倦怠、全身沉重、手足不温等，均为阳气虚衰，寒湿内停之征。阳气失于温煦，寒湿留滞经络。故施用温经扶阳，健脾除湿之法，针补关元（补真阳以祛寒湿）、阴陵泉（健脾以除湿）而收效。

此案是一个很好的辨证施治范例。患者全身疼痛，如何取穴？以下肢关节沉重痛甚，又未取下肢关节部的腧穴。而是紧紧抓住阳虚寒湿盛这个患病病机，制定法则，进行整体治疗，辨证取穴，温阳健脾除湿。阳复湿除，不仅身痛、下肢沉痛治愈，所伴随阳虚湿盛之病理证候群如神疲倦怠、畏寒肢冷、四肢不温等也随之而愈。若仅患处取穴，局部治疗（如针、灸患野腧穴）或许会取其一时之效，但终因阳气不复，寒湿不除，欲获全效，实乃无望。

病例11 寒湿之邪，痹阻肩背

袁某，男，45岁，农民，住西峡县蛇尾乡。1988年9月18日初诊。

主诉：肩背沉重凉痛已年余。

现病史：1年多前，因劳动汗出淋雨而得。当初肩背部（肩胛以内第5胸椎以上等处）凉痛，后来又出现沉重，阴雨感凉加重。喜暖恶凉，患处经揉按至局部发热即感舒服，捶打患处数分钟后，其沉困凉痛亦能得到暂时缓解。舌、脉、面色无异常。曾用西药久治不效，后用中药治疗有所减轻，但停药如故。

辨证：寒湿之邪，痹阻肩背经脉，气血运行不畅之寒湿痹证。

治则：温阳散寒祛湿。

取穴：针泻大椎、风门，均配烧山火手法。针大椎穴针尖向左侧斜刺，其温热感走向左侧肩部；针尖向右侧斜刺，温热感走向右侧肩部。风门穴温热感均向下走达心俞、厥阴俞穴处。

效果：三诊后，肩背沉重凉痛减轻；六诊后，肩背沉重凉痛治愈。自三诊后出现咽干，多梦少寐，嘱其用麦冬泡水徐徐饮之；七诊痊愈。

按　本例系劳动汗出后，复因淋雨感寒，寒湿之邪乘虚而入。寒湿痹阻肩背经脉，气血运行不畅，不通则痛，故出现一系列肩背寒湿痹阻症状。因无全身症状，故患野取穴，局部治疗，针泻大椎、风门，配以烧山火手法，施用温阳散寒祛湿之法而收效。三诊后出现咽干，多梦少寐，是因风门穴温热感达于心俞、厥阴俞，产生邪热，热邪扰于神明之故。

病例 12　寒痹肩凝

张某，女，56 岁，住南阳市靳岗乡。1990 年 8 月 24 日初诊。

主诉：患肩周炎已 3 年。

现病史：3 年前因左侧肩部感受寒邪而得。开始左侧肩部凉痛，时而剧痛，得暖则舒。嗣后逐渐严重，左侧肩关节活动受限，抬高痛甚，以肩峰、臑臂前廉疼痛明显，痛引肘臂。阴雨或感寒加重。臑部压痛明显。血沉 60mm/h，抗链球菌溶血素“O”正常。曾在某医院以肩周炎用强的松龙局部封闭多次效果不佳。

辨证：寒邪痹阻肩部经脉，气血受阻之寒痹肩凝证（肩关节周围炎）。

治则：温散寒邪，通经活络。

取穴：针泻左肩髃、肩髎、曲池，均配烧山火手法。曲池穴温热针感循本经达于肩部；肩髃穴温热针感达于关节腔内，当即关节内凉痛消失。

效果：三诊后，肩关节凉痛减轻，能上举抬高，活动时疼痛减轻；六诊后，左侧肩关节已不凉痛，臑部压痛已不明显，肩峰、臑臂前廉已不痛；八诊痊愈。

按　此例系感受寒邪，痹阻肩部经脉，气血运行不畅，影响肩周经筋之寒痹肩凝证候。寒邪痹阻肩部经脉，故肩部凉痛，活动受限，阴雨、感寒加重；其臑部压痛明显，疼痛部位在肩峰、臑前廉处，正是手阳明经脉循行处痹阻之故。故泻肩髃、肩髎、曲池，配烧山火手法。由于本例没有其他伴有症状，为单纯的寒痹肩凝症，故用患野取穴直达病所的局部疗法，温散局部寒邪，使患野经脉气血通畅而收效。

【结语】

1. 所举病例类比　12 个案例中：

例 1 属于风寒湿邪，痹阻经脉，气血运行不畅，营卫失调之痹证。整体治疗，辨证取穴，施用祛风解表，散寒除湿之法而收效。例 2 属于真阳不足，阳气不布，阴寒阻络，下肢经脉失其温通之寒痹证。整体治疗，辨证取穴，施用温补真阳之法而收效。例 3 属于气血素虚，寒邪乘虚而入，痹阻膝关节经脉之寒痹证。施用补益气血与温散寒邪之法，标本兼治而收效。例 4 属于寒邪所侵，经脉痹阻，复因绳捆，经脉气血失畅之上肢关节痹证。因无全身症状，故患野取穴，施用温经散寒之法而收效。例 5 属于湿热蕴郁中宫，下注下肢关节，郁阻经脉气血之下肢关节湿热痹证。整体治疗，施用清热利湿，活血通络之法而收效。例 6 属于湿热之邪，留滞关节，蕴郁中宫之手足关节热痹证。由于热胜于湿，故用清热泻火，利湿活血之法而收效。例 7 属于痰瘀凝滞两膝关节，经络气血阻滞之膝关节痹证。辨证取穴与患野取穴并施，施用化痰祛瘀，驱邪通络之法而收效。例 8 属于肾阳不足，寒邪乘虚侵入全身关节，经络气血运行受阻之肾虚寒盛型尪痹证。因以腰手足腕踝关节凉痛强硬为主症，故辨证取穴与患野艾灸直达病所并施，施用补肾助阳，温散寒邪之法而收效。例 9 属于寒湿痹阻膝部，兼纳运失职，化源不足之膝关节痹证。辨证取穴与患野取穴并施，施用温散寒湿与补气血健脾胃之法，标本并治而收效。例 10 属于寒湿痹阻，真阳不布，阳虚失其温煦，气血运行受阻之下肢关节痹证。整体治疗，辨证取穴，施用温经扶阳，健脾除湿之法而收效。例 11 属于寒湿之邪，痹阻肩背经脉，气血运行不畅之肩背寒湿痹证。局部寒湿，局部取穴，施用温阳散寒祛湿之法而收效。例 12 属于感受寒邪，痹阻肩部经脉，气血运行受阻，不通则痛之寒痹肩凝证。局部病变，患野取穴，施用温散寒邪，通经活络之法而收效。

2. 痹证的治疗　“邪之所凑，其气必虚”。痹证是在人体正气先虚的条件下，风寒湿热之邪侵袭，或病久不愈，气血肝肾俱损，邪气壅阻于经络血脉之间，络道不通而产生的。气血肝肾内虚和真阳不足是致痹的内在因素，风寒湿热外袭是致痹的外在条件，经络气血痹阻是痹证的基本病变。在治疗方面，祛除邪气和扶助正气，二者孰轻孰重，辨证选穴要有所侧重，灵活变通。

痹证虽为风寒湿热之邪杂至，但人体素质各不相同，感邪亦各有偏胜。治痹既不可偏执一端，又不可主次不明。治痹不效之由，大半是用穴杂乱，或单一患野取穴，或辨证不明，不能切中肯綮。辨证取穴要按邪之偏胜，分别主次，突破重点，或整体治疗，或因果并治，或虚实同治，标本兼顾，视其病情而定。

久治不愈的病例，有使病情进一步加重，或成痼疾。有因治之不当，或伤于脾胃，或伤于气血，或耗伤精血；或为痰瘀痹阻，或为湿热蕴郁，或为真阳不足为因；或为假象所惑。临证时不可不察。

痹证的治疗，首先要摆正内因与外因的关系。初起或急性发作时，多偏于邪实，应当急则治其标；及至病久，病情呈慢性迁延时，多偏于正虚，或虚中夹实，宜当标本兼治，祛邪与扶正交替施治。视其邪实之因和正虚之属，施用辨证取穴与患野取穴之法，在选穴组方方面应有所侧重。

总之，治痹证要点是：详审正邪之盛衰，细酌补泻之分寸；病初宜疏散，邪净为务；病久当固其本，扶正为先。

【其他】

1. 患野取穴的运用　痹证多出现在关节部位，针灸关节部位的腧穴，亦即患野取穴，可直达病所而效捷。《素问·五藏生成篇》指出：“人有大谷十二分……此皆卫气之所留止，邪气之所客也，针石缘而去之。”四肢关节为邪气所客而易发生病变，用针刺之，直达病所，除邪愈病。视其虚实寒热而采用虚补（多用先泻后补之法）、实泻（用泻法）、寒温（用泻法配艾灸或烧山火）、热凉（用泻法配透天凉）之法，分别可收驱邪散滞，宣通气血和温经散寒祛湿之效。

痹证病久，证多属虚，患野取穴，不可施用补法。因必有夹实之余邪，或经络气血尚未完全畅通之故。可施用先泻后补之法，祛其邪扶其正。另外，单纯性关节疼痛，不因感受风寒湿邪而又与气候改变无关的患者，用针泻患野腧穴无效者，可以针上灸用温通血脉之法而能收效。

2. 热痹之证，唯当整体治疗　热痹证所出现的关节红肿热痛，是机体内在因素所表现出体表症状的体征。临证时若忽视脏腑经络病变，仅从表面关节现象，治疗关节肿痛，而未整体治疗，辨证取穴，收效往往不会满意。“脏腑经络，先有蓄热，而复感风寒湿气客之，热为寒郁，气不得通，久久寒亦化热，则㾮痹熻然而闷也。”（《金匮翼》）热痹之证，或兼壮热烦渴，小便黄赤，大便干秘，舌红少津，脉象弦数；或兼有渴不欲饮，小便热赤，大便溏薄，脘闷纳呆，下肢肿痛，舌苔黄腻，脉象濡数；或内兼胃肠病，外夹表证，关节肿痛呈游走性，等等。1966年以前，我们对热痹（风湿热痹）证认识不足，而施用对症治疗患野取穴，效果很差。后来对其进行反复探讨，多次实践，以尤在泾《金匮翼》所论热痹之病因病机，进行辨证取穴，整体治疗，收效甚为满意。

3. 针越扎越虚之由　痹证的主要病机是不通则痛。痹，就是闭阻不通之意。针灸治疗痹证，虽然以通为主，分别以祛风、散寒、除湿为其基本治疗法则，但应根据病情，与益气、养血、活血、温阳、健脾等法配合施用。特别是久病，必致正虚，或体素亏虚之人罹于痹证，必须施用扶正祛邪之法。由于一些医者，不辨虚实，仅以实证施用通法治之，或不懂补益之法，仅以患野取穴施用散邪之法，致使虚者更虚。所以常遇到一些患者有“针越扎越虚”之忧，社会上亦流传有“针愈扎愈亏”的说法。

4. 个体差异与痹证的关系　人体阴阳有盛衰，气血有虚实，五脏有盈亏。个体差异对于感受病邪易与不易，和化寒、化热、从实、从虚的不同，是病理机转的内在条件。例如脾虚外湿易侵，血虚外风易入，阳虚外寒易袭，阴虚外热易犯，气血亏虚外邪易入等。又如机体腠理素虚，营卫不固，外邪易乘虚而入。阴盛或阳气偏虚之体，内有虚寒，易感寒邪或感寒湿之邪，或感受风热之邪而寒化，成为寒痹或寒湿痹证，阴虚或阳气偏亢之体，内有蕴热，易感风热之邪，或感受寒湿之邪而热化，成为热痹或湿热痹证；脾虚失运，内湿较盛，易于感湿邪或寒湿之邪，成为湿痹或寒湿痹证，若从热化则转化为湿热痹证；脾虚失运，聚湿生痰，成为湿痰痹证。寒痹或寒湿痹证日久，用药热蕴而化热，则成热痹或湿热痹证；痹痛日久，久痛入络，夹瘀痹阻，则成寒或寒湿夹瘀之痹证。肺卫不固之体，多兼肺气虚易感冒等症状；气血亏虚之人，多虚中夹实，兼见气血虚亏症状；肝肾阴虚之体，多虚中夹实，兼见筋脉拘急等肝肾阴虚症状；真阳不足之体，多见虚寒隐痛，兼见畏寒肢冷等症状；肾精亏虚之体，多隐隐作痛，兼见肾精亏虚症状；心气不足或心血瘀阻之体，多兼见心气不足或心血瘀阻等心脏症状。由于人体体质的差异和受邪的不同，就会出现风痹、寒痹、湿痹、尪痹、风寒湿痹、风湿痹、寒湿痹、湿热痹和热痹以及夹痰、夹瘀等不同的证型。

有许多患者，没有感受外邪的病史，亦没有冒雨涉水和久处卑湿或感触风寒、风热之邪而患痹证。多是由于脾虚失运，水湿内停；聚湿生痰，痰湿内生；血虚血燥，筋脉失养，则生内风；阳气不足，不能制阴，则生内寒；阴精亏虚，阴不制阳，则生内热；气虚失运，血缓脉涩，则停为瘀；寒凝、湿阻，久痛入络，则可致瘀。故尔风、寒、湿、热、痰浊、瘀血等可由内生，由里达表，痹阻经脉，留滞关节、肌肤，闭阻气血，使痹从内生，或稍感外邪，病人不觉，而易致内外合邪而为痹证。

（二十二）痿　证

【概说】

痿证是肢体筋脉弛缓，软弱无力，日久因不能随意运动，而致肌肉萎缩的一种病证。临床以下肢痿弱较为多见，故又称“痿躄”。

本病发病的外因以温邪、湿热为主，而致津液耗伤；内因正虚或久病致虚，或劳伤过度，气血阴精亏损。病变涉及到肺、脾、胃、肝、肾等脏。正如邹滋九说：“夫痿证之旨，不外肝肾肺胃四经之病。盖肝主筋，肝伤则四肢不为人用而筋骨拘挛。肾藏精，精血相生，精虚不能灌溉诸末，血虚不能营养筋骨。肺主气，为清高之脏，肺虚则高源化绝，化绝则水涸，水涸则不能濡润筋骨。阳明为宗筋之长，阳明虚则宗筋纵，宗筋纵则不能束筋骨以流利机关。此不能步履、痿弱筋缩之证作矣。”

痿证之病，针灸临床较为常见。其证型较多，也比较复杂，必须根据病因、病机、脉证、兼证，分清证型，辨证施治，整体治疗，方能收到满意的效果。

现代医学中的多发性神经炎、急性脊髓炎、小儿麻痹后遗症、进行性肌萎缩、重症肌无力、周期性瘫痪、肌营养不良症、癔病性瘫痪和表现为软瘫的中枢神经系统感染后遗症等，可参考痿证进行辨证取穴。

本病分别有肺热津伤、湿热浸淫、脾胃虚弱、气血亏虚、肝肾亏虚、肾精不足、肺肾两虚以及肝热筋痿和脾热（胃热）肉痿等证型，而以前五个证型较为多见。现将以上几个证型的证治和病案举例，分述如下。

【辨证施治】

痿证的辨治原则是：首辨虚实。凡属温邪初起，邪热未退，肺热伤津，以及湿热浸淫者多属实证，其起病急，发展较快。治宜清热润燥、养肺生津，或清利湿热。由脾胃虚弱、肝肾亏虚、气血两虚、肺肾两虚、肾精亏虚所致者属于虚证，其病史较久，起病与发展较慢。分别治宜健脾益气、补益肝肾、气血双补、补肾壮骨益髓、补益肺肾等。属于虚中夹实，实中有虚之证，应予兼顾治疗。并应遵《素问·痿论》篇："治痿独取阳明"之旨，重视调理脾胃这一原则，但不可拘泥。

另外，由于肺热熏灼所致之痿证，多是在温热病中或病后突然出现肢体痿软不用。由于肝肾阴虚、气血亏虚和肾精不足所致之痿证，起病缓慢，渐见肢体痿躄不用，并伴有虚亏性证候群。由于湿热浸淫所致之痿证，多见逐渐下肢痿躄，湿热下注于足者，两足痿软或见微肿，痿弱之象较前者为轻，但有湿热伤阴，实中夹虚之证。产后致痿，起病较急，多为气血亏虚所致。

1. 肺热伤津

主证：病起发热，或热退后出现肢体软弱无力，咳呛咽干，心烦口渴，大便干秘，小便黄少。舌红苔黄，脉象细数。

治则：清热润燥，养肺生津。

取穴：针泻尺泽（清肺）、内庭（清胃热），针补复溜（滋肾阴）。类似清燥救肺汤之效。

若证见身热已净，食欲减退，口燥咽干较甚者，证属肺胃津伤，可补复溜、太渊，泻内庭，滋阴清火，益于肺胃。

若属《素问·痿论》篇中"肺热叶焦，发为痿躄"和"肝气热……筋膜干则筋急而挛，发为痿躄"之痿证。可泻行间（清肝）、合谷（清肺）清肝肺之热以益筋脉，或加泻阳陵泉舒筋利胆益肝。

凡属热极生风和邪热伤于筋脉之余热未净者，针泻合谷、太冲四关穴先清余热，然后再患野取穴或辨证取穴，收效较好。少数病例随着余热不断地清除，病情随之渐轻，既使不配加患野腧穴亦可获痊愈。

2. 湿热浸淫

主证：两足痿软，肢体困重，或兼微肿、麻木、觉热，扪之微热，胸脘痞闷，烦热，小便赤涩热痛，或口苦而黏。舌苔黄腻，脉象濡数。

治则：清热利湿。

取穴：针泻阴陵泉、足三里。热胜于湿者配透天凉。

若热甚伤阴，兼见形体消瘦，下肢热感，心烦，舌边尖红，或中剥无苔，脉象细数者，针泻曲池（或合谷）补复溜，清热养阴。

若肢体麻木不仁，关节运动不利，舌质紫，脉涩等，兼有瘀血阻滞者，在清利湿热处方中或在患野取穴舒畅经脉处方中加泻三阴交活血通络。或针泻合谷、阴陵泉、三阴交清利湿热，活血通络。

3. 脾胃虚弱

主证：肢体痿软无力，逐渐加重，饮食减少，大便溏薄，神疲乏力，面浮而色不华。舌苔薄白，脉细。

治则：健脾益气。

取穴：针阴陵泉、足三里，用先少泻后多补之法，类似参苓白术散的功效。若畏寒肢冷，加灸神阙以温脾阳。

若属脾虚湿盛，可针泻阴陵泉，针补足三里或脾俞，健脾祛湿。

4. 气血亏虚

主证：起病较缓，肢体痿软无力，渐次加重，瘦削枯萎，气短乏力，精神不振，面色少华，或有头晕、心跳、声低等。舌淡苔白，脉象细弱。

治则：补益气血。

取穴：针补三阴交、合谷或足三里，气血双补，加补阳陵泉佐以强壮筋脉。

若因脾胃虚弱，化源不足而致气血亏虚者，以治疗脾胃虚弱为主，脾胃虚弱治愈，化源复常，再针补合谷、三阴交补益气血，则收效更佳。不可不治脾胃而直接补益气血。

《伤寒论·太阳篇》160 条："伤寒吐下后，发汗，虚烦，脉甚微，八九日心下痞硬，胁下痛，气上冲咽喉，眩冒，经脉动惕者，久而成痿。"汗吐下后，阳伤阴损，气血双亏，正气难复，经脉失养，必动惕不安。久而失治则形成肢体瘫痪。可补复溜、三阴交、合谷育阴益气养血。

5. 肝肾亏虚

主证：肢体痿软无力，逐渐加重，腰脊酸软，并有头晕目眩、耳鸣、遗精或遗尿，或月经不调等症。舌红少苔，脉象细数。

治则：补益肝肾，滋阴清热。

取穴：针补复溜、三阴交，配透天凉。或针补曲泉（补肝养肝以益筋脉）、肾俞（补肾壮筋骨）、复溜（滋阴补肾）共奏滋补肝肾，强壮筋骨之效。或补肝俞、肾俞、绝骨、阳陵泉或大杼，补益肝肾，强壮筋骨。此为"肝虚则筋软无力以束，肾虚则骨痿不能自强"之病机而设。

若兼见心悸怔忡，面色萎黄无华，舌质淡红，脉象细弱者，可补合谷、三阴交、肾俞，补气血益肝肾。

若兼见怯寒，神疲，阳痿，小便清长，舌淡，脉象沉细无力等，是久病阴损及阳，阴阳俱虚之象。针补关元、肾俞、复溜、阳陵泉，补肾助阳，强壮筋脉，类似金匮肾气丸加味之效。

6. 肾精亏虚

（1）证见：下肢痿软，足不任身，腰脊酸软，甚至颈项不能竖立，胫酸骨冷，行履动摇等。

治则：补肾壮骨益髓。

取穴：针补绝骨、大杼、肾俞、太溪。

（2）证见：上肢痿软，不会举臂持物，颈项痿软，不能竖起（俗称天柱骨倒）等。

治则：补肾壮骨益髓。

取穴：针补天柱、大杼（既用于患野取穴和循经近刺，健筋补虚，又用于辨证取穴，壮骨补虚）、复溜、肾俞。

（3）骨痿：《素问·痿论》篇中："肾气热，则腰脊不举，骨枯而髓减，发为骨痿”之痿证，属于肾气热而精液枯竭所致。针补复溜（滋阴补肾）、肾俞（补肾以益精髓）、大杼（壮骨补虚）或绝骨（补髓壮骨），共奏补肾阴壮骨髓之效。

7. 肺肾两虚

主证：下肢痿软，足不任身，腰脊酸软，气短自汗，语声低微，动则气短、头晕。舌淡少津，脉软无力或沉细。

治则：补益肺肾。

取穴：针补太渊、复溜，用于肺肾阴虚；针补合谷（补肺气）、太溪，用于肺肾气虚。

8. 肝热筋痿

《素问·痿论》篇中：“肝气热，则胆泄口苦，筋膜干，筋膜干则筋急而挛，发为筋痿”之痿证。针泻太冲、阳陵泉、合谷，清肝舒筋活络；或泻太冲、阳陵泉，补复溜，清肝养阴，柔筋通络。

9. 脾热（胃热）肉痿

《素问·痿论》篇中：“脾气热，则胃干而渴，肌肉不仁，发为肉痿”之痿证。针泻内庭、合谷，补复溜，清热养阴益脾。

【病案举例】

病例 1　气血亏虚，筋脉失用

苏某，男，18 岁，住南阳市郊七里园公社。门诊号 007593。

主诉：四肢痿软已 30 天。

现病史：30 天前始患头晕，继而两下肢酸困无力行走发软，两上肢持物、握拳无力，肘膝和手指伸直则不舒。伴有头晕，健忘，身困乏力，精神萎靡等症状。脉象细弱。

辨证：气血亏虚，筋脉失养。

治则：气血双补，强壮筋脉。

取穴与效果：

一、二、三、五诊：针补合谷、三阴交补益气血。

四诊：针补大杼、绝骨壮骨益髓。

六诊：四肢痿软基本治愈，昨天已能劳动，劳动后膝窝困痛。针泻委中、委阳患野取穴，通经活络。

七至九诊：六诊后膝窝困痛治愈。针补曲池、合谷、足三里益气补虚。

十诊、十一诊：仅膝关节伸屈无力，蹲坐起立时费力。患野取穴，针补膝眼健膝补虚。

十二诊：两膝酸困无力减轻，右上肢困乏无力。患野取穴，针补膝眼和右合谷、曲池健壮筋脉。

十三诊、十四诊：针补合谷、曲池、足三里益气补虚。

随访：1年多后其父前来告知针愈，身体健壮并参加了特种兵。

按 本例系气血亏虚，筋脉失用之痿证证候。精血不能灌溉四末营养筋脉，气虚不能充达四肢支配筋脉，筋脉失调，故出现肢体弛缓，痿软不用。其伴有头晕，健忘，身困乏力，精神萎靡，脉象沉弱等均属气血亏虚之象。故施用补益气血，强壮筋脉之法而收效。

病例2 气虚失调，肾精亏虚

田某，男，9岁，住南阳县蒲山公社率庄大队杨庄小队。1975年8月8日由本院小儿科转针灸治疗。

主诉（代述）：四肢不会活动已20多天。

现病史：开始四肢不会活动，手足麻木，呼吸困难，多汗。于7月24日以多发性神经炎收住本院小儿科，曾用青霉素、维生素B_{12}、三磷酸腺苷等药。现在仍四肢发软，不会活动，手指不会伸屈，腰软不会端坐，舌肌活动较差，张口不灵活，语言不清。上半身易于出汗，下半身无汗发凉，手足麻木，足趾时而搜动，呼吸气短喘促，食欲不振。脉象沉细，舌红少津。

辨证：气虚失调，肾精亏虚。

治则：益气补肾，佐以调补筋脉。

取穴：一至七诊针补合谷、复溜；八诊、九诊加补左侧解溪和右侧曲池。隔日针治1次。

效果：四诊后，四肢已能活动，下肢已会行走但软而无力，出汗减少，食欲正常，语言清楚；七诊后，仅感左下肢行走不灵活，左足腕活动欠灵，右上肢、手指持物略擞；九诊治愈出院。

按 本例痿证属于现代医学的多发性神经炎，何故施用补益之法而收效？是因在住院期间已经用西药消炎等药物治疗，炎症病情得以控制，但机体虚弱，气虚失调，阴亏失养，功能尚不能恢复，故尔仍见肢体瘫痪。所以仅用补气益肾，健壮筋脉之法恢复肢体功能即可。

病例 3　气血亏虚，筋脉失用

李某，女，17 岁，住南阳县北新店公社英庄大队英庄村。1971 年 10 月 11 日初诊。

主诉：两下肢痿软已年余。

现病史：1 年多前曾患间日疟，疟疾未愈复因劳动后沐浴，夜卧露天湿地。于第二天即出现两下肢痿软，行走跛形，易于跌跤。行走或站立因足腕痿软突然足内翻而跌倒，右重于左。小腿现已肌肉萎缩，时而两膝关节跳痛几下即止。脉沉细数。本院神经内科诊断为疟疾后引起的神经炎。曾用中西药久治不效。

辨证：气血亏虚，筋脉失用。

治则：补益气血，壮筋补虚。

取穴：一至十一诊针补足三里、三阴交；十二至二十六诊上方加补右环跳；二十七诊针补右环跳、足三里、三阴交。

效果：三诊后，下肢有力，不易跌跤，针感仍迟钝；五诊后，两下肢行走有力，已不跌倒，两膝关节仍时而跳痛，针感已较为灵敏。二十四诊后，下肢有力，行走跛形减轻；二十六诊后，跑步有力，能拉车子；二十七诊痊愈。

随访：1973 年 5 月 30 日患者告知针愈未发。

按　本案以两下肢痿软为辨证的主要方面。病因虽由疟疾未愈复感寒湿之邪而得，但无寒湿所侵之证候。患病已年余，前医已屡按外邪治之，且久治无效。病久必虚，此时当以筋脉失用之痿证治之，虽无气血亏虚症状作旁证，但筋脉的功能活动有赖于气血滋养和调节。故辨证取穴，针补足三里（补气）、三阴交（养血），施用补益气血之法；患野取穴，针补右环跳、足三里、三阴交，施用直接健壮筋脉之法而收效。从治疗效果来检验辨证施治是正确的。

病例 4　肾阳虚衰，真气不足

惠某，女，30岁，住方城县五七公社前林大队石窝村。1973年8月19日接诊。

主诉：两下肢不会行走已月余。

现病史：1973年7月16日患病，7月19日以疑脊椎结核、脊髓炎收住本院内一科。经过1个月的治疗，便秘治愈，下肢已能活动，但肢软不会行走，仍尿潴留。今天由内一科转针灸治疗。

现在证：腰及两下肢发软，不会行走，不会端坐，脊背、腰部及两下肢麻木觉凉，触摩上腹皮肤则觉疼痛，手指颤抖麻木，持物无力，第7胸椎压痛明显，两侧大腿内廉及近阴器部疼痛。排尿困难，每天依赖导尿管排尿。伴有气短，头晕，心跳和小腹觉凉等症状。身瘦，面黄，脉象沉细无力。

辨证：肾阳虚衰，真气不足。

治则：温补肾阳，益气补虚。

取穴：一至七、十诊针补合谷、复溜、关元、中极；八、九、十一、十二诊针补关元、中极。

效果：四诊后，小腹觉凉和手指颤抖已愈，下肢凉感减轻，已能行走几步；五诊后，导尿管已去，尿液能排出但不能排净有余沥；九诊后，腰及下肢麻木觉凉发软减轻，排尿正常，仅有时排尿无力；十一诊后，所有症状基本治愈；十二诊痊愈。

随访：1973年11月8日回信告知针愈。

按 本例系肾阳虚衰，真气不足之痿证证候。肾阳虚衰，阳气不布，真气失调，故出现腰及两下肢痿软、麻木发凉，手指颤抖麻木无力，小腹觉凉等症状；真阳不足，升运无力，则见排尿无力，常有余沥；肾阳不足，命门火衰，所谓“无阳则阴无以化”，致使膀胱气化无权，则见排尿困难，小便癃闭；其伴有气短、头晕、心跳症状和脉象的改变，属于虚亏之象。故施用温补肾阳，益气补虚之法，不仅腰及下肢痿软治愈，小便癃闭亦同时治愈。针补合谷补气以益膀胱气化，又可调节筋脉功能；针补关元温补真阳，化气行水，又助合谷益气；针补复溜滋阴补肾，佐关元为助阳配阴之法。阳气温布，筋脉得养，则肢体得以康复。针补中极直达病所，以助膀胱化气行水。由于配穴精专，治法中的，故而效捷。

病例5　脾虚湿困，湿浸筋脉

葛某，男，66岁，住南阳市建西路地质十二队。1982年5月3日初诊。

主诉：两下肢沉困无力已半年余。

现病史：半年前，不明原因突然出现两下肢沉困，站立不稳如醉酒状。尚能行走，但行走时久则下肢沉困加重，休息减轻。与阴雨气候变化无关。曾用中药熏洗后有所减轻，继之则无效。又用中西药内服及理疗亦无效。

现在证：两下肢沉困发软，活动不灵，行走时沉困重坠加重，站立不稳，嗜睡嗜卧，夜间尿频，小腿指陷性浮肿。

辨证：脾虚湿困，浸淫筋脉，筋脉失用。

治则：祛湿健脾以益筋脉。

取穴：针足三里、阴陵泉，均用先少泻后多补之法。隔日针治1次。以上两穴每次针刺都是痛感。

效果：二诊后，两下肢沉困减轻；五诊后，仍嗜睡嗜卧，小腿已不浮肿；七诊后，两下肢已不沉困重坠，行走时久亦无异常，仅有时站立如醉状有点不稳；八诊痊愈。

按　本例的病因病机是：脾虚不能胜湿，湿邪浸淫下肢筋脉，致使筋脉弛纵不用，故而出现下肢沉困重坠，站立不稳，行动不灵。因属内湿，故与阴雨气候变化无关。使用中药熏洗，湿随汗出而暂解，然属治标之法，故先熏洗减轻，继则无效。患者嗜睡嗜卧及小腿指陷性浮肿，均属脾虚湿困之征，亦即李东垣所说的“脾气虚则怠惰嗜卧”和朱丹溪所说的“脾胃受湿，沉困无力，怠惰嗜卧”之病机所在。针足三里、阴陵泉先少泻而后多补，祛湿健脾，具有参苓白术散的作用，符合本病之病机、治则而收效。此二穴又有直接健壮下肢筋脉的作用，能收辨证取穴祛湿健脾和患野取穴健壮筋脉的双重疗效。

病例6　肝热炽盛，筋脉失用

梅某，男，5岁，住新野县五星公社新建大队新建村。1975年5月31日由本院内一科转针灸协助治疗。

主诉（代述）：四肢软瘫，嘴不能张已11天。

现病史：2个月前患扁桃体炎在当地治愈。又患肾炎由湖北黄岗公社医院治愈后，突然出现四肢发软，呼吸困难，喉中痰鸣，体温不高。经新野县医院诊断为病毒性脑炎转本院治疗，本院以多发性神经炎收住内一科病房。由于药物缺乏，内一科曾建议转省级医院治疗。

现在证：四肢软瘫，不会活动，腰软不会端坐，颈项发软，嘴不能张，口吐白沫，舌肌不会活动，不会进食（插管鼻饲），语音低微，哭啼无声，脉象弦数。

辨证：肝热炽盛，筋膜受损，筋脉失用。

治则：清肝热以益筋脉。

取穴：针泻太冲、合谷。隔日针治1次。

效果：一诊后，去掉鼻饲管可进食面条，下肢已会站立，腰已不软，已能端坐，能说出几个单字，口已不吐白沫，右手会用勺子，哭啼声音低微；二诊后，哭啼声音较高；三诊痊愈。

随访：1975年6月12日去病房随访，病房告知已基本治愈出院。

按 肝在体为筋，职司全身筋脉的功能活动。本例系肝热炽盛，筋膜受损失其功能活动之痿证证候。故用清肝热以益筋脉之法，针泻太冲、合谷而收效。针泻太冲具有清肝热以益筋脉的作用，针泻合谷清阳明之热，有助太冲清肝之力，二穴配伍称“四关穴”。由于患病时短，辨证正确，配穴功专，治法中的，故三诊而愈。肝热之证理应有口苦等症状，由于患儿不能表达，故以脉象和肢体痿废为依据进行辨治。又由于患病时短，仅为肢体痿废而未达到“筋急而挛”的程度。从治疗效果来验证辨证治则是正确的。

病例7 热伤筋脉，风动窍阻

王某，女，4岁，住云阳工区光店公社古城大队古城村。1975年5月10日由本院小儿科转针灸治疗。

主诉（代述）：患偏瘫、失语已31天。

现病史：初发高烧，在当地公社医院治疗10天无效。于1975年4月14日以肺炎合并心衰收住本院小儿科，经治3天基本病愈。而突然发生抽搐，抽搐2天后出现右侧上下肢不会活动，口眼面颊向左侧歪斜，不时摇头，不会说话，神志不清。今天以中毒性脑炎由小儿科转针灸科治疗。

现在证：右侧上下肢不会活动，口眼面颊向左侧歪斜，头部不时摇动，不会说话，神志不清，大便略干。舌苔黄，脉弦。

辨证：热损筋脉，风动窍闭。

治则：清热宣窍，熄风调络。

取穴：针泻合谷、太冲、廉泉。隔日针治1次。

效果：三诊后，右侧上下肢已能活动，会叫“妈”“爷”，会说“尿”等单字；五诊后，已能行走，略拐，右上肢仍不能上举，头摇减轻，仍面瘫；九诊后，哭笑时右侧口角轻度歪斜，右下肢行走略拐，头已不摇，右上肢已能上举，手指已能持物，说话基本正常；十诊痊愈出院。

按　本例始因温邪犯肺损及于心。收住医院治疗肺炎和心衰得以控制，但温热之邪未除。后因热极生风，肝风内动，热扰神明，故突发抽搐、神志不清；又因温邪伤于经脉，筋脉失用，故出现面瘫、右侧上下肢不会活动、不会说话等症状；舌苔黄、脉弦属于肝热之征。故针泻合谷、太冲、廉泉施用清热宣窍，平肝熄风，通调舌络之法而收效。针泻合谷清热宣窍，清热以减热极生风之势，又可益热伤经脉之损；针泻太冲平肝熄风，肝主筋，平肝又可益于筋脉之康复；配泻廉泉直达病所以通调舌络。合谷与太冲配伍称“四关穴”，为主治本病的要穴。

病例8　气血亏虚　肾精不足

张某，男，28岁，住南阳县李八庙公社高庄大队。门诊号16837。

主诉：四肢瘫痪已20多天。

现病史：体质素虚，复因情志失和，食欲不振，营养不良，加之劳累汗出淋雨，睡卧湿地等多种因素久积而成。于5月20日出现四肢痿软，身困微痛，胸背窜痛，颈软不竖，腰软不能端坐，咽干少津，不欲饮水，排尿无力，耳鸣，太息，食后腹胀隐痛，打呃、矢气后腹胀肠鸣消失。每在饥饿时或大小便后出汗，心跳，头晕眼花，腹部空痛，气短和身软更甚。语声低微，按触或活动四肢无痛感，腹壁和膝腱反射消失，巴彬斯基试验弱阳性，提睾反射阳性，血压13.3/10.4kPa，体温37.3℃，口干失润，苔白少津，体质瘦弱，脉象沉细略弦。曾用中西药治疗效果不佳。

辨证：气血亏虚，肾精耗伤，筋脉失养。

治则：补益气血，填补精髓，佐以疏肝理气。

取穴与效果：

一诊：先泻内关、太冲疏肝理气，未起针左下肢即能伸屈，胸部窜痛已止。后补合谷、复溜、肾俞益气补肾，起针后即能扶着行走几步。

二诊：四肢活动有力，夜间能翻身，饥饿及二便后腹中空虚、出汗、头晕、心跳气短等症状减轻，善太息已愈。针补合谷、复溜益气补肾，针泻间使、太冲疏肝理气，足三里先少泻后多补和胃健中。

三诊：腰脊发软，脘闷腹胀，胸背窜痛和肠鸣等均治愈，排尿有力，仍气短，有时心跳。针补合谷、复溜、肾俞，泻间使。四诊：上方加补气海补元气。

五诊：能行走几步。针补合谷、足三里、三阴交、气海益气培元，养血健脾。

六诊：上方减气海穴。

七至九诊：针补合谷、足三里、三阴交、肾俞、气海，补元气，填精血，益脾肾。其中七诊后已能行走 20 步，上肢活动正常，饮食增加；九诊两下肢及腰部发软已明显减轻。

十诊：患者因父病故半月未来针治。已能行走 30 步，下肢略觉发软，两上肢活动正常。针补合谷、足三里、三阴交，泻间使，补益气血，佐以理气。

十一诊：针补肩井、血海、绝骨，以观察肩井补气、血海养血、绝骨益髓的功效。针刺血海穴酸困感循本经上行直达两侧大横穴处，留针期间此线针感一直存在；针刺绝骨穴，在不断捻补的同时其酸困感循本经上行达于腋窝处。

十二至十七诊：针穴手法针感同十一诊。其十三诊后腰部不软，在家能做一般家务，仅蹲下时不能站起；十六诊后，能步行 11 华里路程前来就诊；十七诊痊愈。

随访：1 年后患者特来告知康复体健，在家务农。

按 依其脉证、兼证、病因和体质。本例系肝气不舒，伤及脾胃，食欲不振，营养失调，久则津液不生，气血亏虚，精血不足，元气亏伤，故出现气血不能荣养和调节筋脉，精血不能灌溉濡养四末的痿证证候，并伴有一系列肝气郁结，气血大伤，肾精亏虚的证候群。病情尽管复杂，但始终谨守病机，施用辨证取穴，整体治疗，补气血益精髓，佐以疏肝理气之法获得痊愈。患者虽因劳累汗出淋雨，睡卧湿地，但并无该因症状可证，故不能作为本痿证之成因。

病例 9　湿热浸淫，筋脉弛纵

李某，男，10 岁，住新野县溧河公社李楼大队李楼村。1966 年 2 月 8 日初诊。

主诉（代述）：四肢软瘫已 30 天。

现病史：开始腹痛，温烧，食欲不振，恶心呕吐，干咳。经当地卫生院诊断为肠寄生虫病，打下蛔虫 10 条后腹痛消失。仍温烧，食少恶心，口渴少饮。约 2 天后出现两下肢痿软，继而两上肢不会活动，腰软不会端坐。伴有恶心呕吐，脘闷食少，烦躁不安，夜卧不宁，溲黄便秘，手足轻度浮肿，口臭，语言略有不清，声音略有重浊等症状。呼吸气粗，按触和活动四肢无痛感，点刺皮肤知觉存在但不灵敏。体胖，面赤，口唇干燥，体温 37.9℃，舌苔白腻略黄，脉象濡数。曾在县医院和公社医院诊治效果不佳。

辨证：湿热浸淫，筋脉弛纵。

治则：清利湿热，和胃畅中。

取穴与效果：

一诊：针泻合谷、阴陵泉、足三里、内庭。上四穴针感不强。

二诊：烦躁不安和口咽干燥减轻。仍四肢痿软，饮食减少，恶心呕吐。针穴手法同一诊。

三诊：夜卧不宁，烦躁不安，口咽干燥，恶心呕吐和溲黄便秘等症状治愈。两上肢已能活动，手能触摸到头顶，饮食增加，舌苔薄白。两下肢仍不会活动。针穴手法同一诊，针感（痛感）较灵敏。

四诊：针穴手法同一诊。

五诊：两下肢能自动屈曲 45°，两上肢活动正常，语声正常，手足浮肿已消，脉数。针穴手法同一诊。

六诊：腰软站立时不能支架，但已能端坐。针穴手法同一诊，针感较前灵敏。

七诊：针补肾俞、大肠俞壮腰补虚。

八诊：基本治愈。针穴手法同七诊。

随访：1966年7月同村李某转告针愈未发，身体健康。1971年5月再次随访痊愈健康。

按 此例系湿热之邪，内蕴肠胃，外淫筋脉，气血阻滞，筋脉失用之痿证。湿热郁蒸，壅蕴内腑，则胃脘痞闷，恶心呕吐，食欲不振；湿热之邪浸淫筋脉，则筋脉弛纵，四肢痿软，手足浮肿；湿性缠绵，湿热蕴蒸，壅于肌肤，毛窍被阻，故温烧不退；舌苔白腻略黄，脉象濡数，语声重浊，均为湿热之征；呼吸气粗，大便秘结，小便黄赤，口臭，口渴少饮，烦躁不安，口唇干燥，面色发红等皆属实热和热邪伤阴之象。本例正合《素问》所谓："湿热不攘，大筋软短，小筋弛长，软短为拘，弛长为痿"之病因病机。故针泻合谷清热，泻阴陵泉利湿，二者配伍清利湿热为治疗本证型的要穴；针泻内庭清热保阴，配泻合谷有白虎汤的功效，由于本例热胜于湿，故此二穴相配以增清热之功；配泻足三里和胃畅中以祛胃肠湿热。待湿热之邪去除方可拟补，故七诊、八诊针补肾俞、大肠俞，患野取穴直达病所，健壮腰部筋脉以治腰软不支。谨守病机，配穴中的，故而效若桴鼓。

病例10 肺肾阴虚，筋脉失养

王某，男，17岁，南阳地区煤炭供应站家属。1976年9月4日初诊。

主诉：四肢痿软已月余。

现病史：开始两下肢痿软，不能站立，2天后两上肢亦不会活动，手指不会握拳、持物，咀嚼障碍，食欲不振。以传染性多发性神经炎于8月18日收住本院内一科，经22天治疗病情有所好转。今天由内一科病房转针灸治疗。病房用药，内服维生素B_1、B_{12}、B_6等。

现在证：两上肢无力，左手指痿软，不会持物，两下肢痿软，不会行走，左重于右，大便3天1次，尿少色黄，口干少津。舌质红绛，舌苔黄厚而干，脉象细数。

辨证：肺肾阴虚，筋脉失养。

治则：补肺养阴，益气濡筋。

取穴：一至二十四诊针补太渊、复溜；二十五至三十诊加补肩井（益气升举以观功效)。每隔1～2天针治1次。

效果：三诊后，手会端碗，下肢较前有力，能扶拐杖行走几步；六诊后，左下肢走路基本正常；十诊后，右上肢已能上举，扶杖已能行走，有时去杖也能行走，肩、肘、股、膝窝部之大筋发紧作痛；十五诊后出院；二十四诊后，自己已能步行3华里路程，右膝窝部强硬已不明显，两上肢已能举重但无力；二十七诊后，痿证基本治愈；二十八至三十诊巩固疗效。在针治期间所内服西药为维生素 B_1、B_6，地巴唑，6-542之类。

随访：3个月后其父告知针愈未发。

按　本例的病因病机系肺肾阴虚，筋脉失其濡养，故而出现四肢痿软不会活动。其大便干秘，小便短赤，口干少津，以及舌、脉的改变均为阴虚之象。针补太渊（补肺生水)、复溜（滋阴补肾以润筋脉）金水相生，濡润筋脉；而后加补肩井穴（益气以促使肢体功能的恢复）共奏补肺养阴，益气濡筋之效而告愈。

病例11　气血不足，肾精亏损

魏某，男，29岁，南阳县安皋供销社职工。门诊号004578。

主诉：患四肢软瘫已年余。

现病史：原因不明，1年多来两下肢痿软，不会活动，并有轻度肌肉萎缩，两上肢活动欠灵，手指持物无力，不会端坐。伴有气短，头晕，腰脊酸软，阳痿，尿频尿急，排尿无力，尿液滴沥等症状。身瘦，舌淡，苔薄白，脉象沉细无力。当地医生用中药治疗半年无效。来本院经西医检查，诊断为①脊髓炎？②脊椎结核？用西药治疗罔效，求治于针灸。患者因久治无效，曾两次自杀未遂。

辨证：气血亏虚，肾精不足，筋脉失用。

治则：补益气血，培肾填精。

取穴：针补合谷、三阴交、足三里补益气血，与针补肾俞、太溪、复溜补肾填精之法交替施治。每日或隔1～2日针治1次。

效果：五诊后，两上肢能作伸屈活动，但不能持久，两下肢已能伸屈几下，气短头晕和腰脊酸软有所减轻；十诊后，两下肢伸屈有力，两上肢已能上举抬高，已能端坐，排尿有力，尿次减少；十五诊后，两上肢活动自如，两下肢已能站立数分钟，自己已能翻身，精神好转，心情愉快；二十诊后，两手手指能端碗用筷但不能持久，扶杖能行走几步，腰脊酸软已愈；二十五诊后，两手手指活动自如，两下肢已能行走几步；三十诊后，两上肢及手指恢复正常，两下肢去杖已能行走10多步，但觉无力不能持久，阳痿已愈；三十四诊痊愈。

随访：针灸治愈后仍在供销社上班，10多年后因患它病病故。

按 本例系气血亏虚，肾精不足，筋脉失用之痿证。精虚不能灌溉四末，血虚不能荣养筋骨，气虚支配肢体筋脉不力，故出现四肢痿软，不会端坐，肌肉萎缩；肾气不足，精血亏虚，则腰脊酸软，阳痿，尿频，排尿无力；头晕气短，舌淡苔薄白，脉沉细无力等均为气血、肾精内虚之象。故补合谷（补气）、三阴交（养血益肝脾肾）、足三里（补气建中），与补肾俞（补肾气壮腰脊）、太溪（补肾气益精血）、复溜（滋阴补肾，育阴益肝），施用补中气益气血以益筋脉与补肾气填精血以健筋脉之法交替施治而收效。

以上腧穴配伍的进一层分析：合谷与三阴交配伍，用补法有八珍汤之效；合谷与足三里配伍，用补法有补中益气汤之效，共奏补中气养气血之效，以促使肢体功能的恢复。太溪与复溜配伍，用补法使虚火降而阳归于阴，所谓“壮水之主，以制阳光”，有左归饮之效；肾俞与太溪配伍，用补法可增强补肾培本之功，具有补肾气，壮腰脊，益精血的作用。以上三穴配伍，共奏补肾气，益肝肾，壮筋骨，强腰脊的功效。

病例12 气血亏虚，精血不足

程某，男，13岁，住镇平县城关镇西关大街。

主诉：两下肢痿软已8个月。

现病史：原因不明，8个月来两下肢痿软逐渐严重。因失去父母，无人照料，亦未治疗。证见两下肢痿软不会活动，肌肉轻度萎缩，腰软不支，不会站立，两上肢活动无力（不属病态，是体质虚亏之故），身瘦如柴，语言低微，精神萎靡。面色不华，唇舌色淡，脉象细弱。有病期间，因生活无着落，全靠邻居们照料、送饭维以生计，身体极度虚弱。

辨证：气血亏虚，肾精不足，筋脉失养。

治则：补气血，填精髓，益筋骨。

取穴：一至四诊、十五至二十五诊针补合谷、足三里、三阴交；五至十四诊、二十六至四十一诊针补合谷、三阴交、太溪。

效果：四诊后，两下肢已能伸屈，已能端坐；八诊后，两下肢已能站立，有精神；十诊时，因连续数天下雨，一则没有针治，二则邻居送饭也不及时，饮食不济，因此两下肢痿软又不会站立，又没精神；十三诊后，两下肢又能站立，能端坐，精神尚好；十七诊后，患者扶着床边能行走10多步，两上肢持物有力；二十五诊后，自己会站立并能行走10多步，腰部不软，翻身自如，生活已能自理，两上肢活动如常，肌肉萎缩已不明显；三十二诊后，已能行走2华里路，还能做些家务劳动；四十一诊痊愈。

随访：患者未服一剂药，用针治愈后，身体逐渐康复，追访10年身体健康，已是个壮劳力。

按　依其脉证，本例系中气不足，气血亏虚，肾精不足，筋脉失用之痿证证候。气虚无力支持四末，精血亏不能濡养筋脉，故而两下肢痿软，两上肢持物无力，精神萎靡；肾精亏虚，筋骨失其濡养，则腰软不支；语音低微，肢体无力则属气虚；舌、唇、面色和脉象的改变，均属气血亏虚之象。故针补合谷（补气）、三阴交（养血益肝肾）、足三里（补气建中），和针补合谷、三阴交、太溪（补肾壮骨益髓），施用补中气益气血之法和补气血养肝肾之法交替施治而收效。

以上腧穴配伍的进一层分析：针补合谷配足三里有补中益气汤的功效；补合谷配三阴交有八珍汤的功效；补合谷配太溪益气补肾，再配三阴交，有气血双补，补肾益髓的功效。整个腧穴配伍功效，类似八珍汤加味。因为始终是合谷与三阴交配伍，足三里与太溪穴是交叉配伍于处方之内。针补合谷、三阴交、足三里，重点是补中益气佐以养血；针补合谷、三阴交、太溪，重点是补益精血佐以补气。

病例13　肺热伤津，经脉失养

张某，男，3岁，住本院小儿科。1975年8月4日接诊。

主诉（代述）：四肢瘫痪已21天。

现病史：21天前发烧，烧退4天后发现四肢不会活动，言语及哭啼声低微等。以多发性神经炎收住本院小儿科。在治疗期间曾合并肺炎，发烧，咳嗽喘促，现已治愈。

现在证：四肢不会活动，以下肢为甚，不会端坐，颈项发软，饮食减少，口唇干燥，舌红少津，脉象细数。今天由本院小儿科转针灸科治疗。

辨证：肺热津伤，经脉失养，经筋失用。

治则：清肺养阴以益筋脉。

取穴：一至九诊针泻尺泽补复溜，清肺养阴；十至十四诊上方加补环跳以补益下肢筋脉。

效果：四诊后四肢已能活动；五诊后已能端坐；九诊后两下肢活动有力；十二诊后已能自行站立扶物行走，但发软不能持久；十四诊痊愈出院。

按 从接诊时的现在证，联系现病史来分析。患者初次发烧4天后出现四肢瘫痪，可疑为小儿麻痹症，但不具备小儿麻痹伴有肠胃和上呼吸道症状以及不规则、不对称的肢体瘫痪证候。根据现在证联系以多发性神经炎住院和住院期间并发肺炎，本例系温邪犯肺，肺热伤津，津液不布，筋脉失其濡润之痿证，亦即《素问·痿论》篇“肺热叶焦，发为痿躄”之痿证。故泻尺泽（清肺）补复溜（养肾阴）清肺养阴为主，加补环跳直接补益下肢筋脉为佐穴，而收良效。

【结语】

1. 所举病例类比　13个病例中：

例1是气血亏虚，筋脉失养，施用补益气血，强壮筋脉之法；例2是气虚失调，精血失养，施用益气补肾，佐以调补筋脉之法；例3是气血亏虚，筋脉失用，施用补益气血，壮筋补虚之法；例4是肾阳虚衰，真气不足，施用温补肾阳，益气补虚之法；例5是脾虚湿困，浸淫筋脉，施用祛湿健脾以益筋脉之法；例6是肝热炽盛，筋膜受损，施用清肝热以益筋脉之法；例7是热伤筋脉，风动窍阻，施用清热宣窍，熄风调络之法；例8是气血亏虚，肾精不足，施用补益气血，填补精髓之法；例9是湿热浸淫，筋脉弛纵，施用清利湿热以益筋脉之法；例10是肺肾阴虚，筋脉失养，施用补肺养阴，濡养筋脉之法；例11是气血亏虚，肾精不足，施用补益气血，培补肾精之法；例12是气血亏虚，精血不足，施用补气血，填精髓，益筋脉之法；例13是肺热津伤，筋脉失养失用，施用清肺养阴，佐以补益下肢筋脉之法。

从以上病例来看，病因病机不同，治疗大法亦不同，组用的针灸处方亦不相同；病因病机相同，虽然具体症状有异，但治疗大法相同，组用的针灸处方亦基本相同，仅配加腧穴有异。例如：例 1、例 3、例 8、例 11、例 12，它们的兼有症状各有不同，但病因病机则相同，都属气血亏虚，所以治疗大法相同，所取腧穴亦基本相同，仅随兼有症状配加腧穴有异。

2. 治痿独取阳明　从本篇〔辨证施治〕和〔病案举例〕两项中，可以看出痿证的病因、脉证、兼证和病机是很复杂的，证型亦较多。不可拘泥于“治痿独取阳明”之旨。

《素问·痿论》篇：“论言治痿者独取阳明何也？岐伯曰：阳明者，五藏六府之海，主润宗筋，宗筋主束骨而利机关也……故阳明虚则宗筋纵，带脉不引，故足痿不用也。”高士宗注曰：“阳明者，胃也。受盛水谷，故为五脏六腑之海。皮、肉、筋、脉、骨，资于水谷之精，故阳明主润宗筋。宗筋，前阴之总筋，故主束骨而利机关也。痿，则机关不利，筋骨不和，筋骨不和，皆由阳明不能濡润，所以治痿独取阳明也。”此段话对“治痿独取阳明”作了完善而精辟的阐释。

所谓独取阳明，系指一般采用补益后天为治疗原则。临床所见，湿热之邪蕴蒸阳明，阳明受病则宗筋弛缓，不能束筋骨利关节者，可治阳明湿热。由阳明津气亏损，生化之源不足，百脉空虚，宗筋失用，而致肌肉松弛萎缩，筋骨痿软无力者，宜补益气阴以益阳明胃腑生化之源。肺之津液来源于脾胃，肝肾之精血有赖于脾胃的化生。若因脾胃功能失常，而致肺津不足或肝肾精血不足致痿者，可在调理脾胃的基础上，养阴润肺或补益肝肾。若脾胃虚弱，纳运失职，津液精血生化之源不足，肌肉筋脉失养，而肢体痿软者，如不首先调理脾胃，则肢体痿软难以恢复。所以，凡属胃津不足者，宜益胃养阴；脾胃虚弱者，应健脾益气。使脾胃功能改善，纳运正常，气血津液充足，肌肉筋脉得以濡养，而有利于痿证的恢复或治愈。又临床所见，不拘哪个证型的痿证，只要兼有脾胃纳运失职者，都会影响疗效。综上所述，在临床治疗时，不论遣方用药，针灸取穴，一般都应重视调理脾胃这一治疗原则。但不能单以“独取阳明”的法则治疗各种证型的痿证。亦不可仅根据“治痿独取阳明”以取手足阳明经腧穴为主。针灸临床，必须根据不同证型，辨证取穴，整体治疗。〔病案举例〕项中的 13 个案例，正证实了这一点。

3. 痿证的病因　《素问·痿论》对痿证作了较为详细的论述，认为痿证的主要成因，是五脏的病变，其病均由于热，而又以肺热叶焦为其主因。如云："五脏使人痿……肺热叶焦……则生痿躄也……肝气热……则筋急而挛，发为筋痿。脾气热……则肌肉不仁，发为肉痿。肾气热……骨枯而髓减，发为骨痿。"《素问·生气通天论》篇云："湿热不攘，大筋软短，小筋弛长，软短为拘，弛长为痿。"若概从火论，则忘于精血耗伤，气血衰败，致痿的重要因素。如《临证指南》邹滋九指出："夫痿证之旨，不外乎肝肾肺胃四经之病。盖肝主筋，肝伤则四肢不为人用，而筋骨拘挛。肾藏精，精血相生，精虚则不能灌溉诸末，血虚则不能营养筋骨。肺主气，为清高之脏，肺虚则高源化绝，化绝则水涸，水涸不能濡润筋骨。阳明为宗筋之长，阳明虚则宗筋纵，宗筋纵则不能束筋骨以流利机关，此不能步履，痿弱筋缩之症作矣。"《景岳全书·痿证》认为："元气败伤，则精虚不能灌溉，血虚不能营养者，亦不少矣。若概从火论，则恐真阳亏败，及土衰水涸者，有不能堪。"

从以上论述痿证的原因来看，邹滋九和张景岳的论述是正确的，非独热邪为患，非独湿热为因。从本篇所论述的证型和病案举例来看，痿证的病因是多方面的，湿热浸淫仅是致痿病因之一；五脏之热致痿，以肺热叶焦发为痿躄较为多见，其余四脏之热致痿者极为少见。另外，临床还有因痰瘀互结而致痿者。

【其他】

痿证的治疗，应以整体治疗为要。

痿证的证型较多，如果不分证型，一概施用患野取穴局部治疗，或施用局部取穴针刺通电（电针）之法，是不能获得满意效果的。如属肝肾不足型、气血亏虚型和湿热浸淫型，而不从根本治疗，分别补益肝肾、补益气血和清利湿热，一概施用患野取穴，或单一地施用局部取穴针刺通电之法，反会加重病情。一些肝肾阴虚型患者，两下肢痿软，肌肉轻度萎缩，时而筋惕肉瞤，时而下肢筋脉抽动。单纯地施用电针，不仅两下肢痿软更甚，下肢筋脉抽动也更为明显，这是屡见不鲜的。

痿证日久难愈，多见肝肾亏虚证。因肝藏血，主身之筋膜，为罢极之本；肾藏精，主身之骨髓，为作强之官。肝血肾精充盛，而筋骨坚实。肝肾亏虚，精血不足，以致筋骨失养，筋痿骨枯。筋痿则弛纵不收，骨枯则软弱不支。如果不以肝肾亏虚型治本，而仅施用患野取穴或加电刺激，不仅痿证难愈，还可促使病情加重。此乃治标不治本，肝肾精血不能充养筋骨而愈针愈虚之故。

（二十三）坐骨神经痛

【概说】

坐骨神经痛是指坐骨神经通路及其分布区内的疼痛。常在足太阳膀胱经或足少阳胆经下肢循行线上作痛。本病隶属于祖国医学“痹证”“腰腿痛”的范围。由于其病因病机错综复杂，又为针灸临床所常见，故列专篇讨论。

针灸对原发性收效较好。属于继发性引起的，如腰间椎间盘脱出、脊椎肿瘤、脊椎结核等，以治疗原发病为主。本篇主要论治原发性坐骨神经痛。

本病的病因较多，病机也较复杂，临证时应查明原因，辨证论治，切不可单纯地以痛止痛，以通为主。

根据临床表现及转归，本病有寒湿阻滞、气滞脉络、气滞血瘀、气血亏虚、湿热蕴郁和肾精亏虚等证型，以前四个证型为常见。现将以上几个证型的证治和病案举例，分述如下。

【辨证施治】

本病的临床表现，多为一侧腰腿部位呈阵发性或持续性疼痛。多由腰部、臀部或髋部开始，沿大腿后侧、小腿后或外侧至足部发生放射性疼痛，呈现下肢酸困痛、胀痛、跳痛、刺痛、抽掣痛、麻木痛或空痛、灼热痛等，行动加重。病人常取保护恣态。直腿抬高试验阳性。压痛点在第 4～5 腰椎棘突平面离中线外侧 1.5～2 厘米处，和腘窝、小腿外侧及外踝后等处。根据病因、病程、疼痛特点和伴有证候群，区别证型，辨证施治。不可以单纯地施用针刺止痛的方法而止痛。临证治疗，主要是以辨证取穴，整体治疗为主，配取患野腧穴；属于单纯性疼痛而无证型者，以患野取穴，对症治疗为主。

1. 寒湿阻滞型

主证：腰髋部经筋掣痛，向下沿大腿后侧、膝腘窝、小腿外侧及足背外侧扩散。遇寒痛剧，患肢觉凉，得暖则舒，痛甚影响活动。阴雨、感寒加重。舌苔白腻，舌质淡红，脉象弦紧或缓。

治则：散寒祛湿，通经活络。

取穴：针泻加灸患肢的环跳、阳陵泉、殷门、阿是穴。若腰腿感凉，疼痛剧烈者，患处痛点加拔火罐。

2. 气滞脉络型

主证：除坐骨神经部位疼痛外，常有持续性胀痛，咳嗽、深呼吸、喷嚏动作时痛甚，活动受限。舌苔薄白，脉弦。

治则：行气散滞，通经活络。

取穴：针泻间使和患野有关腧穴。

3. 气滞血瘀型

主证：除坐骨神经部位疼痛外，常为胀痛、刺痛，或倒血样痛，压痛明显，咳嗽、喷嚏、扭转活动痛甚，痛处不移，活动受限。舌苔薄白，舌质紫暗，脉象弦涩。

治则：行气活血，通畅经脉。

取穴：患病时短者，针泻间使、三阴交，行气活血，令患者深呼吸、咳嗽、扭转活动，疼痛即可减缓。患病日久者，上方可与针泻患野有关腧穴（通经活络），交替施治，因果并治。

4. 气血亏虚型

主证：除坐骨神经部位疼痛外，常为持续性酸困痛、麻木痛，按压痛减，活动无力。舌淡，舌苔薄白，脉象沉弱或沉细。或伴有气血亏虚的证候群。

治则：补益气血。

取穴：针补合谷、三阴交补益气血，有八珍汤之效。若属本虚标实者，上方可与针泻患野有关腧穴通经活络之法，同时或交替施治，虚实并治。

若属气血亏虚而无夹实症状者，不可配取患野腧穴。因泻之愈虚，补之易滞经气之故。

若单用补益气血之法，针补合谷、三阴交，恐峻补易滞经气，可加泻间使行气，有益于通畅经气，又不致峻补滞塞。

5. 湿热蕴郁型

主证：除坐骨神经部位疼痛外，患肢沉重热感，或重坠微热而痛。舌体后部黄腻，舌质偏红，脉弦或濡数或滑数。

治则：清利湿热，通经活络。

取穴：针泻阴陵泉（配透天凉）和患肢的环跳、胞肓、阿是穴。湿热症状明显者，以上患野腧穴可配透天凉。

若伴有脘闷纳呆，渴不欲饮，溲黄便秘（或溏），全身沉坠者，针泻曲池、阴陵泉、足三里或三阴交，或与针泻患野有关腧穴同时或交替施治，标本兼治。

本型又多见坐骨神经炎，多为热重型或热重于湿型。若无全身症状者，可针泻患肢的环跳、委中（或阳陵泉，用于疼痛在少阳经线者）、阿是穴，均配透天凉；若兼见血分有热者，加泻三阴交配透天凉；湿热症状明显者，加泻阴陵泉。

6. 肾精亏虚型

主证；除坐骨神经部位疼痛外，常伴有腰脊疼痛，足膝无力，患肢酸软，不能久立，畏寒肢冷。舌苔薄白，脉象沉迟。

治则：温补肾阳，填补精血。

取穴：针补关元、肾俞、太溪，有右归饮之效。不可配取患野腧穴，补之不妥，泻之助虚。

此外，属于肥大性脊椎炎引起的坐骨神经痛，一则注意加腰部腧穴如脊椎旁痛点，二则注意与辨证取穴处方配治。

自髋至足经过腓骨外侧阳交至光明穴处发生胀痛或酸困痛或麻胀痛者，多属顽固性坐骨神经痛，宜针泻患侧环跳、阳陵泉、阳交、光明等穴。若自髋至股部疼痛消失，仅遗留腓骨外侧阳交至光明穴处胀痛、麻木痛或酸困痛者，以取阳交、光明等穴为主。

本病若无具体疼痛部位或痛点者，多属虚亏，不可以痛止痛，单纯止痛，可根据不同证型，辨证取穴，整体治疗。少数病例，患处剧痛，按之痛减，或伴有体虚症状，或以实证治疗无效者，实属虚亏性痛，不可单纯地以剧痛为实而患野取穴，若施用泻法，可造成虚虚之弊。

环跳是治疗本病的常用有效穴，务使针感循经走达足趾，可收通经活络、驱邪散滞、宣通气血等功效。若无全身症状，仅出现坐骨神经痛者，对症治疗针泻本穴，或用强刺激不留针之法，收效亦佳。若效差，可视其疼痛经线配选腧穴，如循足少阳经线者，配泻风市、阳陵泉、丘墟等穴；若循足太阳经线者，配泻殷门、委中、昆仑等穴。

【病案举例】

病例 1 气血亏虚，经脉失养

史某，女，59 岁，住南阳市解放路 135 号。门诊号 017839。

主诉：患下肢痛已半年。

现病史：半年来，自左侧腰骶部和髋股部向下沿坐骨神经线至足部疼痛麻木，行走及站立加重，休息则缓，与气候变化无关。平时头晕，气短，心跳，小便黄浊。小便黄浊时则下肢痛重。舌苔薄白，脉象沉缓。曾在本科以坐骨神经痛患野取穴，局部治疗，用通经活络之法，针治 15 次效果不佳。曾用中西药治疗亦无效。既往病史：1964 年患风湿性关节炎已治愈。1964 年患原发性高血压至今未愈。

辨证：证属气血亏虚，经脉失养。

治则：补益气血，佐以疏理气机。

取穴：针补合谷、三阴交，针泻间使。每隔 1～2 日针治 1 次。

效果：三诊后，疼痛减轻；七诊后，坐骨神经痛明显减轻，精神好转；十诊后，坐骨神经痛基本治愈，伴有症状明显好转；十二诊痊愈。

随访：半年后患者告知针愈未发。

按 本例证属气血亏虚，经脉失养之坐骨神经痛。前十五诊患野取穴，施用通经活络，宣导气血之法，虚以实治，必然无效。现依脉证和病程及治疗经过，改用辨证取穴，整体治疗，施用补益气血，佐以疏理气机之法而收效。针补合谷、三阴交有补益气血作用，配泻间使穴的目的，在于佐以疏理气机，一则恐峻补经气涩滞，再则疼痛必夹有气机不畅之滞，不可纯补，故而佐之。

病例 2　气滞血瘀，经气失畅

巴某，男，51 岁，南阳县外贸局职工。1980 年 10 月 4 日初诊。

主诉：腰及下肢痛已 3 年。此次复发已 30 天。

现病史：3 年前因负重扭伤腰部，当时左侧腰痛，继而左侧下肢沿足少阳经线至外踝处呈阵发性跳痛、刺痛。伴见弯腰、咳嗽、转侧、抬步等动作痛甚，活动受限，影响睡眠。左侧环跳、阳陵泉穴处压痛明显。直腿抬高试验阳性。3 年来每因劳动不慎扭伤腰部而复发。此次复发已 30 天。西医诊断为坐骨神经痛。曾用中西药及单方治疗，效不显著。1977 年腰椎拍片提示：第 2、4 腰椎骨质增生。

辨证：证属气滞血瘀，经气失畅。

治则：行气活血以通经气。

取穴：针泻间使、三阴交，隔日针治 1 次。

效果：二诊后，咳嗽、转侧和抬步动作疼痛减轻，已能扶杖行走；三诊后，转侧和抬步动作时仅觉腰部微痛，已能步行就诊；五诊痊愈。

随访：1981 年 7 月 3 日患者告知在此针愈未发。

按　本例辨为气滞血瘀型。系患者扭伤腰部，气血瘀滞，经气不畅，故出现左侧腰及下肢疼痛，伴见跳痛、刺痛和弯腰、咳嗽、转侧及抬步动作痛甚等。针泻间使（行气以散滞）、三阴交（活血祛瘀以通经），施用行气活血以通经气之法而收效。由于病机是气血瘀滞，阻遏经气，所以不取患野腧穴，通经活络治其标。施用行气活血法，是治本标病消。

病例 3　气血双亏，夹有肾虚

王某，男，37 岁，南阳市二胶厂职工。1973 年 9 月 12 日初诊。

主诉：腰及下肢痛已 2 年。

现病史：不明原因，开始左侧腰痛，嗣后又出现左下肢痛，并出现左下肢足太阳经线紧感，足少阳经线麻木，抬步时左侧腰髋痛，蹲坐不能起立，行走时突然左膝觉软，易于跌跤。伴有行走无力，气短头晕，心跳，身困乏力，多梦，欲睡嗜卧，尿频尿急，排尿无力，常有余沥等症状。脉象沉细无力。

辨证：证属气血双亏，夹有肾虚之坐骨神经痛。

治则：补益气血，补肾壮腰。

取穴：一至十四诊，针补合谷、三阴交，补益气血；十五至十七诊，针补合谷、复溜（补肾），益气补肾壮腰。

效果：四诊后，腰痛减轻；六诊后，小便次数减少，排尿有力，头晕心跳减轻；十三诊后，基本治愈；十七诊痊愈。

随访：1974 年 3 月 15 日患者告知针愈。

按 本例系气血亏虚兼有肾虚之坐骨神经痛证候。气血亏虚，筋脉失养，故而左下肢疼痛，伴见左膝发软，行走无力，气短头晕，心跳，欲睡嗜卧，身困乏力等症状；气虚合肾虚不固，故尿频尿急，排尿无力，排尿不净，常有余沥；脉象属于虚亏之征。故一至十四诊，使用补益气血之法，针补合谷、三阴交而收效。且针补合谷补气有助于膀胱气化功能以约膀胱；补三阴交养血益脾，特别是三阴经交会穴，补益肝脾肾，有助于排尿，所以六诊后，小便次数减少，排尿有力。十五至十七诊，针补合谷、复溜益气补肾，是在坐骨神经痛基本治愈的情况下，三阴交易复溜补肾。补肾约脬，配合谷穴以治尿频尿急和排尿不净常有余沥。

病例 4 气滞血瘀，经脉失畅

张某，女，36 岁，住南阳县潦河公社潦河东大队。1982 年元月 14 日初诊。

主诉：患下肢痛已月余。

现病史：1 个多月前因生气后又负重而得。开始腰痛，继而左侧下肢痛，其疼痛部位在左侧臀部，沿足太阳经痛至足跟部，咳嗽、深呼吸、扭转和抬步动作痛甚，患处跳痛、刺痛，影响行走及睡眠。曾在当地用中药治疗无效。

辨证：证属气滞血瘀，经脉失畅。

治则：行气活血，通畅经脉。

取穴：针泻间使、三阴交行气活血，与针泻左侧环跳（针感循足少阳经走至足部）、委中（有时针殷门）、承筋（时而易承山），通畅经脉之法，交替施治。

效果：一诊后，咳嗽、深呼吸时下肢疼痛减轻；二诊后，患肢疼痛明显减轻，已能行走几步；五诊后，已能行走 300 米；八诊后，已能行走 500 米；十六诊后基本治愈；十七至二十诊，巩固疗效。

随访：1982 年 4 月 10 日患者告知在此针愈未发。

按　本例系肝气郁结，气滞脉络，复因负重损伤筋脉，瘀血停蓄，以致气滞血瘀，经气阻滞之坐骨神经痛证候。故整体治疗，施用行气活血之法，与患野取穴通畅经脉之法交替施治，因果并治而收效。本例患病时短而疗效缓慢的原因是：初因气滞脉络，经气失畅，复因负重伤筋，瘀血阻滞而为病之故。

病例 5　寒湿痹阻，兼脾肾两虚

张某，女，38 岁，南阳市油厂职工。1976 年 11 月 10 日初诊。

主诉：腰及右下肢痛已年余。

现病史：1 年多来，腰部酸痛，白带多，右侧腰及右下肢坐骨神经线路上凉痛。经过针灸治疗，局部取穴，坐骨神经痛明显减轻，但腰部仍酸困痛，白带多，腹胀便溏，大便日行 3 次。平时经期提前 6～7 天，每次月经历 5～7 天。舌苔薄白滑润，脉濡。近月余来，腰部酸痛及白带加重。

辨证：证属寒湿痹阻，经脉失畅，兼有脾肾两虚之证候。

治则：首先补肾健脾，和中制湿，然后施用温散寒湿，通畅经脉之法。

取穴：

一诊、二诊，针补肾俞、阴陵泉，足三里先少泻后多补。

三至十六诊，针泻右环跳、环中、阿是穴，均用针上艾条灸，温经散寒祛湿。

效果：一诊后，腰痛及带下减轻；二诊后，腰痛及带下明显减轻；故三至十六诊改用患野取穴治疗坐骨神经痛。三诊后，腰部不痛，仍右下肢疼痛，休息后亦痛；六诊后，右下肢疼痛明显减轻；九诊后，右下肢微痛，已能参加劳动；十六诊痊愈。

随访：1978 年 5 月 28 日患者告知在此针愈未发。

按　本例患者原患肾虚腰痛，和带脉失约，脾虚湿阻之带下，故首先施用补肾健脾制湿之法，针补肾俞（补肾）、阴陵泉（健脾制湿），足三里先少泻后多补（和胃建中），待腰痛和带下明显减轻后，三至十六诊专治坐骨神经痛。因属寒湿侵袭，经脉阻滞，气血不畅而作痛，故患野取穴直达病所，局部治疗，施用温散寒湿，通经活络之法而收效。

这种先用补肾健脾，和中制湿，后用温散寒湿，通畅经脉之法，较以前单纯地使用散寒通经之法效良。是因为先补虚扶正，正胜有助于抗邪。

病例6 寒湿痹阻，经脉失畅

刘某，男，63岁，住唐河县别店公社，肖朋大队肖朋村。1982年4月8日初诊。

主诉：患下肢凉痛已4年。

现病史：4年前因劳累汗出，休息时久坐冲风之处，感受风寒而得。自右侧髋股部沿足少阳经线凉痛至足部，影响行走，活动痛剧，时而抽掣样剧痛，阴雨或感寒加重，得暖则舒。曾用中西药及土单验方久治无效。

辨证：证属寒邪痹阻，经气失畅。

治则：温经散寒，通畅经脉。

取穴：针泻右侧环跳（针感循足少阳经线下达足部）、阳陵泉、光明，均用针上艾条灸。每隔1～2日针灸1次。

效果：一诊后，右下肢凉痛减轻；二诊后，右髋已不痛；三诊治愈；四诊巩固疗效。

按 患者年逾花甲，不耐寒热，不受邪侵。劳累汗出当风，寒邪乘虚侵袭经脉，经气痹阻，气血运行不畅，故而右侧下肢凉痛，阴雨感寒加重。抽掣样剧痛，是寒则收引的表现。因无全身症状，故用患野取穴直达病所之法，针泻加灸右环跳、阳陵泉、光明等足少阳经腧穴，用以温经散寒，通畅经脉而收效。

病例7 气血瘀滞合气血亏虚

朱某，男，36岁，南阳市锁厂职工。1970年元月18日初诊。

主诉：患腰及下肢痛已2个多月。

现病史：2个多月前因闪挫腰部而得。开始左侧腰髋痛，咳嗽、扭转、深呼吸和喷嚏等动作时痛甚。后又出现左侧下肢痛，特别是小腿部呈倒血样剧痛和空痛交织在一起，行走活动觉软。伴有口干、气短、乏力等症状。有时头痛。脉象沉弱。曾用行气活血药物久治效果不明显。

辨证：证属气血瘀滞，经气失畅，合气血亏虚，经脉失养。

治则：首先行气活血以治其标实，然后补益气血以治其本虚，标本兼治。

取穴：一诊、二诊，针泻三阴交、太冲，行气活血；三至五诊，针补合谷、三阴交，补益气血。每隔1～2日针治1次。

效果：一诊后，咳嗽、扭转时左侧腰髋疼痛减轻；二诊后，咳嗽和扭转活动左侧腰髋已不痛；四诊后，左侧下肢倒血样剧痛、空痛和行走觉软已愈，精神尚好；五诊痊愈。

按　患者体素健康，因闪挫腰部，气血瘀滞，经气失畅，故咳嗽、扭转、深呼吸和喷嚏时腰髋痛甚。后因内服行气活血药物过多，伤于正气，耗损气血，致使原有气血瘀滞，经脉失畅之腰髋痛未愈，又出现左侧下肢特别是小腿部呈倒血样剧痛和空痛，行走发软等气血亏虚之坐骨神经痛证候。因此，在治疗上首先针泻三阴交（活血祛瘀）、太冲（行气散滞），行气活血，通畅经脉以治其标，二诊后外实之病得以缓解，三至五诊就改为针补合谷（补气）、三阴交（养血），补益气血以治其内虚。施用先祛其邪，后扶其正，标本并治，虚实兼顾之法而收效。所用两方，都是辨证取穴，整体治疗。

病例8　湿热蕴郁，经脉失畅

李某，男，38岁，住湖北省襄樊市郊，来南阳市探亲特来针治。1985年7月2日接诊。

主诉：患腰及右下肢沉困坠痛已6个月。

现病史：6个月来右侧下肢沉困坠痛，微有热感，其疼痛部位在右侧腰髋至足少阳经脉循行通路上，行走困难，扶杖方能行走。阴雨或感寒加重。伴有恶心，口苦，渴不欲饮，溲黄便溏，不思饮食等症状。舌苔黄腻，舌边红绛，脉象濡数。曾在当地用中药及单方以寒湿性腰腿痛治之，愈治愈重。检查：第4、5腰椎右侧压痛点明显，直腿抬高试验阳性。血全规及血沉和抗“O”均属正常范围。今天由本院骨科以坐骨神经痛转针灸治疗。

治疗经过：2个月前，曾在本科患处取穴针泻右环跳、阳陵泉等穴，配“6.26治疗机”通电，治疗12次无效。

辨证：证属湿热蕴郁，经脉失畅。

治则：清利湿热，和胃畅中。

取穴：针泻曲池、阴陵泉、足三里。每隔 1～3 日针治 1 次。

效果：三诊后，右侧下肢沉困坠痛及微有热感有所减轻，恶心好转，饮食增加；八诊后，右侧腰髋及右下肢沉困坠痛明显减轻，第 4、5 腰椎右侧旁边压痛已不明显，舌苔薄黄，伴有症状均有不同程度的好转或减轻；十二诊后，下肢已能去杖行走，已能步行 600 米，伴有症状基本治愈；十四诊痊愈。

随访：1986 年 12 月 5 日患者接信后特来告知针愈未发。

按 本例的病因病机是：湿热之邪，蕴郁经脉，经气阻滞，气血运行不畅，故右侧腰及下肢沉困坠痛，微有热感，影响行走；阴雨或感寒加重，是因湿热被束之故；湿热之邪，留滞中宫，故出现恶心，口苦，不思饮食，渴不欲饮等；湿热下注，则溲黄，便溏；舌质、舌苔和脉象，属于湿热内蕴之征。在当地用中药及单方以寒湿性腰腿痛治疗，悖其病机，故而愈治愈重，愈助湿热之邪。今用整体治疗，辨证取穴，针泻曲池（清肌肤之热）、阴陵泉（利湿行湿）、足三里（和胃畅中以治中宫湿热），施用清利湿热，和胃畅中之法而收捷效。

始在本科患处取穴，直达病所，施用通畅经脉之法，治疗 12 次无效，是因方不对症，法不应诊，误诊误治之故。

病例 9 肾精亏虚，经脉失养

患者，男，40 岁，教师，德国人。1978 年 10 月 23 日初诊。门诊号 16439。

主诉：患腰及下肢痛已 2 年。

现病史：2 年前，开始左侧腰及下肢疼痛，在德国某医院以风湿性坐骨神经痛，用西药治疗 3 个月，疼痛明显减轻。嗣后继续治疗效果不著，并出现遗精，愈来愈频繁，左腰及下肢酸软沉痛，行走无力，两足膝酸软。后又在德国某医院以坐骨神经痛治疗亦无效。特求中国针灸专家治疗。

现在证：左侧腰及下肢酸困痛，其疼痛部位是自腰至足，在足太阳经脉循行通路上。行走软弱，两侧足膝无力。遗精每隔 1～3 日 1 次，时而滑精。环跳穴压痛不明显。伴有多梦少寐，心烦，头晕健忘，两目昏花，口咽干燥，小便略黄，时而两足跟痛等症状。脉象细数无力。

辨证：证属肾精亏虚，经脉失养之坐骨神经痛，兼阴虚火旺，心肾不交之遗精。

治则：首先治疗遗精，滋阴清火，交通心肾，然后补益精血以益经脉。

取穴：一至八诊，针泻神门补复溜；九诊上方加补太溪；十至十八诊，针补三阴交、太溪。

效果：三诊后，多梦少寐及心烦减轻，左腰及下肢仍酸软沉痛，两侧足膝无力；八诊后，多梦少寐及头晕、两目昏花等均有所减轻，遗精明显减少，针治 20 天来遗精 3 次；十三诊后，左腰及下肢酸软沉痛明显减轻，伴有症状有不同程度的好转和治愈，自针治至今 30 天来滑精未发，近 10 天未遗精，精神好转；十七诊后，左腰及下肢酸软沉痛基本治愈，两下肢行走有力，伴有症状基本治愈，40 天来滑精未发，近 20 天遗精未发；十八诊痊愈。

随访：1979 年 10 月 3 日患者前来针治腰痛，告知前病在此针愈未发。

按　本例初患坐骨神经痛，用西药有效，是因方证对应。嗣后因出现遗精，耗伤精血，故再用西药无效，反出现左腰及下肢酸软沉痛，足膝无力和时而足跟痛等肾精亏虚症状。接诊针灸时，其临床表现是：阴虚火旺，心肾不交发为遗精和少寐等证候群，及肾精亏虚，经脉失养的症状。后者因于前者，故首先针泻神门（清心安神）补复溜（滋补肾阴），滋阴清火，交通心肾，以收黄连阿胶汤之效。九诊加补太溪补肾固精，有益于肾之封藏。遗精与滑精基本得以控制，故十至十八诊针补太溪（补肾）、三阴交（养血），施用补益精血以益经脉之法，不仅坐骨神经痛治愈，伴有肾精亏虚的证候亦告痊愈。这种治疗法则，正是筑堤以阻水，固堤以治本之法。

【结语】

1. 所举病例类比　9 个病例中：

例 1 证属气血亏虚，经脉失养。针补合谷、三阴交，泻间使，施用补益气血以益经脉，佐以行气之法而收效。例 2 证属气滞血瘀，经气失畅。针泻间使、三阴交，施用行气活血之法而收效。例 3 证属气血亏虚，夹有肾虚。针补合谷、三阴交、复溜，施用补益气血以益经脉，佐以补肾之法而收效。例 4 证属气滞血瘀，经脉阻滞。针泻间使、三阴交行气活血以畅经脉，与针泻患野的环跳、委中、承山，通畅经脉之法，交替施治而收效。例5证属寒湿痹阻，经脉失畅，兼脾肾两虚。先补肾俞、阴陵泉，足三里先少泻后多补，后针泻加灸患野有关腧穴，施用先补肾健脾，和中制湿，后温散寒湿，通畅经脉之法而收效。例6证属寒邪痹阻，经脉失畅。针泻灸患野的环跳、阳陵泉、光明，施用温经散寒，通畅经脉之法而收效。例7证属气血瘀滞，经气失畅，合气血亏虚，经脉失养。先针泻三阴交、太冲，后补合谷、三阴交，施用先行气活血以治其标实，后补益气血以治其本虚之法而收效。例8证属温热蕴郁，经脉失畅。针泻曲池（解肌肤热）、阴陵泉、足三里，施用清利湿热，和胃畅中之法而收效。例9证属肾精亏虚，经脉失养之坐骨神经痛，兼阴虚火旺，心肾不交之遗精。先针泻神门补复溜，后针补三阴交、太溪，施用先滋阴清火，交通心肾以治遗精，后补益精血以益经脉之法而收效。

从以上9个病例来看，其中证型不同，治则、取穴处方亦不相同；证型相同，但兼证不同，其治则、取穴处方相同，佐以治则、取穴有异。

2. 所用腧穴　从〔辨证施治〕和〔病案举例〕项中所用的腧穴统计来看。辨证取穴：有三阴交、合谷、间使、阴陵泉、足三里、太溪、肾俞、曲池、关元、复溜、太冲等11个腧穴，以前8个腧穴较为常用；患野取穴：有环跳、阳陵泉、委中、风市、承山、阿是穴、环中、殷门、光明、阳交、丘墟、昆仑、承筋、胞肓等14个腧穴，以前9个腧穴较为常用。

【其他】

1. “痛则不通”和“通则不痛”　“痛则不通”和“通则不痛”，前者是指病机而言，后者是指治则而言。本病的疼痛是因不通的关系，引起不通、造成疼痛的原因是多方面的。不论哪种原因造成的疼痛，必然存在经脉阻滞，经气不通这一病机。气滞、血瘀、寒凝、热郁、湿热等都会阻滞经气。经气不通所占成分不同，其疼痛的程度有所不同，所施用通畅经气的方法亦有所不同。根据属寒属热、在气在血、是虚是实，或寒热错杂、虚实并见，或气滞血瘀、气虚血滞，或实中夹虚、虚中夹实等具体情况，辨识影响经气通畅的原因，权衡主次，采取补中有通，或通中寓补；是多补少通，或是多通少补；是通而不补，或是以通为补；是温中兼通，或是通而兼温，或是温通并施；是行气为主，或是行血为主，或是行气活血并重等具体措施。

属于气血亏虚，或肾精亏虚，或肝肾不足而经脉失养者，应视其疼痛程度，若疼痛较为明显者，必有经气阻滞的成分，在补益气血、补益精血、补益肝肾以益经脉的处方中，必须佐以通畅经气之法，补中寓通。

2. 临床所遇

(1) 凡本病既无器质性病变，又无虚亏及风寒湿痹证，而久治不愈者，应首先询问咳嗽或深呼吸或喷嚏时是否疼痛加重，若是，虽未闪挫、扭伤，亦应以闪挫或扭伤引致之气血瘀滞型治之。可针泻间使、三阴交行气活血以止痛，效果甚好。

(2) 凡证见咳嗽、喷嚏、深呼吸或活动下肢而疼痛加剧，针泻间使、三阴交，或针泻患野腧穴而剧痛不减者，应考虑多是腰椎间盘脱出、腰椎肿瘤、转移瘤或髋关节器质病变等，可转科确诊或进一步作检查。

(3) 有些单纯性坐骨神经痛患者，不因感受风寒湿邪，又与气候改变无关，而用多方医治无效，用针治亦无效者，应针泻患野腧穴加艾条针上灸，因它能温通血脉以止疼痛，往往能收良效。

(4) 有些患者主诉是单纯性坐骨神经痛，别无不适，但针治应效而不效者，应进一步详问病情或病因，往往是同遗精或带下等病有关。此时应针治遗精或带下，遗精或带下治愈，坐骨神经痛亦随之而愈。

(5) 腰椎骨质增生引致的坐骨神经痛，仅针泻患肢侧腰椎骨质增生之椎旁或压痛点处，配泻环跳穴，往往收效甚佳。

3. 应与坐骨神经炎作鉴别　湿热蕴郁和热郁经脉之坐骨神经痛，多为坐骨神经炎引致坐骨神经痛，临床较为少见，但又常被人忽视，易于误诊误治。其临床表现是：患肢沉重热痛，或沿坐骨神经线路出现微热疼痛，或灼热样痛，或灼热倒血样痛，或微热刺痛，或灼热麻木胀痛，痛不可近。还伴有湿热内盛或热邪蕴郁之内在证候群。辨证取穴，多配伍清利湿热或清热凉血之腧穴；患野取穴，用泻法配透天凉，以收清宣患肢郁热或清畅患肢经脉之效。

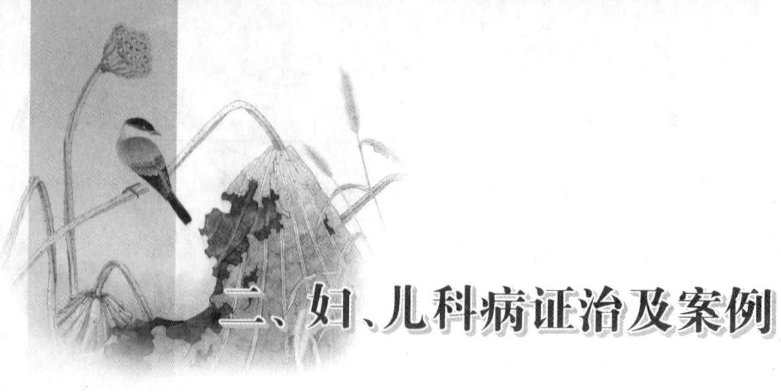

二、妇、儿科病证治及案例

（一）带　　下

【概说】

带下是指妇女阴道内流出一种黏稠液体，如涕如唾，绵绵不断。临床以带下色白较为多见，所以通常称为“白带”。

女子在发育成熟期，或经期前后，或妊娠初期，白带可相应的较多，不作病论。如果带下量多，或色、质、气味发生变化，或伴有全身症状者，即称“带下病”，这是本篇论述的主要内容。带下病的主要原因，是由脾虚肝郁，湿热下注，或肾气不足，下元亏损所致。亦有因感受湿毒而引起者。临床以白带、黄带、赤白带为多见。现代医学中的阴道炎、宫颈炎、盆腔炎和子宫内膜炎等，都可见到带下症状，可参本篇进行辨证施治。

针灸治疗本病效果满意，但必须以带下为主要病证，进行辨证分型，依型治疗。至于恶性病变和正常生理现象，出现带下量多，不在本篇论述范围。

本病的临床表现有脾虚湿困、肾阳虚衰、肝经湿热等证型。现将以上几个证型的证治及病案举例，分述如下。

【辨证施治】

带下的辨证，重在颜色、气味及质之清浊。若带下色白而稀，多属脾虚湿盛；带下色黄或赤白相混，稠黏有臭气，阴痒明显，多属湿热或为肝经郁热；若带下质稀而清冷，腰酸无力，多属肾虚。总之，凡带下色白而清稀的多属虚证、寒证；色黄或赤，稠黏秽臭，多属实证、热证。

本病的病理主要是湿，病变主要责之于脾，并与带脉有关。在病变过程中，可由实转虚，如湿热带下日久，可致脾虚，进而伤肾。由于带下病多与脾虚、湿盛有关，所以其治疗多以健脾、升阳、除湿为主，结合临床又有疏肝、固肾、清热解毒等法。若带下清冷，滑脱不禁者，应温补肾元，固涩止带。

若带下赤白，腥臭异常者，应作妇科检查，如属子宫颈癌，可转科治疗。

1. 脾虚湿困

主证：带下色白或淡黄，其质黏稠，无臭气，绵绵不断，面色㿠白或萎黄，四肢不温，精神疲倦，食欲不佳，大便溏泻，两足浮肿。舌淡苔白或腻，脉象缓弱。

治则：健脾益气，升阳除湿。

取穴：针补脾俞，阴陵泉先泻后补。若见腰痛者，加补肾俞；若兼腹痛者，加泻阿是穴；若带下日久不止，加补带脉，固涩止带。

若属湿蕴化热，带下稠黏色黄者，针泻阴陵泉、中极、带脉，清热利湿止带。

若属寒湿，证见白带量多，质稀如米泔水，小腹觉冷，苔白厚腻，脉象沉缓者，艾灸关元、归来，泻灸阴陵泉，温散寒湿。

若素体气虚，复因劳倦，饮食所伤，脾运失常，聚湿下注，伤及任脉的白带。针补阴陵泉、合谷、足三里或三阴交，补中益气，健脾制湿。

脾虚不能制水行湿，湿注下焦，伤及任脉之白带。针泻中极，补阴陵泉、三阴交或太白；或泻阴陵泉补足三里、三阴交；或针阴陵泉、足三里先少泻后多补，可奏健脾益气，除湿止带之效。后二穴配伍，具有参苓白术散之效。

2. 肾阳虚弱

主证：白带量多，淋漓不断，清稀如水，腰酸如折，小腹觉冷，尿频色清夜间尤甚，大便溏薄。舌质淡红，舌苔薄白，脉象沉迟。

治则：温肾培元，固涩止带。

取穴：补灸命门、肾俞，针补带脉。或补关元、肾俞、太溪，类似右归饮之效。

若属肾阳不足，命门火衰，带脉失约，任脉不固，夹脾阳不振，生湿下注之白带者，可补阴陵泉、关元、太溪或肾俞，温补脾肾，胜湿止带。

若属脾肾两虚，带脉失约，任脉不固之带下者，可补阴陵泉、太溪，或加补带脉，补益脾肾，培本止带。

3. 肝经湿热

主证：带下量多，其色黄绿如脓，或夹血液，或浑浊如米泔，有秽臭气，阴部瘙痒，小便短赤。伴有耳鸣，口苦咽干，易怒，或见小腹痛，胁肋胀痛等。舌质红，舌苔黄腻，脉数或滑数或弦数。

治则：清肝利湿。

取穴：针泻阴陵泉、行间、丘墟，清利肝经湿热，类似龙胆泻肝汤之效。

若湿毒明显者，可泻中极、阴陵泉、血海，清热利湿以止带。

若湿邪外侵，蕴而生热，湿热下注，郁结胞宫的黄带或赤白带下。可泻中极（配透天凉）、阴陵泉，清化湿热。

若湿热之邪，郁结胞宫，蒸郁化火，火灼营血之赤带。可泻中极、阴陵泉、三阴交，后两穴配透天凉，共奏清化湿热，凉血止带之效。

【病案举例】

病例 1 湿热下注，肝胆火逆

张某，女，51 岁，住南阳县王村公社蔡哲岗大队。门诊号 014799

主诉：患带下已 2 年。

现病史：9 年前患赤带，内服八宝治红丹治愈。近 2 年出现白带过多，黏稠腥臭，月经停止。近几天突然头蒙热痛，耳鸣耳痛，咽干口苦，齿痛，食少，眩晕，时而全身皮肤突然灼热，甚则烦热汗出。面色潮红，舌苔白厚浮黄，舌质紫红，舌中裂纹，脉象濡数。按压带脉穴沉痛。

辨证：湿热下注，蕴郁胞宫，损伤任带，夹肝胆火逆之带下。

治则：清肝胆，利湿热。

取穴与效果：

一诊：针泻阴陵泉、三阴交、太冲，清利肝经湿热以止带下。针泻听会兼治耳病。

二诊：耳鸣耳痛和眩晕减轻，齿痛已止。仍口苦，头懵热痛。针泻太冲、阴陵泉、三阴交，配泻太阳兼治头懵热痛。

三诊：仍带下量多。针补肾俞，针泻阴陵泉、三阴交、带脉，共奏补肾利湿，益脾止带之效。

四诊：仍口苦，带下量多，施用上方止带效差。针泻三阴交、太冲、丘墟、带脉。其带脉穴针感达于脐部。

五诊：口苦减轻与取泻丘墟穴有关，带下减少与针泻带脉穴有关。全身皮肤突然灼热汗出的次数减少60%，面色已不潮红。针泻内庭、丘墟、带脉、阴郄、三阴交。

六诊：带下黏稠减轻，昨晚耳鸣消失（与取泻丘墟清降少阳之火有关），全身舒服如愈已达5个小时。针泻丘墟、带脉、阴郄、三阴交、阴陵泉，利湿止带，清心利胆。

七诊：上方减阴陵泉。

八诊：口已不苦，带下量少，舌质紫红减轻。针泻带脉、丘墟、阴陵泉。

九诊：带下明显减少，左脉弦数，右脉细数。针泻带脉、丘墟、三阴交、阴陵泉。

十诊：带下减轻80%，全身皮肤突然灼热后汗出明显减轻，舌质由紫转红，面色已正常，按压右带脉穴沉痛感消失，左侧带脉穴微感酸困。针穴手法同九诊。其带脉穴针感相交于脐。

十一诊：原有症状均有不同程度的减轻和治愈。前天针后心跳，气短。改补神门（补心益气），泻带脉、阴陵泉、丘墟。

十二诊：仍心跳，气短。针补合谷，泻阴陵泉、三阴交、丘墟。

随访：2个月后，患者告知带下及兼证在本科针愈。

按　本例的病因病机是：湿热下注，蕴郁胞宫，损伤任带，故带下过多，黏稠腥臭；肝胆火旺，上扰清阳，故出现耳鸣耳痛，头懵热痛，眩晕等；湿热蕴蒸肌肤，则全身肌肤突然灼热汗出；湿热上蒸，则咽干，口苦，齿痛，面色潮红；舌质紫红，舌苔白厚浮黄，脉象濡数，是热胜于湿之征；带脉穴处沉痛，是带脉为病的反应。

是例辨证无误。虽然带下及兼证针治 12 次痊愈，但在选穴处方上杂乱无章，影响疗效。本来针泻太冲、丘墟、阴陵泉、带脉，清降肝胆之火，利湿止带即可痊愈。一诊和二诊不须配泻三阴交（以后针次也不可配用），更不宜配加听会、太阳。耳鸣耳痛和头懵热痛，因于肝胆之火上扰，取太冲和丘墟即可治之。带下量多与肾虚无关，三诊加补肾俞，意在补肾止带，却未收效。四诊后，口苦、带下及全身灼热汗出减轻，面色已不潮红，理应效不更方，五诊又加内庭、阴郄。十诊和十一诊后出现心跳、气短，是与前几诊利湿行血活血伤正有关，临时出现的症状，不可加补神门、合谷，补心益气以纠虚。

病例 2　脾肾两虚，湿浊下注

张某，女，51 岁，南阳市寄卖所职工。门诊号 013240。

主诉：患带下年余。

现病史：1 年多来，白带量多，腰骶沉困痛，站立时腰骶及大腿部坠痛，腰部沉坠如束系数串铜钱。精神倦怠，面色黄白，舌苔薄白，左脉数而有力，右脉濡弱。曾以风湿腰痛治疗，注射安乃近，内服考的松等药无效；又以肾亏腰痛、风湿腰痛，内服中药 20 多剂亦无效；又用单方多次治疗仍不见好转。

辨证：脾虚湿困，肾气不固，带脉失约之带下。

治则：补益脾肾，祛湿止带。

取穴：一至三诊，针补足三里、三阴交，泻阴陵泉，益气健脾，祛湿止带。四诊、五诊，针补肾俞、三焦俞、气海俞，补肾约胞以止带。六诊、七诊，针补命门、肾俞、上髎，温肾益脾约胞以止带。

效果：一诊后，白带减少，腰骶困痛重坠减轻；四诊后，白带明显减少，腰骶困痛重坠减轻大半；七诊治愈。

随访：18 天后，患者在针治膝关节风湿期间，告知白带在此针愈，腰部有时隐痛。

按　依其脉证及治疗经过，本例系脾失健运，湿困脾土，久而伤肾，肾气不足，则任脉不固，带脉失约，故而白带滑出，精神倦怠，腰部沉坠如束、困痛不适。腰及下肢沉坠，是湿邪留着之故。一至三诊针补足三里、三阴交，健脾益气有益于制湿，泻阴陵泉祛湿有益于脾，首先用健脾益气以治本，祛湿以治标；四诊、五诊，针补肾俞、三焦俞、气海俞，补肾约胞止带以治本，有益于控制带下的滑出；最后六诊、七诊，针补命门、肾俞补肾阳，补上髎约纳胞止带，共奏温肾约胞以止带而固其本，故而效卓。

病例3　湿热下注，肾虚不固

代某，女，36岁，南阳市力车厂工人。1976年11月9日初诊。

主诉：患带下已4年。

现病史：1973年患小腹胀痛，同年5月作绝育术时，发现输卵管等处有炎症。此后带下过多，其色微黄，其质黏稠，其气腥臭，月经来潮前带下色黄尤甚，月经后带下为粉红色或混有血丝。平时腰困酸痛，头晕，下肢无力，有时脐周疼痛。大便正常。既往史：1975年患右侧胸膜炎。患胆囊炎已8个月。

辨证：湿热下注，蕴郁胞宫，肾气不固，带脉失约之带下。

治则：固肾益脾，祛湿热，清营以止带。

取穴：针补肾俞，针阴陵泉、三阴交先泻后补。

效果：一诊后，带下减少，腰部酸困减轻；三诊后，带下基本治愈，腰及下肢酸困等症状治愈；四诊痊愈。

随访：1977年3月3日，患者接信后特来告之带下在此针愈。

按　本例系湿热之邪，蕴郁胞宫，热伤营血，故带下赤白；带下日久，伤于肾气，肾气不固，则久久不愈，并见腰酸困痛，下肢无力，头晕等症状。针补肾俞补肾固胞以止带，针脾经的阴陵泉、三阴交先泻后补，祛湿热，清营血，益脾制湿以止带。多年之带下，四诊痊愈，与辨证明确，治则配方恰当有密切关系。

病例4　肝经湿热，下注胞宫

吕某，女，42岁，住南阳县溧河乡范营大队。1984年3月8日初诊。

主诉：患带下已4年。

现病史：4年来经常带下量多，黄白混杂，其气秽臭。近月余来，阴部瘙痒，小便觉热，时而尿急，尿频，尿意频频排尿不净，时而阴道出血。伴有心烦易怒，口苦，耳鸣耳痛等症状。月经提前。舌红苔黄，脉象弦数。妇科检查：阴道壁潮红，白带多脓性，宫颈（+）。诊断为阴道炎、宫颈炎。

辨证：肝经湿热，下注下焦，蕴郁胞宫之带下。

治则：清利肝经湿热。

取穴：针泻太冲（配透天凉）、丘墟、阴陵泉。

效果：二诊后，阴部瘙痒减轻，阴道仍少量出血；三诊后，出血量少；四诊后，带下量少，阴道已不出血，仍口苦；五诊痊愈。

随访：同年 3 月 26 日其爱人前来告知吕某的带下等病在此针愈。

按 本例带下属于龙胆泻肝汤证。肝经湿热下注胞宫，损伤任带二脉，则带下量多，黄白混杂，其气秽臭；湿热下注下焦，则阴部瘙痒，溲热尿急；湿热之邪，损伤胞络，则时而阴道出血；肝胆火逆，则口苦，耳鸣，耳痛；舌红苔黄，脉象弦数和易怒等，乃属肝热之征。带下、阴痒、阴道出血均属肝经湿热下注为患。针对这一病机，采用清利肝经湿热之法，针泻太冲（配透天凉，清肝热）、丘墟（清胆热）、阴陵泉（利湿），类似龙胆泻肝汤之效而愈病。

病例 5 脾虚湿困，湿浊下注

王某，女，49 岁，住南阳县掘地坪，现住中建七局。1990 年 7 月 27 日初诊。

主诉：患白带量多已 2 年半。

现病史：2 年多来，每因饮食减少，大便溏泻复发或加重时，而带下亦随之复发或加重。带下色白，绵绵不绝，无臭气，其质黏稠时而稀薄。伴有精神疲倦，下肢沉困，食欲不振，饮食减少，时而腹胀，大便溏泻日行 2～3 次。近半年来，由于饮食减少，大便溏泻，白带随之量多。时而流涎，口淡无味，舌淡苔白，脉象缓弱，面色萎黄。血压 18.7/11.7kPa。曾服龙胆泻肝汤无效，服用中药数剂有效，停药则复发如常。曾用土单方有效，但常反复。

辨证：脾虚湿胜，湿困脾土，湿浊下注之带下。

治则：健脾益气，除湿止带、止泻。

取穴：针足三里、阴陵泉先少泻后多补。每隔 1～3 日针治 1 次。

效果：三诊后，大便次数减少，饮食增加，带下较少，精神较好；五诊后，由于大便好转，饮食增加，带下亦随之减少，精神亦随之好转，下肢行走有力；七诊后，大便恢复正常，带下明显减少，伴有症状治愈；八至十诊，巩固疗效。

按　本例属于参苓白术散证。因脾虚湿困，湿浊下注之带下，故而白带量多，其质黏稠时而稀薄；脾虚不能胜湿，湿邪下注，则白带量多，大便溏泻，下肢沉困；脾虚湿胜，湿困脾土，则食欲不振，饮食减少，时而腹胀，精神倦怠。脾虚不能胜湿，则湿邪盛，湿盛困脾则脾更虚，互为因果，故久久不愈。时而流涎，口淡无味，面色萎黄，舌淡苔白，脉象缓弱等，乃属脾虚湿困之征。故针足三里、阴陵泉先少泻后多补，施用健脾益气，除湿止带、止泻之法而收效。此二穴配伍，具有参苓白术散之效，取其寓祛湿于健脾之中，寄健脾于祛湿之内。健脾有益于制湿，祛湿有利于健脾，虚实兼顾，因果并治。

【结语】

1. 所举病例类比　5 个病例中：

例 1 的病机是湿热下注，肝胆火逆。故针泻以太冲、丘墟、阴陵泉、带脉等穴为主，施用清肝胆利湿热之法而收效。例 2 的病机是脾肾两虚，湿浊下注。故首用健脾益气、祛湿止带（补足三里、三阴交，泻阴陵泉）之法；中用补肾约胞以止带（补肾俞、气海俞、三焦俞）之法；后用温肾益脾约胞以止带（补命门、肾俞、上髎）之法以固其本而收效。例 3 的病机是湿热下注，肾虚不固。故针补肾俞，针阴陵泉、三阴交先泻后补，施用固肾益脾，祛湿热，清营血以止带之法而收效。例 4 的病机是肝经湿热，下注胞宫。故针泻太冲（配透天凉）、丘墟、阴陵泉，施用清利肝经湿热之法而收效。例 5 的病机是脾虚湿困，湿浊下注。故针阴陵泉、足三里先少泻后多补，施用健脾益气，除湿止带之法而收效。

从以上 5 个案例来看，其病情复杂，证型多是两者兼见，又多兼见他证。因此，临证必须详察细辨，辨证无误，论治效良。

2. 辨证要点　带下有脾虚湿困、肾阳虚弱、肝经湿热和脾肾两虚等病因病机，但多与脾虚有关。脾虚有脾虚及肾，肾虚不藏，有脾虚不能胜湿，湿浊下注和脾虚生湿，湿蕴化热，湿热下注，以及脾阳不运，寒湿下注等等。

临床辨证，除根据以上病因病机的兼见症状及舌、脉为辨证要点外，还要重视带下的颜色、气味及质的清浊来辨证。例如：

脾虚生湿，湿注下焦，伤于任脉者，可见带下色白，无臭气，其质稀薄，绵绵不绝。如属脾虚生湿，湿蕴化热，湿热下注者，多见带下色黄，有秽臭气，其质稠黏。若属脾阳不振，内生湿邪，寒湿下注者，多见白带量多，质稀如米泔水，小腹发凉。

肾阳虚衰，下元亏损，带脉失约，任脉不固者，多见白带量多或量少，淋漓不断，清稀如水，腰酸如折，小腹发凉等。

湿邪内侵，肝郁化火，湿热下注者，多见带下量多，其色黄绿如脓，或赤白相混，其质黏稠，有秽臭气，溲赤阴痒。若属湿热之邪，郁结胞宫，蒸郁化火，火灼营血者，多见带下色赤，或夹血液，其质黏稠，有秽臭气等。

3. 所用腧穴　所用腧穴有：阴陵泉、肾俞、足三里、三阴交、带脉、中极、关元、太溪、丘墟、合谷、脾俞、归来、太冲、行间、命门、太白、血海、三焦俞、气海俞、上髎等 20 个腧穴，以前 10 个腧穴常用。

平均每个证型和每个病案的每次处方，所用腧穴少则 2 个，多则 4 个。用穴不在多而在巧，而在功专，而在配伍恰当明其作用，才能中的而收效。

（二）阴　　痒

【概说】

阴痒是妇科常见的一种症状，亦称“阴门瘙痒”“阴𧏾”。以外阴或阴道瘙痒不堪，甚则痒痛难忍，坐卧不安为特征。有时可波及肛门周围，或伴有不同程度的带下，或时出黄水。

本病主要是肝、脾、肾功能失常。肝脉绕阴器，又主藏血，为风木之脏；肾藏精，主生殖，开窍于二阴；脾主运化水湿。肝经湿热或肝郁脾虚化火生湿，湿热之邪，随经下注，蕴结阴器；肝肾不足，精血亏虚，生风化燥，阴部皮肤失养；或感染虫𧏾，虫扰阴部等，都会导致本病。

现代医学称“外阴瘙痒症”。一般如糖尿病，维生素 A、B 缺乏症，卵巢功能低下以及精神因素等，都可引起阴痒。但在临床上以滴虫性阴道炎、霉菌性阴道炎、老年性阴道炎和外阴白斑等为常见。

针灸治疗本病有一定的效果。应针对引起阴痒的原因进行辨证施治。在病程缠绵或剧痒难忍的情况下，可配合药物治疗或局部用药，其效更佳。

本病临床有湿热下注和肝肾阴虚（血虚风燥）两个证型，以湿热下注型较为常见。现将以上证型的证治和病案举例，分述如下。

【辨证施治】

本病的辨证，一般来说，湿胜作痒，常浸淫流液；热胜作痒，伴见焮热或溃烂；风寒作痒，局部皮肤色白；精血亏虚作痒，则阴部干燥、灼热或皮肤变厚或萎缩；虫淫作痒，伴见白带增多，色、质异常，奇痒如虫行感。其治疗大法是：着重调理肝、脾、肾的功能，并注意“治外必本诸内”的原则，整体与局部相结合进行辨证论治。

1. 湿热下注

主证：阴部瘙痒，甚则疼痛，坐卧不安，带下量多，色黄如脓，或呈泡沫米泔样，其气腥臭，小便色黄，心烦少寐，口苦而腻，胸闷不适，纳谷不香。舌苔黄腻，脉象弦数或滑数。

治则：清热利湿。

取穴：针泻中极（配透天凉）、阴陵泉。

若肝经湿热。证见阴部瘙痒，心烦易怒，大便秘结，小便短赤，或胸胁胀痛，口苦而干，舌红苔黄，脉象弦数等。针泻行间、丘墟、阴陵泉，清肝泻热利湿，类似龙胆泻肝汤之效。若小便黄赤，尿痛灼热者，上方去丘墟，加泻中极（配透天凉），以助清利湿热之效。

2. 肝肾阴虚

主证：阴部干涩，灼热瘙痒，或带下量少色黄，甚则色如血样，五心烦热，头晕目眩，时而烘烘汗出，口干不欲饮水，耳鸣，腰酸。舌红少苔少津，脉象细数或细数无力。

治则：滋阴降火，调补肝肾。

取穴：针补复溜、太溪，泻照海。或针补复溜、肾俞，配服知柏地黄汤加当归、白鲜皮、地肤子等。或补复溜、三阴交均配透天凉，滋补肝肾，养血凉血降火。

若血虚生风化燥症状明显者，可针补三阴交、复溜，针泻曲池，共奏养血祛风润燥之效。

此外，还有脾虚血少。证见阴部瘙痒，头昏目花，气短心慌，睡眠较差，腹胀纳呆，大便溏薄，神疲倦怠。舌质淡红，脉象细弦等。治宜健脾养血，针补三阴交，阴陵泉先少泻后多补。

【病案举例】

病例1 肝经湿热下注

张某，女，64岁，住南阳市北奎楼街。门诊号013054。

主诉：患阴部瘙痒已20多年。

现病史：20多年来，每在小便短赤，阴部肿痒，排尿灼热等症状出现时，则胃脘痞闷，腰腹紧如束带状，并有瞤动感，四肢及眼睑、面部呈指陷性浮肿，心烦躁热，耳鸣，咽部干热，头部热懵，饥不欲食，时而巅顶跳痛。劳累、思虑易于发病。平时有晨泻，气短，心悸，头晕，夜间口流清涎，口苦易怒，两乳胀痛，带下量多等症状。食鸡蛋糕或桂圆肉后咯血。体胖，舌苔薄白，脉象沉数略弦。

辨证：肝经湿热，下注下焦。

治则：清利湿热，疏肝和中。

取穴与效果：

一诊：针泻中极、中脘、阴陵泉、太冲，清利湿热，疏肝和中。针刺15分钟后，即感咽喉舒服，拔针后头不热懵，腹部不紧，咽部不干。其中极穴针感随捻泻法的不断增加，由中极沿任脉向上经脐、中脘、天突、口唇和前额而达于巅顶，头部懵热逐渐消失；由中极穴向下达于两腹股沟及阴部，继而由中极穴沿足少阴肾经向下达于足底部。

二诊（21日）：头部沉懵，耳鸣，阴肿溲赤和乳房胀痛均愈，头部觉空及胃部满闷减轻，腰腹已无束带样紧抽感，咽部已不黏。针穴手法同一诊，均配透天凉，每在捻针时头部觉懵。其中极穴凉感达于阴部及腹股沟处，又沿足少阴肾经下达足底部，向上沿任脉达于口唇部；其阴陵泉穴凉感达于阴部，阴部即不热痒；其太冲穴凉感循本经上行达于阴部。

三诊（23日）：阴部热肿瘙痒治愈，头懵减轻，咽部已不干热，舌苔已退。针穴手法针感同二诊。

四诊（27 日）：仅左侧耳痛，夜寐不好，仍口苦阴痒，已不流口水，小溲不热，舌干有裂纹，脉弦。针泻阴陵泉、丘墟、太冲、阳陵泉，均配透天凉。仍每在捻针时头懵。其阳陵泉、丘墟凉困感达于阴部及少腹；太冲、阴陵泉的凉困感循经达于阴部。

随访：3 个月后到家随访，告知阴痒及其他兼证悉愈。

按　本例的病因病机是：湿热内蕴，损及脾胃，纳运失职，故胃脘满闷，食欲不振，口流清涎；脾虚不能胜湿，湿邪流溢肌肤，则四肢、眼睑和面部浮肿；脾虚湿盛，反而侮肝，肝郁生热，湿热下注，则阴部肿痒，小便短赤，排尿灼热，带下量多；肝胆郁热，上扰清窍，则口苦易怒，巅顶跳痛，头部热懵，耳鸣；热扰神明，则心悸，心烦躁热，少寐。故一诊针泻中极（利小便，使湿从小便排出，湿祛热自退，亦即治湿利小便之法）、中脘（和胃畅中）、阴陵泉（利湿）、太冲（疏肝），施用清利湿热，疏肝和中之法，其中极穴的针感走向，有利于本病的早愈。二诊、三诊，针穴手法同一诊，又配加透天凉手法，其中极、阴陵泉、太冲穴的凉困感的走达部位，更有利于本病的早愈。四诊针泻阴陵泉、丘墟（胆经原穴以清胆热）、太冲、阳陵泉（胆经合穴以清热利胆），均配透天凉，其凉困感的走达部位，对清利湿热，清泻肝胆之火，起到了加速治愈的作用。由于治法对头，效如桴鼓，多年痼疾，四诊痊愈。

病例 2　肝肾阴虚，精血不足

王某，女，52 岁，镇平县人，现住女儿家（南阳市建设路西头）。1986 年 9 月 22 日初诊。

主诉：阴部热痒不适已 1 年余。

现病史：不明原因，1 年多来，阴部经常干涩、灼热瘙痒，时有带下色黄量少，时轻时重。伴有头晕目眩，五心烦热，口咽鼻干少津，耳鸣，腰部酸软等症状。舌红少苔少津，脉象细数无力。曾用龙胆泻肝丸、完带汤治疗，收效不大，亦用高锰酸钾水外洗过。

辨证：肝肾阴虚，精血不足。

治则：滋阴降火，调补肝肾。

取穴与效果：

一诊、二诊（24 日）：针补复溜、肾俞，滋补肝肾。

三诊（27 日）：腰部酸软及头晕目眩、口鼻咽干减轻，仍阴部干涩热痒，五心烦热。针补复溜，针三阴交先少泻后多补，滋补肝肾，活血育阴。

四诊（10 月 2 日）：针穴手法同三诊。

五诊（4 日）：仅五心烦热减轻，其余症状减轻不多。针补复溜、三阴交，均配透天凉，滋补肝肾，养血凉血降火。2 穴的凉感各循本经上行至阴部，当时阴部灼热瘙痒减轻。

六诊（8 日）、七诊（10 日）：针穴手法针感同五诊。

八诊（14 日）：阴部灼热瘙痒减轻 90%，伴有症状痊愈。针穴手法针感同五诊。

九诊（17 日）、十诊（20 日）：针穴手法针感同五诊。

随访：1988 年 6 月 15 日，其爱人转告王某的病在此针愈。

按　依其脉证与兼证，本例系肝肾阴虚，精血亏虚，血虚生风化燥之阴痒证候，故而阴部干涩、灼热瘙痒。阴虚阳亢，则五心烦热，口咽鼻干少津；头晕目眩，耳鸣，则属精血不足，清窍失养；肾虚则腰部酸软；舌红少苔少津，脉象细数，乃属肝肾阴虚之征。一诊、二诊，针补复溜（补益肝肾）、肾俞（补肾），施用滋补肝肾之法，而阴部干涩热痒及五心烦热未减。三诊、四诊改补复溜，针三阴交先少泻后多补（活血养血育阴），施用滋补肝肾，活血育阴之法，仅五心烦热减轻，其余症状减轻不多。故五至七诊，改补复溜、三阴交均配透天凉手法，施用滋补肝肾，养血凉血降火之法，而阴痒减轻 90%，其余症状治愈。效不更方，八至十诊针穴手法同五诊，终获痊愈。

病例 3　肝经湿热下注

许某，女，36 岁，南阳市蔬菜公司职工。1984 年 1 月 6 日初诊。

主诉：患阴痒已 8 个月。

现病史：8 个月来，阴部瘙痒，瘙痒难忍，带下黄白相兼，小便灼热，尿急尿频，腰痛，口苦，耳鸣，心烦易怒。因阴痒影响食宿，因此身体逐渐消瘦。时而胃酸。面黄肌瘦，舌尖红，舌苔薄黄，脉象濡数。曾在本院妇科及皮肤科治疗无效。

辨证：肝经湿热下注。

治则：清利肝经湿热。

取穴：针泻阴陵泉、丘墟、太冲。隔日针治1次。

效果：一诊后，阴痒减轻；二诊后，阴部瘙痒已不明显，带下量少，尿急尿频及心烦易怒和口苦均有好转，饮食增加；三诊治愈。

随访：1984年3月患者告知此病在本科针愈未发。

按　本例属于龙胆泻肝汤证。为脾虚生湿，湿郁化热，湿热郁于肝经，肝经湿热下注之阴部瘙痒证候。湿热下注膀胱，则小便灼热，尿急尿频；湿热下注，损伤任带，秽液下流，故带下量多，黄白相兼；湿热内盛，则口苦，胃酸；舌脉的改变，乃属湿热之征。故针泻阴陵泉（利湿）、丘墟（胆经原穴，以清胆热）、太冲（肝经原穴，疏肝理气），施用清利肝经湿热之法，收类似龙胆泻肝汤之效而愈病。

病例4　湿热下注夹阳明腑实

柳某，女，36岁，住南阳县陆营公社，双庙大队双庙村。1973年8月25日初诊。

主诉：患阴部瘙痒已年余。

现病史：1年多来，阴部热痒，不能安卧，溲黄热痛，白带量多。平时胃腑闷痛，腹胀食少，嗳气吐酸，口苦口臭，时而便秘，嗜睡。舌苔薄黄略腻，脉象滑实（与同时患癫痫病有关）。既往病史：患癫痫病已年余。

辨证：湿热下注夹阳明腑实。

治则：清利湿热，佐以清泻阳明实热。

取穴与效果：

一诊、二诊（28日）：针泻阴陵泉、足三里，利湿和胃畅中。

三诊（30日）：阴部热痒减轻，已能安卧，仍溲黄热痛，内热未除。针泻中极、阴陵泉、足三里，均配透天凉，清利湿热，清泻阳明腑实。其中极穴凉感达于小腹及阴部；阴陵泉凉感沿本经达于小腹及阴部，两手觉凉，两下肢及脚如风吹似的觉凉；足三里穴凉感沿本经向上至小腹部与阴陵泉凉感交叉一起至前阴部。

四诊（9 月 1 日）：针穴手法针感同三诊。

五诊（3 日）：阴部瘙痒减轻，溲色微黄，小溲已不觉热。针穴手法针感同三诊。

六诊（10 日）：数天来阴痒未发，昨天开始阴部欲痒，溲黄热痛。针穴手法针感同三诊。

七诊（24 日）：阴痒治愈，嗓子觉痛，仍溲黄发热。针泻中极、阴陵泉，利水行湿，通利小便。

八诊（27 日）：针穴手法同七诊。

随访：1973 年 11 月 10 日患者在针治癫痫期间，告知阴痒、溲黄热痛及兼证在此针愈未发。

按 “谨守病机，各司所属”。本例为湿注困脾，蕴久化热，湿热下注，则阴部热痒，溲黄热痛，白带量多；湿热之邪困于中焦，则胃腑闷痛，腹胀食少，嗳气吞酸；口苦、口臭、便秘及舌、脉的改变等，属于阳明实热之征。其病机为湿热下注，蕴郁中焦。故一诊、二诊，针泻阴陵泉（利水行湿）、足三里（和胃畅中），施用利湿和胃畅中之法。二诊后，阴部瘙痒减轻，已能安卧，但仍溲黄热痛，内热未除，故三至六诊，上方加泻中极，均配透天凉手法，施用清利湿热，通泻腑热之法，而获得良好的效果。六诊后，仅阴痒欲发，溲黄热痛，故七诊、八诊，针泻中极、阴陵泉，施用利水行湿，通利小便之法而收效。

【结语】

1. 所举病例类比　4 个病例中：

例 1 是肝经湿热下注之证。首先针泻中极、中脘、阴陵泉、太冲，施用清利湿热，疏肝和中之法；后又针泻阴陵泉、丘墟、太冲、阳陵泉，均配透天凉，施用清利湿热，清泻肝胆之火之法而收效。例 2 是肝肾阴虚，精血不足之证。由于病情复杂，故首先针补复溜、肾俞，滋补肝肾，然后针补复溜，针三阴交先少泻后多补，施用滋补肝肾，活血育阴之法；最后针补复溜、三阴交，均配透天凉，施用滋补肝肾，养血凉血降火之法而收效。例 3 是肝经湿热下注之证。针泻阴陵泉、丘墟、太冲，施用清利肝经湿热之法而收效。例 4 是湿热下注夹阳明腑实之证。首先针泻阴陵泉、足三里，利湿和胃畅中；然后针泻中极、阴陵泉、足三里，均配透天凉，施用清利湿热，泻下腑实之法；最后又针泻中极、阴陵泉，施用利水祛湿，通利小便之法而收效。

例1与例3，都是肝经湿热下注之阴痒证候。由于例1病程时间长，病情又复杂，因此分别遣用两个处方，施用两个治疗法则而愈病；例3病情单纯，用一个处方，施用一个治疗法则而收效。例2是属虚证之阴痒证候，病情又较复杂，所以分别遣用三个处方，施用三个治疗法则而愈病。例4是湿热下注夹有阳明腑实之证，分先、中、后三个阶段进行治疗，施用三个治疗法则而愈病。

2. 所选腧穴　本病所选的腧穴有：阴陵泉、中极、复溜、三阴交、太冲、丘墟、肾俞、中脘、足三里、行间、阳陵泉、曲池等12个腧穴，以前7个腧穴最为常用。虽然选用腧穴不多，但收效满意，关键在于腧穴配伍的严谨性和施用补泻法及配用透天凉手法等，以增加腧穴的多功能性。

（三）痛　经

【概说】

妇女凡在经期或经前经后（1周以内）出现周期性下腹疼痛，甚则剧痛难忍，或伴有其他不适者，称为“痛经”，亦称“经行腹痛”。痛经的主要病机，是气血运行不畅所致。因经水为血所化，血随气化，气充血沛，气顺血和，则经行通畅，自无疼痛之患。若气滞血瘀、寒湿凝滞或气虚血少，俾经行不畅，不通则痛。

针灸对功能性痛经，不仅能制止疼痛，还可治本，疗效满意，多见针治1～2次即可止痛；对于器质性痛经，效果多不良，即如能生效，也只是一时性镇痛。

本病可发生于子宫发育不全，或子宫过于前屈和后倾、子宫颈管狭窄，或子宫内膜呈片状排出（膜样痛经），或盆腔炎、子宫内膜异位症等疾病。必要时结合妇科检查以助诊断。

其临床表现有气滞血瘀、寒湿凝瘀、气血亏虚、湿热阻滞、血虚气滞和肝肾亏损等证型，以前四个证型为多见。现将以上几个证型的证治和病案举例，分述如下。

【辨证施治】

本病以腹痛为主证。在辨证中应注意“审时度势”。当从疼痛的原因、部位、性质、程度和时间，并结合月经的期、量、色、质及全身症状来辨别虚实寒热。一般来说，因寒凝、气滞、血瘀及湿热阻滞所引起者，多属实证；气血虚弱和肝肾亏损引起者，多属虚证。经前、经期疼痛者多实，经后痛者为虚；痛时拒按属实，喜按为虚；绞痛、冷痛属寒，刺痛属热；绵绵作痛或隐痛为虚。持续作痛为血滞，时痛时止为气滞；痛重于胀者为血瘀，胀甚于痛者为气滞。血色淡为血虚，色紫为血热，色黑为热重。结合痛的情况和症状，辨别证型，予以治疗。

痛经的治疗原则是：根据“通则不痛”的机理，主要是以通调气血为主。如因虚而致者，以补为通，或补中寓通；因气郁而致者，以行气为主，佐以活血；因血瘀而致者，以行血为主；血热气实者，以清热凉血为主。病因不同治法有异，着重调血通经，则痛自除。绝不可以为病属痛经，必须施用通下之法。其治疗时间，属于实证者，宜在经期前5～10天开始针治2～3次；属于因虚而痛经者，宜在经期后3～5天开始针治3～5次；经期正痛时来诊，可在经期时针治，虚证应暂缓疼痛为主，不可峻施补法。病久难愈者，可连续治疗两三个周期，方能收效。患病时短，又属实证者，可在经期治疗，往往1～2次即愈。

1. 气滞血瘀型

主证：经前或经期小腹胀痛、拒按，甚则痛连腰脊，行经量少，淋漓不畅，经色紫黯夹有血块，或呈腐肉片样物，块下痛减，胸胁、乳房胀痛。舌质紫黯，舌边或有瘀点，脉弦或沉弦。

治则：理气活血，祛瘀止痛。

取穴：针泻归来、阿是穴。偏于气滞者，加泻气海行气，或加泻太冲疏肝理气；偏于血瘀者，加泻三阴交或血海活血祛瘀。

若气滞而兼血热，证见经色深红有块，苔黄脉数者，针泻间使、三阴交（配透天凉）、归来或水道（或阿是穴），行气散滞，凉血祛瘀。

2. 寒湿凝瘀型

主证：经前或经行期间小腹凉痛，甚则痛连腰脊，得热痛减，行经量少，色黯有块或如豆腐汁样，月经后期，带下量多，畏寒，手足欠温。舌苔白腻，脉象沉紧或弦。

治则：温化寒湿，通经行血。

取穴：泻灸归来（或水道）、阿是穴，针泻三阴交；或泻灸气海、水道，针泻三阴交。

若因肾阳虚弱，虚寒内生，冲任、胞宫失其温煦，虚寒血滞。证见经期或经后小腹凉痛，喜按喜暖，得热则舒，经行量少，经色黯淡，腰腿酸软，小便清长，畏寒肢冷。舌苔白润，脉沉或沉弦或沉紧。治宜温阳暖宫止痛。艾灸关元、归来（或水道）、肾俞。

3. 气血虚弱型

主证：经后小腹隐痛，按之痛减，月经量少，色淡清稀，小腹及阴部空坠喜按，倦怠乏力。面色苍白，舌淡苔薄，脉细无力。

治则：补益气血，佐以通经行血。

取穴：针补合谷、三阴交，针泻归来或阿是穴；或补合谷、三阴交待气血充沛后再加泻归来或阿是穴，佐以通经行血。

若伴有阳气不振，不能运血，而经行不畅者，针补合谷、三阴交，艾灸气海、归来（或水道），补益气血，温阳行血。

若因脾胃虚弱，运化失常，化源不足而致气血亏虚者，可在针补合谷、三阴交补益气血的处方中，配取足三里先少泻后多补，健脾和胃，以益气血的化源；或补阴陵泉，足三里先泻后补，健脾益胃，和胃调中，待脾胃健运有所好转，再与针补合谷、三阴交补益气血之法，交替施治，以收良效。

注意：本型痛经，患处取穴不宜施用补法，补之会影响气血的通畅。不可在经期时治疗，应在平时调补之。

4. 血虚气滞型

主证：经行之后，余血不净，小腹作痛，或痛窜两胁，或两乳胀痛，气呃不顺，脉象虚弦或细弦。

治则：养血行气。

取穴：针补三阴交（或血海）泻气海或太冲。

若气滞重于血虚者，针泻归来、间使，三阴交先少泻后多补；或针气海、归来少泻多留针，三阴交先少泻后多补。

注意：本型痛经，患处取穴不可施用补法，补之易助气滞血瘀，经行不畅。

5. 湿热阻滞型

主证：经前小腹灼热刺痛或胀痛，拒按，伴有腰部胀痛；或平素小腹时痛，经期痛剧。经色黯红，质稠有块，带下黄稠，小便短黄，或伴有低热起伏。舌质红，苔黄或腻，脉象弦数或滑数。

治则：清热除湿，化瘀止痛。

取穴：针泻阴陵泉（配透天凉，清利湿热）、三阴交、归来或阿是穴；或泻中极（利湿，湿从小便而去）、三阴交、归来或阿是穴。

若伴有阴痒，口苦，心烦易怒，耳鸣，面赤，脉象弦数者，则属肝经湿热下注。宜泻阴陵泉（或配透天凉）、三阴交（或归来或阿是穴）、太冲，清利肝经湿热，通经止痛。

6. 肝肾亏虚型

主证：经后 1～2 日小腹绵绵作痛，按之痛减，经色黯淡量少稀薄。伴有腰脊酸楚，健忘失眠，潮热，头晕耳鸣等。舌质淡红，舌苔薄白，脉象沉细。

治则：补益肝肾。

取穴：针补复溜。腰骶痛者，加补肾俞；小腹两侧痛者，加泻归来或太冲；两胁痛者，加泻间使；精血不足者，加补三阴交。

【病案举例】

病例 1 气滞血瘀型

王某，女，34 岁，农民，现住南阳地委家属院。1977 年 4 月 4 日初诊。

主诉：患痛经已 11 个月。

现病史：11 个月前，因正值月经期生气而得。嗣后每个月经期间小腹胀痛，两胁窜痛，严重时小腹呈阵发性剧痛、拒按，腰部酸胀，经行量少，淋漓不畅，经色紫黑夹有血块，经前白带量多。平时易怒，遇事易于激动生气。面部色素沉着，舌有瘀点，脉象沉涩。曾用中西药治疗无效。妇科检查：子宫大小正常，活动欠佳，子宫后倾，左侧附件增厚呈条索状，右侧正常。诊断为附件炎。

辨证：气滞血瘀型痛经。

治则：行气活血，祛瘀止痛。每个经期前 6 天针治 2 次。

取穴：针泻间使、三阴交。

效果：二诊后，第一个月经期小腹及两胁胀痛减轻；四诊后，第二个月经期小腹及两胁胀痛明显减轻，仍腰部酸痛，月经量多已无血块；六诊痊愈。

随访：1977 年 10 月 10 日患者托人转告痛经已在此针愈。

按　本例系情志抑郁，冲任气血郁滞，气血运行不畅，因而经前和经期小腹胀痛、拒按，两胁窜痛，经行量少，淋漓不畅；经血瘀滞，故经色紫黑夹有血块；瘀血随经血外泄，故经后疼痛自行缓解；舌有瘀点，脉象沉弦，遇事易于激动恼怒，乃为气滞血瘀之征。故针泻间使（宽胸利气）、三阴交（行血祛瘀），施用行气活血，祛瘀止痛之法而收效。

病例 2　气滞血瘀型

黄某，女，19 岁，本院职工家属，1985 年 4 月 6 日初诊。

主诉：患经行腹痛已半年。

现病史：半年来，每在经前期和行经期小腹胀痛、刺痛，剧痛难忍，辗转难寐，影响食欲。经量极少，淋漓不畅，经色紫黯夹有血块，块下痛减。舌质紫黯，舌边有瘀点，脉象沉弦。平时易怒，每次痛经约 2～3 天自行缓解。曾用西药治疗无效。

辨证：气滞血瘀型痛经。

治则：行气活血，祛瘀止痛。

取穴：针泻间使、三阴交、归来。隔日针治 1 次。每个经期前 4 天针治 2 次。

效果：第一个经期前针治 2 次，痛经明显减轻；第二个经期前针治 2 次后痊愈。

随访：5 个月后其姐姐（本院职工）告知针愈未发。

按　本例虽无郁怒所伤之因，但有气滞血瘀之证。其临床表现，乃为肝气郁滞，失其疏泄，气滞则血瘀，气血瘀滞，血行不畅，故而经前和经期小腹胀痛、刺痛、拒按，剧痛难忍；经血瘀滞，则经量极少，经色紫黯夹有血块；血块排出，瘀滞减轻，气血暂通，故而块下痛减；舌质紫黯，舌边瘀点，脉象沉弦，平时易怒等，为气滞血瘀之征。故泻间使（行气）、三阴交（活血祛瘀）、归来（通经祛瘀止痛），施用行气活血，祛瘀止痛之法而收效。

病例 3　气血亏虚型

赵某，女，26 岁，桐柏县大河乡人，现住南阳师专。1986 年 8 月 12 日初诊。

主诉：患经行腹痛已 8 个月。

现病史：平素身体瘦弱，复因去年流产出血过多而得。嗣后 8 个月来，每次月经来潮量少，经期和经后小腹隐痛，按之痛减，经血色淡清稀，倦怠乏力，时而头晕目眩，气短懒言。面色苍白，舌淡苔薄，脉象细弱。曾在当地医院以气血瘀滞之痛经治之，服用行气活血，通经祛瘀的中药数剂无效，用西药亦无效。

辨证：气血亏虚型痛经。

治则：补益气血，佐以通经行血。

取穴：经期后 5 天开始针治。一至四诊（第一个经期后针治 4 次），针补合谷、三阴交，补益气血以益经血；五至七诊（第二个经期后针治 3 次），上方加泻归来，佐以通经行血。

效果：三诊后，精神好转，头晕目眩和气短懒言减轻；六诊后，一切症状悉愈；七诊后，两次月经来潮均未出现腹痛，经血血量及血色均正常。

随访：1987 年 9 月 6 日患者告知痛经在此针愈未发。

按　本例患者平素气血不足，产后失血过多，冲任失养。经行之后，血海更虚，血虚濡养不足，气虚运行无力，血行迟滞，故在经期及经后小腹隐隐作痛，痛而喜按，经后数日，冲任气血渐复，故小腹隐痛自行缓解。但体虚未复，因而下个经期痛经复作。气虚阳气不充，血虚精血不荣，故而经血量少，色淡质薄，面色苍白，气短懒言，倦怠乏力，时而头晕目眩。舌淡苔薄，脉象细弱等，乃为气血亏虚之征。在治疗上，一至四诊，先针补合谷、三阴交补益气血以益经血，俾气血得充，然后五至七诊在补益气血的基础上，加泻归来佐以通经行血。如此，气血充盛，冲任得养，经脉调和，月经时下，痛经自愈。前医以气血瘀滞之痛经治之，悖离病机，故用药无效，反伤气血。

病例 4　寒湿凝瘀型

王某，女，35 岁，现住南阳市，原籍林县建筑工程队。1987 年 6 月 8 日初诊。

主诉：患痛经已半年。

现病史：半年前，因在外地建筑劳动，长期居处湿地，寒温失调而得。半年来每个月经期前两天和行经期间小腹凉痛，得热痛减，局部拒按，经量减少，经色黯黑有块，畏寒身痛。舌苔白腻，脉象沉缓（未在经期的脉象）。先用西药无效，后服中药有效但不能根治。

辨证：寒湿凝瘀型痛经。

治则：温化寒湿，通经行血。

取穴：针泻加艾条针上灸归来、阿是穴，针泻三阴交。第一个经期前（6 月 20 日）开始针灸 3 次，第二个经期前 7 天（7 月 20 日）开始针灸 3 次。

效果：第一个经期前针灸 3 次后，痛经明显减轻；第二个经期前针灸 3 次后痛经治愈。

随访：5 个月后告知针灸治愈未发。

按　本例系寒湿之邪重浊凝滞，客于冲任、胞中与经血相搏结，致使经血运行不畅，因而经前两天和行经期间小腹凉痛。血为寒凝，故见经色不鲜夹有血块；得热凝滞稍减，则疼痛减缓。舌苔白腻，脉象沉缓，为寒湿内闭之征。切脉未在经行期间，故而脉象未见沉紧。此例正如《素问·举痛论》篇所云："经脉流行不止，环周不休，寒气入经而稽迟，涩而不行，客于脉外则血少，客于脉中则气不通，故卒然而痛"之痛经。针泻三阴交活血化瘀，通经止痛，泻灸患部的归来、阿是穴温化寒湿，促使血行通畅。针泻加灸的目的，在于寒凝之血，得以温运方能通畅之意。

病例 5　湿热阻滞型

王某，女，30 岁，住南召县石门乡。1987 年 8 月 3 日初诊。

主诉：患痛经已 10 个月。

现病史：近 10 个月来，每个经期前和经行期小腹灼热疼痛、拒按，腰骶胀痛，经色黯红，其质较稠，夹有血块，块下痛减。面红，舌质红，舌苔黄腻，脉象弦数。曾在当地医院用中西药及单方治疗无效。既往病史：2 年来患有带下黄稠，小便短黄，阴部瘙痒，口苦易怒，渴不欲饮等肝经湿热下注的病证。经治未愈。

辨证：湿热阻滞型（偏于肝经湿热下注）痛经。

治则：清利肝经湿热，化瘀止痛。

取穴：针泻阴陵泉（配透天凉）、太冲、三阴交。

效果：第一个经期前 7 天（8 月 3 日）开始针治，针治 3 次后溲黄、带下及阴痒等症状有所减轻，痛经明显好转；第二个经期前针治 4 次，痛经及伴有症状均获治愈。

随访：1987 年 12 月 22 日患者前来针治其他病，告知痛经及伴有症状在此针治 7 次痊愈未发。

按　本例系素有肝经湿热下注症状，复因内蕴湿热之邪，盘踞冲任、胞中，湿热与经血胶结，血行不畅，故而又出现经前及经期小腹灼热疼痛，痛连腰骶和经色黯红质稠，夹有血块的痛经症状。血块排出，瘀滞得缓，气血暂通，则小腹及腰骶疼痛缓解。结合舌、脉则属于肝经湿热，经血阻滞之病机。故针泻阴陵泉（配透天凉，清利湿热）与太冲穴配伍，清利肝经湿热，加泻三阴交活血化瘀以止痛。

病例 6　寒湿凝瘀型

宋某，女，30 岁，淅川县人，现住南阳市工业贸易公司。1986 年 6 月 28 日初诊。

主诉：月经来潮时腹痛已 1 年。

现病史：1985 年夏天，始因月经来潮时冒雨涉水感寒，加之以后居住地下潮湿之房，以致痛经逐渐加重。每因经前或经期小腹凉痛而剧痛难忍，得暖则舒，经行量少，色黯带有血块。舌苔白腻，脉象沉缓（经前 10 天的脉象）。并有身体沉困凉痛，食少便溏等症状。曾在某医院服用破血药 10 余剂未愈。

辨证：寒湿凝瘀型痛经。

治则：温化寒湿，通经行血。

取穴：针泻加针上艾条灸归来、气海，针泻三阴交。经前 10 天开始针灸治疗。

效果：三诊后，全身沉困凉痛减轻，食少便溏好转；五诊治愈。

随访：1986 年 7 月 25 日患者前来针治腰痛，告知痛经在此针治 5 次后痊愈，再次月经来潮，小腹凉痛消失，经量增多。

按　本例系寒湿之邪外袭，客于冲任、胞中与经血相搏结，致使经血运行不畅，故而经前和经期小腹凉痛，剧痛难忍，经血黯滞夹有血块，得暖则凉痛暂缓等。在某医院服用破血中药治疗无效，是因药不对症，未能散寒祛湿之故。泻灸归来、气海温散寒湿以利气血的通畅，寒凝之血得温运方能畅行，配泻三阴交活血化瘀，通经止痛。三穴配伍，共奏温化寒湿，通经行血之效而愈病。

【结语】

1. 所举病例和案例类比　本病列举 4 个证型 6 个病例。其中：

例 1、例 2 都属气滞血瘀型，施用行气活血，通经止痛之法而收效。由于例 2 较例 1 腹痛增剧，故加泻归来穴，患野取穴直达病所，以增强活血通经止痛之效。

例 3 属于气血亏虚型。一至四诊施用补益气血之法，三至七诊加泻归来穴，是在补益气血有所好转的基础上，佐以通经行血，所谓“补中寓通”。

例 4、例 6 都属寒湿凝瘀型。所以例 6 泻灸归来、气海；例 4 泻灸归来、阿是穴，都是患野取穴直达病所，温散寒湿，使气血通畅，配泻三阴交活血祛瘀，通经止痛。

例 5 属于肝经湿热下注，血瘀不畅。故针泻阴陵泉（配透天凉）、太冲、三阴交，施用清利肝经湿热，祛瘀止痛之法而收效。

2. 所用腧穴　从 6 个案例所用腧穴来看，仅用三阴交、归来、间使、合谷、阴陵泉、太冲、气海等 7 个腧穴，其中最常用的是前两个腧穴。由此看来，用穴不在多，在于谨守病机，用穴灵活，配伍恰当，补泻法用之合理即可收效。例如：6 个案例都取用三阴交穴，由于病因病机不同，配取于不同处方中，施用补泻法亦异。例1、例2都针泻间使、三阴交，行气活血，是因病因病机相同，选穴治则亦同；例4、例6由于证型相同，所取用的腧穴基本相同，治疗法则亦同。

3. 痛经的治疗法则　痛经的主要病机，乃为气血运行不畅所致。影响气血运行的原因有：情志不遂，肝气郁滞，血行受阻，经血滞于胞中；郁怒所伤，肝气乘脾，肝脾不和，经血阻滞；受寒伤冷，寒湿盘踞胞中，经血为寒湿凝滞，经血不畅，留滞作痛；内蕴湿热，湿热与经血胶结，血行不畅，行经作痛；肾阳虚弱，虚寒内生，冲任、胞宫失于温煦，虚寒血滞；气血亏虚，运血无力，血海空虚，胞脉失养；素体虚弱，肝肾亏虚，精血不足，胞脉失其滋养等等。为使气血运行通畅，为使胞脉得以濡养，达到制止疼痛的目的，必须根据病因病机，因果并治。分别施用疏肝理气通经行血、温化寒湿活血通经、补益气血或佐以活血调经、滋补肝肾养血调经、养血行气或佐以调经、温经散寒行血祛瘀、清利湿热通经止痛等法，方能收效。

【其他】

1. 患野取穴施用补泻法　属于气血亏虚和肝肾亏损型之痛经，行经之后，因血海空虚，胞脉失养而少腹或小腹隐痛。患野取穴如针气海、归来、水道、关元等，不可因虚而施用补法。因经后少腹或小腹隐痛，必然夹有气机不畅因素，施补会影响气血的通畅；又不可因痛而施用泻法，病本属于正虚，施泻会致使虚之更虚。最好可施用先泻后补之法，祛邪扶正，虚实兼顾，收效颇佳。

2. 痛经最佳治疗阶段　月经周期28天，以“7”为基数（参《素问·上古天真论》篇），每7天为一个阶段（或期），可分经前期、行经期、经后期和经间期四个阶段。痛经最佳治疗阶段是经前期和行经期。经后期和经间期为辨证调治阶段。前者多适用于因实而痛的痛经，如气滞血瘀、寒湿凝滞、血虚气滞和湿热阻滞等证型，以通经止痛为主；后者常用于因虚而痛之痛经，如肝肾亏损、气血虚弱和脾胃虚弱化源不足等，以调补培本为主。一般来说，实证多在经前期施治；虚证多在经后期施治；剧痛或临时止痛多在行经期施治；理脾胃、益肝肾、调气血多在经间期，或以经间期为主，偏实者合于经前期治疗，偏虚者合于经后期治疗。《灵枢·卫气行》篇所云：“谨候其时，病可与期，失时反候者，百病不治”，对本病的治疗时机是很有指导意义的。

3. 三阴交为治疗本病的常用穴　三阴交是肝脾肾三阴经的交会穴，依其足三阴经的循行和肝脾肾三脏的生理、病理，本穴是妇科病、血证和同肝脾肾三脏有关的男女生殖、泌尿系疾病的常用穴。其病机病理可参《常用腧穴临床发挥》一书中的三阴交穴。现就血证要穴来说，针本穴补之能养血、补益全身血分之虚亏；泻之能活血祛瘀、通畅全身血液的运行；泻之配透天凉能凉血祛瘀、清血分之热；先泻后补，有和血、祛瘀生新的作用。妇人以血为本，月经以血为用，痛经的主要病机又是气血运行不畅和气血亏虚胞脉失养，或精血亏损胞脉失养所致，故此就显示出治疗痛经应用三阴交的重要性。例如：

气滞血瘀所致者，在行气活血、祛瘀止痛的处方中，配泻本穴活血祛瘀；气虚血瘀所致者，在益气行血的处方中，配泻本穴活血祛瘀；气滞血热所致者，在行气散滞，凉血化瘀的处方中，配泻本穴配透天凉，凉血化瘀；寒湿凝滞所致者，在温化寒湿，通经行血的处方中，配泻本穴行血祛瘀；气血亏虚所致者，在补益气血的处方中，配补本穴养血；血虚气滞所致者，在养血行气的处方中，配补本穴以养血；湿热阻滞所致者，在清热利湿，祛瘀止痛的处方中，配泻本穴祛瘀止痛；肝经湿热下注所致者，在清利肝经湿热，通经止痛的处方中，配泻本穴通经止痛，等等。绝大多数的证型和病因所导致的痛经，都可配取本穴，故而为治疗本病的常用穴。

(四) 缺　乳

【概说】

缺乳是指产后哺乳期乳汁分泌甚少或全无，不能满足婴儿需要而言。亦称为“少乳”“乳汁不足”，或称“乳汁不行”等。

《妇人良方》云：“妇人乳汁不行，皆由气血虚弱，经络不调所致。”乳汁缺乏，多由分娩时失血过多，气随血耗；或因产母身体素弱，气血亏虚，加之产后气血更虚，乳汁化生不足；或因产后肝郁气滞，气机不畅，乳络涩滞，乳汁受阻，乳少或甚至不下；或由脾胃虚弱，纳运失职，化源不足，气血亏虚，气虚则乳无以化，血虚则乳无以生，乳汁因而缺少或全无；或由肝气犯胃，受纳不佳，影响气血化生而致乳汁不足等等。至于妇人先天无乳，则不能作为缺乳论治；急、慢性乳腺炎所出现的缺乳，不属于本篇论述范围。本病应与乳痈作鉴别。

针灸治疗本病效果良好。缺乳在 3 个月以内，只要辨证正确，取穴处方恰当，其效果显著，一般针治 1～5 次即可痊愈。本科所接诊的病人，绝大多数是用中西药及单方治疗无效而前来求治于针灸的。

本病的临床表现有：气血亏虚、肝郁气滞、肝气犯胃和脾胃虚弱等证型。现将以上几个证型的证治和病案举例，分述如下。

【辨证施治】

本病有虚实之分。乳房柔软无胀痛感者，多为气血俱虚，多伴有气血亏虚症状；或多为脾胃虚弱，多伴有纳运失职症状。乳房胀硬而作痛者，多为肝郁气滞，或气滞血瘀，多伴有肝郁气滞或气滞血瘀症状。

本病的治疗，必须进行辨证取穴，在审因论治的原则下，整体治疗，才能收到良好的效果。如属脾胃虚弱，化源不足者，要以健壮脾胃为本；属于肝郁气滞，乳络阻滞者，治宜疏肝理气为要；属于气血亏虚，乳汁不生者，治以补益气血为要；属于肝气犯胃，影响生乳者，治宜理气和胃为先等。

1. 气血亏虚型

主证：乳汁减少，甚或全无，乳汁清稀，乳房柔软更无胀感，气短神疲，头晕心悸。面色少华，舌淡少苔，脉象虚细。

治则：补益气血，佐以调乳。

取穴：针补合谷、三阴交补益气血，或配泻少泽佐以通乳（用于虚中夹实），或配补少泽促使乳汁的分泌（用于虚证）。

若恐针补合谷、三阴交峻补滞涩，或伴有气机不畅者，可加泻间使佐以理气通乳。

2. 脾胃虚弱型

主证：乳汁不充或甚少，乳房柔软，腹胀食少，气短神疲，倦怠乏力，大便溏泻。面色萎黄，舌淡苔薄，脉象软弱。

治则：健壮脾胃。

取穴：针补足三里、阴陵泉，或补脾俞、胃俞，健脾益胃。

若因脾胃虚弱，纳运失职，胃腹不适者，可补脾俞、胃俞，泻足三里，健脾益胃，和中导滞，以改善脾胃功能。

若脾胃纳运复常，而乳汁不足者，可补合谷、三阴交，直接补益气血，促使气血旺盛和乳汁的化生。

3. 肝郁气滞型

主证：乳汁减少，甚或全无，乳房胀痛，胸胁胀闷，胃纳呆滞，情志抑郁。舌质正常，舌苔薄白，脉弦或沉弦。

治则：疏肝解郁，通络下乳。

取穴：针泻间使（或内关）、期门、少泽，疏肝解郁，理气通乳；或泻膻中（向乳房方向横刺，使针感走达乳房，用以疏调气机，宣通乳络）、间使，点刺少泽出血。

若乳房焮肿微热者，在针泻间使、期门、少泽，疏肝解郁，理气通乳的处方中，加泻内庭清热散结。

若肝气郁滞，气机不利，血行瘀阻，乳络不畅者，可泻间使、三阴交行气活血；或泻肝俞、膈俞，加刺少泽，行气活血，通络行乳；或泻间使、太冲、少泽，疏肝理气，不配活血腧穴而行血，取其气行血亦行之意。

4. 肝气犯胃型

主证：乳房胀痛，乳汁甚少，胃腑胀满，胁肋窜痛，脘闷食少，气呃不顺。舌苔薄白，脉象沉弦。

治则：理气和胃，佐以通乳。

取穴：针泻内关、足三里，理气和胃，配泻少泽佐以通畅乳汁。若胃痛甚者，上方足三里改换中脘或加泻中脘。

此外，单纯性乳汁缺乏，不因肝气郁滞、气血亏虚和脾胃虚弱所引起的，可采用对症治疗，常规取穴，针泻膻中、少泽，艾灸乳根，有一定疗效。如果收效不佳，可补合谷、三阴交，点刺少泽，补益气血，通畅乳汁。尽管没有气血亏虚症状，但因气血是化生乳汁的基础，故采用此法，有益于促使乳汁旺盛，多能取得良效。

【病案举例】

病例 1 血亏气虚合气滞乳络

李某，女，34 岁，住南阳市景穆街 15 号。1969 年 3 月 14 日初诊。

主诉：乳汁缺乏已 30 天。

现病史：1967 年产后曾因生气而乳汁缺乏。此次产后 30 天，因生气而乳汁又缺少。素有气短头晕，胃部闷痛，饮食减少等症状。脉象虚弱。曾用中西药及单方治疗无效。

辨证：血亏气虚合气滞乳络。

治则：补益精血为主，佐以益气、理气通乳。

取穴与效果：

一诊：针补合谷、三阴交，针泻间使。

二诊：上次针后乳房及胁肋觉胀。针补三阴交、复溜补益精血，针泻间使理气通乳。

三诊：上次针后乳房及胁肋发胀，乳汁增加。针穴手法同二诊。

四诊：乳汁充足通畅。针穴手法同二诊。

随访：1969 年 9 月其妹妹因产后乳汁缺乏前来针治，转告姐姐的缺乳在此针愈。

按 乳汁为气血所化生。气血来源于脾胃水谷精微。本例患者平素胃脘胀痛，饮食减少，则气血来源不足，影响乳汁的化生。复因产后情志抑郁，气机不畅，乳络涩滞，则气血失调，影响乳汁运行。气短头晕，脉象虚弱，属于气血不足之征。故一诊针补合谷、三阴交补益气血，泻间使理气通乳。由于一诊后气虚有所改善，故二至四诊上方合谷易复溜，以补益精血为主，佐以理气通乳而收效。如果仅根据肝郁气滞，情志失和，影响乳汁的运行而施治，而无补益气血、补益精血之法，是不会收到满意效果的。

病例 2 肝郁气滞，乳络受阻

薛某，女，32 岁，南阳县生产公司职工。1972 年 2 月 26 日初诊。

主诉：乳汁缺少已月余。

现病史：月余前因生气后而出现两乳乳房刺痛、胀痛，乳汁逐渐缺少。体胖，脉象沉弦。以前三胎乳汁均正常。

辨证：肝郁气滞，乳络受阻。

治则：理气通乳。

取穴：针泻内关，针刺少泽。

效果：一诊后，两乳房刺痛、胀痛减轻，乳汁略有增多；二诊后乳汁恢复正常。

随访：告知在此针愈。

按 本例系情志抑郁，肝失条达，气机不畅，以致乳络涩滞，乳汁运行不利。针泻内关（理气散滞通络、通乳），针刺少泽（通畅乳汁），施用理气散滞，通乳下乳之法，针治两次而乳汁恢复正常。

病例3 气血亏虚，气滞乳络

张某，女，26岁，住镇平县柳泉铺公社小湖村。1973年5月26日初诊。

主诉：乳汁缺少已月余。

现病史：月余前因生气而得。生气后乳汁逐渐减少。平时身体虚弱，头晕头痛感热加重，气短，全身颤抖（饥饿时），身困乏力，腰痛身痛，下肢无力，饥不欲食。身瘦，面色苍白，脉象细弦。曾用中西药及单方治疗无效。

辨证：气血亏虚合气滞乳络。

治则：以补益气血为主，佐以理气通乳。

取穴：针补合谷、三阴交补益气血，针泻间使理气机通乳络。每隔1～2日针治1次。

效果：二诊后，乳汁增多，精神好转，头晕、腰痛及身困乏力减轻；三诊后乳汁充足。

随访：4个月后患者告知针治3次后乳汁充足。

按 乳汁来源于气血的化生，无气则乳无以化，无血则乳无以生。患者平素气血亏虚，复因郁怒所伤，纳食素差，更易导致乳汁缺乏。本例乳汁缺乏，以气血亏虚为主，肝郁气滞为次，故补合谷、三阴交补益气血为主，类似八珍汤之效，配泻间使理气通乳而愈病。两个证型用一个处方而获效。

病例4 气血亏虚，乳汁不生

张某，女，24岁，住南阳县陆营公社华庄大队满庄村。1972年12月10日初诊。

主诉：患缺乳已3个月。

现病史：第一胎乳汁充足。此次产后未满月，乳汁逐渐减少，原因不明。脉象沉弱。外观身体欠佳。曾用西药及单方通乳而无效。

辨证：气血亏虚，乳汁不生。

治则：补益气血，佐以通乳。

取穴：针补合谷、三阴交，针泻乳根。

效果：针治1次乳汁充足。

随访：1973年2月28日患者转告针治1次后乳汁充足。

按 本例患者虽无气血亏虚症状，又无其他原因，但依其脉象沉弱和外观身体欠佳及乳汁来源于气血的化生，为辨治的指导思路，进行治疗。针补合谷、三阴交补益气血，针泻乳根佐以通畅乳络之法而收效。针治1次而收良效，是因气血亏虚症状不甚严重易于复常之故。

病例5 气滞胃腑，化源不足

白某，女，28岁，住南阳县瓦店公社邓官营大队朱庄村。1974年3月30日初诊。

主诉：乳汁缺少已3个月。

现病史：产后乳汁逐渐减少，乳房胀痛。伴有腹胀食少，胃脘隐痛，气短，头晕，心悸，身困乏力等症状。舌苔薄白，脉象沉弦。曾用中西药及单方久治不效。

辨证：气滞胃腑，纳运失职，化源不足，乳汁不生。

治则：理气和胃，佐以补气。

取穴：一诊，针补合谷、三阴交气血双补；二至四诊，针泻间使、足三里理气和胃，针补合谷补气。

效果：一诊后，效果不佳；二诊后，饮食增加，乳汁已增；三诊后，腹胀食少及胃脘隐痛治愈，乳汁增多；四诊治愈。

按 依其脉证，本例系气滞胃腑，纳运失职，致使气血化源不足，气机不畅，影响乳汁的化生和通行。故而出现腹胀食少，胃脘隐痛，乳汁缺少，乳房胀痛。伴有气短、头晕、心悸、身困乏力等，是因纳运失职，气血化源不足所致。故一诊直接施用补益气血，促使乳汁化生之法而无效；二至四诊改用理气和胃之法，使胃气调和，饮食增加，化生气血之源得以充实，则乳汁随之增多，配补合谷一则补益体质，二则促使乳汁的化生而收效。

病例 6　气血虚亏，乳汁不生

柳某，女，30 岁，住南阳县陆营公社华庄大队西鲜河村。1973 年 12 月 28 日初诊。

主诉：乳汁缺少已 2 个月。

现病史：产后乳汁逐渐减少，乳房柔软，乳汁稀薄。伴有气短，心跳，倦怠无力，盗汗，自汗等症状。右脉沉细无力，左脉沉弱。曾用西药、中药均不收效。

辨证：气血亏虚，乳汁不生。

治则：补益气血以增乳汁。

取穴：针补合谷、三阴交。

效果：二诊后乳汁充足。

随访：1974 年 4 月 27 日其爱人告知缺乳针愈，乳汁充足。

按　“无气则乳无以化，无血则乳无以生”。依其脉证，本例属于气血虚亏，不能化生乳汁之缺乳。故补合谷补气以化乳，补三阴交养血以生乳，施用补益气血以化生乳汁之法，二诊后乳汁充足，收效甚捷。

病例 7　宿食伤脾，乳失化源

杨某，女，29 岁，住南阳市郊区。1988 年 1 月 27 日初诊。

主诉：患乳汁缺少症已 25 天。

现病史：初产，产时顺利，产后已 45 天。原有消化不良史。25 天前某晚因贪食过饱，食后入睡，醒后即觉脘闷不舒，食纳顿减，继而胃脘胀满，肠鸣泄泻日行 2～4 次，饮食减少乳汁相继减少，及将全无。并见肢软倦怠乏力。唇淡，舌质淡红，舌苔薄白，脉象沉细无力。曾多次用单方通乳无效。

辨证：宿食伤脾，乳失化源。

治则：健脾益气，佐以理气和胃以通乳。

取穴：针补阴陵泉、足三里，针泻内关。每隔2～4日针治1次。

效果：二诊后，饮食增加，肠鸣腹泻减轻，大便日行2次；三诊后，胃肠症状治愈，乳汁略有增多；四诊后，脾胃肠症状治愈，乳汁复增；五诊痊愈，六诊巩固疗效。

按 本例患者素有消化不良病史。产后体弱，加之贪食过饱，宿食伤脾，运化失职，故出现脘闷不舒，肠鸣腹泻，不思饮食；纳少腹泻，化源不足，更可影响乳汁的化生，故见乳汁渐少，即将全无。舌、唇及脉象的改变，是为气血虚亏之征。薛立斋说："血者水谷之精气也，和调于五脏，洒陈于六腑，妇人上则为乳汁，下则为月经。"本例因脾胃虚弱，纳运失职，生化之源不足，不能化赤为血生成乳汁。针补阴陵泉（健脾益气）、足三里（健脾益胃），泻内关（调和胃气），施用健脾益气，佐以调和胃气之法，旨在资生化之源，以增生乳汁，故六诊而达效。

病例8 失血损气，乳失化生

常某，女，28岁，住南阳县溧河乡。1991年2月21日初诊。

主诉：患缺乳已3个月。

现病史：产后经血复潮两次，其质稀薄，量多时久，每个月经潮期均有10天左右。分娩后乳汁不足，至满月后逐渐乳汁减少，至今全无。乳房柔软，无胀痛感。经用中西药下乳及单方通乳，均未效应。伴见心悸少寐，腰酸如折，体倦乏力。面色少华，舌淡少苔，脉象虚细。来诊时经净已5天。

辨证：产后经复量多，失血伤气，乳失化生。

治则：首宜益气养血，益脾摄血；后可益气养血，佐以通乳。

取穴：一至四诊，针补合谷、三阴交；五至九诊，上方加泻少泽。每隔1～2日针治1次。

效果：四诊后，经血未潮，精神好转，乳房有胀感；六诊后，经血仍未来潮，伴见虚亏症状有明显的改善，乳房觉胀，已有少量乳汁；八诊痊愈，乳汁尚够婴儿哺吮。

随访：3个月后患者告知在此针愈。

按 本例患者产后本应断经，由于气虚不能统血，故经复量多；阴血乃伤，复损于气，致使气血双亏；气血亏虚，乳失化生，故逐渐断乳；乳房柔软，又无胀感，属虚无疑。阴血不足，血不养心，则见心悸少寐；阴血所伤，殃及于气，气血两虚，则神倦乏力，腰酸如折；其面色、舌、脉，乃为气血亏虚之征。故一至四诊针补合谷（用以补气有益于摄血、生血，并有益气化乳之功）、三阴交（用以益脾养血，并有益脾摄血之功），五至九诊针补合谷（用以补气）、三阴交（用以养血），针泻少泽（佐以通乳以促乳汁的分泌）。第一个处方，是遵益气可以生血、摄血，益脾可以统血而配伍腧穴的；第二个处方，是遵乳汁来源于气血的化生，通乳有助乳汁的分泌而配伍腧穴的。

【结语】

1. 所举病例类比　8个病例中：

例1证属气血亏虚，气滞乳络。患者虽因气滞乳络，但症状不著，又因平素精血素虚兼有气虚，故以补益精血为主，佐以补气和理气通乳。针补合谷、三阴交泻间使，补益气血，理气通乳。一诊后气虚有所改善，故二至四诊改补合谷易复溜，补益精血，理气通乳而收效。例2证属肝郁气滞，乳络受阻。所以施用理气通乳之法，针泻内关，针刺少泽而收效。例3证属气血亏虚，气滞乳络。患者素有气血亏虚，复因郁怒气滞而得，故出现两个证型。前者症状较为明显，所以以补益气血为主，佐以理气通乳，针补合谷、三阴交泻间使而收效。例4证属气血亏虚，乳汁不生。气血亏虚症状虽不明显，但以脉象虚弱，外观身体欠佳和乳汁来源于气血的化生，作为辨治根据。所以施用补益气血佐以通乳之法，针补合谷、三阴交，针泻乳根穴而收效。例5证属气滞胃腑，乳失化源。气滞胃腑，纳运失职，化源不足，乳汁不生。所以针补合谷、三阴交补益气血无效。求本图之，改用理气和胃佐以补气之法，针泻间使、足三里补合谷而收效。例6亦属气血亏虚，乳汁不生。但亏虚证候较例4明显，所以纯用补益气血之法，针补合谷、三阴交而收效。例7证属宿食伤脾，乳失化源。所以施用健脾益气佐以理气和胃、通乳之法，针补阴陵泉、足三里泻内关而收效。例8证属失血损气，乳失化生。所以先补益气血，益脾摄血，继加佐以通乳之法。故第一个处方，针补合谷、三阴交；第二个处方上方加泻少泽。

从以上8个病例来看，一种疾病由于病因病机不同，反映的病理证型亦不同，每个证型或相兼的两个证型，都有其特殊差异，这种差异构成了区别于其他证型的特殊本质。从配伍腧穴来看，有几个病例由于配穴不当，或仅错一个腧穴其效果不佳，改用一个腧穴收效就佳。

2. 所选腧穴　本病列举8个案例，所用腧穴有合谷、三阴交、间使、内关、少泽、复溜、足三里、阴陵泉、乳根等9个腧穴。其中以前5个腧穴比较常用。每个医案少则选用2个腧穴，多则3个腧穴。选穴不多，必因于辨证准确，论治合拍，配穴恰当，肯綮中的，才能获得良好的效果。

【其他】

1. 缺乳的病因与治则

《女科经纶·产后证下》引大全曰："妇人乳汁，气血所化。不行者，由气血虚弱，经络不调所致。或谓产后必有乳，乳虽胀而产后作者，此年少之人，初经产，乳有风热，须服清利之药则浮行。若累经产而无乳者，亡津液故也，须服滋益之药助之。若有乳不甚多者，须服通经之药，仍以羹臛引之。盖妇人之乳，资以冲脉与胃经通故也，有屡经产而乳汁常多者，亦妇人血气不衰使然。若妇人素有疾在冲任经者，乳汁少而色黄，生子亦怯弱多疾。"此前人经验之谈，临床可作参考。

2. 经验之谈　我们自1967年～1985年，针治缺乳280例，有效率达95％以上，治愈率达90％。多数是在产后缺乳30～60天，少数是产后缺乳90天；极少数缺乳患者是在产后30～60天开始缺乳已达30天以上才前来针治的。并且多是用中西药及单方治疗无效，前来求治于针灸的。产后缺乳100～150天者，收效不佳。所针治的280例缺乳患者，都是施用辨证取穴，分型治疗的。

从多年经验来看，缺乳之因，除气滞乳络，乳汁不畅之外，绝大多数是气血亏虚乳失化生，或化源不足乳汁不生，不可一意凡是乳汁不行、乳汁缺少或全无，都施用通乳之法。要知产后多虚，多伤气血，通乳之法必致伤气伤血，重伤气血，悖离病机，不效使然。久用通乳之法，有损于身体，不可不慎。

（五）小儿麻痹

【概说】

小儿麻痹又名“脊髓灰质炎”，是由特异性嗜神经病毒经消化道或呼吸道侵犯脊髓前角灰质引起炎性病变而发生的一种疾病。主要损害脊髓前角的运动神经原，引起相应肌组织的弛缓性麻痹。本病急性期（或前期），表现为头痛、发热、咳嗽、呕恶、咽痛等证候，属于“温热病”范畴。当其出现肢体瘫痪后，归属“痿证”范畴。常流行于夏秋季节。以1～5岁小儿为多见。本病的临床特征是：一般先为发热、腹痛和胃肠道及上呼吸道症状，热退后出现不规则、不对称的肢体呈弛缓性瘫痪，以下肢为多见，其他如上肢、腹肌、膈肌等较为少见。一般具有瘫→软→细→凉→变形等特点。为肺、胃、肝、肾四经受病，肌肉、血脉、筋骨三者受损的疾病。

临床应与多发性神经炎、闭塞性脑动脉炎、病毒性脑炎等病以及乙脑作鉴别。

针灸临床，多见于肢体瘫痪“痿证”证候。多由门诊或病房有关临床科室转来。我们接诊的病人以1963年至1976年为最多。针灸对于瘫痪前期、瘫痪期的疗效较佳；对于后遗症期，特别是患肢发生畸形，加之体质条件差或伴见疳积者，很难完全恢复正常。

根据临床表现、病情变化及转归，可归纳有邪犯肺胃、邪注经络、湿热入络、气虚血滞、气阴两虚、肝肾亏损和气血双亏等证型。现将以上几个证型的证治和病案举例，分述如下。

【辨证施治】

本病当按其病程长短和麻痹程度及伴有症状出现的前后，分别不同阶段，辨清虚实及证型，进行治疗。瘫痪前期多属风、湿、热和时邪所侵的实证，当以祛邪为主，治以祛风清热利湿之法。瘫痪期多为湿热入络，治当清热利湿通络；属气虚血滞者，治当补气活血通络；属气阴两虚者，治宜益气养阴。恢复期及后遗症期，多属虚证，证见肝肾两虚者，法当补益肝肾；证见气血双亏者，法当大补气血以益筋脉。

针灸治疗的选穴处方，则是以辨证取穴整体治疗为主，适当配合患野腧穴，局部治疗。

整体治疗辨证取穴

1. 邪犯肺胃型（前驱期）

主证：发热，咳嗽，或恶心呕吐，纳呆腹泻，咽红或咽痛。舌苔薄腻，脉象濡数。

治则：祛风解表，清热利湿。

取穴：针泻曲池、鱼际、阴陵泉。

2. 邪注经络型（瘫痪前期）

主证：再度发热，肢体疼痛，转侧不利，拒绝抚抱，惊哭不宁，烦躁或嗜睡，汗多。舌红苔腻，脉象滑数。

治则：祛风利湿，清热通络。

取穴：针泻曲池、足三里、阴陵泉。

3. 湿热入络型（瘫痪期）

主证：发热数天后，发热、身痛等前驱期或瘫痪前期症状逐渐减轻或消失。出现肢体软弱无力，活动不便，或完全瘫痪，以下肢为多见。伴有纳呆，便溏，溲黄。舌苔薄黄而腻，脉象濡数或滑数。

治则：清热化湿通络。

取穴：针泻足三里、阴陵泉。患病稍久者，可与针泻患处有关腧穴，交替施治。

若热重于湿者，针泻合谷、阴陵泉，或加泻内庭。

若在瘫痪前期或瘫痪期，肠胃湿热症状明显，或患病时短者，均可针泻足三里、阴陵泉，不配患处腧穴，收效亦佳。

若瘫痪期伴有脾虚有湿症状者，可针足三里、阴陵泉用先泻后补之法，健脾祛湿。

4. 气虚血滞型（瘫痪期—恢复期）

主证：热退后肢体瘫痪无力，皮肤欠温，言语无力。或精神不振，少气懒言，下肢欠温，苔腻渐化，舌苔薄白，脉濡或细涩。

治则：益气活血通络。

取穴：针补合谷（捻补 5 分钟）泻三阴交（捻泻 3 分钟），类似补阳还五汤之效。

若肢体瘫痪明显者，上方可配泻或补患处腧穴，交替施治。

5. 气阴两虚型（瘫痪期—恢复期）

主证：肢体瘫痪，痿软无力，自汗或盗汗，短气，面黄，口燥咽干。苔剥少津，舌质光淡，脉象细数。

治则：益气养阴荣筋。

取穴：针补合谷、复溜。

6. 气血亏虚型（恢复期—后遗症期）

主证：肢体痿软无力，瘦削枯萎，皮肤欠温，精神不振。面色少华，舌淡苔白，脉象细弱或虚细。

治则：补益气血，荣养筋脉。

取穴：针补合谷、三阴交（或血海），与针补患处腧穴（标实者改用泻法或先泻后补之法），交替施治。

若兼有脾虚症状而又下肢痿软者，可针补足三里、三阴交，既可补气养血健脾，又能健壮下肢筋脉，可收双重效果。

7. 肝肾亏虚型（后遗症期）

主证：瘫痪日久，肌肉明显萎缩，肢体畸形，皮肤欠温。

治则：补益肝肾，强筋壮骨。

取穴：针补肾俞、复溜、绝骨、阳陵泉，与针补或泻患处腧穴，交替施治。

局部疗法患野取穴

本病在瘫痪期、恢复期和后遗症期的局部治疗是：若有全身症状者，患野取穴可与不同证型的辨证取穴，同时或交替施治，标本兼顾，因果并治。若无全身症状，单纯出现局部症状者，可根据不同部位患野取穴，虚补实泻，以收祛邪舒筋活络和强壮筋脉、筋骨，补益虚损之效。其对症治疗，患野取穴如下：

1. 上肢麻痹　可选取肩髃、曲池、手三里、孔最、支正等穴。患病时短或具有属实的证型者，施用泻法，舒筋活络；患病日久或已成后遗症者，施用补法，健壮筋脉。具体选穴施治是：

（1）举臂困难：选取肩中、天宗、肩髃、臂臑等穴，虚补实泻。

（2）肘臂无力：针补曲池、手三里、支沟等穴。

（3）腕下垂：属于手少阳、阳明和太阳经之腕臂经筋弛缓者，针补曲池、外关，养老、偏历等穴。

（4）手内旋：针补阳溪、列缺、手三里，或泻后溪、通里等穴。

（5）手外旋：针补后溪、通里，或泻阳溪、手三里、偏历、列缺等穴。

2. 下肢麻痹　患病时短，或具有属实证型者，针泻环跳、委中（或阳陵泉）、昆仑，舒筋活络；若无全身症状，仅取以上3个腧穴即可。若患病时久或已成后遗症者，针补环跳、足三里、绝骨、白环俞等穴，健壮筋脉。具体选穴施治是：

（1）抬腿无力：针补髀关、伏兔等穴。

（2）膝屈曲：膝关节屈曲挛缩者，针泻委中（或委阳）、殷门、承山等穴。

（3）膝反屈：膝关节过伸弛缓者，针补曲泉、殷门、承筋、委阳等穴。

（4）足下垂：针补解溪、足下廉、丘墟、中封等穴。

（5）足内翻：针补绝骨、足三里、阳陵泉、申脉等穴，或针泻三阴交、照海、太溪等穴。

（6）足外翻：针补照海、三阴交、太溪等穴，或泻绝骨、足下廉、阳陵泉、申脉等穴。

（7）跟行足：针补承山、昆仑、太溪等穴。

3. 腹肌麻痹　可选补梁门、天枢、带脉、脾俞、胃俞，或补患侧距10、11、12胸椎旁1cm处，针刺5～8分深。亦可在患侧10、11、12胸椎旁1～2cm处，使用皮肤针叩刺。

【病案举例】

病例1　邪犯肺胃，损伤经脉

张某，男，2岁，住南阳市七一公社霍庄大队小王庄村。1968年元月3日接诊。

主诉（代述）：下肢痿软已5天。

现病史：5天前发热咳嗽，腹胀便秘，溲黄，食少，干呕，口渴，历时3天后，又出现两下肢痿躄。唇红，舌苔薄黄，脉象濡数。检查：神志清楚，体温38.8℃，右肺似有管形音，腹软，肝脾不大，下肢肌张力差，腱反射（一）。胸透结果：肺野清晰，心膈正常。白总分：白细胞11.4×10^9/L，淋巴细胞0.31，单核细胞0.01，嗜中性粒细胞0.68。血沉9mm/h。本院西医内科以小儿麻痹转针灸科治疗。

辨证：温热病毒，侵犯肺胃，损伤脊髓，经脉失用。

治则：宣肺退热，清胃利湿。

取穴：针泻合谷、阴陵泉、内庭。隔日针治1次。

效果：二诊后，下肢已能触地行走几步；三诊后，两下肢行走又较前好转，发热、咳嗽、腹胀食少、便秘、溲黄和干呕、口渴等症状明显减轻；五诊痊愈。

随访：3个月后家长前来告知针愈。

按　本例系邪犯肺胃之前驱期和热胜夹湿侵犯经脉之瘫痪期证候。其病因病机是：病邪犯于肺胃，阳明热炽，故出现发热，咳嗽，腹胀食少，干呕口渴，大便干秘等症状；病邪夹湿损伤下肢筋脉，故而下肢痿软；舌苔薄黄，脉象濡数，唇红等，则属热胜夹湿之征。故针泻合谷（清热宣肺，退热）、内庭（清胃热）、阴陵泉（祛湿益脾），施用宣肺退热，清胃利湿之法，则诸恙悉愈。

病例2　湿热蕴郁中焦，浸淫经脉

丁某，男，9岁，南阳第一高中家属。1972年8月11日接诊。

主诉（代述）：右侧下肢软瘫已4天。

现病史：6天前高烧，体温39℃，持续5天，伴有恶心呕吐，腹胀食少，溲黄，泄泻等症状。误诊为扁桃体炎，注射青霉素、链霉素和内服药物后烧退，发现右下肢痿软，行走跛形，易于跌跤。面部色黄，舌苔白腻。检查：神志清，心肺（一），肝脾（一）。右下肢行走痿软跛形，足尖拖拉地面，膝反射较对侧减弱，未引出病理反射，两侧臀部无红肿及疼痛。由本院内、外科会诊，以小儿麻痹转针灸科治疗。

辨证：温邪夹湿，蕴郁中焦，损害脊髓，浸淫经脉，筋脉失用。

治则：清热利湿。

取穴：针泻合谷、阴陵泉。隔日针治 1 次。

效果：二诊后，右下肢行走基本恢复正常，恶心呕吐、溲黄、泄泻及腹胀食少均治愈，舌苔由白腻转为薄白；四诊痊愈。

随访：1973 年 7 月 16 日回信告知在本科针愈。

按 本例病因病机是：病邪夹湿蕴郁中焦，伤于脾胃，故而恶心呕吐，腹胀食少，大便泄泻；湿热蕴蒸肌表，则发热；湿热熏蒸，则面部色黄；湿热之邪，损害脊髓，浸淫筋脉，邪气反缓，故而下肢筋脉弛缓失用。湿热之邪为病之瘫痪期，故针泻合谷（清热）、阴陵泉（利湿），施用清利湿热之法而收效。是例的病机正如《素问·生气通天论》篇云："湿热不攘，大筋软短，小筋弛长，软短为拘，弛长为痿"之小儿痿证，故用清热利湿之法而收效。

病例 3 病邪夹湿，浸淫经筋

侯某，男，2.5 岁，南阳地革委家属子女。1973 年 11 月 8 日初诊。

主诉（代述）：右下肢痿软已 20 天。

现病史：20 天前温烧，咳嗽、喷嚏，两目流泪，腹胀食少 3 天，经用药治愈后，发现右下肢痿软。曾用中西药治疗效果不著。

现在证：右侧下肢痿软，行走跛形，易于跌跤，溲黄，面黄，舌苔薄白。

辨证：病邪夹湿，浸淫经脉，筋脉弛缓失用。

治则：祛湿理脾和中，舒筋活络。

取穴：针泻阴陵泉、足三里。隔日针治 1 次。

效果：二诊后，下肢行走略软而无跛形；三诊治愈。

随访：1973 年 11 月 25 日其父告知在本科针愈。

按 从现在证联系现病史。本例开始是病邪侵犯肺胃（出现前驱症状），肺胃症状虽然治愈，但病邪未除。病邪浸淫脊髓，影响下肢筋脉，邪气反缓，故出现下肢痿软。病机属于病邪夹湿浸淫之下肢麻痹（瘫痪期），故针泻足三里（理脾和中，又有益于舒调下肢筋脉）、阴陵泉（利湿，又有益于舒调下肢筋脉），以收祛湿理脾和中和舒调下肢筋脉双重之效而愈病。

病例 4　邪犯肺胃合气血亏虚

刘某，女，6 岁，住邓县白牛公社赵营大队白庙村。1969 年 12 月 1 日初诊。

主诉（代述）：两下肢痿软已 14 天。

现病史：20 天前，发烧 6 天后出现两下肢痛，继而低烧后两下肢痛甚。近 14 天来两下肢软弱，不会行走，仍低烧。伴有食少腹胀，时而腹痛，因咳嗽气促和气短而夜间不能熟睡等症状。舌苔白厚。胸部 X 线拍片结果：肺结核。

辨证：病邪犯于肺胃，注于经络，夹气血亏虚，筋脉失养。

治则：首先宣肺退热，和胃畅中，然后补中益气，养血荣筋。

取穴：一至三诊，针泻合谷、阴陵泉、足三里，宣肺退热，和胃畅中；四至二十一诊，针补合谷、足三里、三阴交，补中益气，养血荣筋。

效果：二诊后，低烧减轻，饮食增加；六诊后，气短、咳嗽已愈，已能熟睡，下肢行走略显跛形；十诊后，下肢已能行走 500 米，仍行走跛形；十五诊后，下肢行走略软，已不跛形；十七诊后，下肢痿软基本治愈；二十一诊痊愈。

按　本例系病邪侵犯肺胃和气虚精血不足，不能荣养筋脉两个病变。病邪侵犯肺胃，故出现发烧，咳嗽，腹胀食少，时而腹痛；邪注经络，则见两下肢疼痛。因温邪所伤，低温不解，耗气伤津，加之素有肺结核，气虚精亏，易致筋脉失养，故两下肢痿软不用。该例属于本虚标实之证，故一至三诊，首先祛邪治标，针泻合谷（宣肺退热）、足三里（和胃畅中），施用宣肺退热，和胃畅中之法即可，因无湿邪表现，误配泻阴陵泉祛湿。四至二十一诊扶正，针补合谷（益气）、足三里（健脾益气，又可补益下肢筋脉）、三阴交（养血益脾，又可补益下肢筋脉），施用补中益气，养血荣筋之法而收效。由于病情复杂，又兼有虚象，所以针次较多。

腧穴配伍的作用是：针补合谷、足三里有补中益气汤之效；针补合谷、三阴交有八珍汤之功；针补足三里、三阴交益气健脾养血，又有益于补益下肢筋脉的作用。

病例 5　病邪所伤，经筋失用

方某，女，5 岁，住南阳县蒲山公社司庄大队火星庙村。1976 年 6 月 6 日接诊。

主诉（代述）：下肢痿软已 3 个月。

现病史：3 个月前，发烧数天后出现右下肢痿软，行走跛形，易于跌倒。活动和伸屈扭转患肢无痛苦表情，患肢无畸形。曾用中西药屡治罔效。内科诊断为小儿麻痹，今天由西医内科门诊转针灸科治疗。

辨证：病邪所伤，经脉失调，经筋失用。

治则：补益筋脉。

取穴：针补右血海、阴陵泉、阳陵泉。每隔 1～2 日针治 1 次。

效果：三诊后，下肢痿软减轻；八诊后，患肢行走有力，行走跛形已不明显，不易跌跤；十一诊后，下肢痿软基本治愈；十二、十三诊，巩固疗效以图根治。

随访：1976 年 11 月 3 日患儿的父亲前来告知在本科针愈。

按 本例系初因病邪损害脊髓，伤及经脉，故而下肢痿软。接诊时已成瘫痪期。由于患病日久，邪去正伤，筋脉失用，故见右侧下肢痿软，久久不愈。因无全身症状，故患野取穴，针补患肢的血海、阳陵泉、阴陵泉，施用强壮筋脉之法而收效。

病例 6 邪注经络，筋脉失用

张某，男，1 岁，住南阳市七一公社椿树井村。门诊号 14987。

主诉（代述）：下肢痿软已 6 天。

现病史：2 月 16 日开始发烧，经用药物治疗，烧退后无其他不适。于 3 月 5 日发现右侧下肢痿软，膝窝不能伸直，扶着站立时足尖触地，按压患肢无痛苦表情，患肢皮肤温度正常。

辨证：邪注经络，经气不畅，经脉失调，经筋失用。

治则：祛邪通畅经脉。

取穴与效果：

一至三诊：针泻右环跳、委中、昆仑。通畅患肢经脉。

四诊：发烧，体温 37.9℃，大便前腹痛，粪便稀薄，带有乳片，粪便绿色，腹部胀满，指纹粗紫。给予退热利湿导滞之中药 1 剂。

五诊：烧退，体温37℃，仍腹泻腹胀，便稀色绿，腹痛即泻。中药上方1剂。

六诊：仍腹胀食少，腹痛即泻，泻后则舒。针泻阴陵泉、足三里，点刺右侧四缝穴，清热利湿，消食导滞。

七诊：腹胀、腹泻减轻，右侧下肢活动相应较前有力。针穴手法同六诊。

八诊：腹胀腹泻针愈。针泻右环跳、委中、昆仑。疏通患肢经脉。

九诊、十诊：右下肢已能行走，微软。针穴手法同八诊。

十一至十三诊：针泻右环跳、委中。

十四诊：今天上午大便6次，粪便稀薄色绿。针阴陵泉、足三里先少泻后多补，健脾祛湿，和中止泻，类似参苓白术散之效。

十五诊：今天泄泻两次。针穴手法同十四诊。

随访：病愈3个月后，其家长接信后带领患儿前来告知右下肢麻痹及泄泻等在本科针愈。

按　本例系病邪侵害脊髓，经气不畅，经筋失用，故出现下肢麻痹，膝窝不能伸直，扶着站立足跟不能触地等瘫痪期症状。因当时尚无伴有全身症状，故患野取穴，直达病所，施用祛邪通畅筋脉之法而收效。在针治期间，出现消化不良，针泻阴陵泉（利湿益脾，分利肠道水湿）、足三里（和胃消食导滞），点刺四缝穴（消导积滞要穴），施用消食导滞，祛湿止泻之法而收效。由于相隔数天泄泻复发，改用针足三里、阴陵泉先少泻后多补之法，健脾祛湿，和中止泻，类似参苓白术散之效而泻止，并有补益下肢筋脉的作用。六诊、七诊针泻足三里、阴陵泉又有益于通畅下肢筋脉之功。

病例7　气血亏虚，筋脉失养

张某，女，8岁，湖北省孝感人。现住宛运公司。1970年3月5日初诊。

主诉（代述）：两下肢痿软已13个月。

现病史：平素消化不良，腹胀纳呆及泄泻常反复发病。13个月前，发烧（体温在38～39℃之间），咳嗽，咽痛，腹胀纳呆，泄泻，恶心呕吐，持续数天。经当地医院治疗，发烧、咳嗽及咽痛治愈。仍腹胀纳呆，泄泻，恶心呕吐，又出现两下肢麻痹，逐渐加重。曾在当地医院用中西药及针灸治疗，效不显著。

现在证：腹部膨胀，饮食减少，大便日行 3～5 次，粪便溏薄，两下肢痿软、瘦削枯萎，肢肤欠温，不会行走，站立不稳。精神不振，身体瘦弱，面色少华，舌淡苔白，脉象细弱。

辨证：脾胃运迟，化源不足，气血亏虚，筋脉失养。

治则：首先健脾益气，和胃制湿，然后补益气血以益筋脉。

取穴：一至四诊，针补阴陵泉，足三里先少泻后多补；五至十四诊，针补合谷、三阴交补益气血以益筋脉。

效果：四诊后，腹胀纳呆和大便泄泻治愈，精神好转；六诊后，扶着已能行走 5 米：八诊后，自己已能行走几步，但较软弱，站立较稳；十诊后，两下肢行走有力，自己已能行走 100 米远，身体已胖，面色红润；十四诊痊愈。

随访：1971 年 10 月 11 日，其父特来告知孩子的下肢麻痹在本科针愈。

按 本例患儿平素脾胃纳运失职，化源不足，机体已虚，抗病能力减弱。此因病毒乘虚而入，犯于肺胃，故出现一系列前驱症状。虽经当地医院治疗，发烧、咳嗽和咽痛治愈，但脾胃纳运失职未复，又因病邪已侵害脊髓，损及经脉，故出现两下肢痿软。加之化源不足，气血亏虚，筋脉失养，故而下肢麻痹久久不愈，已成后遗症期。接诊之时，脾胃纳运失职，化源不足，筋脉失养，为其主要病机进行辨治。故一至四诊，首先针补阴陵泉（健脾益气），足三里先少泻后多补（健脾养胃和中），施用健脾益气，和胃制湿之法。四诊后脾胃纳运正常，化源复常，故五至十四诊，针补合谷（补气）、三阴交（养血益脾，又益肝肾），施用直接补养气血之法。使气血旺盛以荣养筋脉，则两下肢痿软得以复常。

病例 8 气血亏虚，筋脉失养

许某，男，2 岁，住唐河县郭滩乡。1990 年 5 月 20 日初诊。

主诉（代述）：患小儿麻痹已 1 年。

现病史：1989 年 5 月某日，开始发烧（体温 38℃左右），咽痛，咳嗽，不思饮食，食入恶心，腹胀泄泻，持续约 5 天。经当地医院治愈后 4 天，发现两下肢痿软，不会站立，不会端坐，右侧腹肌麻痹。经多处医院均以小儿麻痹用中西药及针灸治疗，收效不佳。

现在证：两下肢不会行走，不会端坐，右侧腹肌麻痹，患肢肌肉萎缩、皮肤欠温。伴有时而泄泻带有奶片，腹胀食少，语音低微及精神不振等症状。面色少华，舌淡苔白，脉象细弱。

辨证：患病日久，气血亏虚合脾胃虚弱，筋脉失养失用。

治则：补益气血以益筋脉，佐以健脾补虚。

取穴：一至四诊和九至三十五诊，针补合谷、足三里、三阴交；五至八诊，针补肾俞、气海俞及右脾俞、胃俞。每隔1～3日针治1次。

效果：四诊后，腹胀、泄泻治愈，两下肢已能抬步，仍不会端坐，右侧腹肌仍麻痹；八诊后，已会端坐但不能持久，右侧腹肌麻痹明显减轻；十五诊后，两下肢已能行走几步，胃肠道疾病未发，已会端坐；二十诊后，两下肢肌肉萎缩明显好转，患肢皮肤温度复常；二十六诊后，自己已能步行10多步，肌肉萎缩又明显减轻，身体健壮；三十二诊后，已能行走30步（约10米），肌肉萎缩已不明显，体胖；三十五诊痊愈。

按　本例患者开始是病毒侵袭肺胃及肠道，故出现一系列瘫痪前期症状。虽经药物治疗，前症得以控制，但病毒已侵犯脊髓，故4天后出现两下肢痿软，不会端坐，右侧腹肌麻痹等。患病一年已成后遗症。由于患病日久，经脉失养，经筋失用，血行不畅，故而两下肢肌肉萎缩，患肢皮肤欠温。时而泄泻，腹胀食少，影响化源，气血亏虚，更不利于下肢筋脉的恢复。面色、舌、脉的改变，属于亏虚之征。故针补合谷（补气）、三阴交（养血益脾，又补益下肢筋脉）、足三里（补中健脾，又补益下肢筋脉），施用益气养血，健壮筋脉，佐以健脾之法而收效。

由于四诊后两下肢已能抬步，仍不会端坐，右侧腹肌仍麻痹，故五至八诊针补肾俞（补肾壮腰）、气海俞（壮腰补虚）和右脾俞（益脾壮筋）、胃俞（益胃、壮筋），旨在壮腰补虚，补益腰背段筋脉以治腹肌麻痹；八诊后腰能端坐，右侧腹肌麻痹明显减轻，故九至三十五诊继用补益气血，健壮筋脉，佐以健脾胃之法而获痊愈。之所以获效，是因辨证正确，治则、配穴肯中病机。合谷与足三里配伍有补中益气汤之效；合谷与三阴交配伍有气血双补之功；三阴交与肾俞配伍有壮腰补肾，补益精血之效。其中配补右侧脾俞、胃俞，作为患野取穴直达病所，旨在补益患部筋脉，以主治右侧腹肌麻痹。

病例 9 肺热津伤，经脉失养

徐某，男，4 岁，住本院小儿科。1976 年 8 月 14 日接诊。

主诉（代述）：患小儿麻痹，两下肢痿软已 25 天。

现病史：35 天前患肺炎、扁桃腺炎及胃肠炎，体温 38～39.8℃。收住本院小儿科治疗 10 天，前有病证治愈后，发现两下肢不会活动，不会端坐，治疗无效。今天由本院小儿科转针灸科治疗。

现在证：两下肢不会活动，不会站立，不会端坐。轻咳无痰，口唇干燥，哭啼无泪，舌红少津，面色潮红，脉象细数。

辨证：肺热伤津，经脉失养，筋脉失用。

治则：清肺养阴以益筋脉。

取穴：一至六诊，针泻尺泽补复溜，清肺养阴；七至九诊，上方加补环跳以健壮下肢筋脉。

效果：二诊后，下肢已能活动；四诊后，下肢活动有力，已能端坐，轻咳已愈；六诊后，已能行走，但软不能持久，口唇干燥及哭啼无泪、面色潮红、舌红少津等已不明显；九诊后痊愈出院。

按 从接诊时的现在证联系现病史来分析。患儿患肺炎、扁桃腺炎和胃肠炎，是小儿麻痹前驱期和瘫痪前期症状。前病虽然住院治愈，但病邪已经侵犯脊髓，损害经脉，故小儿麻痹及肺热伤阴症状显现。接诊时的临床表现是：温邪犯肺，肺热伤津，筋脉失其濡养之小儿麻痹证候。正属《素问·痿论》篇云："肺热叶焦，发为痿躄"之痿证。故泻尺泽补复溜，清肺养阴以益筋脉为主，配补环跳，意在佐以直接补益下肢筋脉而收效。

【结语】

1. 所举病例类比　9 个病例中：

例 1 的病机是温热病邪，侵犯肺胃，损伤脊髓，经脉失凋，经筋失用。针对其病机选穴处方，针泻合谷、阴陵泉、内庭，采用宣肺退热，清胃利湿之法而获效。例 2 的病机是病邪夹湿，蕴郁中焦，损害脊髓，浸淫经脉，筋脉弛缓失用。针对其病机选穴处方，针泻合谷、阴陵泉，采用清利湿热之法而获效。例 3 的病机是病邪夹湿，浸淫脊髓，筋脉弛缓，下肢痿软。针对其病机选穴处方，针泻足三里、阴陵泉，采用清利湿热，通调经脉之法而获效。例 4 的病机是病邪犯于肺胃，邪注脊髓，和气血亏虚，筋脉失养。针对其病机选穴处方，一至三诊针泻合谷、足三里、阴陵泉，宣肺退热，和胃畅中，然后四至二十一诊针补合谷、足三里、三阴交，采用补中益气，养血荣筋之法而获效。例 5 的病机是初因病邪所伤，久之经脉失调，经筋失用，下肢痿废。因无全身症状，故患野取穴直达病所，针补患肢血海、阳陵泉、阴陵泉，采用强壮下肢筋脉之法而获效。例 6 的病机是病邪所伤，邪注脊髓，经脉失畅，筋脉失用，则见下肢痿软。因无全身症状，故患野取穴，针泻环跳、委中、昆仑，采用祛邪通经活络之法而获效。例 7 的病机是脾胃纳运失职，化源不足，气血亏虚，筋脉失养。针对其病机选穴处方，一至四诊针补阴陵泉，足三里先少泻后多补，采用健脾益气，和胃制湿之法。四诊后脾胃纳运复常，五至十四诊针补合谷、足三里、三阴交，采用补益气血及补益下肢筋脉之法而获效。例 8 的病机是患病日久，气血亏虚，脾胃虚弱，筋脉失养失用。针对其病机选穴处方，针补合谷、足三里、三阴交，补益气血以益筋脉，佐以健脾，与针补肾俞、气海俞和右脾俞、胃俞，补肾壮腰益脾之法，交替施治而获效。例 9 的病机是温邪犯肺，肺热津伤，筋脉失养失用。针对其病机选穴处方，针泻尺泽补复溜，配补环跳，采用清肺养阴以益筋脉和补益下肢筋脉之法而获效。

属于实证的有例 1、例 2、例 3、例 6 等 4 个病例；属于虚证的有例 5、例 7、例 8 等 3 个病例；属于虚中夹实的有例 4、例 9 等 2 个病例。

例 1、例 4 都是病邪侵犯肺胃，筋脉失用，但具体的治法有异。例 1 是宣肺退热，清胃利湿；例 4 则是宣肺退热，和胃畅中，因夹气血亏虚，故与补中益气，养血荣筋之法交替施治。

例 4、例 9 都是虚中夹实之征，但例 4 的治疗法则同前，例 9 则是清肺养阴以益筋脉。

例 2、例 3 都是病邪夹湿，浸淫经脉，筋脉弛缓，都用清利湿热之法。其具体选穴有所不同，例 2 是针泻合谷、阴陵泉，例 3 是针泻足三里、阴陵泉。

例 5、例 6 都是局部病变患野取穴，但二者的病机不同，其治疗法则有异。一用健壮筋脉之法，一用通畅经脉之法。

例 7、例 8 都属气血亏虚，筋脉失养失用。但例 7 是脾胃纳运失职，化源不足，气血亏虚，筋脉失养失用；例 8 则是患病日久，气血亏虚，筋脉失养失用。故二者的具体治疗法则有所不同，例 7 是先健脾益气，和胃制湿，后补益气血；例 8 则是补益气血，佐以健脾，与补肾壮腰益脾之法，交替施治。

2. 本病的治疗　本病的针灸治疗，不可一看到肢体筋脉弛缓，就认为是虚证，就要用补益筋脉之法。因为本病的病因是特异性嗜神经病毒经消化道或呼吸道侵犯脊髓前角灰质引起炎症性病变而发生的疾病。祖国医学认为是病邪（毒）侵犯肺胃及经络引起的病变。所以患病初期以实证为多见，是邪气反缓之故。如果施用补益筋脉之法，易于形成闭门留寇之弊；亦不可不祛病邪，不治其病因而施用电针治疗。

倘若患病日久，后遗肢体痿软，或伴有虚亏证候，或经用药物治疗炎症或病邪已祛，而肢体痿软麻痹者，方可施用补益筋脉之法。视其原因，若无全身症状者，则可患野取穴直达病所，施用补益筋脉（或壮筋补虚）之法。若属气血亏虚，筋脉失养失用者，施用补益气血以益筋脉之法。若属气阴两虚，筋脉失养失用者，施用益气养阴以益筋脉之法。若属肝肾亏虚，筋脉失养失用者，施用补益肝肾以益筋脉之法。若属脾胃虚弱，化源不足，筋脉失养失用者，施用健壮脾胃和补益气血以益筋脉之法，等等。

一般来说，瘫痪前期多属风、湿、热和时邪所侵的实证，以祛邪为主，治宜祛风清热利湿。瘫痪期为湿热入络者，治当清利湿热，通经活络。瘫痪期至恢复期，属于气虚血瘀者，治当补气活血通络；属于气阴两虚者，治宜益气育阴。恢复期和后遗症期，多属虚证，属于气血亏虚者，治当补益气血；属于肝肾两虚者，治宜补益肝肾；属于中气不足者，治当补中益气，等等。视其麻痹情况，亦可患野取穴佐以补益筋脉。

【其他】

本病的预后　根据 1963 年至 1976 年我们接诊的 220 例小儿麻痹，所作的初步统计，有效率达 98%，治愈率达 90%。对于瘫痪前期和瘫痪期的疗效显著；对于后遗症期效果缓慢，特别是对于失治、误治（没有施用消炎或祛邪之法）之后遗症，或病程较长，或体质过于虚弱，虚不受补，实不耐攻，或在针灸治疗期间的泄泻、腹胀纳呆等症状，始终难以治愈者，其效果均差或难以治愈。病程超过一年以上的，完全恢复的可能性就比较小，日久肌肉萎缩，患肢枯细发生畸形者，更难痊愈。若瘫痪兼见腹肌、膈肌、肋间肌麻痹，可出现语言减弱，咳嗽低沉，甚则呼吸困难者，应提示病情危重，较难治愈。

（六）小儿遗尿

【概说】

小儿遗尿亦称“睡中遗尿”和“尿床”，是指 3 周岁以上的小儿，睡眠中小便自遗，醒后方觉的一种病证。

3 周岁以下的婴幼儿，由于智力发育未臻完善，正常的排尿习惯还未形成，或白天嬉戏过度，精神过度疲劳，夜间偶有遗尿者，并不属病态。若 3 周岁以上的幼儿，尚不能自控排尿，每睡即遗，形成惯例，则应视为病态。本病较为顽固，往往延续到成年之时，才逐渐痊愈。临床所见，成年人患“睡中遗尿”者，亦不少见。

针灸治疗本病，效果甚好。只要辨证正确，选穴处方中的，可收满意效果。成年人所患“睡中遗尿”，收效亦相当满意。本病使用辨证取穴整体治疗而无效者，应考虑某些器质性病变引起，应治疗原发病。

本病临床有下元虚冷、脾肺气虚和肝经湿热等证型，以前两型为多见。现将以上几个证型的证治与病案举例，分述如下。

【辨证施治】

小儿遗尿的发病原因，与肺、脾、肾、肝和膀胱关系密切，特别是与肾和膀胱有直接关系。多由肾气不足，下元虚冷，或病后体质虚弱，脾肺气虚，或因肝经湿热，或不良习惯所致。因此，临床辨证施治，既要注意本病与肺脾肝肾四脏的关系，又要重视肾与膀胱的直接关系。分别选取肺脾肾肝四经有关腧穴和膀胱之俞募穴，才能收到良好的效果。

在辨证时，还应与小儿熟睡不易叫醒，往往形成习惯性遗尿作鉴别，又要与小儿脑子模糊（或智力差），因做梦找厕所或做梦尿在尿盆里，醒后方知尿在床上作鉴别。其治疗方法有所不同。

1. 下元虚冷

主证：睡中遗尿，一夜遗尿 1～3 次，醒后方知，兼见智力迟钝，腰膝酸软，尿频清长，甚则畏寒肢冷。面色㿠白，舌质色淡，脉象沉迟无力。

治则：温补肾阳，固摄下元。

取穴：针补关元、中极、太溪或肾俞。或补中极、气海、肾俞或太溪，补益肾气，固约膀胱；或补灸命门、肾俞、膀胱俞，温补肾阳，固约膀胱。

若肾虚夹气虚者，针补复溜、太溪（或肾俞）、合谷，补肾益气以益膀胱。

2. 脾肺气虚

主证：多发于病后，睡中遗尿。兼见尿频量少，面白神疲，四肢无力，食欲不振，大便溏薄等。舌质色淡，脉缓或沉细。

治则：培元益气，佐以固涩。

取穴：针补合谷、足三里、中极或膀胱俞。

若元气不足，可补气海、中极，益气摄胞。

若属患儿沉睡难醒者，针补合谷、足三里补益肺脾，加补神门补心益智。

若气虚下陷，肾不固摄，膀胱失约者，针补合谷、足三里、太溪、肾俞或复溜，益气补肾以约膀胱。

3. 肝经湿热

主证：睡中遗尿，小便黄臊，性情急躁，或夜间龂齿，面赤唇红。舌苔薄黄，脉象弦滑。

治则：泻肝利湿。

取穴：针泻太冲、中极或阴陵泉。

若久病不愈，由实转虚，舌光无苔，脉象细数，阴虚明显者，针补复溜、肾俞，泻照海，滋肾养阴清热。

此外，若因不良习惯引起者，只要纠正睡卧姿势，采用侧卧，并改变其不良习惯，无须针灸治疗，亦可自愈。

本病若针刺夜尿点，或针刺耳穴肾、膀胱、尿道、皮质下、交感、肾上腺、神门等无效者；或做梦找厕所，或沉睡不易叫醒，有尿液刺激亦不易觉醒而遗尿者，针刺耳穴或手针夜尿点而无效者，均应辨证取穴，整体治疗。多见于下元虚冷和脾肺气虚等证型。

本病若使用辨证取穴而无效者，可考虑是某些器质性病变引起，应治疗原发病。

另外，成年人患此病者，可参考本篇〔辨证施治〕有关证型施治。

【病案举例】

病例1　真阳不足，元气不固

史某，男，22岁，住南阳县史高庄大队。1968年4月10日初诊。

主诉：患睡中遗尿已10余年。

现病史：10余年来，几乎每天夜间熟睡后遗尿，醒后方知。伴有尿急尿频，气短，头晕，乏力，精神不振，畏寒肢冷，腰膝酸软等症状。

辨证：证属真阳不足，元气不固之成人遗尿病。

治则：补真阳固下元。

取穴：针补关元、气海。隔日针治1次。

效果：三诊后，尿急尿频及气短，头晕明显减轻；十诊后，尿急尿频治愈，精神恢复正常，夜间熟睡遗尿已明显减轻，畏寒肢冷已明显好转；二十诊痊愈。

随访：1969年7月23日患者告知在此针愈，至今1年多未复发。

按　本例的病因病机是：真阳不足，元气虚惫，闭藏失职，致使膀胱气化功能失调，不能制约水道，发生睡中遗尿；伴见尿急尿频，气短乏力，畏寒肢冷，腰膝酸软等症状，属于真阳不足，元气不固之征象。故针补关元（补真阳益气化）、气海（补元气），施用补真阳固下元之法。使元气充沛，元阳壮盛，不仅膀胱固摄，其他兼证也相应得到改善。本案收效缓慢，与患病年久有密切关系。

病例2　真阳不足，膀胱失约

姚某，男，19岁，住南阳县潦河公社姚营大队姚营村。1969年7月12

日初诊。

主诉：患熟睡后遗尿已18年。

现病史：自幼至今18年来，每天晚上熟睡后尿床，醒后方知，甚至一夜遗尿2～3次。平时有尿急，尿频，恐惧遗尿则夜间遗尿更为严重，身困倦怠等症状。脉象沉弱。曾用中西药及单方久治效果不佳。

辨证：证属真阳不足，膀胱失约之成人遗尿病。

治则：补真阳，约膀胱。

取穴：针补关元、中极。隔日针治1次。

效果：一诊后，尿次减少；二诊后，夜间睡中遗尿明显减轻；三诊痊愈。

随访：1971年5月2日患者告知遗尿在此针愈未发。

按 依其脉证与病程，本例系真阳不足，膀胱虚寒，约藏无权之睡中遗尿病。故针补关元（补真阳，温膀胱）、中极（膀胱募穴，可直达病所，制约水道，补益膀胱），施用补真阳约膀胱之法而收效。

病例3 真气不足，膀胱失约

患者，男，10岁，埃塞俄比亚人。1979年8月29日初诊。门诊号37862。

主诉：患睡中遗尿已10年。

现病史：不明原因，自幼至今夜间熟睡后尿床，几乎每天夜间尿床，甚至一夜遗尿2次，醒后方知。平时精神不振，倦怠乏力，尿频尿急。脉象沉弱。曾用药物（西药）治疗，效果不良。

辨证：证属真气不足，膀胱失约之小儿遗尿病。

治则：补元气，益真阳，约膀胱。

取穴：一诊，针补关元、中极补真阳约膀胱；二至十诊，针补气海、中极补元气约膀胱；十一至十六诊，针补肾俞、膀胱俞、中极，补肾气约膀胱；十七至二十诊，针补关元、中极补真阳约膀胱。

效果：十诊后，夜尿有所减轻；十一至十六诊，效果不明显；十七至二十诊，收效复良。共针治20次，实为针治14次痊愈。

按 本例患儿素体虚弱，元气不足，下元虚冷，元神失聪，闭藏失职，致使膀胱功能失调，不能制约水道，出现睡中遗尿。故使用补真阳（补关元），益元气（补气海），约膀胱（补中极）之法而收效。所取腧穴，由于一至十诊，针补关元、气海、中极，施用的治疗法则正确，夜尿有所减轻；十一至十六诊，针补肾俞、膀胱俞、中极，施用补肾气约膀胱之法，次于前法之功，收效较差；十七至二十诊，改用针补关元，补真阳益元气，又能助于膀胱气化功能，补中极直接作用于约膀胱益气化，故而效佳。

病例 4　肾阳不足，下元不固

郭某，女，11 岁，南阳地区运输公司家属子女。1972 年 5 月 22 日初诊。

主诉：患夜尿病已 10 年。

现病史：自幼至今，夜间熟睡后尿床，醒后方知，熟睡后不易叫醒。尿频一昼夜小便约 15 次左右，尿量不多，一夜小便 5 次。畏寒肢冷，面色㿠白。舌淡，脉象沉迟无力。

辨证：证属肾阳不足，下元不固之小儿遗尿病。

治则：温补肾阳，固摄下元。

取穴：针补关元、肾俞。

效果：二诊后，一夜小便减少至 2～3 次，睡中遗尿没有复发；四诊后，熟睡后有尿液自己已能控制待醒后排尿，睡中遗尿未复发；五诊治愈。

随访：1972 年 6 月 10 日托人转告知郭的夜尿病在此针愈未发。

按　依其脉证，本例系素体虚弱，肾阳不足，元神失调，膀胱不固，失其制约水道之职。故出现睡中遗尿，尿意频数，畏寒肢冷等。所以，针补关元（补真阳，益膀胱，益气化）、肾俞（补肾气，益膀胱，益气化），施用温补肾阳，固摄下元之法而收效。

病例 5　脾肺气虚，膀胱失约

王某，男，11 岁，住南阳县潦河坡公社。1970 年元月 4 日初诊。

主诉（代述）：患夜间尿床已 2 年余。

现病史：1967 年患小儿消化不良，泄泻数月，治愈后出现睡中遗尿，醒后方知，一夜遗尿 1～2 次，尿频量少，尿急。伴有食欲不振，大便溏薄，四肢无力，神疲倦怠等症状。面色苍白，舌淡，脉缓。曾用中西药治疗无效。

辨证：证属脾肺气虚，膀胱不固之小儿遗尿病。

治则：补益脾肺以益膀胱。

取穴：针补合谷、阴陵泉。隔日针治1次。

效果：二诊后，尿次减少，夜间遗尿1次；三诊后，睡中遗尿未复发；四诊后，遗尿仍未复发，饮食增加，便溏治愈；五诊痊愈。

随访：1970年4月17日其父告知孩子的遗尿证在此针愈未发，食少便溏亦治愈。

按　本例系病后脾虚体弱，土不生金，脾虚及肺，脾肺气虚，不能束约水道之小儿遗尿病。亦即《金匮》所云："脾肺气虚，不能约束水道而病不禁者。"所以施用培元益气以益膀胱之法，针补合谷（在此病中用以补肺气，并有升提作用）、阴陵泉（用以健脾补气以制约水道）而收效。此例之所以效速，是与整体治疗，辨证取穴有关。施用补益脾肺之气之法，不仅遗尿治愈，脾虚及肺之症状亦随之而愈。

病例6　肝经湿热，蕴郁膀胱

吴某，男，12岁，住南召县四棵树公社。1969年11月17日初诊。

主诉（代述）：患夜间尿床已2年。

现病史：不明原因，近2年来几乎每天夜间熟睡后遗尿，醒后方知，严重时一夜遗尿2次。伴有小便色黄，尿急，尿频量少，性情急躁，夜间梦多说梦话，咽干不渴等症状。面赤唇红，舌苔薄黄，脉象弦滑。曾用中西药久治无效。

辨证：证属肝经湿热，蕴郁膀胱之小儿遗尿病。

治则：清利肝经湿热。

取穴：针泻太冲、中极。隔日针治1次。

效果：一诊后，尿急减轻，尿次减少；三诊后，睡中遗尿未复发，性情急躁及尿急、溲黄亦明显减轻；五诊痊愈。

随访：1970年4月18日其父告知针愈至今未复发。

按　依其脉证和兼证，本例系肝经湿热，湿热下注，蕴郁膀胱，气化失常，影响大脑元神之府之睡中遗尿病证候。故针泻肝经的原穴太冲（在此例中用于清肝）和膀胱的募穴中极（用于利小便以祛湿，湿祛热不存），施用清利肝经湿热之法而收效。

【结语】

1. 所举病例类比　6个病例中：

例1是成人睡中遗尿。乃真阳不足，下元不固之病机。故针补关元、气海，施用补真阳，固下元之法而收效。例2是成人睡中遗尿。乃真阳不足，膀胱失约之病机。故针补关元、中极，施用补真阳，约膀胱之法而收效。例3是小儿睡中遗尿。乃真气不足，膀胱失约之病机。故针补关元、气海、中极，施用补元气，益元阳，约膀胱之法而收效。例4是小儿睡中遗尿。乃真阳不足，下元不固之病机。故针补关元、肾俞，施用温补肾阳，固摄下元之法而收效。例5是小儿睡中遗尿。乃脾肺气虚，膀胱不固之病机。故针补阴陵泉、合谷，施用补益脾肺之气以益膀胱之法而收效。例6是小儿睡中遗尿。乃肝经湿热，蕴郁膀胱之病机。故针泻太冲、中极，施用清利肝经湿热之法而收效。

从以上6个病例所用腧穴来看，关元穴常用最为重要，用以补真阳温下元；其次是中极穴，用以固摄膀胱和清利膀胱湿热；其次是气海穴，用以补元气又益膀胱；再次是合谷穴，用以益气升提，阴陵泉用以健脾益气。

2. 所选腧穴　本病三个证型，所用腧穴不多。常取补有温补真阳之关元穴、固约膀胱之中极穴、大补元气之气海穴、补益肾气之肾俞穴、益气升提之合谷穴、健脾益气之阴陵泉穴、益气健中之足三里穴和益脾补肾之三阴交穴；针泻有清利膀胱的中极穴、平肝的太冲穴和清泻肝火的行间穴等。虽然所选用的腧穴不多，但只要配伍得当，效果满意。

3. 成人遗尿与小儿夜尿治法相同　成年人睡中遗尿，多是自幼而得至成年未愈，多因于真阳不足，下元不固，膀胱失约。小儿睡中遗尿，以下元虚寒为多见，脾肺气虚次之。成人睡中遗尿和小儿睡中遗尿，虽然病证不同，但其肾阳不足和脾肺气虚的病因病机都相同，所以其治则，所取腧穴都基本相同。

【其他】

1. 有待探讨的问题　肾阳不足和脾肺气虚引致之睡中遗尿，又可能影响元神之府功能低下，接受尿液刺激反应迟钝。施用温补肾阳或补益脾肺之气，是否有助提高大脑元神之府的警戒性（或功能），或提高大脑元神对夜尿警觉点的兴奋性而收效？

再者，夜间睡中遗尿，是否与心主神明有关。盖手少阴心经之脉，起于心中，出属心系，下膈络小肠；又上通于脑，脑为髓之海，脑系上至巅，下至骶，为精髓升降之路。由于施用温补肾阳或补益脾肺之气，有助提高大脑元神的警戒（或功能），影响了心的神志功能？

2. 脑子模糊的遗尿小儿应属病态　民间所谓“脑子模糊”而睡中遗尿的小儿应按病态论治。5～10岁或10多岁的小儿，睡眠深沉，不易唤醒，或醒后神志朦胧，遗尿不知而又深睡。这些患儿往往被人们所忽视是“脑子模糊”，等待长大而夜尿自愈。“心主神明”，“脑为元神之府”。因痰浊蒙闭心窍，元神失聪，不能视为“小儿幼小，脑子模糊”，更不可视为属虚而补虚。对此治宜化痰祛湿，醒脑开窍，或与补益固本之法，交替施治。

3. 夜尿症与癫痫的关系　有人认为夜尿症与癫痫有关。如《伤寒论方证研究》一书中载有：高安称夜尿症为膀胱癫痫，二者均由于自主神经功能失调所引起。我们分析所见患者夜间深睡不易唤醒，或醒后神志朦胧，遗尿不知而又深睡，这些可能属于“膀胱癫痫”，常被人忽视，而俗称患者“脑子模糊”。如用辨证取穴无效，针刺夜尿点亦无效者，可认定“膀胱癫痫”，可以癫痫论治，或针刺神门、风池、中极，可能会提高神志和元神对膀胱的警觉性或联系机能；或针刺腰奇穴专治癫痫，而有益于夜尿症的治愈。这都是假设，有待实践验证。

（七）小儿泄泻

【概说】

小儿泄泻，是指患儿大便次数增多，粪便稀薄，甚至泻如水样或带有不消化食物而言。小儿脾胃薄弱，内伤乳食、感受外邪或脾胃虚寒等，均易引起泄泻。故泄泻为小儿常见的一种消化道疾病，四季皆可发生，以夏秋季较为多见。

泄泻的病理机制，主要责之于脾胃。胃主容纳水谷，脾主运化精微，脾胃失职，则受纳运化水谷的功能失调，这是构成本病的基本因素。若加上感受外邪，或内伤乳食等，影响脾胃功能，致使水谷不分，并走大肠而成泄泻。若禀赋素弱，或病后失调，或寒凉之药攻伐太过，可使脾胃虚弱运化失常而致泄泻。病久之后，脾虚及肾，脾肾阳虚，命门火衰，不能温运水谷，则见完谷不化，澄沏清冷，泄泻无度等危重证候。

针灸治疗本病有较好的效果。一般来说，暴泄易治，久泄难愈。各种证型的泄泻，有时独见，有时相兼并见，又可相互转化，所以针灸治疗，应随证选穴组方，灵活变通，不可执一。由于小儿为稚阴稚阳之体，其脾胃薄弱，形体气血未充，抵抗力低下，易为内外因素所干扰，其病又易传变，又易损伤机体，易致虚衰，故而临床治疗，应把握病机，宜速不宜迟，宜暂不宜久，中病即止。

本病有内伤乳食（伤食泄泻）、湿热内蕴（湿热泄泻）、寒湿内停（寒湿泄泻）、脾胃虚弱（脾虚泄泻）和脾肾阳虚（脾肾阳虚泄泻）等证型。现将以上几个证型的证治及病案举例，分述如下。

【辨证施治】

本病分为急性和慢性两类。大凡急性多为实证，慢性多为虚证。在辨证时，首先应区别虚实寒热，然后分析在病变过程中出现的虚实兼杂，寒热并见，本虚标实等复杂病情。一般而言，大便清稀，完谷不化，多属寒证；便色黄褐而臭，泻下急迫，肛门灼热，多属热证；泻下腹痛，痛势急迫、拒按，泻后痛减，多属实证；病程较长，腹痛隐隐，喜暖喜按，神疲肢冷，多属虚证。

治疗本病，当分病之新久。凡新病急暴者，宜治其标；久病慢性者，应治其本。泄泻初起，不可骤用补涩，以免固闭邪气；久泻不可分利太过，恐伤阴液。本病最易耗伤气阴，损伤脾气。发病日久，若因循失治或治疗不当，可引起伤阴，或阴损及阳，阴阳俱伤之危重证候；迁延日久不愈，可导致小儿营养不良，生长发育迟缓，或变生疳积等慢性疾病；或变生慢脾风等危候。临证应特别注意。

泄泻之本在于脾胃。若脾胃功能健旺，则消化、吸收、传送正常，精微可以化生气血，营养全身，糟粕则能正常排泄。由于小儿脾胃功能发育尚未完善，消化机能薄弱，无论内伤乳食，或外感六淫，均可引起脾胃功能失调而致泄泻。因此，在治疗方面，当着重调理脾胃，在调理脾胃的前提下，结合临床表现，辨证论治，并注意饮食的调配和对患儿的护养。

1. 内伤乳食

主证：腹痛腹胀，泻前哭闹，泻后痛减，粪便腐臭，臭如败卵，口臭，不思饮食，矢气秽臭，嗳哕腐浊。舌苔厚腻或微黄，脉滑或滑实或沉实有力，指纹多见紫滞。

治则：消食导滞。

取穴：针泻足三里、天枢，点刺四缝穴，类似保和丸加味之效。使食滞得消，脾胃调和而泄泻可愈。或泻天枢、阴陵泉、足三里，消食导滞，利湿止泻，类似枳实导滞丸之效。

2. 湿热内蕴

主证：腹部鸣响，腹痛即泻，水样粪便，内杂不消化食物，粪便色黄或有黏液，日10余次，肛门灼热发红，溲黄短少。舌质红，舌苔黄腻，脉滑略数或濡数，指纹色紫。

治则：清热利湿。

取穴：湿胜于热者，针泻阴陵泉、天枢、上巨虚，清利大肠湿热，俾湿热分消，肠胃调和，则泄泻自愈。热胜于湿者，针泻天枢、足三里、阴陵泉，后二穴配透天凉。若兼见发热较高者，可泻合谷、天枢、阴陵泉，解肌清热，利湿止泻。

3. 寒湿内停

主证：肠鸣腹泻，大便清稀或呈水样便或完谷不化，小便清长，多绿色便或黄绿各半（其黄色淡）。舌质淡，苔白滑，脉象沉迟而细。

治则：温中散寒，益气健脾。

取穴：泻灸天枢、足三里，艾灸神阙，温中散寒，温运脾阳。

若泄泻频数，可泻灸天枢，针补足三里，艾灸神阙，温中散寒，健脾益气。若胃肠冷痛，可泻灸天枢、中脘，艾灸神阙、水分，温脾阳散寒湿。

4. 脾胃虚弱

主证：时泻时止，或久泻不愈，大便稀薄其色淡白，或水谷不化，带有白色奶块或食物残渣，每于食后作泻，不思饮食，神疲倦怠。面色苍白，睡时露睛。舌淡苔白，脉沉无力，或脉缓而弱。

治则：健脾止泻。

取穴：针补阴陵泉、足三里，健运脾胃，涩肠止泻；或补合谷、阴陵泉（配烧山火，或灸脾俞），艾灸神阙，健脾益气，温运脾阳。

若脾虚有湿者，针阴陵泉、足三里先少泻后多补，健脾益气，渗湿止泻，类似参苓白术散之效。

若脾阳虚衰，阴寒内盛。证见腹中冷痛，泻下清水或食物残渣，腹中雷鸣，脉迟或沉细无力，舌苔白滑等。可补关元，艾灸神阙、天枢，温阳益脾，散寒止泻。

若因脾虚受惊而致泄泻。证见粪青如苔，腹痛多啼，睡中惊叫，指纹色青者，可补阴陵泉，泻太冲、神门，平肝健脾，镇惊安神。

5. 脾肾阳虚

主证：久泻不止，甚或脱肛，食入即泻，完谷不化，四肢厥冷，形疲畏寒，精神萎靡，寐中露睛。舌淡苔白，脉象微细。

治则：温补脾肾。

取穴：艾灸关元、神阙、天枢，温阳益脾；或补关元、阴陵泉、太溪，温补肾阳，健脾止泻。

此型属于慢性病，三两次不易治愈，又恐家长溺爱，可用艾条灸法，艾灸关元、神阙、足三里，温阳益脾止泻。

【病案举例】

病例 1　脾胃虚弱，运化失职

张某，男，10 个月。本院内一科 107 房间住院病员。1971 年 11 月 13 日由本院内一科转针灸治疗。

主诉（代述）：患泄泻已 5 天。因饮食所伤而得。

现病史：泄泻之因是 5 天前喝牛奶炖鸡蛋糕而得。食后 3 个小时即出现泄泻，大便日行 10～20 次，粪便黄色，带有白色乳块，呈水样便，大便时无腹痛表情。腹胀食少，喜食急咽，溲清量少，口干不渴。肝脾肿大，身体瘦弱，精神萎靡，面色苍白，指纹淡细。曾用中西药无效，转针灸治疗。既往病史：数月前因患肺炎收住本院传染科治疗 3 天病愈，嗣后患泄泻治愈。

辨证：脾胃虚弱，运化失职之泄泻。

治疗：补脾健胃。

取穴：针补阴陵泉、足三里。

效果：一诊后，大便次数减少，便色转绿，小便增多，精神较好；二诊后，基本治愈；三诊痊愈。

按 依其病因、症状及指纹和病史，本例系脾胃虚弱，食伤脾胃，运化失职之小儿泄泻病。脾胃素弱，复因饮食失节，损伤脾胃，纳运无权，水谷不化，则大便稀薄，泻下水样，带有奶块，腹胀食少；水液从大便而出，故小便量少；脾胃虚弱，纳运失职，化源不足，是以面色苍白，精神萎靡，身体瘦弱。故针补阴陵泉（健脾制湿）、足三里（补中健脾益胃），施用健脾制湿，补中益胃之法而收效。

病例 2 内伤乳食，夹热内盛

梁某，男，10 个月，本院职工家属。1971 年 8 月 14 日初诊。

主诉（代述）：患泄泻已 3 天。饮食所伤而得。

现病史：3 天前因饮食所伤而患泄泻。大便日行 10 多次，腹胀腹痛，腹痛即泻，泻后痛止，便黄稀薄，气味臭秽，溲黄短少，嗳气时作，不思乳食，精神不振。山根色青，指纹粗紫。体温 38.5℃。曾输生理盐水和 10% 葡萄糖加氯丙嗪，内服酵母片等药无效。

辨证：内伤乳食，夹热邪内盛之泄泻。

治则：消食导滞，通腑泄热。

取穴：针泻天枢、足三里。每日针治 1 次。

效果：一诊后，大便日行 2～3 次，粪便由稀变溏，腹胀减轻，体温由 38.5℃降至 37.8℃，仍不思乳食；二诊治愈。

随访：1971 年 8 月 17 日，其母亲告知：泄泻、腹痛腹胀和不思乳食治愈，昨天下午体温 37.5℃，昨晚体温 36.5℃（腋下）已恢复正常。

1971 年 11 月 16 日泄泻复发 3 天，症状同前，用药无效。针泻天枢、足三里，每日针治 1 次，2 次针愈。

按 此例系乳食所伤，食阻肠胃，传化失常，故见腹胀腹痛，腹痛即泻，嗳气不食；浊气下泄，则泻后痛止；食滞蕴蒸，热在肠腑，故而粪便色黄臭秽；清浊不分，则大便稀薄，溲黄短少；热邪内盛则发热。故针泻天枢

(大肠募穴，泻之以清肠腑热邪，导滞以治腹痛腹胀腹泻)、足三里（通肠和胃，消导积滞，通腑泄热)，施用消食导滞，通腑泄热之法而收效。

病例 3 湿热内盛，传化失常

肖某，男，2 岁，住南阳县瓦店公社邓官营大队。1971 年 7 月 10 日初诊。

主诉：(代述)：患泄泻已 5 天。

现病史：5 天前开始呕吐泄泻，经当地医生以急性胃肠炎治疗，呕吐治愈，仍泄泻不止。大便日行数次，便稀色黄，腹疼腹胀，饮食减少，口流涎水，小便色黄。舌苔白腻，脉象濡数。每因饮食生冷，泄泻易于复发。

辨证：湿热内盛，传化失常之泄泻。

治则：清利湿热。

取穴：针泻阴陵泉、足三里。隔日针治 1 次。

效果：一诊后，大便次数及口水减少，腹胀腹痛减轻，饮食增加；二诊治愈。

随访：1971 年 7 月 24 日，其家长告知孩子的泄泻在此针愈未发。

按 本例的病因病机是：湿热蕴郁肠道，气机不畅，传导功能失常，故腹痛泄泻，便稀色黄，腹胀食少；溲黄，口流涎水，舌苔黄腻，脉象濡数等，乃属湿热之征。是以针泻脾经的合水穴阴陵泉（利水祛湿，湿去热自消）和胃经的合土穴足三里（和胃通肠导滞)，施用清利肠胃湿热之法而收效。

本例系蕴湿伏热肆虐为害，热乃湿遏积滞所郁而成，故除湿为主，清热次之。因之阴陵泉配足三里泻之，以清利肠胃湿热而收捷效。

病例 4 脾虚夹湿，食滞肠胃

张某，男，1 岁，住南阳市七一公社椿树井大队。门诊号 14987。

主诉（代述)：患腹胀泄泻已 5 天。

现病史：5 天前开始发烧，体温 37.9℃，腹泻，给予中药 2 剂烧退仍泻。5 天来腹部膨胀，大便日行 10 多次，便前腹痛，粪便色黄稀薄，带有乳片，时而粪便色绿，不思饮食。指纹粗紫。伴有下肢痿软。

辨证：脾虚夹湿，食滞肠胃之泄泻。

治则：消食导滞，健脾祛湿。

取穴：一诊、二诊，针泻阴陵泉、足三里，点刺四缝穴；三诊、四诊，针阴陵泉、足三里先少泻后多补，类似参苓白术散之效。

效果：一诊后，泄泻次数减少；二诊后，泄泻治愈；三诊时，泄泻治愈10天后又复发。泻前腹痛，大便日行10多次，粪便绿色。三诊针后泄泻次数减少；四诊痊愈。

随访：3个月后随访，其家长接信后告知泄泻在此针愈未发。

按 本例系脾虚夹湿，食滞肠胃之泄泻证候。一诊、二诊针泻阴陵泉（祛湿益脾）、足三里（通肠和胃导滞），点刺四缝穴（消导积滞），施用祛湿消食导滞之法，以治其标实而收效。泄泻治愈后10天复发，是由脾虚夹湿之本未除。故三诊、四诊针穴同上，改用先少泻后多补之法，健壮脾胃以治其本虚，佐以祛湿散滞以治其标实，虚实并治，标本兼顾而愈病。若无一诊、二诊之祛湿消食导滞，湿、食肆虐为害，必碍培本补虚，三诊、四诊之治不会收效。

病例5 脾肾阳虚，运化失司

王某，男，2岁，住南召县石门乡。1990年4月8日初诊。

主诉（代述）：患泄泻已5个月，常反复复发。此次复发已5天，严重已3天。

现病史：5个月前，因饮食所伤而患泄泻，曾经当地医生以伤食泄泻治之，服用中药3剂治愈。嗣后每因饮食所伤而复发，均服用当地医生的中药而愈。此次复发5天，因饮食生冷所致，服前医中药无效，即以小儿腹泻收住当地医院，用抗生素、酵母片、食母生和补液均无效，反而加重，故特来针治。

现在证：泄泻日行6～10次，大便失禁，粪便常随矢气而出。粪便稀薄，完谷不化，腹胀喜按，腹部凉痛，得暖痛减，不思饮食。四肢厥冷，形疲畏寒，身体瘦弱近脱水状。面色㿠白，睡卧露睛，哭无泪涕，精神萎靡，口唇淡白，舌淡苔白，脉象微细。

辨证：脾肾阳虚，运化失司之泄泻。

治则：温补脾肾，益气健中。

取穴：艾灸关元、神阙，针足三里先少泻后多补。每日艾灸2次，每次每穴艾灸 20～30 分钟。

效果：二诊后，泄泻次数减少，已不失禁；三诊后，腹不凉痛，大便日行 4～5 次，睡卧已不露睛，腹部不胀，饮食增加，形疲畏寒肢冷明显减轻，脉象沉细，已能在室内玩耍；四诊后，大便日行 1～2 次，粪便正常，饮食增加，精神尚好，面色、口唇已转淡红，脉象沉细有力；五诊后，泄泻治愈，身体尚在恢复期；六诊巩固疗效。

按　本例系泄泻日久，反复复发，致使脾胃虚弱，运化失健。近因饮食生冷，食滞肠胃，更伤脾阳，故出现大便泄泻，粪便稀薄，完谷不化，腹胀喜按，腹部凉痛，得暖痛减，大便失禁等。由脾阳虚衰，发展到脾肾阳虚之危急证候。则见面色皖白，睡卧露睛，形疲畏寒肢冷，口唇淡白，哭无涕泪，脉象微细等症状。是以艾灸关元（温真阳助脾阳）、神阙（温脾阳，又可温散腹中之寒），针足三里先少泻后多补（先泻以和中，防滞涩，后补可补中健脾益气），共奏温真阳益脾阳，益气健中之法而收效。

【结语】

1. 所举病例类比　5 个病例中：

例 1 是脾胃虚弱，运化失职之病候。针补阴陵泉、足三里，施用健壮脾胃之法而收效。例 2 是内伤乳食，夹热邪内盛之病候。针泻天枢、足三里，施用消食导滞，通腑泻热之法而收效。例 3 是湿热内蕴，运化失常之病候。针泻阴陵泉、足三里，施用清利肠腑湿热之法而收效。例 4 是脾虚夹湿，食滞肠胃之病候。针泻阴陵泉、足三里，点刺四缝穴，先施用祛湿消食导滞之法，以治其标实。然后针阴陵泉、足三里先少泻后多补，施用健壮脾胃之法以治其本虚，佐以祛湿散滞以治其标实而收效。例 5 是脾肾阳虚，运化失司之病候。针足三里先少泻后多补，艾灸关元、神阙，施用温补脾肾，益气健中之法而收效。

从以上 5 个病例所用的腧穴来看，仅用了阴陵泉、足三里、天枢、关元、神阙、四缝穴等 6 个腧穴。其中最常用的是前 3 个腧穴。由此看来用穴不一定要多，只要用得灵活，补泻法使用得当即可。例如：例 1、例 3、例 4 都是选取的阴陵泉、足三里，因为病因病机不同，所以施用的补泻法不同，收到的效果亦不同。

2. 所选腧穴　本病的病位在肠，大肠的募穴天枢为其常用穴，可直接作用于肠腑的病变。泻之通肠散滞；泻之配透天凉，可清肠腑之热；泻之配艾灸或烧山火，温阳散寒导滞；补之可涩肠固肠。虚中夹实者，可先泻后补或先少泻后多补，绝不可峻补，否则易于滞塞。

泄泻之病，多责之于脾胃，故多取补阴陵泉，健脾益气，取补足三里健脾养胃益气；取补脾俞、胃俞，健脾益气养胃。泄泻之病，多因于湿，故多取阴陵泉，补之健脾有益于制湿；泻之祛湿有益于益脾，又益于湿祛热易清；泻之配透天凉，可清利湿热。泄泻之病，多因于食，多针泻足三里配刺四缝穴，消导食滞。泄泻日久，多伤脾阳，或脾肾阳虚，前者艾灸神阙、脾俞，温阳益脾，后者补关元温补真阳以益脾阳。伴有胃腑症状者，配泻中脘和胃导滞，寒者加艾灸，温胃散寒导滞。久泻气脱者，加补合谷益气升陷。

【其他】

1. 湿多成五泄　祖国医学有“湿多成五泄”之说，又有“湿胜则濡泄”，“泄泻者，水湿之所为也”和“脾虚生湿，湿盛则脾困，无湿不作泻”的说法。由此可知，湿胜达到一定程度，可出现泄泻。因于湿而泄泻者，除暑湿（或湿热）、寒湿致泻者外，有饮食不当，脾胃所伤，水谷反化为湿，谷反为滞而生泄泻；又有脾阳不振，不能化湿，因湿而泻。因此，湿盛困脾和脾虚生湿，都可导致泄泻。

在治疗方面，《丹溪心法》认为泄泻“多因于湿，惟分利小水，最为上策”，《景岳全书》指出：“泄泻之病，多见小水不利，水谷分，则泄泻自止。故曰治泻不利小水，非其治也。”强调泄泻多因于湿，利小便则湿祛而泻可止。在临床上根据临证特点，分别施用健脾祛湿、淡渗利湿、清利湿热、温化寒湿和消食导滞佐以祛湿等法。属于脾阳不振、脾胃虚寒和脾肾阳虚之泄泻，可另立治则。施用利小便祛湿止泻之法，还应分别新病、体实，阴津未伤者可利；久病、体虚，阴津不足者不宜贸然分利。分利太过难免招致阴津枯竭。

2. 久泻应从脾治　关于小儿泄泻的病因病理，《幼幼集成》的记载和分析更详，如云：“夫泄泻之本，无不由于脾胃，盖胃为水谷之海，而脾主运化。使脾健胃和，则水谷腐化，而为气血以行荣卫。若饮食失节，寒湿不调，以致脾胃受伤，则水反为湿，谷反为滞，精华之气不能输化，乃致合污下降而泄泻作矣。”

泄泻成因，除寒湿、暑湿（或湿热）等致病损伤脾胃外，饮食不当更为多见，上述诸因，仅是发病的外在因素，其根本原因，则与个体脾胃虚弱有关。小儿脏腑柔弱娇嫩，脾常不足，不论感受外邪或内伤乳食，伤脾损胃，升降失调，极易导致泄泻。若治疗不当，或复感外邪，或又伤积滞，脾胃更受克伐；脾胃失健，水谷不化精微，反聚为湿，湿为阴邪，更伤脾阳，湿性黏腻重浊，阻碍气机升降，更虚脾气，致使泄泻迁延不已。脾虚而阳气不能内充，阳气不足，脾的运化功能低下，而致升举无力则下陷，终成泄泻。脾的阳气，又与肾中真阳的温煦密切相关，脾肾阳气相互资生，共同完成温煦肢体，运化水谷精微及气化水液等一系列机能活动。一旦肾阳虚衰，不能温养脾阳，脾阳不振，无以充养肾阳，形成脾肾阳气俱损而成久泻；同时又因“肾为胃关”，肾阳不足，则关闭不密，而大便下泄。由此可见，泄泻与脾虚的关系密切。因此，在治疗方面，当着重调补脾胃，使用温补脾阳、健脾益气和温补脾肾等法。

基于以上脾虚之机理，脾虚患儿虽有泄泻浮肿等湿盛之证，亦不可单用淡渗利湿之法，复降其气，致使气愈虚病愈重。更不可用寒凉攻下之剂重伤脾胃阳气。临床所见，脾阳不振患儿，因误投寒凉攻伐之品，造成危候难以挽治者，并不鲜见。另外，在施用温补脾阳、健脾益气和温补脾肾之处方中，应注意补虚切勿壅滞。

3. 注意要点

（1）小儿脾常不足，每多诱发泄泻。其治疗原则与成人相似，但因小儿尤易伤食，故宜注意消食化滞。若治疗不当，耗损气阴而易诱发伤阴或伤阳两种变证，定须严谨度量。

（2）病邪之所以致泄，系因机体抗病能力差，脾胃虚弱之故。故施治当以顾护正气为要，处处维护整体，调扶脏腑功能，培本以图转机。另外平时注意调摄，治泄期间，忌食油腻厚味和生冷瓜果，以防食复。且须防止受寒淋雨。避免惊恐等精神刺激。

（3）小儿时期的脾虚泄泻或久泻伤及脾肾，产生脾肾阳虚者亦常见之。若不及时温培，中阳内溃，则必土败木乘，虚风暗动，导致慢脾风危候。死于此者，并不鲜见。在治疗时应特别重视，防患于未然。

4. 捏脊法　小儿慢性泄泻，证属脾胃虚弱，纳运失职，消化不良，以致肠胃功能紊乱者，可施用捏脊法。一则适用于小儿怕针，二则适用于徐徐图之，又为谨守病机，守法治疗，则起沉疴而设。捏脊部位以脾俞、胃俞、肾俞和大肠俞等穴为重点，有益于补益脾肾，调补肠胃功能。

5. 家传经验参考便色而认证　家传所诊小儿腹泻，多从粪便颜色辨认该病之属寒属热是虚是实。特别是久泻屡治无效的患儿，更为重视。如云：黄色便属热属实共认之，无可非议，但以绿色便认为属于湿热则错矣。所遇凡是绿色便以湿热泄泻治之，不效反重，前来就诊者，屡见不鲜。绿色便多属寒、寒湿、虚寒或寒热错杂等。是因乳食偏凉，或腹部受寒，阳气受损；或患儿素体脾胃阳虚，纳运失司，乳食失于温煦、腐化，水谷精微不能升清，便色未及变黄，而合污下泻之故。

临床经验是：便色淡白或夹绿色，多属脾胃阳虚；粪便色绿或黄绿各半，其黄色淡，多属寒湿；便色深绿无黄，多属虚寒；粪便色黄，多属热，热胜于湿则黄褐，湿胜于热则淡黄：绿多黄少，其黄色淡，多偏寒；黄多绿少，其色俱淡，多偏湿；黄多绿少，黄深绿淡，多偏热；时黄时绿，变化不定，或黄绿相兼，多为寒热错杂。

（八）流行性乙型脑炎

【概说】

流行性乙型脑炎，简称“乙脑”，是由乙型脑炎病毒引起的中枢神经系统的急性传染病，以高热、嗜睡、头痛、惊厥、昏迷和脑膜刺激征为其主要临床表现。多发于夏秋季。以 10 岁以下的小儿为多见。常危及生命

在古代文献有关温病的“暑温”“暑痫”“暑厥”等篇中有类似本病的记载。临床上运用温病的辨证施治原则治疗本病，也取得了良好效果。古代医家实践到本病与夏季气候因素有密切关系，临床证候基本上符合于温病的传变规律。因此，认为本病是由于感受暑温邪毒所致，属于祖国医学的小儿暑温范畴。

本病急性期过后，少数重证患儿可见强直性瘫痪、失语、失明、痴呆、震颤和精神异常等恢复期证候。若六个月以后仍不恢复者，称为后遗症。针灸对于恢复期效果满意，对于后遗症阶段效果缓慢。

我们针灸所接诊的乙脑患儿，多是由病房转诊治疗的乙脑恢复期和门诊就诊的恢复期及后遗症期的患儿。急性期多是住院患儿，多同病房药物配合治疗，故不在本篇论述。本篇主要论述恢复期和后遗症期的针灸辨证论治。

根据乙脑恢复期和后遗症期的临床表现，证型可分为阴虚阳亢、虚风内动、筋脉失养、邪蔽心窍、邪阻窍络、热盛风动、气阴两伤和气血亏虚、热蕴胃肠、脾肾阳虚等。现将以上几个证型的证治和病案举例，分述如下。

【辨证施治】

本病的主要病机是卫表受邪，由表入里，传变迅速。临床上多见卫气同病、气营两燔和热陷营血的证候。由于发病急暴，可见直陷营血，逆传心包的危候。本病在各个阶段，均可耗伤气阴，而以恢复期较为突出。余热未清，津液不足，表现为轻证；因心肝肾三脏之阴精大伤，气血营阴亏损，表现出阴虚阳亢，虚风内动和筋脉失养者为重证。亦有因痰浊未清，蒙蔽心窍而见痴呆、失语等证。少数病儿，因急性期病情危重，邪毒虽退，但由于气阴耗损严重，真阴欲竭，功能未能恢复，而留下后遗症期。

根据恢复期和后遗症的临床表现，多数证型施用整体治疗，辨证取穴，或配取患野腧穴，标本兼治；少数证型，是施用患野取穴、对症治疗。因此，在诊治方面，必须详审病情，分清证型进行施治，方能收到良好效果。

1. 阴虚阳亢（恢复期）

主证：低热，多汗，烦躁不寐，神疲乏力。舌红苔黄，脉象细数。

治则：清热育阴。

取穴：针泻阴郄，补复溜。

2. 虚风内动（恢复期）

主证：手足瘈疭或拘挛，肢体强直，龂齿，不语，口干少津。舌质红绛，脉象细数。

治则：育阴潜阳。

取穴：针补复溜、三阴交，泻太冲，类似大定风珠之效。若仅见热盛风动者，针泻合谷、太冲。

3. 筋脉失养（恢复期和后遗症期）

主证：肢体强直性瘫痪，日久萎缩。舌淡带紫，苔薄，脉细。

治则：益气养血，活血通络。

取穴：针补合谷，三阴交先泻后补。

若精血亏虚，筋脉失养，肢体痿软者，针补三阴交、复溜，补益精血以益筋脉。

若属肺肾阴虚，筋脉失养者，针补太渊、复溜，补肺育阴以益筋脉。

若属肝肾阴虚，肢体强直或颤抖，肌肉萎缩，皮肤欠温者，针补复溜、曲泉滋补肝肾。若属肝肾阴虚，血不荣筋者，上方加补三阴交，共奏滋补肝肾，养血荣筋之效。若虚中夹实或恐峻补影响筋脉拘挛或肢体强直的向愈，上方加泻太冲平肝熄风舒筋。

4. 邪蔽心窍（恢复期）

主证：痴呆不语，或神志恍惚，或昏迷不知，烦躁不宁，少寐。舌红，舌苔薄黄，脉象细数。

治则：清心安神，开窍醒志。

取穴：针泻神门（或通里）、大陵。

若属痰闭心窍，可泻神门、丰隆，豁痰清心开窍。

5. 邪阻窍络（恢复期或后遗症期）

主证：两目失明，两耳失聪（听力减退），或失语。舌红苔白，脉象细数。

治则：聪耳明目，宣音窍畅舌络。

取穴：针补复溜穴养阴，配泻听会（宣耳窍，用于耳聋）、风池（务使针感走达眼区，用于失明）、廉泉（通舌络，用于舌肌活动不灵而失语）、哑门（开音窍，用于音窍阻闭之失语）。

6. 热盛风动（恢复期）

主证：四肢僵直或拘急，颈项僵直，舌肌活动不灵而失语，眼球上吊。舌苔薄黄，脉象弦数。

治则：清热解痉，镇肝熄风。

取穴：针泻合谷、太冲，或加泻风池或风府。若并见热扰心神者，加泻神门清心开窍安神。

7. 气阴两伤（恢复期或后遗症期）

主证：肢体僵直或拘急，手足颤抖，口燥咽干，短气，面赤。苔剥少津，舌质光淡，脉象细数。

治则：益气养阴荣筋。

取穴：针补合谷、复溜，或补合谷、复溜（配透天凉）、太溪。

8. 气血亏虚（后遗症期）

主证：肢体瘫痪，萎软无力，瘦削枯萎，皮肤欠温，精神不振。面色少华，舌淡苔白，脉象细弱。

治则：补益气血，荣养筋脉。

取穴：针补合谷、三阴交，与针补患野有关腧穴，交替施治。

9. 热蕴胃肠（恢复期）

主证：腹胀发热，恶心呕吐，大便秘结，饮食减少，口苦口渴。舌苔薄黄或黄厚，脉象数或洪数。

治则：清热通便，或攻下腑实。

取穴：针泻天枢、足三里。若胃腑症状明显者，加泻中脘；胃热明显者，加泻内庭；胃气上逆明显者，加泻公孙；便秘明显者，加泻支沟。

若胃肠郁热炽盛，浊气上逆，兼见头痛、耳鸣及恶心呕吐者，针泻中脘、天枢、公孙、太冲。

10. 脾肾阳虚（恢复期和后遗症期，多见慢脾风）

主证：神志昏迷，两目上吊，不会说话，吞咽困难，手足抽搦，头向后倾（天柱骨倒），哭啼无泪，啼声低微，唇淡鱼口，睡卧露睛。四肢厥冷，身瘦如柴，面色皖白，舌淡或灰黑，脉迟或迟缓。病情重笃。

治则：温阳救逆，培元固本。

取穴：针补关元、足三里，艾灸神阙。若体衰不耐针刺者，前两穴改用艾条灸；若抽搦明显者，加泻太冲平肝熄风；若心烦明显者，加泻神门清心安神。待挽回生命后，再根据病情及转归，辨证施治。

【病案举例】

病例1 气血亏虚，筋脉失用

杜某，女，7岁，住唐河县祁仪公社王油坊大队找子庄村。1973年4月19日初诊。

主诉（代述）：两下肢软弱已10个月。

现病史：1972年6月患流行性乙型脑炎，经唐河县医院住院治疗1个月，急性期得以控制，后遗留两下肢痿软，行走跛形，易于跌跤，左重于右。神志略有痴呆，精神不振，面色少华，舌淡苔白，脉象细弱。曾用中西药久治无效。

辨证：证属气血亏虚，筋脉失养。

治则：补益气血，健壮筋脉。

取穴：一至五、七、八、十诊，针补足三里、三阴交补益气血，荣养筋脉；六诊针补左环跳、足三里健壮左下肢筋脉；九诊针补足三里、三阴交、环跳（左）补益气血，佐以健壮左下肢筋脉。

效果：三诊后，行走较快，痴呆减轻；九诊后，下肢行走有力，基本恢复正常，痴呆已愈，精神好转；十诊痊愈。

按 本例属于暑温病后，气血亏虚，筋脉失其荣养，故出现两下肢痿软不用；精神不振，面色少华，舌淡苔白，脉象细弱等，乃属气血亏虚之征。气血亏虚型后遗症，针补足三里（益气，健壮下肢筋脉）、三阴交（养血，健壮下肢筋脉），既可作为辨证取穴补益气血，又可作为局部取穴，健壮下肢筋脉，而收双重作用之效；六诊、九诊加补环跳（左）在于健壮左侧下肢筋脉。

病例2 邪蔽心窍，热盛风动

马某，男，13岁，住本院传染科病房。1969年9月11日传染科以乙脑瘥后症转针灸治疗。

主诉（代述）：神昏烦躁，肢体抽动已30多天。

现病史：1969年7月患乙脑收住本院传染科治疗。近30多天来，神志不清，不会说话，哭闹不停，烦躁不安，手足舞动，四肢颤抖，面肌痉挛，口唇颤动，时而手足抽搐，上肢屈而不伸，食少纳呆，吞咽困难。身瘦如柴，舌苔白厚，脉弦细数。

辨证：证属邪蔽心窍和热盛风动。

治则：清心宣窍，清热熄风。

取穴与效果：

一诊（11 日）：针泻合谷、太冲，清热熄风解痉。

二诊：痉挛抽搐次数减少，仍烦躁不安。上方加泻神门清心安神。

三诊：针穴手法同二诊。

四诊：会说“头痛”，哭闹、烦躁和手足舞动已止。针泻内关（和胃，又止上肢屈而不伸）、神门（清心安神醒志）、太冲（平肝熄风解痉），共奏清心安神，平肝熄风之效。

五诊：头痛减轻，神志略清，吞咽顺利，饮食增加，能吃馒头。针穴手法同四诊。

六诊：针穴手法同四诊。

七诊：头已不痛，语言清楚，口唇颤抖减轻。针泻合谷、太冲、内关，清热安神，熄风解痉。

八诊：仅左肘不能伸直、两足足趾不能伸直和手指持物颤抖。口唇颤抖已止。针穴手法同七诊。

九诊：左上肢略能伸直，行走抬腿较高。针泻左尺泽、曲泽，患野取穴，舒畅筋脉。

十诊（10 月 2 日）：左上肢已能伸直，其他症状均愈，今天出院。针穴手法同九诊。

按　本例属邪蔽心窍和热盛风动两个证型之恢复期证候。因邪蔽心窍，热盛生风，肝风内动，故出现神志不清，烦躁不宁，哭闹不停，肢体痉挛，吞咽困难，不会说话等症状。两型并治，针泻合谷、太冲、神门或内关，施用宣窍安神，清热熄风之法和针泻患处的尺泽、曲泽，施用舒畅筋脉之法而收效。

病例 3　邪蔽心窍，气阴两伤

杨某，女，13 岁，住南阳市和平街。门诊号 08857。

主诉（代述）：神志痴呆，四肢痿软已 1 月余。

现病史：因患乙脑收住本院传染科治疗，前天出院。遗留四肢痿软，不时抖动，神志痴呆，目呆不语，口唇颤抖，饮食减少，不知饥饱，口渴欲饮，小便失禁，溺色黄赤，尿频，大便干秘，日行 5～6 次。哭啼及语音低微，不欲言语。

检查：身瘦如柴，面色黄白，舌尖色红，舌苔白厚，鼻唇干燥，脉象虚数。按触及活动四肢无痛苦表情，右侧上肢如脱，手指轻度颤抖，右下肢痿软不用，脊柱向左侧倾斜。

辨证：证属邪蔽心窍和气阴两伤，筋脉失养。

治则：清心宣窍，益气育阴，佐以壮筋补虚。

取穴与效果：

一诊：针补复溜（育阴）、足三里（益气，又健壮下肢筋脉）、曲池（健壮上肢筋脉）、手三里（健壮上肢筋脉），泻内关（安神醒志），共奏益气育阴，健壮筋脉，安神醒志之效。

二诊、三诊：针补曲池、手三里、三阴交（养血育阴，又健壮下肢筋脉）、足三里，施用益气养血育阴，壮筋补虚之法。

四诊、五诊：针补复溜，泻神门（清心安神），滋阴补肾，清心安神。类似黄连阿胶汤之效。

六诊、七诊：五诊后，两下肢已能站立，神志较前清醒，右上肢已能举臂伸屈，手指已能握拳。仍舌强语涩。针补复溜泻神门，滋阴清火，补曲池、手三里健壮上肢筋脉。

八诊：四肢活动近于正常，神志痴呆收效不卓。改补复溜泻神门、大陵，育阴清心宣窍。

九诊、十诊：神志较前清醒，持物时手指颤抖。针泻神门、大陵、风池（醒脑宣窍），清心宣窍醒脑，又有制止手指颤抖作用。

十一诊至十七诊：针泻神门、大陵清心宣窍醒志，制止手指颤抖。十三诊后，神志明显好转，知道抱小孩和孩子们玩耍，已知饥饱；十五诊后，行走、说话恢复正常；十七诊痊愈。前后共治疗 1 月余。

随访：十七诊后数天，因患儿小便黄赤热痛，前来针治期间，察其乙脑遗留症状完全恢复正常。

按 本例属于乙脑恢复期出现邪蔽心窍和气阴两伤两个证型。邪蔽心窍，则神志痴呆，目呆不语，二便不知；热邪耗伤气阴，则阴液干竭，精血不足，筋脉失养，故出现四肢痿软、颤抖，口唇颤动，哭啼及语音低微，身瘦如柴等症状。脉象虚数，溲黄便秘，口渴舌红，鼻唇干燥等，属于阴虚火旺之征。故施用清心宣窍，益气育阴，佐以壮筋补虚之法，整体治疗，辨证取穴而收效。由于配穴较为杂乱，故针次较多。

病例 4　邪蔽心窍，邪阻窍络

熊某，女，4 岁，住南阳市民主街 10 号。门诊号 13649。

主诉（代述）：不会说话已 2 个月。

现病史：2 个月前，开始高烧、昏迷、抽搐，以乙型脑炎收住本院传染科治疗。在住院期间配合针灸治疗，其高烧、抽搐和舌肌不会活动已获治愈。

现在证：2 个月来，遗留症状未愈。证见舌肌运转不灵，不会说话，两手无名指和小指不会伸屈，神志不太清醒，轻度烦躁不安，口臭，哭声音尖，哭时咯痰。按触和活动患肢无痛苦表现，身体消瘦，舌质红，舌苔白腻（与舌肌活动不灵有关），脉象细数。

辨证：证属暑温之邪蒙蔽心窍，和温邪阻滞窍络，筋脉失调。

治则：清心宣窍，宣畅舌络、筋脉。

取穴与效果：

一诊、二诊：针泻通里、哑门、廉泉。因患儿怕针，哭啼较甚，每次针治均不留针。

三诊：二诊后哭啼声音较高，近几天舌红，脉数，口臭甚，饮食减少。上方加泻内庭以清胃热。

四诊：针穴手法同三诊。

五诊：四诊后口臭、舌红减轻，饮食增加，会叫“妈”“爸”等，胃热已去，上方去内庭穴。

六诊：五诊后神志清楚，烦躁已止，会说“不”“吃”“馍”等数 10 个单字。针穴手法同五诊。

七至十一诊：针穴手法同五诊。其中七诊后，说话清楚，但不会说成句话；九诊后，会说成句话，说得快了语字不太清楚，手指伸屈活动基本正常；十一诊痊愈。

随访：托人转告患儿在此针愈。2 年后其父又告知孩子的病在此针愈。

按 “舌为心之苗，心开窍于舌”，心主神明，无名指和小指为手少阴心经和手太阳小肠经的分野。依其脉证、舌质，本病病变部位在于心络。温邪蔽于神明，则神志不清，心烦不安；邪阻舌络，则舌肌活动失灵。属于乙脑恢复期邪蔽心窍和邪阻窍络两个证型，故针泻通里（心经络穴，清心宣窍，宣畅舌络，又可疏畅无名指和小指筋脉）、哑门（开音窍，醒脑）、廉泉（宣畅舌络），施用清心宣窍，开音窍通舌络，舒经脉，佐以清胃热（配泻内庭穴）之法而收效。

病例 5 邪阻窍络，失语失听

王某，男，5 岁，住南阳县陆营公社田黄大队田黄村。1970 年 10 月 17 日初诊。

主诉（代述）：不会说话已 2 个多月。

现病史：2 个月前，患流行性乙型脑炎经过治疗，急性期得以控制。恢复期遗留不会说话，听力减退，神志略有痴呆等。脉象细数。

辨证：证属暑温余邪，壅阻耳窍舌络。

治则：清宣音窍，宣畅耳络。

取穴：一诊、二诊，针泻哑门、廉泉；三至六诊，针泻听会、哑门。

效果：四诊后，会说单字，听力提高；五诊后，听力恢复正常，会说几句简单的话；六诊痊愈。

随访：1970 年 11 月 26 日，其父前来告知孩子神志、说话和听力均恢复正常。

按 本例属于暑温之邪，壅阻音窍，闭滞舌络、耳络，故出现以失语、听力减退为主症。所以，仅患野取穴，针泻哑门（清宣窍络）、廉泉（清宣舌络）、听会（通耳络，宣耳窍）三个腧穴，施用清宣音窍，通畅耳络、舌络之法而收效。

病例 6 邪阻窍络，邪蔽心窍

曾某，女，4 岁，住镇平县彭营公社李金庄大队李金庄村。1971 年 7 月 11 日初诊。

主诉（代述）：患失语、失明已 20 多天。

现病史：患流行性乙型脑炎在当地医院控制极期后，恢复期遗留症状治之无效，前来针治。证见不会说话，两目失明，心烦急躁，哭啼无常，两手不时捶击头部，手足活动欠灵，腰软不能端坐，下肢不会站立，手指持物不灵，潮热。体温正常，身瘦如柴，苔白略厚，脉沉细数。

辨证：证属邪阻窍络和邪蔽心窍及筋脉失调。

治则：清心安神，清热宣窍，舒筋。

取穴与效果：

一诊、二诊：针泻百会（清脑）、合谷（清热、宣窍）、太冲（熄风舒筋），清热宣窍，熄风舒筋。

三诊：二诊后狂躁哭闹减轻。针泻合谷、太冲、神门（清心安神）、风池（清脑明目），清心除烦，熄风清脑，宣窍明目。

四诊：三诊后两眼能看到 6 米远的物体。针穴手法同三诊。

五诊：四诊后能看到 10 米远的物体。已能行走 20 多步。针穴手法同三诊。

六诊：五诊后心烦狂躁治愈，两眼视力及下肢行走恢复正常。针穴手法同三诊。

随访：1973 年 11 月 28 日回信告知针愈，仅言语不清没有完全治愈。

按 本例系乙脑恢复期，暑温之邪，邪蔽心窍，阻滞窍络，损伤窍道，筋脉失用之证候。故见两目失明，不会说话，心烦急躁，哭啼无常和肢体痿软等症状。在治疗方面，着重清热宣窍，清心除烦，清脑明目和熄风舒筋，而忽视开音窍通舌络之法，没有配取哑门和廉泉穴，因此遗留失语之证没能完全治愈。这是配穴组方上的失误，也与针治次数不多有关。

病例 7 邪蔽心窍，气阴两伤

魏某，女，5 岁，住南阳县红泥湾公社柏树坟大队小吴岗村。1971 年 8 月 17 日接诊。

主诉（代述）：神志痴呆，不会说话，肢体瘫痪已月余。

现病史：7 月中旬以乙脑收住本院传染科治疗，极期被控制，恢复期遗留症状治之无效。今天由本院传染科转针灸治疗。证见舌肌活动不灵，不会说话，吞咽不利，四肢活动不灵，行走、持物无力，饮食减少，神志痴呆，哭啼无泪。身瘦如柴，面色苍白，脉象沉细弦数。

辨证：证属暑温耗伤气阴，蒙蔽心窍，筋脉失用。

治则：首先清热宣窍，舒筋通络，然后益气育阴，清心调络。

取穴：一诊、二诊，针泻合谷、太冲，清热宣窍，舒筋活络；三诊、四诊，针补合谷、复溜，泻神门、廉泉，益气育阴，清心安神，疏调舌络；五至七诊，针补合谷、复溜，泻廉泉。

效果：四诊后神志较清，四肢活动较好，吞咽不利已治愈；五诊后饮食增加；六诊后会说 1～2 个单字，已能行走、持物，但较软弱；七诊痊愈。

随访：1973 年 11 月 21 日其祖母告知孙女的病在此针愈。

按 本例系暑温之邪，蒙蔽心窍，耗伤气阴，气阴两伤，筋脉失养之乙脑恢复期证候。故首先针泻四关穴，清热宣窍舒筋；然后三诊、四诊针补合谷（益气）、复溜（育阴），泻神门（清心醒志）、廉泉（清宣舌络），益气育阴，清心醒志，宣通舌络；五至七诊上方减神门，益气育阴，清宣舌络。清心醒志有益于开心窍；清宣舌络，使舌肌活动灵活，有益于说话和吞咽；益气育阴有益于荣养筋脉，健壮体质。故先后针刺 5 个腧穴，就很快治愈邪蔽心窍和气阴耗伤两个证型的病证。

病例 8 邪阻窍络，气阴两伤

韩某，女，1.5 岁，住南阳县潦河公社吴集大队吴集村。1971 年 7 月 21 日初诊。

主诉（代述）：耳聋、失明、四肢痿软已月余。

现病史：因患乙脑住本公社卫生院治疗半月出院。恢复期遗留双目失明，两耳耳聋，吞咽困难，不会吸吮，四肢痿软，腰软不支，不会端坐，颈软后倾（天柱骨倒）。熟睡后常突发四肢痉挛，数分钟后自行缓解。神志昏迷，哭啼无泪，两目呆视，烦躁不安，易于惊恐。身瘦，舌苔薄白少津，脉沉细数。自幼不会说话（可能与语迟有关），但听力正常。眼底检查：双眼底豹纹状，乳突蜡黄，动静脉均有狭窄表现。

辨证：证属热盛风动，邪蔽心窍，闭阻窍络；气阴两虚，筋脉失用。

治则：首先清热宣窍，聪耳明目，然后益气育阴以益筋脉。

取穴与效果：

一诊：针泻风池、通里、太冲，清心宣窍，醒脑明目，熄风解痉。

二诊：昨晚笑几次，神志较清。针泻合谷、太冲、风池、听会，清热宣窍，熄风舒筋，聪耳明目。

三诊：针穴手法同二诊。

四诊：视力开始恢复，昨晚因能看见灯光而发笑，熟睡后四肢突发痉挛减轻，仍耳聋。针穴手法同二诊。

五诊：能听到声音，视力有所提高，会发出“啊”的声音。针穴手法同一诊，清心宣窍，熄风益目。

六诊：听力、视力基本恢复正常，熟睡后四肢突发痉挛已愈。仍不会说话与自幼失语或语迟有关。针泻风池、通里、廉泉，清脑醒志，宣通舌络。

七诊：听力、视力均恢复正常，饮食增加。仍龂齿，四肢痿软，腰软不支，吞咽困难，不会吸吮，脉沉细数。改用补益之法，针补合谷、复溜益气育阴，针泻太冲舒筋熄风。

八诊：针补合谷、复溜，加泻风池熄风清脑。

九诊：腰软减轻已能端坐，龂齿减轻。针补合谷、复溜。

十诊、十一诊：上肢活动恢复正常，手指持物仍不随意，两下肢已能站立，肢体较软，眼球略呆视，仍龂齿，不会吸吮。针穴手法同九诊。

十二诊、十三诊：针穴手法同九诊。

随访：1971 年 12 月 11 日回信告知患儿两目失明、两耳耳聋和肢体痿软等，均在此针愈。

按 本例的病因病机是：暑温邪热，蒙蔽心窍，则神志昏迷，心烦急躁；邪热伤于目络，则两目失明，闭郁耳窍，则两耳耳聋；肝风余邪未除，故四肢痉挛；暑温之邪，伤气耗阴，气阴两伤，则肢体痿软，吞咽困难，不会吸吮，哭啼无泪。本例是邪阻窍络、气阴两虚和热盛风动三个证型之乙脑恢复期证候。故首先施用清热熄风，宣窍醒志，聪耳明目之法，一至六诊，分别针泻风池（清脑益目）、太冲（熄风益目舒筋通络）、通里（清心安神，宣通心窍）、合谷（清热宣窍）、听会（清宣耳窍，通畅耳络）等穴，治愈了失明、耳聋和神志昏迷以及熟睡后突发四肢痉挛等邪阻窍络、热盛风动两证型。然后施用益气育阴以益筋脉之法，七至十三诊，针补合谷、复溜，治愈了肢体痿软、吞咽困难及无力吸吮之气阴两伤证型。

病例 9 热郁胃肠，浊气上逆

段某，女，9 岁，住南阳县红泥湾公社贾庄大队。1969 年 11 月 17 日接诊。由本院传染科以乙型脑炎瘥后症转针灸治疗。

主诉（代述）：头痛，腹胀，恶心呕吐已 2 个多月。

现病史：1969 年 7 月患乙脑收住本院传染科治愈出院（急性期得以控制）。遗留每次饭后腹胀、耳鸣和剧烈头痛（痛点在前额及两颞部），继而恶心呕吐后，经喘促数分钟以上症状自行缓解。经常头痛，每次头痛约半个小时左右，夜间较重。伴有食欲不振，大便秘结，小便黄赤，口苦口渴，腹部觉热等症状。舌苔薄白，脉弦细数。痛苦表情。曾在当地医院治疗无效，于 10 月 11 日又收住本院传染科，经 1 个月的治疗仍无明显好转，今天转针灸治疗。

辨证：证属温邪蕴郁胃肠，通降失常，浊气上逆。

治则：清热通便，降逆祛浊。

取穴与效果：

一诊：针泻足三里、丰隆、印堂。

二诊：头痛减轻，仍便秘，食后头痛、腹胀、恶心呕吐、耳鸣等收效不大。针泻支沟、足三里、内庭，清热通便。针泻印堂局部止痛。

三诊：便秘减轻，2 天没有头痛恶心。针穴手法同二诊，减印堂。

四诊：4 天未头痛，腹胀和恶心减轻，饮食增加。针穴手法同三诊。

五诊：6 天来未头痛，口渴、便秘和腹胀治愈，仍腹部觉热。针穴手法同三诊。

六诊：腹热已愈。针穴手法同三诊。

七诊：所有症状均愈，无其他不适。再针治 1 次巩固疗效，明日出院。针穴手法同三诊。

随访：1970 年 4 月 18 日患儿父亲前来告知针愈。1971 年 10 月 5 日回信告知小女病在此针愈。

按 本例乙脑急性期控制之后，恢复期遗留食后腹胀、头痛、耳鸣和恶心呕吐，以及便秘、食少、腹热等，是因暑温之邪，蕴郁胃肠，胃肠失其通降，浊气上逆所致。故施用清热通便，降浊平逆之法，针泻足三里（通肠和胃）、内庭（清降胃火）、支沟（通便要穴），整体治疗，辨证取穴而收效。一诊、二诊配泻印堂患野取穴，是佐以局部止痛法。

病例 10　热盛风动，窍闭筋急

褚某，女，4 岁，住南阳县皇路店公社岗头大队。1982 年 8 月 20 日接诊。

主诉（代述）：神志不清，四肢不会活动已 20 多天。

现病史：20 多天前，出现头痛，发烧，体温在 40℃以上，发烧后第三天开始呈阵发性抽搐，经当地医院治疗无效，于 8 月 10 日以流行性乙型脑炎收住本院传染科治疗有所好转。今天由本院传染科转针灸治疗。

现在证：神志不清，烦躁不安，不会说话，舌肌活动不灵，眼球上吊，颈项僵直，四肢僵直不会活动，哭泣无声，溲黄便干。舌苔薄黄，脉象弦数有力。

辨证：证属热盛风动，窍闭筋急，经气失畅。

治则：清热宣窍，熄风解痉。

取穴：针泻合谷、太冲。

效果：二诊后，颈项僵直减轻，四肢已能活动；五诊后，眼球转动灵活，哭泣有声，已能翻身，能行走数步，两手已有握力会用筷子；九诊后，自己已能行走几十米远，哭啼声音较大，神志清楚，说话有点不清；十二诊后痊愈出院。

按　本例系热盛风动型。热盛生风，肝风内动，筋脉拘急，经气不畅，则出现眼球上吊，颈项僵直，舌肌活动不灵，四肢僵直不会活动等症状；失语与舌肌活动不灵有关；热扰神明，则烦躁不宁，神志不清；溲黄，大便干秘，舌苔薄黄，脉象弦数有力等，属于热盛肝旺风动之征。以热盛风动型治之，针泻合谷（清热宣窍）、太冲（熄风解痉），施用清热宣窍，熄风解痉之法而收效。

病例 11　脾肾阳虚，真阳欲绝

许某，男，4 岁，本院传染科乙脑住院病人。1967 年 9 月 16 日接诊。

主诉（代述）：神昏抽搐，肢软失语已 20 多天。

现病史：住院20多天病情逐渐加重。两目上吊呆视，手足不时抽搦，不会说话，吞咽困难，饮食极少，颈项不支头向后倾，溲清便溏，肢软无力，哭啼无泪，啼声低微，口唇干燥，入睡露睛，唇淡鱼口。舌尖淡白，舌心灰黑，脉迟无力。身瘦如柴，四肢厥冷，病情重笃。左侧手指、手腕不会活动。今天由本院传染科转针灸治疗。

辨证：证属脾肾阳虚，真阳欲绝之危候。

治则：温阳救逆，培元固本。

取穴：艾灸神阙、关元，每次各灸10～15分钟，每日2次。隔日查房1次为一诊。四诊配用麦冬12g水煎徐服。

效果：二诊后，头摇已止，鱼口、露睛已愈，神志略清，会叫“哥”，哭啼有声；三诊后，两目已不上吊呆视，会叫“妈”“哥”，会说“回家”，手足抽搦已止，吞咽恢复正常，头向后倾减轻，舌心仍灰黑，口唇淡白干燥有裂纹，舌尖转为淡红，脉数，心烦欲到室外；五诊后，说话较前清楚，左侧手指手腕仍活动不灵；七诊后，一切症状基本恢复正常，仅左侧手指手腕仍活动不灵。1967年10月2日出院，共治疗17天。

按 本例系脾肾阳虚，阳气欲绝之慢脾风危候。因患儿身体极度瘦弱，而没有针补有关温补脾肾，回阳固脱的腧穴，仅用艾条灸关元（壮阳要穴，可挽回脾肾之阳气）、神阙（温运脾阳），即可回垂危之阳，固先后天之本。三诊后出现脉数，口唇干燥有裂纹和心烦欲到室外等，是艾灸产生虚热之象。病本在于脾肾阳虚，真阳欲绝，由于患病日久，阴津耗伤，阳不化津，则阴液不足，加之借助艾灸而虚热浮火外现，故四诊配服麦冬以育阴生津。本例效速，与辨证明确，治法得当，配穴严谨，穴少精专有密切关系。遗留左侧手指手腕活动不灵未愈，是因未及治之而出院。

病例12 邪蔽心窍，邪阻窍络

陈某，男，8岁，住南阳县茶庵公社刘太营大队4小队。1970年10月30日初诊。

主诉（代述）：神志痴呆，不会说话，耳聋已2个多月。

现病史：患儿于8月13日因患流行性乙型脑炎收住本院传染科治疗，10月2日出院。遗留不会说话，双耳耳聋，神志痴呆，二便不知，左侧上下肢活动不灵等症状。身体消瘦。

辨证：证属暑温之邪，蒙蔽心窍，壅阻窍络。

治则：清心宣窍，宣通舌络。

取穴：一诊针泻神门、合谷、太冲；二至六诊，针泻通里、廉泉。

效果：二诊后，会说“看见了”；四诊后神志清楚，左侧上下肢活动自如，耳聋已愈，会说“不尿床”“我不扎”；六诊痊愈。

随访：1971 年 10 月 9 日回信告知仅说话较慢，其他均愈。

按　本例系暑温之邪侵袭机体而发病，经过本院传染科的治疗急性期得以控制。遗留神志痴呆、耳聋、失语和肢体活动不灵等症状，则属余热未清，邪入心包，阻滞窍络之乙脑恢复期证候。由于是邪蔽心窍和邪阻窍络两个证型，故一诊针泻合谷（清热、宣窍）、太冲（熄风、舒筋）、神门（清心宣窍醒志），施用清热舒筋，清心宣窍之法；二至六诊，针泻通里（心经络穴，清心宣窍醒志，宣畅舌络）、廉泉（清宣舌络），施用清心宣窍，宣畅舌络之法而收效。由于患儿针治次数较少，因此遗留说话较慢而未痊愈。

病例 13　邪阻窍络，语言丧失

窦某，男，6 岁，住邓县栋盘公社窦营大队。1966 年 11 月 15 日接诊。由本院耳鼻喉科转针灸治疗。

主诉（代述）：不会说话已年余。

现病史：1965 年夏患流行性乙型脑炎经住某医院治愈。后遗不会说话，言语完全丧失，但听力正常。曾用针灸及中西药久治无效。耳鼻喉科检查：两耳鼓膜正常，听力正常，两耳不流脓水，舌肌未发现异常，神志清楚。以乙脑后遗症转针灸治疗。

辨证：证属邪闭窍络，语言丧失。

治则：宣舌络，开音窍。

取穴：针泻哑门、廉泉。每隔 1～3 日针治 1 次。

效果：三诊后，会说几个单字；七诊后，会说几个单字并较前清楚；十一诊后，言语恢复正常；十二、十三诊巩固疗效。

随访：1967 年 12 月 21 日患儿的大姨告知失语在此针愈，说话正常。

按　本例属乙型脑炎后遗症邪阻窍络型失语。因无全身经脉症状和神志病，故患野取穴对症治疗，针泻哑门（清宣音窍）、廉泉（清宣舌络），施用开音窍宣舌络之法而收效。

【结语】

1. 所举病例类比　13个病例中：

例1是气血亏虚型。针补合谷、足三里、三阴交等穴，施用补益气血，健壮筋脉之法而收效。例2是邪蔽心窍型和热盛风动型。分别针泻合谷、太冲、神门、内关等穴，施用清心宣窍，平肝熄风之法而收效。例3是邪蔽心窍型和气阴两伤型。分别针泻神门、大陵、风池清心宣窍，和针补复溜、足三里、曲池、三阴交益气育阴佐以荣筋而收效。例4是邪蔽心窍型和邪阻窍络型。分别针泻通里、哑门、廉泉、内庭等穴，施用清心宣窍，通畅舌络，佐以清胃热之法而收效。例5是邪阻窍络型。针泻哑门、廉泉，施用清宣窍络之法而收效。例6是邪阻窍络型和邪蔽心窍型。分别针泻合谷、太冲、神门、风池等穴，施用清心安神，清热宣窍和舒筋之法而收效。例7是邪蔽心窍型和气阴两伤型。首先针泻合谷、太冲、廉泉、神门，清热宣窍，舒筋通络；然后针补合谷、复溜，泻廉泉、神门，施用益气育阴，清心调络之法而收效。例8是邪阻窍络型、热盛风动型和气阴两伤型。首先分别针泻风池、通里、合谷、太冲、听会清热宣窍，聪耳明目；然后针补合谷、复溜，施用益气育阴以益筋脉之法而收效。例9是胃肠郁热型。以针泻足三里、支沟、内庭为主，施用清热通便，通降浊逆之法而收效。例10是热盛风动型。针泻合谷、太冲，施用清热宣窍，熄风解痉之法而收效。例11是脾肾阳虚型。艾条灸神阙、关元，施用温阳救逆，培元固本之法而收效。例12是邪蔽心窍型和邪阻窍络型。分别针泻神门、合谷、太冲和通里、廉泉等穴，施用清心宣窍，通畅舌络之法而收效。例13是邪阻窍络型。针泻哑门、廉泉，施用通舌络，宣音窍之法而收效。

从列举13个病案来看，它涉及7个证型。其中有同中有异，异中有同的案例。例如：

例3、例7都是邪蔽心窍和气阴两伤型。其病机相同，治疗法则相同，但因具体症状有异，所取腧穴亦不同。例3是神志痴呆，目呆不语，四肢痿软，肢体颤抖，故针泻神门、大陵、风池清心宣窍，针补复溜、足三里、曲池、三阴交益气育阴佐以荣筋。例 7 是神志痴呆，舌肌不灵而失语，肢体痿软但不颤抖，故泻合谷、太冲、廉泉、神门清热宣窍，舒筋通络，针补合谷、复溜，泻廉泉、神门益气育阴，清心宣窍通舌络。

例 4、例 6、例 12 都是邪蔽心窍和邪阻窍络型。其病机相同，治疗法则相同，但因具体症状有异，所取腧穴亦有所不同。例 4 是神志略有痴呆，略有烦躁不安，舌肌运迟而失语，手小指与无名指伸屈不利，故针泻通里、哑门、廉泉穴，清心宣窍，通畅舌络；例 6 是失语、失明，心烦急躁和四肢痿软等，故分别针泻合谷、太冲、神门、风池，清热安神，宣窍舒筋；例 12 是神志痴呆，二便不知，失语，耳聋，左上下肢活动欠灵，故分别针泻通里、神门、合谷、太冲、廉泉等穴，清心宣窍，宣畅窍络。

例 5、例 13 都是邪阻窍络型。其病机相同，具体症状有异，治疗法则是同中有异。例 5 是失语，听力减退，神志略有痴呆，故针泻哑门、廉泉、听会清宣窍络；例 13 是仅后遗不会说话，但听力正常，故针泻廉泉、哑门通舌络，宣音窍。

13 个案例中，涉及邪蔽心窍合气阴两伤的 2 例；邪蔽心窍合邪阻窍络的 3 例；邪阻窍络的 2 例；邪蔽心窍合热盛风动的 1 例；气血亏虚，筋脉失养的 1 例；热郁胃肠，浊气上逆的 1 例；脾肾阳虚，真阳欲绝的 1 例；热盛风动的 1 例；邪阻窍络、气阴两伤及热盛风动的 1 例。涉及最多的证型，属于邪蔽心窍和邪阻窍络及气阴两伤；热盛风动者次之；气血两虚和脾肾阳虚、热郁胃肠又次之。

所举 13 个案例中，用西药无效，由本院传染科转针灸治疗的 7 例，从本院传染科出院而来针治的 2 例，由外地前来针治的 4 例。绝大多数是西药对恢复期和后遗症期收效不大，而用针灸获得良效的。

2. 详察病机，辨证论治　乙脑因温邪内陷，壮热不解，热毒伤阴，痰火壅塞，以致清窍被蒙，神明失聪，经气厥逆，窍络阻滞。故见热、痰、惊、风四证，搐、搦、掣、颤、反、引、窜、视八候。病势严重者，往往迁延难愈。正虚邪恋，或温邪耗伤（出现气阴两虚、气血亏虚、肝肾阴虚、虚风内动、精血亏虚等），或温邪蒙蔽心窍，阻闭窍络等，可出现恢复期的多种症状，或一些后遗症。如：

热邪久恋，阴虚阳亢，可见低热，心悸，烦躁等；虚风内动，可见筋脉拘挛或手足瘈疭；邪蔽心窍，则神志恍惚，痴呆，精神失常；邪阻窍络，则失听（邪闭耳窍、耳络）、失语（邪阻舌络或音窍）、失明（热邪耗伤）；热盛风动，则肢体僵直或拘挛，舌肌失灵；温邪蕴郁胃肠，通降失常，可见胃肠病变。病久气血亏耗，筋脉失养，可致肢体瘫痪，肌肉枯萎，精神不振；暑温耗气伤阴，则见声音低微，哭无泪涕，口鼻咽干，或筋脉失养，肢体失灵；肝肾阴虚，筋脉失养，则肢体拘挛、强直、不用。亦有因失治、误治而出现气血亏虚、津阴亏伤、气阴两伤、肝肾阴虚、肾阳虚衰和脾肾阳虚等证候。

病案举例说明，本病无论在恢复期或后遗症期，单纯出现某一证型者较少，多数为两个或两个以上证型，或呈现错综复杂的证候群。必须详察病情、病机，分辨证型，辨证论治，方能收到满意效果。在选用腧穴方面，只要以理辨证，按证立法，依法选穴，每个病候或每个证型，每次或每个阶段选取 2～3 个，多则 3～4 个腧穴即可。不宜选取腧穴过多，更不宜更穴更方太勤。

【其他】

1. 恢复期与后遗症的产生　本病恢复期和后遗症的产生，主要是本病经过极期后，少数重症病人，由于急性期病情危重，经治疗后，邪毒虽退，而脏腑经络气血损伤严重，机体功能不能及时恢复所致。也有因失治、误治，调护失宜，触犯禁忌等原因，致使邪气（包括暑温余邪、虚风、痰浊、瘀结等）留著，久恋不去，或正虚邪恋，或气阴两伤，虚损难复等，变生诸证。临床表现虽然复杂，但一般以神志异常、运动障碍或功能失常（包括聋、哑、失明等）为主证。总之，恢复期和后遗症的产生，不外邪气留滞或正气伤损两大因素。

2. 针灸治疗聋哑病　聋哑有先天性和后天性之分。后天性聋哑多因乙脑、各种脑炎、药物中毒、疟疾、高烧等引起。患病的时间有长短，患者的智力有差异。其疗效的好坏，除患儿智力好效果好，患病时间短效果好之外，还有进行辨证论治也是关键。

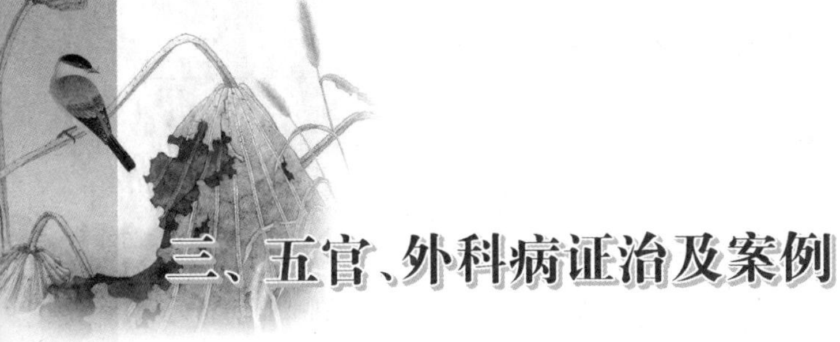

三、五官、外科病证治及案例

（一）眼睑下垂

【概说】

眼睑下垂又称“睑废”“睑皮垂缓”“上睑下垂”和“上胞下垂”等。类似于现代医学的眼肌型重症肌无力。临床以提上睑肌麻痹，上眼睑不能提起，掩盖部分或全部睛瞳，影响视力为特征。

眼睑下垂临床亦有与风牵偏视并见者。动眼神经麻痹，发病突然，单侧上胞下垂兼见眼球外斜，不能内转，瞳仁散大，视一为二等。此为风牵偏视，应与眼睑下垂作鉴别。

重症肌无力的眼肌型、延髓型和全身型的三型中，以眼肌型所占比例最大，且往往是重症肌无力的初级阶段。现代医学多采用抗胆碱酯酶药物，如新斯的明、吡啶斯的明、酶抑宁等治疗，对部分病例有效，但维持时间短，且有副作用。而免疫抑制剂不仅副作用大，效果亦不太满意。胸腺切除，适应范围小，疗效差，且不易被接受。针灸对先天性效果不佳，对后天性效果尚好，如果患病时短，效果更佳。因此，本病多由神经科、眼科转诊而求治于针灸。由于本病临床较为多见，针灸效果又较满意，故将本病另列一篇讨论。

本病临床有脾虚气陷、气血亏虚、风邪中络、脾虚湿困和肝肾不足等证型。现将以上几个证型的证治及病案举例，分述如下：

【辨证施治】

本病轻者，上睑半盖瞳仁，重者，遮盖整个黑睛，无力睁开，瞻视需借额肌牵引，甚至需用手拉起上胞方能视物。两侧下垂者，影响瞻视更甚，每需仰首张口，使眼球轻度下转，甚则用手拉起上睑方能视物。本病常同时伴有复视、斜视或眼球转动不灵等。

重症肌无力性上睑下垂，多两侧性，疲劳后加重，早上较轻，晚上较重。如延误治疗，可发展为全身乏力，吞咽困难，呼吸障碍等。

本病的治疗，除单纯性眼睑下垂，患处取穴，虚补而实泻外，凡伴有全身症状者，必须结合证候群，进行辨治。如属于脾虚气陷经筋失调者，补中益气为主，配补患野腧穴，夹实者患处腧穴施用泻法；气血亏虚经筋失荣者，补益气血为主，配补患处腧穴；气血亏虚风邪中络者，补益气血为主，配泻患处腧穴；肝肾不足经筋失用者，滋补肝肾为主，或配补患处腧穴；气虚肾亏经筋失用者，益气补肾为主，配补患处腧穴，夹实者患处腧穴施用泻法；风邪中络经筋失灵者，祛风散邪通经活络；风热上攻经筋失调者，疏散风热通畅筋脉；脾虚湿困经筋失调者，健脾祛湿通畅经筋；跌仆损伤经筋失用者，如无全身症状，可患处取穴，初用泻法久用补法。眼球斜视，内斜视者泻内眦腧穴补外眦腧穴，外斜视者补内眦腧穴而泻外眦腧穴，以达矫正眼球目系功能平衡之目的。

1. 脾虚气陷（中气下陷）

主证：起病缓慢，一侧或两侧上眼睑下垂，晨起稍轻，午后加重，眼肌不耐疲劳，常需仰视，或抬起眼皮而视。伴有面色萎黄，食欲不振，倦怠乏力等症状。舌淡苔白，脉缓而弱或脉虚无力。易患感冒，常因感冒而诱发或加重。

治则：益气升陷。

取穴：针补合谷、足三里。亦可与针补患侧的阳白、攒竹健筋补虚，提拉上睑之法，交替施治。

若脾气虚弱，风痰阻络，兼见睑肤麻木，眼球转动失灵者，针补合谷、阴陵泉健脾益气，针泻患侧阳白、攒竹祛邪通络。

若气虚兼见肾虚者，针补合谷、复溜或太溪，益气补肾。必要时亦可配补或配泻患处有关腧穴。

2. 气血双亏

主证：眼睑下垂，兼见头晕眼花，心悸失眠，少气懒言，面色少华。舌淡脉虚，或脉象细弱。早晨或休息后眼睑下垂较轻。

治则：补益气血。

取穴：针补合谷、三阴交。亦可与针补阳白、太阳、攒竹或风池穴，健壮筋脉，提拉上睑之法，交替施治。

若属气血亏虚，风邪中络者，可补合谷、三阴交补益气血，配泻风池（务使针感达于上眼睑部为佳）、阳白（或鱼腰）、太阳等穴，佐以祛风散邪活络。二方可交替施治。

3. 风邪中络

主证：眼睑下垂，起病较急，多见于儿童，兼见眼睑觉痒，或揉揉上睑则下垂缓解。

治则：祛风散邪活络。

取穴：针泻合谷（或曲池）、风池（务使针感走达上眼睑处）和患侧的阳白，或泻攒竹、鱼腰、太阳。

4. 肝肾不足

主证：眼睑下垂，起病缓慢，兼见头晕目眩，视物昏花，两眼干涩，或见耳鸣。舌干苔少，脉沉细弦或沉细无力。

治则：补益肝肾。

取穴：针补复溜、太冲（或曲泉），或补肝俞、肾俞。

5. 脾虚湿困

主证：除眼睑下垂晨轻暮重和感冒后加重外，常兼头晕，身困倦怠，口淡或口黏不渴，纳食不香，大便稀溏。舌苔白腻，脉濡缓。

治则：运脾化湿，益气升清。

取穴：针补合谷，针阴陵泉先泻后补。

对于单纯性上眼睑下垂，即无全身症状可征者，可患处取穴对症治疗，针泻阳白、太阳、攒竹，舒筋活络。若体质差或病程日久者，上方可改用补法，健筋补虚。

若脾气虚弱，又波及肝肾。证见形瘦神疲，尚有复视、斜视，目珠固定或转动不灵，心烦易怒，或懒言少语。舌淡苔白或舌淡嫩，或舌体干瘦少苔，脉象沉细无力或细数等。治以补肾平肝，益气通络。针补复溜、阴陵泉（或合谷），针泻太冲和患处的阳白、攒竹（用于内斜视）或瞳子髎（用于外斜视）等穴。

此外，因跌仆损伤，损伤经筋，胞睑弛缓无力而下垂者，针补攒竹、阳白，阿是穴，强壮筋脉，补益上睑。

【病案举例】

病例 1 邪中经络，目系眼睑失调

聂某，男，34 岁，住邓县林杷公社周西大队。1968 年 3 月 6 日初诊。

主诉：患眼睑下垂已 3 个月。

现病史：3 个月来，左侧上眼睑下垂，睁眼困难，眼裂变小，眼目干涩，眼球活动失灵，向外侧斜视（眼球内收肌麻痹），视一为二。

辨证：邪中经络，眼睑及目系经筋失调。

治则：祛邪舒筋活络。

取穴：针泻左攒竹、阳白、太阳。

效果：针治 2 次痊愈。

随访：1968 年 5 月 25 日，患者患右侧上眼睑下垂前来针治，告知左侧眼睑下垂及复视在本科针治 2 次痊愈。

按 本例属风牵偏视和眼睑下垂。其病程虽久，但无证候群和虚象外露。属于“邪气反缓”，外邪侵袭眼睑和目系经络，则眼睑失用，目系失调之证，故患处取穴，施用祛邪舒筋活络之法，针治 2 次而愈。

病例 2 气血亏虚，眼睑失养

何某，女，60 岁，住南阳县青华公社明金营大队明金营村。1970 年 10 月 17 日初诊。

主诉：眼睑下垂已 2 个多月。

现病史：不明原因，2 个多月来，两侧上眼睑下垂，遮盖整个黑睛而影响瞻视，睁眼和咀嚼无力，疲劳时较重，休息则轻。伴有气短，言语无力，身困乏力，嗜卧嗜睡，两足觉凉等症状。半年来善饥，晨泻，大便溏薄日行 4～5 次。脉象细弱。

检查：血压在 18.7～24.0/8.00～12.0kPa 之间。神志清楚。心律不齐有早搏，肺（—），腹（—），总胆固醇 5.6mmol/L。

辨证：气血亏虚，经脉失养，眼睑失用。

治则：补养气血以益经筋。

取穴：一诊针补合谷，泻阳白；二至七诊针补合谷、三阴交。

效果：二诊后，两足不凉，精神好转，腹泻治愈；五诊后，眼睑下垂治

愈，嗜睡嗜卧已愈；六诊、七诊巩固疗效。

按 本例属于八珍汤证。眼睑下垂出现在善饥，晨泻、腹泻，嗜卧嗜睡，气短，言语无力等证之后。是由于脾虚气陷，健运失职，化源不足，气血亏虚，络脉失养，经筋弛缓，眼睑失用，无力提起而下垂。故整体治疗，辨证取穴，针补合谷（补气升提）、三阴交（益脾养血），施用益气养血以益筋脉之法，不仅眼睑下垂治愈，因脾运失职的病证亦随之治愈。

病例 3 气虚下陷，肝肾阴虚

赵某，女，41 岁，住唐河县祁仪公社朱园大队芦砦村。1974 年 3 月 11 日初诊。

主诉：眼睑下垂已 3 个月。

现病史：3 个月前因生气后，开始出现两眼上眼睑觉紧，两眉骨跳痛、凉痛，影响睁眼。经当地医院以风湿治疗后，又出现睁眼无力，眼睑下垂，全身筋惕肉瞤，多汗，气短，头晕，心跳，眼干，两眼流泪后方能睁开一时，自觉前额、两颞及面部大筋发响，口渴欲饮。舌苔薄白，脉沉细数。昨天在本科针泻印堂、鱼腰穴无效。

辨证：气虚下陷，肝肾阴虚，眼睑失用。

治则：益气升陷，滋补肝肾。

取穴：针补合谷、复溜。隔日针治 1 次。

效果：针治 3 次痊愈。

随访：1974 年 3 月 30 日患者让人转告此病在此针愈。

按 “欲思治本，必先求本”。本例虽因郁怒所伤，气机阻滞，经脉失畅，引起眼睑、眉骨病变，由于前医给予中药疏风散邪太过，伤气、伤津，不仅前证未愈反而出现一系列气虚下陷，肝肾阴虚的证候群。一诊针泻印堂、鱼腰属于患野取穴未治其本而无效。故后求本图之，辨证取穴，整体治疗，针补合谷（补气升陷）、复溜（滋阴补肾，以益肝阴），施用益气升陷，滋补肝肾之法而收效。

病例 4 肝肾不足，眼睑失用

于某，女，25 岁，南阳市服装厂职工。1973 年 4 月 12 日初诊。

主诉：患眼睑下垂 15 天。

现病史：平时头晕，阵发性视物昏花。15 天前因赶做服装熬夜过久，第二天两眼干涩，久视则觉眼睑疲劳，视物不清，眼球困倦，眼睑无力睁开。面色苍白不华，脉象沉弱。曾在本院五官科和市眼科门诊就诊，诊断不明，给予鱼肝油、维生素类等药治疗无效。

辨证：肝肾不足，眼睑失养失用之证候。

治则：补益肝肾以益筋脉。

取穴：针补复溜、太冲。隔日针治 1 次。

效果：一诊时未拔针即能睁眼，视物较清，眼不干涩，眼球已不觉困倦；二诊后，视物恢复正常，眼睑已不下垂，已能睁开，仅感视物久时两眼轻度昏花和眼睑疲劳；三诊后，眼睑功能基本恢复正常；四诊痊愈。

随访：1973 年 7 月 8 日接信后告知此病在此针愈，仅感眼干昏蒙，视物时久较重。

按 本例系肝肾阴虚，精血不能上荣于目系之眼睑下垂证候。肝开窍于目，目得血则能视，瞳孔肾所属，肾藏精。肝肾精血不足，目失所养，经筋失荣，故见两眼干涩，视物不清，眼睑疲劳，无力睁开。面色苍白不华，脉象沉弱，属于虚象。平素头晕，视物昏花，亦属肝肾不足之征。故而辨证取穴，整体治疗，针补肾经的母穴复溜滋补肝肾，针补肝经的原穴太冲补养肝血，共奏补益肝肾以益精血之效而愈病。所遗留眼干昏蒙，视物时久较重，是因针次较少，尚未根治之故。

病例 5 目系失调，眼睑失用

吕某，女，52 岁，住南阳县安皋公社杨庄大队枣园村。1971 年 9 月 28 日由本院眼科转针灸治疗。

主诉：患眼睑下垂及斜视已 40 多天。

现病史：40 多天来，左侧上眼睑下垂，睁眼无力，睁眼时头晕，左侧眼球向外斜视，视物不清，视一为二。伴有耳鸣，咽干，两眼干涩，气短等症状。舌绛无苔，脉弦。内科检查：血压 25.3/13.3kPa。心音亢进。本院五官科检查：左眼球仅能向外转动，瞳孔等大，对光反应正常。左眼外斜向上向外均可活动，但不能向内侧转动。眶上枝区感觉麻木，眼底动脉细反光强。

辨证：目系失调，眼睑失用之证候。

治则：调和经筋。

取穴：针补左睛明，泻左攒竹、阳白穴。

效果：一诊后，左上眼睑已能活动，复视减轻；二诊后，左上眼睑已能睁开但不能持久，视物久时略觉复视；三诊后，复视治愈，眼睑下垂减轻大半；四诊治愈。

随访：1971 年 10 月 27 日到家随访，告知眼睑下垂及复视治愈，仅感两目干涩。

按 本例左眼内眦经筋弛缓，因而斜视复视，故针补左睛明穴补益内眦部经筋，使之目系筋脉调和而斜视得以矫正，复视自愈。左侧上眼睑为邪所客，邪气反缓，因而下垂，故患野取穴，针泻攒竹（祛邪以调眼睑经筋）、阳白（祛邪以调眼睑经筋），施用祛邪活络舒筋，邪祛正自复之法，使经筋功能复常而病愈。

病例 6 脾虚湿困，目系、眼睑失调

患者，女，50 岁，农民，埃塞俄比亚人。1978 年 11 月 21 日接诊，门诊号 23631。

主诉：患眼睑下垂及斜视已半年。

现病史：一年来患腹泻，大便溏薄日行 4～5 次，纳食不香，饮食减少，嗜卧、嗜睡至今未愈。近半年来，两侧上眼睑逐渐出现下垂，睁眼无力，晨轻暮重，右眼外斜视，视一为二，视物不清。伴有全身沉困倦怠，口黏不渴，气短等症状。舌苔白腻，脉象濡细。

检查：血压 17.3/10.7kPa，右眼球向外斜视，瞳孔散大直径 8mm，对光反射尚可，眼裂 2mm，右眼球向上、下、内侧转动受限，向内侧转动时复像加宽。两侧上眼睑下垂呈弛缓性。眼底检查无明显改变。曾作脊髓液检查，右颈动脉造影，均无异常所见。

今天由圣·保罗医院五官科以右侧动眼神经麻痹和眼肌型重症肌无力，转针灸科治疗。

辨证：脾虚湿困，清阳不升，眼睑弛缓，目系失调。

治则：运脾化湿，益气升阳，补益眼睑经筋。

取穴：针补合谷，阴陵泉先泻后补，针补阳白（前十诊配此穴）、右睛

明。隔日针治 1 次。

效果：五诊后，右眼瞳孔直径 5mm，眼裂恢复至 6mm，视力 0.7，两眼睑下垂减轻，腹泻、嗜睡治愈，仍觉气短、全身沉困倦怠；十诊后，左右瞳孔等大，右眼球转动稍有受限，眼睑下垂基本治愈，全身沉困倦怠已明显好转，舌苔薄白，脉象沉缓；十五诊痊愈。

转五官科检查：双眼睑下垂不明显，眼睑开合自如，右眼球向上、下、内侧转动自如，左右瞳孔等大，对光反射良好，复视消失。

按 依其脉证、兼证和原有病证，本例辨为脾虚湿困型。属脾气虚弱，运化失职，湿邪阻滞，清阳不升，眼睑弛缓，目系失调之眼睑下垂合并风牵偏视证候。故出现两眼睑下垂，右眼外斜，视物昏花和复视等；眼睑下垂，晨轻暮重，睁眼无力，与脾气虚弱有关；脾虚湿阻，则泄泻便溏，饮食减少，体倦身困，嗜睡嗜卧；口黏不渴，舌苔白腻，脉象濡细等，属于脾虚内湿之征。故针补合谷（益气升阳），针阴陵泉先泻后补（祛湿健脾），针补阳白（提拉上眼睑，健筋补虚）、右睛明（补益右眼内眦经筋），施用运脾化湿，益气升阳，补益经筋之法而收效。

【结语】

1. 所举病例类比 6 个病例中：

例 1 的病机是邪中经络，眼睑失用，目系失调。证见左侧眼睑下垂及内斜视，因无证候群可辨，故以“邪气反缓”患野取穴，针泻左攒竹、阳白、太阳，施用祛邪舒筋活络之法而收效。例 2 的病机是气血亏虚，眼睑失养。证见两眼睑下垂及伴有气血虚亏之证候，故整体治疗，辨证取穴，针补合谷、三阴交，施用益气养血以益经筋之法而愈病。例 3 的病机是气虚下陷，肝肾阴虚，眼睑失用。证见两眼睑下垂及伴有气虚下陷，肝肾亏虚之证候，故整体治疗，辨证取穴，针补合谷、复溜，施用益气升陷，滋补肝肾之法而愈病。例 4 的病机是肝肾不足，经脉失养，眼睑失用。证见两眼睑下垂及伴有肝肾不足之证候，故整体治疗，辨证取穴，针补复溜、太冲，施用补益肝肾以益筋脉之法而愈病。例 5 的病机是目系失调，眼睑失用。证见左眼外斜，眼睑下垂。因无证候群可辨，故对症治疗，患野取穴，针补左睛明，针泻左攒竹、阳白，施用补益内眦经筋和调和眼睑经脉之法而收效。例 6 的病机是脾虚湿困，清阳不升，眼睑弛缓，目系失调。证见两眼睑下垂，右眼外斜及伴有脾虚湿困之证候。故辨证取穴与患野取穴并施，针补合谷、阳白、睛明（右），先泻后补阴陵泉，施用运脾化湿，益气升阳，补益目系眼睑经筋之法而愈病。

2. 治疗大法 眼睑下垂，属于眼肌型重症肌无力；眼球斜视，属于动眼神经麻痹，二者都属于局部症状。在治疗方面，应认真辨治，不可认为眼睑下垂，是眼睑筋脉弛缓，一意施用补法，或对症治疗，患野取穴，施用泻法。属于“邪气反缓”而无全身症状者，应局部治疗，患野取穴施用泻法；伴有全身症状者，可依其证候群进行辨证取穴施用泻法。属于虚证无力提起眼睑，而无全身症状者，可患野取穴施用补法；伴有全身症状者，应依其证候群进行辨证取穴施用补法。另外，施用患野补泻法，还应根据患者自觉眼睑的弛缓或紧感之不同，以及起病的急、缓，患病的新、久等来决定具体施用补法或泻法。一般来说，眼睑觉紧、起病快、患病时短者，多用泻法；眼睑弛缓、起病慢、患病日久者，多用补法。

内外斜视的治疗是：内斜视多取眼内侧的腧穴用泻法，外侧的腧穴用补法；外斜视多取眼外侧的腧穴用泻法，内侧的腧穴用补法。目上视多补球后穴，目下视多泻球后穴。

3. 本病辨证 从表面来看，本病似乎症状简单，仅是眼睑下垂或兼复视而已。如果审证细辨，结合兼证或伴有全身症状的证候群，则病情是复杂的，病因病机亦较繁多。如脾虚气陷，筋脉失调；气血亏虚，不荣筋脉；气血双亏，风邪中络；风邪中络，筋脉失灵；风热上攻，经筋失调；气虚肾亏，筋脉失调；肝肾不足，眼睑失养；脾虚湿困，筋脉失调以及跌仆损伤，经筋失用等，均可导致本病或兼见不同病因病机的证候群。是以必须详细审因辨证，确定证型，正确施治，方能收到满意效果。重视见证推源，“治外必本诸内”和整体与局部相合的辨证法则。

（二）软腭麻痹

【概说】

软腭麻痹是现代医学的病名。它以吞咽困难，进食发呛，食物易从鼻孔流出，说话如口内含物，且带鼻音为特征。本病临床较为少见。我们所接诊的病人，都是本院耳鼻喉科确诊后转针灸科治疗的。由于中医无此病名，故而根据我们所接诊的病人的病情，概括地分气虚不能上举，肾水不能上承；气虚合肾气不足；湿热熏蒸上窍，软腭为邪所侵；中气不足，气虚下陷等四个证型。

现列举有代表性的以上几个证型的病例，分举如下。

【病案举例】

病例 1 气虚肾亏

魏某，女，62 岁，住镇平县高丘公社先锋大队崔沟村。1969 年 12 月 2 日由本院耳鼻喉科转针灸治疗。

主诉：进食发呛，吞咽困难已数月。

现病史：几个月前，因右侧咽喉肿痛化脓，经治愈后出现进食发呛，吞咽困难，饮食从鼻孔流出，语言不清，说话鼻音。并有咽喉觉紧，影响呼吸，咽干不渴，轻度咳嗽，咳痰白黏，大便干秘，气短倦怠，时而耳鸣等症状。形体瘦弱，舌心微布白苔，脉象细数。

耳鼻喉科检查：上腭色淡，无恶心呕吐反射，悬雍垂短且色淡，咽喉壁有小颗粒，发“阿”声短低。诊断为软腭麻痹，转针灸治疗。

辨证：气虚不能上举，肾水不能上承。

治则：益气滋肾，佐以升阳举陷、调理局部功能。

取穴与效果：

一诊：针补合谷、复溜、百会，益气升举，滋阴补肾。另用毫针点刺悬雍垂和上腭数针，使局部充血。

二诊、三诊：针穴手法同一诊，减百会。

四诊：进食已不从鼻孔流出，喉音较大，鼻音变小，咳嗽减轻，痰涎减少。针补合谷、复溜，针泻廉泉，用毫针点刺悬雍垂和上腭数针，令其局部充血，以收益气补肾，通调舌络，调理局部功能之效。

五诊至八诊：针穴手法同四诊。五诊后进食已不发呛。

九诊：仅觉嗓子发紧，其他症状悉愈。针补合谷、复溜，益气补肾。

十诊：针穴手法同九诊。

随访：1971 年 10 月 12 日回信告知针愈未发。

按　依其脉证和兼证，本例属于气虚不能上举，肾水不能上承之软腭麻痹证候。它不仅出现典型的软腭麻痹征象，又出现较为典型的气虚肾阴不足的证候群，故以此来确定证型。所以以针补合谷（补气有益于升举）、复溜（滋阴补肾），点刺悬雍垂和上腭充血（调理局部功能），时而配泻廉泉（调舌络利咽喉），施用益气补肾之法为主而收效。

病例 2　湿热熏蒸，软腭失用

张某，女，3 岁，住南阳县掘地坪公社建杨庄大队。1967 年 10 月 20 日由本院耳鼻喉科转针灸治疗。

主诉（代述）：进食发呛，吞咽困难已 15 天。

现病史：半个月前患发烧、痢疾（5～6 天），经治愈后即出现进食发呛，吞咽困难，饮食从鼻孔流出，言语不清，说话鼻音。昨天又出现腹胀食少，呕吐泄泻，五心烦热，小便色黄等症状。面黄唇干，山根色青，鼻流黄涕。脉象濡数，舌苔黄腻。本院耳鼻喉科诊断为软腭麻痹。

辨证：湿热熏蒸上窍，软腭为邪所侵。

治则：清利湿热，畅中导滞。

取穴：一至四诊，针泻合谷、阴陵泉、足三里；五诊加针人中先泻后补。每隔 1～2 日针治 1 次。

效果：一诊后，鼻流黄涕已止，进食发呛、说话鼻音、溲黄、腹胀和泄泻等均有不同程度的减轻；二诊后，吞咽顺利，腹胀、呕吐和泄泻治愈，小便不黄；三诊后，仅舌心白腻，口唇不干，说话略有鼻音；四诊后，一切症状悉愈，仅微有鼻音，五诊痊愈。

按　此例患儿半月前发烧、痢疾，是因湿热蕴滞肠道，肠络受邪所致，故下利赤白，里急后重。下利治愈，肠道湿热未净，湿热留滞中宫，脾胃受纳、运化、转输功能失职，致使清阳不升，浊阴不降，故见呕吐、泄泻、食少、腹胀和腹热等症状。湿热熏蒸上窍，软腭为邪所侵，则麻痹失用，即所谓“邪气反缓”。面黄唇干，鼻流黄涕，小便色黄，脉象濡数，舌苔黄腻等，均为湿热之征。故针泻合谷（清热、退热）、阴陵泉（利湿，湿祛热亦退）、足三里（畅中导滞以调胃肠湿热之蕴滞），三穴配伍，施用清利湿热，畅中导滞之法而收效。

病例 3　气虚肾亏

杨某，女，39 岁，住唐河县祁仪公社板仓大队。1972 年 3 月 15 日由本院耳鼻喉科转针灸治疗。

主诉（代述）：咽下困难，进食发呛已 4 个多月。

现病史：开始四肢关节疼痛，以后出现吞咽困难，进食从鼻孔流出或喷射性呛出，言语不清，说话鼻音。动则气喘，咽干少津，肢体发软，行走不便，形体瘦弱。脉象沉细无力，两尺尤甚。痛苦表情。

本院耳鼻喉科和内科检查：鼻甲凹陷，鼻咽（－），心脏（－），淋巴（－），肺呼吸音粗糙，恶病质。诊断为软腭麻痹，转针灸治疗。抗“O”试验 625 单位；康氏反应（－），吞钡透视食道正常。

辨证：气虚不能上举合肾亏之证。

治则：益气补肾，佐以补益舌咽。

取穴：针补合谷、复溜、廉泉。每隔 1～2 日针治 1 次。

效果：五诊后，能吃馒头，咽干气短减轻，说话较前清楚；九诊后，能步行就诊，饮食（流质）不从鼻孔流出，进食不呛，饮食增加，精神好转，说话清楚；十三诊治愈。

随访：1972 年 8 月 20 日回信告知针愈未发。

按　本例系气虚不能上举，肾气不能上承，致使软腭麻痹，功能失用之证候。它不仅出现进食发呛，吞咽困难，说话不清，并兼见动则气喘，咽干少津，肢体发软，形体瘦弱，脉象沉细无力等气虚肾亏的证候。故针补合谷（补气升陷）、复溜（滋阴补肾以益咽喉）、廉泉（补益舌咽），施用益气补肾，佐以直接补益舌咽之法而收效。

病例 4　中气不足，气虚下陷

张某，男，40 岁，本院职工亲属。1985 年 9 月 16 日由本院耳鼻喉科转针灸治疗。

主诉：进食发呛，吞咽困难已 5 个月。

现病史：5 个月前，因患咽喉肿痛，经用寒凉散气药物治疗（如常服六神丸、薄荷喉片及五香散等），咽喉肿痛虽经治愈，却出现进食发呛，吞咽困难，流质食物易从鼻孔流出。因气短吃一碗饭需休息多次，说话音低不清，发出鼻音。伴有气不接续，动则气喘、汗出、心跳，神疲倦怠，精神萎靡，矢气多，欲屈曲位（中气不足）等症状。形体瘦弱，舌苔薄白，脉象虚弱。曾用中西药久治无效。本院耳鼻喉科检查：上腭色淡，无恶心呕吐反射，悬雍垂短而色淡，发“阿”声低短。吞钡透视食道正常。诊断为软腭麻痹。

辨证：中气不足，气虚下陷。

治则：补中益气，益气升举。

取穴与效果：

一诊、二诊：针补合谷、足三里、百会。

三诊：进食发呛和吞咽困难减轻，动则气喘、汗出、心跳亦有所减轻，矢气减少。针穴手法同上。

四诊：针穴手法同一诊。

五诊：进食发呛、吞咽困难和流质食物易从鼻孔流出等已明显减轻，动则气喘、汗出、心跳治愈。说话声音较大而清楚，精神尚好。近两天胃腹有点胀满，饮食减少与峻补有关。针补合谷、足三里，针泻内关。

六诊：针穴手法同五诊。

七诊：腹胀治愈，饮食增加，进食发呛和吞咽困难已治愈，说话恢复正常，脉沉有力，已不屈曲坐卧，矢气多治愈。针穴手法同五诊。

八诊：明天回家，今天再针 1 次。针穴手法同五诊。

随访：1986 年 10 月 16 日转告针愈未发。

按　依其脉证、病因和兼证，本例系中气不足，气虚下陷之软腭麻痹证候。从病因来讲，进食发呛，吞咽困难，吃一碗饭需休息几次和说话声音低微等，则属气虚为因；伴见动则气喘、汗出、心跳，精神萎靡，神疲倦怠，矢气多，欲屈曲位等，则属中气不足，气虚下陷之故。故一至四诊，针补合谷（补气）、足三里（益气健中）、百会（升阳举陷），具有补中益气汤之效；由于气虚下陷症状有所好转，再因峻补，中宫阻滞而胃腹胀满，故五至八诊上方减百会加泻内关（理气和胃），以收补中益气，佐以理气和胃之效。

病例 5　气虚肾亏

张某，男，52 岁，住南阳县红泥湾公社庞庄大队庞庄村。1972 年 5 月 20 日由本院耳鼻喉科转针灸治疗。

主诉（代述）：进食发呛已 10 个月。

现病史：10 个月来，进食咳呛，饮食（流质）易从鼻孔流出，说话鼻音。伴有声音嘶哑，咽干，气短，咳嗽，头晕，头痛（咳嗽时头顶痛），食量减少，身困乏力等症状。舌苔薄白，脉沉细无力。血压 12.8/9.33kPa。曾用中西药治疗无效。本院耳鼻喉科诊断为软腭麻痹。

既往病史：患脱肛已 6 年。

辨证：气虚不能上举合肾亏之证。

治则：益气补肾，佐以通舌络利咽喉。

取穴与效果：

一至五诊：针补合谷、复溜，益气补肾。

六诊：进食咳呛治愈，流质食物已不从鼻孔流出，头晕减轻，仅感吞咽不净，声音嘶哑。针补合谷、复溜，加泻廉泉通舌络利咽喉。

七至十诊：针穴手法同六诊。

十一诊：仅感咽部有痰，吞咽不净。针泻列缺、丰隆、廉泉，理肺化痰利咽，通调舌络。

十二诊、十三诊：针穴手法同十一诊。

随访：本病治愈，未曾复发。

按　本例进食发呛，流质食物易从鼻孔流出，说话鼻音和伴有声音嘶哑，气短头晕，咽干等症状，属于气虚不能升举和肾虚之证候；脉象沉细无力，有脱肛病史，亦属气虚之征。故一至五诊，针补合谷、复溜，益气补肾；六至十诊，上方加泻廉泉通舌络利咽喉；由于十诊后仅感咽喉有痰，吞咽不净，故十一至十三诊，针泻列缺（理肺化痰）、丰隆（化痰）、廉泉（通舌络，利咽喉），施用理肺化痰，利咽喉通舌络之法。共针治 13 次而痊愈。

【结语】

1. 所举病例类比　5 个病例中：

例 1 是气虚肾虚之证。针补合谷、复溜为主，时而加补百会、点刺局部充血，施用益气补肾，佐以升阳举陷、调理局部功能之法而收效。例 2 是湿热熏蒸，软腭失用之证。针泻合谷、阴陵泉、足三里，施用清利湿热，畅中导滞之法而收效。例 3 是气虚肾亏之证。针补合谷、复溜、廉泉，施用益气补肾，佐以补益舌咽之法而收效。例 4 是中气不足，气虚下陷之证。一至四诊针补合谷、足三里、百会，补中益气，升阳举陷；五至八诊上方百会易内关（泻），补中益气，佐以理气和胃而收效。例 5 是气虚肾亏之证。一至五诊针补合谷、复溜，益气补肾；六至十诊上方加泻廉泉通舌络利咽喉而收效。

2. 效果问题　从多年来所接诊的软腭麻痹患者来看，只要辨证准确，选穴恰当，治不中断，一般不配合药物治疗，其有效率达 95％以上，治愈率可达 90％以上。较药物治疗效果良好。

【其他】

详察病情　本病临床少见，特别是祖国医学无此病名，若不详察病情，易于误诊误治。往往以食道癌、喉喑和梅核气诊治而不效，延误了病情。久之因进食困难，出现恶病质，是屡见不鲜的。

（三）耳鸣、耳聋

【概说】

耳鸣、耳聋，都是听觉异常的一种病证。耳鸣是以耳内鸣响，妨碍听觉为主证；耳聋是以听力减退或听觉丧失，不闻外声为主证。二者症状虽有不同，但其发病机理及治则、取穴基本相同，故合并论述。

本篇是以耳鸣、耳聋为主要病证，进行辨证论治的。但先天性耳聋、外伤和其他病证，特别是一些慢性疾病中伴有耳鸣、耳聋症状者，不在本篇论治范围之内。

本病针灸临床较为常见，所接诊的病人多是由门诊耳鼻喉科转来，和病房转来的一些温热病后所遗留的耳鸣、耳聋患者。因此以实证较为多见，治疗效果也比较满意。对于一些慢性和虚证耳鸣、耳聋，以及链霉素中毒引起的耳聋，针灸效果较为缓慢。

《素问・至真要大论》篇指出：“气有高下，病有远近，证有中外，治有轻重，适其至所为故也。”本病的辨证治疗，亦应根据患病时间的长短，病因于经络，或因于脏腑；或治在经络，或治在脏腑；或治其标或治其本；或升或降；或患野取穴，或辨证取穴，采取适当的治疗法则，达到治愈的目的。

本病临床有：肝火上扰、肝胆火逆、痰火上壅、风热上攻、肾精亏损和脾虚气陷等证型。现将以上几个证型的证治和病案举例，分述如下。

【辨证施治】

耳鸣、耳聋的辨治，首先当分辨虚实。实证，由肝郁化火，上扰清窍，或由肝胆火逆，上壅于耳者，治宜清肝泻火，宣通耳窍，或清降肝胆之火，宣通耳络；由痰郁化火，痰火上升，阻塞耳窍者，治宜清降痰火，宣畅耳络；由风热感冒，反复复发，风热之邪，上扰窍络，或温邪上攻，损蒙窍络者，治宜疏风清热，清宣耳络，或治宜清宣少阳，宣畅窍络。虚证，由肾精亏虚，清窍失养者，治宜补肾益精，滋阴潜阳；由脾虚气陷，清气不升，或脾阳不振，清气不升所致者，治当健脾益气升阳，后者佐以温阳；如属化源不足，气血亏虚者，治宜补益气血，佐以补虚聪耳。

对外伤引起的耳鸣、耳聋，初起多用活血祛瘀之法，病久多从肾论治。

1. 肝火上扰型

主证：突然耳鸣或耳聋，鸣声持续不断，耳聋时轻时重，每因郁怒而耳鸣、耳聋加重。兼见头痛，眩晕，面红目赤，心烦易怒，多梦少寐，尿赤便秘，或有胁痛等。舌红苔黄，脉象弦数。

治则：清肝泻火，宣畅耳络。

取穴：针泻行间（或太冲配透天凉）、翳风、听会或耳门。耳区腧穴，拔针不闭穴孔，令出血豆许，有助消散耳内郁热，清宣耳窍。

2. 肝胆火逆型

主证：突然耳鸣或耳聋，耳内潮声，或如风雷，攻逆阵作。兼见耳内胀痛，头痛（侧头痛）面赤，口苦咽干，心烦易怒，怒则更甚。或夜寐不安，大便秘结。舌红苔黄，脉象弦数有力。

治则：清降肝胆之火，清宣窍络。

取穴：针泻行间、丘墟、耳门（或配透天凉）。若大便秘结者，加泻天枢穴。若属龙胆泻肝汤证者，可针泻太冲、丘墟、阴陵泉，具有龙胆泻肝汤之效。

此外，温邪上攻，或温热病证误服热药，损伤窍络所致者，针泻丘墟（或配透天凉，使针感循本经走达耳区）、外关（能使针感循经上行为佳），清宣少阳经气，配泻患处的耳门或听宫（亦可配透天凉），清宣耳络。

3. 痰火上壅型

主证：耳内蝉鸣，或“胡胡”声响，有时闭塞如聋，听音不清，头昏头重，胸闷痰多，口苦，二便不畅，甚则呃逆。舌苔黄腻，脉象弦滑。此即《古今医统》所说“痰火郁结，壅塞而成聋。”

治则：清降痰火，宣畅耳窍。

取穴：针泻丰隆、内庭，清降痰火，配泻患野的耳门、翳风，宣畅耳窍。耳部腧穴亦可配透天凉手法。拔针不闭穴孔，令出血豆许，有助消散耳内郁热，清宣耳窍。

4. 风热上攻型

主证：暴然耳鸣，鼻塞不通，头痛，周身酸楚，鼻流清涕或浊涕。舌苔薄白或薄黄，脉象浮数。

治则：祛风清热，清宣耳络。

取穴：针泻合谷（或曲池）、外关，祛风清热；配泻患野的翳风、耳门或听会，清宣耳络。耳区腧穴可配透天凉手法。

若暴然耳鸣或耳聋，鼻塞不通，兼见风热脉证者；或因外感风热，风热之邪犯于肺卫，上扰耳窍者；或因未以风热感冒施治，感冒之表邪逐渐自愈，而风热上攻耳窍之邪未除，耳鸣或耳聋仍存在者，均以风热感冒施治，可针泻耳门、翳风、合谷、尺泽，疏风清热，宣肺利窍。若仅遗留耳鸣或耳聋，患病时短者，仅泻耳门、翳风，2～3 次即可治愈。

临床所见，患流感病人，用西药治疗，流感治愈，遗留耳鸣者亦不少见。是因风热之邪，上攻于耳，仅用西药而未施用祛风清热之故。

5. 肾精亏虚型

主证：耳内蝉鸣，持续不已，由微渐重，夜间较甚，以致虚烦失眠，听力渐差。兼见头晕目眩，腰膝酸软，遗精。舌红少苔，脉象细弱或细数。

治则：补肾益精，滋阴潜阳。

取穴：针补肾俞、复溜，泻涌泉。或补太溪、三阴交补益精血，配泻耳门或听会，佐以宣通耳窍。

若偏于肾阳虚，耳鸣、耳聋兼见下肢觉冷，阳痿，舌淡，脉象虚弱者，治宜温补肾阳，可补灸肾俞，太溪；或补关元、肾俞、太溪，温补肾阳，填补精血，类似右归饮之效。

若年老肾气不足，精血亏耗所致者，针补气海、太溪、三阴交，补肾气益精血。

若属肝肾阴虚者，可补复溜、曲泉，滋补肝肾；或补复溜、太溪泻太冲，滋补肝肾，佐以潜阳。

若心肾不交之证，兼见耳鸣、耳聋者，针补复溜泻神门，滋阴清火，交通心肾，类似黄连阿胶汤之效。配泻听会或耳门，佐以清宣耳窍。

《伤寒论·太阳篇》75 条所云的："未持脉时，病人手叉自冒心，师因教试令咳，而不咳者，此必两耳聋无闻也，所以然者，以重发汗虚故如此。"从望诊"病人手叉自冒心"，而知为心阳虚证；从问诊"试令咳而不咳者"，则知耳聋无闻也，是因重发汗致虚之故。宜补灸心俞补心阳，补复溜滋肾阴，配泻耳门或听会佐以宣畅耳窍。

6. 脾虚气陷型

主证：耳鸣、耳聋，劳累更甚，或在蹲下站起时较甚，耳内突然空虚或觉凉，倦怠乏力，纳少，食后腹胀，大便时溏。面色萎黄，唇舌淡红，舌苔薄白，脉象虚弱。

治则：益气健脾。

取穴：针补合谷、阴陵泉，益气健脾，或加补听会或耳门佐以补虚聪耳。

若属脾胃虚弱，气血化源不足，不能奉养于耳者，针补合谷、三阴交，补益气血。配补耳门或听宫有助于补虚聪耳；或配泻耳区腧穴，佐以宣畅耳络。若属湿浊内停，清气不升所致者，针泻足三里、阴陵泉，行湿和中。配泻耳区腧穴佐以宣畅耳络。

【病案举例】

病例 1　耳窍闭塞

苏某，女，82 岁，住南阳市外号街。门诊号 009245。

主诉：患耳鸣、耳聋已 10 年之久。

现病史：不明原因，10 年来两耳经常鸣响，耳内如蝉鸣声，听力减退，很大的声音方能听到。外观身体健壮，两耳无化脓病史。

辨证：耳窍闭塞。

治则：宣畅耳窍。

取穴：针泻听会。每隔 1～2 日针治 1 次。

效果：二诊后，耳鸣减轻，听力较好；三诊后，两耳鸣聋明显减轻；四诊治愈。

随访：1年后患者告知耳鸣、耳聋在此针愈未发。

按 本例患者是在她针治右膝关节痛两次减轻后，要求同时再针治耳鸣、耳聋的。当时医生考虑到她年寿已高，患病10年之久，很难奏效。在患者的多次要求下，医生以试试的态度，仅针泻双侧听会穴。出乎意料之外，竟针治4次而愈。

一般来说，年老耳鸣、耳聋多虚，久病多虚。此患者已入高龄，体质健壮，罹病虽久，仍为邪闭耳窍之证，治则仍以宣通耳络耳窍而愈病。从本例来看，病有常有变，辨证施治是其关键。

病例2 湿浊内停，清气不升

米某，男，50岁，住南阳县大寨公社。门诊号010360。

主诉：患耳鸣已5天。

现病史：半年前开始耳鸣，耳鸣半月后服中药治愈。近5天复发，两耳鸣响，响如蝉声，语言不清（耳鸣之故）。大便溏薄日行1次，午饭后两下肢沉重无力，若出现小便色黄和口渴症状时，则以上症状消失。饥饿时精神充沛。舌苔薄白，舌心稍腻，左脉沉弱，右脉缓滑。

辨证：湿浊内停，清气不升，耳窍被蒙。

治则：行湿和中，宣畅耳络。

取穴与效果：

一诊：针泻足三里、阴陵泉，行湿和中，配泻听会、翳风，宣畅耳络。

二诊：上诊后，耳鸣及食后下肢沉重无力已愈。近几天阴雨过多，食后下肢沉重无力较未针前时短且次数少。近来腰髋痛，肩背痛，得暖则舒。针泻加灸大椎、陶道，以治肩背痛，针泻阴陵泉、足三里，行湿和中。

随访：8个月后患者托人转告耳鸣及食后两下肢沉重无力等在此针愈。

按 本例之耳鸣，临床极为少见。患者系脾虚不能胜湿，湿困脾土，脾失健运，清阳不升之证候。湿困脾土，脾失健运，则大便溏薄；食后增加脾的运化负担，故而食后肢软沉重无力，饥饿之时，减少脾脏的运化负担，故而精神充沛。小便色黄及口渴等阳热出现时，湿邪被制，则大便稀薄和食后下肢沉重无力消失。脾被湿困，湿浊内停，清气不升，清窍被蒙，则发生耳鸣。舌苔白腻，左脉沉弱，右脉缓滑，则属脾虚湿浊内停之征。故针泻阴陵泉（祛湿益脾）、足三里（理脾和中），行湿和中以治其本，配泻听会、翳风，施用宣畅耳窍耳络之法以治其标，标本兼治。湿浊除，耳络通，耳鸣愈，则听力复常。

病例 3 肝胆火逆，上阻耳窍

王某，男，56 岁，住镇平县柳泉铺公社马营大队。1968 年 2 月 24 日接诊。

主诉：患耳鸣，耳聋已 20 天。

现病史：近 20 天来，两耳鸣响，听觉减退，两耳闷塞，鸣响不已，按之不减。头懵烘热，上午加重，见光尤甚。时而耳痛，口苦。脉象弦数。五官科检查：鼓膜混浊。光锥移位，无黏液，锥骨柄轻度充血。诊断：卡他性欧氏管炎。转针灸治疗。

辨证：肝胆火旺，循经上扰，壅于耳窍。

治则：清降肝胆之火，宣通耳窍。

取穴：一诊、三诊至九诊，针泻太冲、丘墟，听会；二诊，针泻听会、翳风。

效果：一诊后，耳鸣、耳聋减轻；二诊后，效果不佳；三诊后，耳鸣、耳聋、耳内闷塞明显减轻，头懵烘热亦减轻；四诊后，耳鸣、耳聋和头懵、耳中闷塞治愈，因近 20 天未来针治又复发；七诊后，左侧耳鸣治愈，右侧耳鸣减轻，仍感耳内闷塞、头懵；九诊痊愈。

按 足少阳经脉，上入于耳，下络于肝而属于胆。《中藏经》云："肝气逆则头痛，耳聋。"本例正为肝胆之火，循经上逆，壅阻于耳，清窍失灵，故出现两耳鸣响，听觉减退，两耳闷塞，鸣响不已，耳内疼痛。肝阳上走巅顶，则头懵烘热，见光尤甚。口苦，脉象弦数等，属于肝胆火盛之征。故循经取穴，针泻肝经原穴太冲和胆经原穴丘墟，患野取穴取泻听会，施用清降肝胆之火，宣通耳窍之法而收效。二诊未能取效，是因治标未治本之故。

病例 4 胆火炽盛，上扰耳窍

杨某，男，60 岁，住南阳县霍庙公社溧河大队。门诊号 16525。

主诉：耳鸣、耳内热痛已 10 余天。

现病史：10 多天来，右侧耳内热痛，耳内鸣响，听力减退。齿痛，感热痛甚。口苦，面色潮红，舌质红，舌苔薄黄，脉象弦数。

辨证：胆火炽盛，循经上扰，窍络被蒙。

治则：清降胆火，清宣耳部窍络。

取穴与效果：

一诊：针泻右听会、翳风、地五会，均配透天凉。其地五会穴凉麻困感循本经上行达于右耳及右侧侧头部，在留针时右耳热痛减轻。其听会、翳风穴未出现凉感而出现困痛。

二诊：右侧耳鸣及热痛减轻。针泻右地五会配透天凉，其酸凉麻感循本经上行达于右耳内及右侧悬厘穴处，即刻耳鸣和耳内热痛消失。

随访：患者此后告知耳鸣耳痛针愈。2 年后又告知耳鸣、耳痛未发。

按 本例系足少阳胆经之火，循经上壅于耳，邪热壅结，清窍失灵，故出现耳内鸣响，耳内热痛，听力减退。齿痛，口苦，面赤，舌红苔黄，脉象弦数等，则属胆火上攻之征。所以施用患野取穴，取泻听会、翳风；循经取穴，取泻地五会，均配透天凉，共奏清降胆火，清宣耳窍之效而愈病。

病例 5 耳窍闭阻，耳络失用

李某，男，7 岁，住南阳县北辛店前麦村。1968 年 2 月 20 日接诊。

主诉（代述）：两耳聋已 6 年多。

现病史：自幼听力较差，后患脑炎病后耳聋加重，听觉丧失，无流脓史，耳道有干性耵聍。由本院五官科转针灸治疗。

辨证：温邪上攻，耳窍闭阻。

治则：清宣耳部窍络。

取穴：针泻听会。每隔 1～2 日针治 1 次。

效果：三诊后，耳聋减轻；四诊后，较小的声音可以听到；十诊治愈。

随访：1968 年 3 月 21 日患儿家长告知小孩的耳聋基本治愈，仅对复杂的语言不理解，与自幼听力减退有关。

按 本例患儿禀赋听力较差，复因患急性热病，温邪上攻，清窍失灵，两耳窍络受阻而引起耳聋。温热病后，余热未清，上攻两耳的热邪未除，窍络闭阻日久，故耳聋悠悠不愈。本例无复杂的症状，仅邪闭耳窍，故施用患野取穴，清宣耳部窍络之法，独针泻听会一穴，即可治愈多年的耳聋。

病例 6　痰火上壅，阻闭耳窍

刘某，男，21 岁，住南阳市西关南家后门牌 46 号。1969 年 12 月 27 日初诊。

主诉：患耳鸣已 5 年。此次复发 10 多天。

现病史：自 1964 年开始，每在劳动或劳动后两耳蝉鸣，持续 3 个月后，因两耳鸣甚而突然昏倒，不省人事，四肢抽搐，两目上视，口吐白沫，牙关紧闭，约 3～5 分钟后症状自行缓解，耳鸣相应地随之消失。半年时间内痫证发作 3 次。于 1965 年 8 月在本科针治 10 数次痊愈。

近 10 多天来耳鸣又复发，两耳蝉鸣，后脑鸣响，头部轻度发懵，中午及夜间耳鸣、头懵较甚。因恐耳鸣严重引起癫痫复发而前来针治。

辨证：痰火上壅，阻塞耳络，耳窍失宣。

治则：清降痰火，宣通耳部窍络。

取穴：一诊、二诊，针泻听宫、丰隆（配透天凉）；三诊、四诊，针泻翳风、丰隆（配透天凉）。

效果：一诊后，耳鸣治愈；三诊后，头响已愈；四诊痊愈。

随访：1970 年 5 月 6 日前来针治左侧肩胛痛，告知耳鸣头懵头响在此针愈。

按　“痰火郁结，壅塞而成聋。”（《古今医统》）本例正为痰火上壅，闭阻耳窍之耳鸣证候。针泻丰隆配透天凉，清降痰火以治其因，分别针泻听会和翳风，宣通窍络以治其果。由于属于实证，患病时短，辨证明确，治则配穴举措恰当，所以收效甚捷。本案辨为痰火上壅之根据，是基于痫证的病因病机。

病例 7　风热上攻，耳窍失宣

程某，男，17 岁，住南阳县安皋公社赵庄大队牛王庙村。1973 年 10 月 13 日初诊。

主诉：患耳聋已月余。

现病史：月余来，两耳听力减退。5 天前因患流感发烧头痛，口鼻气热。两天后出现左耳疼痛，听力更差，大的声音方能听到，但分不清词字。脉数。曾在当地针治数次无效。

辨证：风热之邪，上扰耳部窍络。

治则：疏风清热，清宣耳部窍络。

取穴：一至六诊，针泻听会、翳风、合谷、丘墟；七诊、八诊，针泻合谷、丘墟；九诊，上方加泻听会；十诊，针泻合谷、丘墟、翳风。

效果：二诊后，听力较好，中等声音已能听到，并能分清词句；七诊后，手表放在耳前方能听到手表摆动音；八诊后，很清楚地听到手表音；十诊痊愈。

随访：1973 年 12 月 1 日回信告知治愈。1974 年 3 月 20 日其父又告知针愈。

按　本例患者初因耳窍闭阻，两耳听力减退。后患流感，风热上攻，耳部窍络阻闭更甚，致使听力更差及将完全丧失，更增疼痛。故施用疏风清热，清宣窍络之法，针泻合谷（疏风清热）、丘墟（清宣少阳以清宣耳窍）、听会（清宣耳部窍络）、翳风（清宣耳部窍络），10 次而针愈。

风热感冒失治，遗留耳鸣，或使耳鸣、耳聋加重者，并不鲜见，施用疏风清热，宣通耳窍之法而收良效，则是经验。

病例 8　药物中毒，耳络受损

杨某，男，34 岁，宛运公司职工。1969 年 10 月 15 日接诊。

主诉：患耳聋已年余。

现病史：患肺结核已 3 年，连续注射链霉素 3 个月后，出现两耳耳聋，听力完全丧失。本院五官科诊断为中毒性耳聋，转针灸治疗。

辨证：药物中毒，损伤耳络，听力丧失。

治则：宣畅耳部窍络。

取穴：针泻听会、翳风。每隔 1～2 日针治 1 次。

效果：共针治 5 次痊愈。

随访：1971 年 10 月 17 日患者告知在此针愈。

按　本例系药物中毒，损伤耳络，两耳窍络失宣，故出现两耳听力丧失。因无伴有证候群，病情单纯，是以对症治疗，患处取穴，施用宣通耳部窍络之法，五诊治愈。

病例 9　脾虚气陷，清阳不升

王某，女，40 岁，住云阳工区。1977 年 4 月 4 日初诊。

主诉：患两耳耳聋已 2 年之久。

现病史：2 年前因饮食失节，损伤脾胃，出现腹胀食少，便溏泄泻，久治未愈。继而又出现两耳耳聋（对面说话听不清声音），劳动或饥饿时更甚，蹲下起立时耳内突然空虚不适。平时倦怠乏力，气不接续，矢气多，便溏泄泻日行 3～4 次，下午腹胀，饮食减少。面色萎黄，口唇淡红，舌淡苔薄，脉象虚弱。

辨证：脾虚气陷，清阳不升，听力丧失。

治则：益气健脾，佐以聪耳。

取穴：针补合谷、阴陵泉、听会。每隔 1～2 日针治 1 次。

效果：三诊后，腹胀泄泻减轻；六诊后，腹胀泄泻治愈，饮食增加，精神较好，耳聋较前减轻；九诊后，耳聋明显减轻；十二诊后，诸恙悉愈。

随访：1977 年 6 月 25 日其爱人告知耳聋在此针愈。

按 本例的病因病机是：患者饮食失节，伤于脾胃，脾胃纳运失职，则腹胀食少，便溏泄泻；腹胀食少和泄泻日久，伤于中气，中气不足，清气不升，耳窍失聪，故又出现耳聋；劳累和饥饿时耳聋更甚，蹲下起立时突然耳内空虚，则为中气不足之故；平时倦怠乏力，气不接续，矢气多，和面色萎黄，舌淡苔薄，脉象虚弱等，属于脾气虚弱之征。故针补合谷（补气）、阴陵泉（健脾益气），以图治本。施用益气健脾之法，俾腹胀食少，泄泻之病治愈，则气能上达，耳聋自愈。配补听会患处取穴，直达病所以益聪耳。故两年之久的耳聋和脾胃纳运失职之病，针治 12 次痊愈。

病例 10 肾精亏虚，耳络失养

张某，男，41 岁，豫南二处职工家属。1970 年 3 月 14 日接诊。

主诉：患耳鸣、耳聋已 2 年。

现病史：2 年前因在农村忙于写材料、算账，用脑熬夜 10 多天后，出现头晕，腰部酸痛，虚烦失眠，耳内蝉鸣，持续不已。经用中药治疗，其他症状治愈，遗留耳鸣，并由微渐重，夜间尤甚，听力减退。伴有咽干，目昏眼干等症状。舌红少苔，脉象细数。本院五官科诊断为神经性耳聋，转针灸治疗。

辨证：肾精亏虚，虚火上浮，耳络失养。

治则：补肾益精，滋阴潜阳。

取穴：针补肾俞、复溜、泻涌泉。每隔 1～2 日针治 1 次。

效果：三诊后，目昏眼干，咽干减轻；六诊后，耳鸣减轻；九诊后，目昏眼干，咽干治愈，听力提高；十五诊痊愈。

随访：1970 年 6 月 15 日患者告知耳鸣、耳聋在本科针愈。

按　肾藏精而主骨生髓，脑为髓海。肾精充沛，髓海得濡，耳络得养，则听觉正常。本例系久坐用脑熬夜，耗伤阴精，阴液不足，不能上充于耳，故而耳鸣由微渐重，夜间尤甚，听力减退；其目昏眼干，咽干，舌红少苔，脉象细数等，属于肾阴不足，虚火上炎之征。故针补肾俞（补肾精）、复溜（滋肾阴），泻涌泉（引浮火下降以潜阳），施用补肾益精，滋阴潜阳之法而收效。亦即使虚火降而阳归于阴。

病例 11　肾精亏虚，耳络失养

患者，女，65 岁，美国人。1979 年 3 月 19 日接诊。门诊号 36330。

主诉（代述）：患耳聋已 5 年之久。

现病史：5 年前患慢性肾炎，在美国某医院治疗近 1 年痊愈。患肾炎时逐渐两耳鸣响，渐至耳聋，听力丧失。伴有头晕目眩，腰膝酸软，虚烦，多梦少寐等症状。舌红少苔，脉象细弱而数。曾在美国某医院久治不效。今天由耳鼻喉科以老年性神经性耳聋转针灸治疗。检查：外耳道及鼓膜无明显的异常改变。臆诊：神经性耳聋。

辨证：肾精亏损，阴液不足，不能上充于耳。

治则：补肾益阴以养耳络。

取穴：针补复溜、太溪。每隔 1～2 日针治 1 次。

效果：三诊后，腰膝酸软及虚烦有所减轻；六诊后，腰膝酸软及虚烦治愈，耳聋及头晕目眩减轻，睡眠较好；十诊后，头晕目眩，失眠治愈，耳鼻喉科检查听力大有进步；十五诊痊愈；十六、十七诊巩固疗效。

按　本例患者原患慢性肾炎，病虽治愈，但肾阴不足，精血亏耗未复，致使阴精不能上奉于耳，耳络失养，故而两耳失聪，听力丧失。肾精亏耗，不能上充，故见头晕目眩；肾精亏虚，筋脉失养，则腰膝酸软；阴液不足，虚火扰心，则虚烦，多梦少寐；舌红少苔，脉象细弱而数，为肾精亏虚，阴液不足之征。

本例属于《灵枢·决气》篇："精脱者耳聋……液脱者……耳数鸣"和《灵枢·海论》篇所云："髓海不足，则脑转耳鸣"之病因病机。故针补肾经之母穴复溜（滋肾阴）和肾经之原穴太溪（补肾精），施用滋阴补肾以养耳络之法而收效。此二穴配伍，类似左归饮之效。滋阴补肾以制虚火，使虚火得降，而阳归于阴，所谓“壮水之主，以制阳光”。未配患处腧穴而收效，在于根治肾本。

病例12 少阳热炽，上壅耳窍

王某，男，30岁，住南阳县潦河公社潘营大队。门诊号13424。

主诉：右耳耳聋20多年，左耳耳鸣流脓已30多天。

现病史：右耳因幼时患聤耳，听觉丧失。左耳因流出黄水液体及脓液，致使耳鸣耳痛，听力减退。伴有头懵，耳内疼痛，压痛明显，影响咀嚼等症状。舌红无苔，脉数。

辨证：少阳热盛，循经上扰，热郁耳窍。

治则：清泻少阳热邪，宣畅耳部窍络。

取穴与效果：

一诊：针泻听会、翳风、丘墟、地五会，均配透天凉手法。

其左侧听会、翳风的凉困感达于耳中及整个左侧耳区；左侧丘墟穴随着捻泻和透天凉手法的不断加强，其凉困感沿本经向上达于左肩部，继而上达于左耳中及耳区，时而可达于左侧风池穴处，最后麻凉感沿两手少阳经下行于肘尖部。

右侧地五会穴的凉麻感急速沿本经上达于右侧耳中及耳区（右侧听会、翳风穴在未捻泻和未配透天凉手法时出现），继而沿两手少阳经下行达于外关穴处，其肩背凉麻感如凉水浇似的。留针5分钟后开始捻泻右侧丘墟穴配透天凉手法，其凉麻感循行线路与地五会穴相同。

右侧听会穴凉麻感达于右耳中，耳内清凉舒服；右侧翳风穴凉麻感直达耳中，又达于巅顶的百会穴处。未拔针即感左侧耳鸣和头懵减轻，右侧耳内已不鸣响，头不觉懵而右耳仍觉懵。

二诊（20日）：前天针后当天下午耳聋减轻，耳鸣已止，左耳已不流脓水。针穴手法针感同一诊。

三诊（24日）：针穴手法针感同一诊。

四诊（12月7日）：左耳流脓流黄水已止，耳鸣减轻，头懵减轻70%。针穴手法针感同一诊。

五诊（10日）：耳鸣已止，头微懵，右耳能听到距5米远的电针机声音。针穴手法针感同一诊。

六诊（14 日）：右耳微鸣，能听到距 1 米远的钟表声音，左耳已不鸣响已能听到距 1.5 米远的钟表声音。针泻右听会、翳风和双丘墟、地五会，均配透天凉手法，其针感同一诊。

七诊（21 日）：两耳鸣聋及左侧耳痛、流脓均治愈。近两天感冒，头部烘热，口鼻气热，脉象浮数，舌绛。针泻鱼际（清肺、宣肺退热）、内庭（清阳明之热），清肺解表退热，配泻丘墟清降胆火（因恐感冒影响耳鸣、耳聋的复发而加本穴），均配透天凉手法。其鱼际穴凉感达于胸部及口鼻部，留针 10 分钟后口鼻气热已愈，唇周觉凉；其丘墟穴凉麻感同初诊；其内庭穴凉感沿本经上行达于肩部，从肩部达于两手指部。

随访：2 个月后随访，患者告知耳鸣、耳聋及左耳痛、流脓均在本科针愈。

按　足少阳之脉，循行于侧头部，从耳后进入耳中，浅出于耳前。本例系足少阳胆经之火，循经上壅于耳，清窍被蒙，故而耳鸣、耳聋；热郁壅结，气血闭阻，则溃烂成脓，耳部热痛。针泻配透天凉取听会（清热散结，宣通耳窍）、翳风（清热散结，宣通耳窍）、丘墟（清降少阳之火）、地五会（清降少阳之火），施用清泻少阳热邪，宣通耳络耳窍之法而收效。

【结语】

1. 所举病例类比　12 个病例中：

例 1 是经气闭阻，耳窍失宣，听力失聪之耳鸣、耳聋证候。因无伴有证候群，故患野取穴，针泻听会穴，施用宣通耳络耳窍之法而收效。例 2 是湿浊内停，清气不升，清窍被蒙之耳鸣证候。故针泻阴陵泉、足三里、听会、翳风，祛湿和中，宣通耳络耳窍，施用标本兼治之法而收效。例 3 是肝胆火旺，循经上扰，阻于耳窍之耳鸣、耳聋证候。故针泻太冲、丘墟、听会、翳风，施用清降肝胆之火，宣通耳络耳窍之法而收效。例 4 是胆火炽盛，上扰耳窍，听力失聪之耳鸣热痛证候。故针泻听会、翳风、地五会，均配透天凉手法，施用清降胆火，清宣耳窍之法而收效。例 5 是温邪上攻，闭塞耳窍，耳络失用之耳聋证候。因无伴有复杂症状，故患处取穴，直达病所，针泻听会穴，施用清宣耳络耳窍之法而收效。例 6 是痰火上壅，阻闭耳络，耳窍失宣之耳鸣证候。故辨证取穴，针泻丰隆配透天凉，患处取穴，分别针泻听宫和翳风，施用清降痰火，宣通窍络之法而收效。例7是风热之邪，上扰耳窍，耳络失畅之耳聋证候。故针泻合谷、丘墟、翳风（时而改为听会），施用疏风清热，清宣耳部窍络之法而收效。例8是药物中毒，窍络所伤，听力丧失之耳聋证候。因无伴有症状，故患野取穴，针泻听会、翳风，施用宣通耳部窍络之法而收效。例9是脾虚气陷，清阳不升，听力丧失之耳聋证候。故辨证取穴，针补合谷、阴陵泉，患野取穴针补听会，施用益气健脾，佐以聪耳补虚之法而收效。例10是肾精亏虚，虚火上浮，耳络失养之耳鸣、耳聋证候。故整体治疗，辨证取穴，针补肾俞、复溜泻涌泉，施用补肾益精，滋阴潜阳之法而收效。例11是肾精亏损，阴液不足，不能上充清窍之耳聋证候。故针补复溜、太溪，整体治疗，辨证取穴，施用补肾益阴以益耳络之法而收效。例12是少阳热邪，循经上扰，热郁于耳之耳鸣、耳聋、耳内流脓证候。故患野取穴针泻听会、翳风，循经取穴针泻丘墟、地五会，均配透天凉，施用清降少阳热邪，宣畅窍络之法而收效。

2. 所选腧穴　本病的病位在耳。因此，耳区的耳门、听会（或听宫）、翳风为常用穴。病属实证而无伴有证者，仅针泻耳区腧穴或配透天凉，清宣耳窍，宣通耳络。因于风热上扰者，加泻合谷或曲池；因于痰火上壅者，加泻丰隆配透天凉；因于肝胆火逆者，加泻太冲、丘墟；因于胆火炽盛者，加泻丘墟配透天凉；因于湿浊内停者，加泻阴陵泉、足三里。

从本图治，因于脾虚气陷者，针补合谷、阴陵泉及耳区腧穴。因于肾精亏虚者，针补复溜、肾俞。因于精血亏虚者，针补复溜、三阴交。因于阴精不足者，针补复溜、太溪；因于阴虚火升者，上方配泻涌泉穴佐以引火潜阳。属于本虚标实者，以上有关处方均配泻耳区腧穴（选取1～2个腧穴）。

本病的治疗，应注意患病的久暂和病证的虚实。一般来说，患病时短，病多属实，多取患野腧穴，或循经取穴与患野取穴并施；患病日久，病多属虚，不主张患野取穴，重视辨证取穴，以求治本；属于虚中夹实的病证，多使用补虚兼通窍络之法。

【其他】

1. 疗效差之由　针灸治疗本病，之所以疗效差，一是辨证分型或施治方法有误，二是误将假性鸣、聋当作真性施治。

耳聋有传导性和感应性之分。"有从内不能听者主也，有从外不能入者"(《奇效良方》)，前者属于感应性，后者属于传导性。祖国医学习惯上所指之聋，仅仅限于感应性而忽视传导性。

根据耳鼻喉科大夫谈：假性鸣、聋有耵聍栓塞出现鸣、聋；鼓膜、听骨的震动亦出现鸣、聋；颈椎血管的搏动之声出现鸣、聋；腭帆肌、咽缩肌、嚼肌等的收缩声似鸣；耳咽管阻塞出现鸣、聋；耳咽管异常开放症出现鸣；颈椎、下颌关节的弹响似鸣；航空性中耳炎之鸣、聋；卡他性中耳炎之鸣、聋；黏连性中耳炎之鸣、聋；耳硬化症之鸣、聋；药物中毒之鸣聋等。应排除以上假性耳鸣、耳聋，对真性耳鸣、耳聋即可很快提高疗效。

2. 耳区腧穴出血则效良　因肝郁化火，上扰清窍，耳窍失聪者；或肝胆火旺，循经上扰，耳窍蒙闭者；或蕴痰化火，痰火上扰，壅阻耳窍者；或温邪上攻，或误服热药，损伤窍络所致者，针泻耳区腧穴如听会、听宫、耳门、翳风等穴，配透天凉，或拔针时不闭穴孔令出血数豆许，对消散耳内郁热，清宣耳窍和清畅耳络有良好的作用。

(四) 舌　　喑

【概说】

舌喑（瘖）是指舌肌转运失灵，语言不利而言。是由舌络受到闭阻，舌肌运动失灵，或舌肌失养，舌肌运动无力，语言不利而成的舌喑。

足太阴之脉连舌本，散舌下；足太阳之正，贯舌中；足少阴之脉，上系于舌，络于横骨，终于会厌；足少阴之正，夹舌本；手少阴之别，系舌本；足太阳之筋，结于舌本；手少阳之筋，入系舌本；肾之津液出于舌下；"舌为心之苗，心病则舌不能转，此心为声音之主"（张景岳云）。因此，引起舌病的原因较多，反映的病理类型也比较复杂。舌病中的舌喑的病因、病证也是比较复杂的。

本篇所论述的舌喑，是以舌肌活动失常为主要病证。中风、温病、癔病、各型脑炎以及其他病证中出现的或后遗的舌强、舌卷、舌肌挛缩等而成的舌喑，亦属本篇辨证论治的范围。

针灸治疗本病有一定的效果。一般来说，患病时短，又属功能性舌肌活动失灵之舌喑，易于治愈，属于脑病或中风后遗症出现的舌强语謇之舌喑，较为难愈。

本病的临床表现有邪阻舌络、肺肾气虚、气虚血滞、气血亏虚和肾精亏虚等证型。现将以上几个证型的证治及病案举例，分述如下。

【辨证施治】

《灵枢·忧恚无言》篇云："喉咙者，气之所以上下者也。会厌者，音声之户也。口唇者，音声之扇也。舌者，音声之机也。悬雍垂者，音声之关也。"阐述了语言的发生，乃与喉咙、会厌、口唇、舌、悬雍垂等器官的协调有关。舌喑主要与舌肌功能失常有密切关系。

风邪夹痰，阻滞舌络；风阳夹痰，走窜舌络；温邪上攻，邪闭舌络；肺肾气虚，舌肌失调；气血亏虚，舌肌失养；气虚血瘀，舌络失调；心脾不足，舌络失调等等，均能导致舌喑。临证必须分清证型，进行辨证施治。

此外，在辨证施治中，不仅应注意鉴别舌喑与喉喑，还要区分中风、乙脑或其他脑炎后遗舌喑以及癔病性失喑等。

1. 邪阻舌络型

主证：舌肌活动不灵，语言不清。或兼见语言迟钝，吞咽不利，痰涎较多，或伴有肢体麻木，或肢体轻度瘫痪，脉滑。属于风邪夹痰阻闭舌络之证候。

治则：祛除风痰，通畅舌络。

取穴：针泻曲池（或风府）、丰隆、廉泉或点刺金津、玉液。

若属中风病仅遗留风阳夹痰，走窜舌络。证见舌强语謇，头痛头晕，面赤耳鸣，舌红苔黄，脉象弦硬有力等。针泻行间、风池、丰隆、廉泉或点刺金津、玉液，平肝熄风，涤痰通络。

若属温热病后，遗留温邪上攻，邪闭舌络。证见舌强语涩，吞咽不利，心烦少寐，神志略呆等症状。针泻通里、廉泉，或加刺金津、玉液出血，清心宣窍，通畅舌络。

2. 肺肾气虚型

主证：舌肌活动不灵，转运无力，吞咽不利，少气倦怠，动则气喘、头晕，腰膝酸软。舌淡少津，脉软无力或脉象沉细。

治则：益气补肾。

取穴：针补合谷、太溪（或复溜）、廉泉。补益肺肾之气，佐以补益舌络。

3. 气虚血滞型

主证：中风病后，舌强语涩，吞咽不利，手足欠温，少气懒言。舌苔薄白，舌质紫暗，脉象细涩或虚弱。

治则：益气活血通络。

取穴：针补合谷（捻补 8 分钟），针泻三阴交（捻泻 4 分钟），类似补阳还五汤之效，配泻廉泉通调舌络。

4. 气血亏虚型

主证：多见病后，舌肌转运无力，语言不清或见迟钝，气短乏力，精神不振。面色少华，或有头晕、心跳。舌淡苔白，脉象细弱。

治则：补益气血，佐以调补舌络。

取穴：针补三阴交、合谷，补益气血，针补廉泉调补舌络。

若属心脾不足，舌肌失养者，针补神门、三阴交补益心脾，类似归脾汤之效。或加补廉泉调补舌络。

5. 肾精亏虚型

主证：舌肌活动不灵，转运无力，语言不清，气短心悸，腰膝酸软，尿频尿急。舌淡苔薄，脉象细弱。

治则：补肾益精。

取穴：针补复溜、肾俞，补肾益精，或配补廉泉佐以调补舌络。

若属肾虚精亏不能上承所致者，针补关元、肾俞、复溜，针泻通里，类似地黄饮子之效。中风后遗舌喑，属于肾精亏虚者，亦用此方。

若元气大伤，肾精亏损，致使舌肌活动无力而喑者，针补气海、合谷、太溪、肾俞，益元气，补肾精。

此外，脑病（各型脑炎）引起舌肌活动失灵（舌强、舌卷、舌肌挛缩）而成的舌喑，针泻廉泉、通里、哑门（或点刺金津、玉液、舌尖出血），清宣舌络以利音窍，可与有关治本的处方交替施治，标本兼顾。

若属肝气郁滞，气机不利，舌络阻滞，舌肌活动不灵而成舌喑者，针泻廉泉、间使，或加泻太冲，理气机畅舌络。

【病案举例】

病例 1 肾阴不足，气虚失调

张某，男，24 岁，住桐柏县平氏公社康明寺大队崔岗村。1972 年 6 月 6 日接诊。

主诉（代述）：舌强，语言不清已 1 年多。

现病史：1 年多来，舌根强硬，舌肌活动不灵，语言不清，说话迟钝，不定时复发。此次复发已 8 天。每次复发与低烧有关。每因说话时久，口渴咽干时，则舌强更为严重。伴有气短，咽干，舌干等症状。舌绛，舌苔薄白，脉象细数。检查：悬雍垂下垂，咽后壁有红色颗粒，舌尖糜烂，舌下黏膜有红肿点。眼底检查（—）。总胆固醇 4.7mmol/L。在当地医院和本院五官科均诊断为舌下神经麻痹。曾用中西药久治无效，今天转针灸治疗。

辨证：证属肾阴不足，气虚失调之舌喑。

治则：滋肾益气，佐以宣畅舌络。

取穴：一诊，针补合谷、复溜，点刺金津、玉液出血；二至八诊，针补合谷、复溜，针泻廉泉。隔日针治 1 次。

效果：一诊后，舌强及咽干和舌干减轻；三诊后，咽部不干，气短减轻，舌强明显好转；八诊痊愈。

随访：1972 年 7 月 28 日回信告知针愈。

按 依其脉证及每次复发由低烧引起，则属肾阴不足，不能上承舌络、舌根，故而舌根强硬；气虚则升运无力，故而舌体活动不灵，舌强语謇；舌干、咽干、舌绛和脉象细数，则属阴液不足，虚火上炎之征。检查患处所见，亦属水不上承，阴虚有热之象。患者言每因低烧易发，即阴虚内热，虚火上炎而易复发。一诊针补合谷（补益肺气，有益于金生水）、复溜（滋肾阴促使水液的上承），点刺金津、玉液出血（以泄其血而散其邪热，通畅舌络），施用滋肾益气，清宣郁热之法；二至八诊，针补合谷、复溜，泻廉泉（宣畅舌络），施用滋肾益气，佐以宣畅舌络之法而愈病。

病例 2 邪阻舌络，舌肌失灵

李某，女，42 岁，住南阳市南关小西关街 2 号。门诊号 011946。

主诉（代述）：舌强语涩已 5 天。

现病史：5 天前突然舌强不利，舌肌不会向左右转动，不会上下翘动，语言不清，吞咽不利，口流涎水。伴有心跳、呵欠、嗜睡、溲黄和身困乏力等症状。舌质红有裂纹，脉象沉细无力。

辨证：证属邪阻舌络，舌肌失灵之舌喑。

治则：通畅舌络，佐以开音窍。

取穴：一诊，针泻廉泉；二诊（29 日），针泻廉泉、哑门，其哑门穴针感走达头顶及廉泉穴处；三诊（31 日），针泻廉泉、哑门、涌泉，其哑门穴针感达于巅顶部及咽喉部；四诊（8 月 5 日），针泻哑门、廉泉、涌泉、通里，其哑门穴针感同上；五诊（7 日），针穴手法同四诊。

效果：三诊后，语言较前清楚，能连续说几句话，吞咽恢复正常，舌肌僵硬不甚；四诊后，舌肌活动正常，说话清楚；五诊治愈。

按　本例系邪阻舌络，舌肌失用，则舌肌强硬，不会作左右转动和上下翘动，故而语言不清，吞咽不利。分别针泻廉泉（通畅舌络）、哑门（开音窍，以助廉泉通调舌络）、涌泉（通舌络）、通里（通舌络，益舌肌），施用通畅舌络，佐以开音窍之法而收效。

病例 3　气血亏虚，舌肌失养

张某，男，71 岁，住南阳市七一公社大寨大队大寨村。1967 年 11 月 4 日初诊。

主诉（代述）：舌强语涩已 2 个月。

现病史：2 个月来，舌强不利，语言謇涩。伴有舌肌觉麻，口唇麻强，两侧下颌关节困酸痛，咀嚼张口无力，两脚困木痛夜间尤甚，下肢行走无力等症状。平时气短，乏力。脉象沉弱。

辨证：证属气血亏虚，舌肌失养之舌喑。

治则：补益气血，健筋补虚。

取穴：一诊，针补合谷、下关，泻廉泉；二至七诊，针补合谷、三阴交、下关。

效果：五诊后，舌肌不麻，夜间两脚紧困酸木，咀嚼有力，张口较大；七诊痊愈。

按 患者年逾古稀，气血津液已衰，结合临床表现，则属气血亏虚，不能上达舌肌及面颊关节，故出现舌强语涩，咀嚼及张口无力，舌口发麻；下肢无力，气短，乏力，两脚困木痛，脉象沉弱等，为气血亏虚之象。一诊针补合谷（补气，增强机体功能）、下关（健壮面颊关节筋脉），泻廉泉（通调舌络）；主要是二至七诊，针补合谷、三阴交、下关，补益气血，健筋补虚而收效。

病例 4 邪阻舌络，蒙蔽心窍

杨某，男，5 岁，1967 年 10 月 2 日初诊。

主诉（代述）：不会说话已 3 个多月。

现病史：原患流行性乙型脑炎，高烧昏迷，抽搐，泄泻，不食，病情十分危急，即住南阳县医院治愈。遗留舌肌活动不灵，不会说话，不会吸吮，不会饮食，吞咽不利，口唇及舌肌溃烂。神志昏迷，身体瘦弱，面黄。今天特来针治。

辨证：证属温邪上攻，郁阻舌络，蒙蔽心窍。

治则：清热宣窍，宣畅舌络。

取穴：一诊，针泻合谷、太冲、神门、廉泉；二至四诊，上方减神门穴。

效果：一诊后神志昏迷有所减轻，四诊治愈。

随访：1968 年 9 月 20 日，患儿父亲告知孩子的病在此针愈。

按 本例系温邪上攻，邪阻舌络，蒙蔽心窍，故见舌肌活动不灵，不会言语，不会吸吮，吞咽不利，神志昏迷，舌肌及口唇溃烂等。是以针泻合谷（清热宣窍）、太冲（熄风，疏调经络），二穴配伍合称“四关穴”，具有清热宣窍，熄风清脑作用，是调治神经系统疾病的特效穴，配泻廉泉清宣舌络。针治四次而痊愈。

病例 5 邪阻舌络，舌肌失用

李某，男，5 岁，住平顶山市五七公社枣营大队 4 队。1976 年 9 月 9 日初诊。

主诉（代述）：患舌强失语已 20 多天。

现病史：8 月上旬突然高烧抽搐，神志昏迷，当地医院以流行性乙型脑炎收住医院，治疗 20 天基本治愈出院。遗留舌肌活动不灵，言语障碍，吞咽及咀嚼不利，只会发“阿”的声音，时而龂齿。今天特来我院进行针治。

辨证：证属温邪上攻，邪闭舌络，舌肌失用之舌喑。

治则：宣畅舌络，佐以清心宣窍。

取穴：针泻廉泉、通里。

效果：一诊后已不龂齿；三诊后，舌体活动较灵，会叫“妈”等单字；四诊治愈。

随访：1976 年 10 月 25 日，其父告知孩子的病在本科针愈。

按 本例的病因病机是：患儿患流行性乙型脑炎治愈，后遗温邪上攻，郁阻舌络，故见舌肌活动不灵，语言障碍，吞咽及咀嚼不利；能发出“阿”的声音，说明喉及声带正常。故针泻廉泉（患处取穴，通舌络散郁热）、通里（心经络穴，清心，宣畅舌络），施用通畅舌络，佐以清心宣窍之法而收效。

病例 6 脑海受损，功能失调

患者，女，15 岁，埃塞俄比亚人。1978 年 11 月 21 日初诊。门诊号 36640。

主诉（代述）：患失语已 4 年之久。

现病史：4 年前因被人用拳头突然打击在后项部，当即晕倒，不省人事，约 10 多分钟后逐渐清醒。继之出现舌肌活动不灵，失语，仅能发出很低微的“阿”字声，吞咽困难，唾液不会吐出。伴有气短，头晕，心悸，倦怠，自汗，盗汗，健忘，口干等症状。特别是每因行走或劳动时气喘、心悸、多汗更为明显，易于疲劳。舌苔薄白，脉象沉细无力。

辨证：证属脑海受损，气虚失支，功能失调，舌肌失用之舌喑。

治则：补肾健脑，益气益舌。

取穴：针补复溜、合谷、廉泉。

效果：八诊后，除舌肌活动略有不灵，吞咽略有不利，不会吐出口水及唾液外，其他症状均有不同程度的好转或治愈，会说出“m”、“tuo”等字，舌尖稍能伸出唇外和稍能上下翘动；十三诊后，会道“China”等字；十八诊后，气短，动则气喘和多汗治愈，咀嚼明显好转，想讲话的时候嘴里仍充满口水；三十九诊后，失语明显好转，其他症状均愈；共针治 40 次痊愈。

按 脑居百体之首，贯于脊椎之中，统领百骸，为元神之府，性命之枢机。肾藏精生髓，脑为髓海。本例系髓海损伤，统领失司，气虚不运，致使舌络失调，功能失用，故出现舌肌活动不灵，语言障碍；舌肌不灵，吞咽困难，唾液不能吐出，故口水较多；元神受损，则头晕，健忘；病久气虚，则见气短，倦怠，自汗，盗汗，动则气喘，易于疲劳。故针补合谷（益气以复功能）、复溜（滋阴补肾以益健脑）、廉泉（补益舌络），共奏补肾健脑，益气益舌之效而愈病。

病例 7　邪阻舌络，热蔽神明

李某，男，8 岁，住南召县云阳公社南河店大队。门诊号 19093。

主诉（代述）：舌强失语已 40 多天。

现病史：1 个多月前，发烧头痛，神志昏迷，嗜睡，经当地医院治愈。10 天后出现舌肌活动不灵，失语，咀嚼障碍，四肢无力，右手颤抖，心烦不安，呵欠频作，神志略有痴呆，溲黄。身瘦，面黄，脉数。用中西药无效，前来本院求治于针灸。

辨证：证属温邪未净，邪闭舌络，热蔽神明。

治则：通畅舌络，清心宣窍。

取穴：一诊、二诊，针泻廉泉、哑门，补复溜；三至六诊，针泻廉泉、哑门、风池；七诊、八诊，针泻大陵、神门。

效果：三诊后，会说几个单字；六诊后，舌肌活动正常，语言亦恢复正常，仍右手颤抖，心烦，神志仍略痴呆；七诊后，神志和肢体恢复正常；八诊巩固疗效。

随访：1971 年 11 月 29 日回信告知在此针愈。

按　本例系温热病后，余邪未净，邪阻舌络，热蔽心窍，故出现舌肌转运不灵，失语，神志痴呆，心烦不安等症状。一诊、二诊，针泻廉泉（祛邪通畅舌络）、哑门（开音窍通舌络），补复溜（滋阴补肾。对本病作用不大），施用通调窍络之法。三至六诊，针泻廉泉、哑门、风池（清脑），施用通畅舌络，宣窍清脑之法而收效。由于六诊后，舌肌及语言恢复正常，但仍右手颤抖、心烦、神志略痴呆，故七诊、八诊针泻大陵（清心开窍，益于手指经脉）、神门（清心安神），改用清心宣窍安神，佐以通调经络之法而收效。

病例 8　风阳夹痰，闭阻舌络

王某，女，52岁，师堰市第二汽车制造厂职工家属。现住南阳市。1971年8月30日初诊。

主诉（代述）：舌强，语迟不清已4个月。

现病史：素有头痛，头晕目眩，耳鸣，易怒，少寐等症状。4个月前一个早晨起床后，发觉右侧肢体不遂，面瘫，舌强语涩，经当地医院治疗20多天偏瘫基本治愈。仅遗留舌肌活动不灵，语言迟钝不清，吞咽不利，唾液不会吐出常顺口角流出，右侧肢体略觉无力。伴有头顶痛，头晕，耳鸣，易怒，少寐，喉间痰鸣，多痰，胸闷呕逆等症状。面赤，舌红苔黄，脉弦有力。血压20.0/12.3kPa。曾用中西药治疗，服大活络丸、小活络丸、人参再造丸20余盒，反觉心烦躁热，易怒，不寐、头痛及耳鸣加重。

辨证：证属风阳夹痰，闭阻舌络之舌喑。

治则：熄风祛痰，通畅舌络。

取穴：针泻行间、风池、丰隆、廉泉。每隔1～2日针治1次。

效果：五诊后，舌肌转动较灵，吞咽顺利；九诊后，头痛、头晕和耳鸣减轻，痰涎减少，说话较前清楚；十二诊后，舌肌转动灵活，说话清楚但不流利，吞咽正常，头痛、头晕、耳鸣及少寐治愈，喉间痰涎减少，舌苔薄白，脉象弦细，血压18.7/12.0kPa；十六诊痊愈。

随访：半年后其爱人告知舌强语涩在此针愈。

按　本例系中风病后偏瘫治愈，风阳升动，上扰清空，夹痰闭阻舌络之证未愈，故遗留舌强语涩，吞咽不利，巅顶痛，头晕耳鸣，易怒少寐，喉间痰鸣，胸闷呕逆之证；面赤，舌红苔黄，脉弦有力等，为肝阳偏亢之征。复因服药不当，又助邪热，舌瘖未愈，肝阳上亢未除，故久久不愈。今针泻行间（肝经子穴清热熄风潜阳）、风池（熄风清脑）、丰隆（祛痰宣窍）、廉泉（通畅舌络以利舌肌的转动），施用平肝熄风，祛痰通络之法，不仅舌强语涩治愈，伴有症状亦随之治愈。

病例9　下元虚衰，肾精亏虚，舌络闭阻

常某，女，60岁，邓县人，现住南阳市工程队。1984年6月6日初诊。

主诉（代述）：患失语已半年。

现病史：半年前的一个早上，起床时发觉右侧上下肢活动不灵，说话不

清，即赴当地医院以脑血栓形成引起的偏瘫收住医院。经治疗偏瘫基本治愈，遗留舌强失语用西药无效。

现在证：舌肌活动不灵，舌喑失语。伴有四肢欠温，畏寒肢冷，尿频，心悸，气短，腰及下肢酸软，腿膝无力等症状。舌淡苔白，脉象沉细。

辨证：证属真阳不足，肾精亏虚，舌络闭阻之舌喑。

治则：温补下元，滋肾填精，通络宣窍。

取穴：针补关元、肾俞、复溜，针泻通里。每隔 1～2 日针治 1 次。

效果：四诊后，尿频、气短、心悸及畏寒肢冷等有所减轻；六诊后，舌肌灵活，说话较前清楚；九诊后，尿频、心悸、气短已基本治愈，畏寒肢冷已愈；十二诊后，下肢及腰部酸软已愈，说话明显清楚；十五诊痊愈。

按 本例的病因病机是：下元虚衰，虚阳上浮，痰浊上泛，堵塞窍道，故见四肢欠温，畏寒肢冷，尿频，腰及下肢酸软和舌肌活动不灵之舌瘖失语。证属地黄饮子，故针补补真阳的关元、补肾气的肾俞、滋肾阴的复溜穴和针泻宣音窍通舌络的通里穴，施用温补下元，滋肾填精，通络宣窍之法，类似地黄饮子之功效而愈病。

【结语】

1. 所举病例类比 9 个病例中：

例 1 的病机是肾阴不足，气虚失运。针补合谷、复溜，泻廉泉，施用滋阴益气，佐以通调舌络之法而愈病。例 2 的病机是邪阻舌络，舌肌失灵。针泻廉泉、哑门、涌泉，施用通畅舌络，佐以开音窍之法而愈病。病例 3 的病机是气血亏虚，舌肌失养。针补合谷、三阴交、下关，施用补益气血，健筋补虚之法而愈病。例 4 的病机是温邪上攻，邪阻舌络，蒙蔽神明。针泻合谷、太冲、廉泉、神门，施用清热宣窍，通畅舌络之法而愈病。例 5 的病机是温邪上攻，邪闭舌络，舌肌失用。针泻廉泉、通里，施用宣畅舌络，佐以清心宣窍之法而愈病。例 6 的病机是脑海受伤，气虚失调，舌肌失用。针补合谷、复溜、廉泉，施用补肾健脑，益气益舌之法而愈病。例 7 的病机是邪闭舌络，热蔽神明。分别选泻廉泉、哑门、风池、大陵、神门，施用通畅舌络，清心宣窍之法而愈病。例 8 的病机是风阳夹痰闭阻舌络，舌肌失用。针泻行间、风池、丰隆、廉泉，施用熄风祛痰，通畅舌络之法而愈病。例 9 的病机是下元虚衰，肾精亏虚，舌络闭阻。针补关元、肾俞、复溜，泻通里，施用温补下元，滋肾填精，通络宣窍之法而愈病。

2. 所选腧穴　本病病位在舌，廉泉为治疗本病的常用穴，虚者补之，实者泻之。郁热者点刺金津、玉液出血。因于温热之邪损伤舌络者，配泻通里、哑门；因于气血亏虚，舌肌失用者，配补合谷、三阴交；因于肾阴不足，不能上承者，配补复溜、太溪；因于脑海受损，舌络失调者，配补肾俞、太溪；因于风阳夹痰，闭阻舌络者，配泻丰隆、太冲、风池；因于元气大伤，舌肌失调者，配补气海、合谷；因于气阴两虚，舌络失养者，配补太渊（或合谷）、复溜。

（五）喉　　喑

【概说】

喉喑一病，见于《医学纲目》。是指由于喉部疾患引起的声音不扬，甚至嘶哑，失音为主证的一种病证。

语言的发出，乃与喉咙、会厌、口唇、舌和悬雍垂等器官的协调有关。喉喑主要与喉咙、会厌功能失常关系密切。与舌喑的鉴别是：舌喑系舌体不能自如转运，而咽喉发声尚可。

“肺为声音之门，肾为声音之根”。声音出于肺而根于肾，肺脉通于会厌，肾脉夹于舌本。“足少阴之脉，上系于舌，络于横骨，终于会厌”。故喉喑与肺肾有密切关系。

针灸治疗本病有一定的效果。一般来说，暴喑易于治疗，久喑难于收效。临床多见久喑，多是用其他方法疗效不卓，而求治于针灸的，或由耳鼻喉科转针灸科治疗的。因此，本篇主要论述久喑。

久喑有肺燥津伤、肺气不足、肾阴亏虚和肺肾阴虚等证型。现将以上几个证型的证治和病案举例，分述如下。

【辨证施治】

本病有暴喑与久喑之分。暴喑与急性喉炎相似；久喑与慢性喉炎相似。暴喑多因邪气壅遏而致窍闭；久喑多由肺肾精气耗损于内，内夺而喑。正如张景岳说：“喑哑之病，当知虚实。实者其病在标，因窍闭而喑也；虚者其病在本，内夺而喑也。”久喑（慢性喉喑），以发声低沉费力，讲话不能持久，甚则嘶哑，日久不愈为特征。且有喉部微痛，干焮，喉痒，干咳少痰，常有“清嗓”习惯，当“吭”“喀”动作后，喉间舒服等特殊症状。间接喉镜检查，可见声带微有红肿，边缘增厚，或有小结，声带及喉部常有少许痰涎附着其上，发音时可见声门闭合不全。

肺主气，肾藏精。肾精充沛，肺气旺盛，则气出于会厌而声音响亮。如果肺肾有病，都能导致失音。故叶天士云：“金实则无声，金破亦无声。”把声音比作钟鸣，赖于肺气。

1. 肺燥津伤

主证：声音嘶哑，咽干口燥，喉干觉痒，痰液黏稠，咳痰不爽，或干咳无痰，精神疲乏，讲话费力，气促。舌红少苔，脉象细数或细滑或小数。

治则：清燥润肺。

取穴：针泻尺泽（或鱼际），补复溜。

若肺燥阴伤，而又见舌质红绛，口唇燥裂者，可补复溜、泻尺泽、内庭，类似清燥救肺汤之效。使津液得复，则声音复常。

若肺燥阴虚，兼见痰多黏稠者，针泻尺泽（或鱼际）、丰隆，补复溜，养阴清肺，除痰降火。

若属肺胃积热，上攻喉咙者，可泻尺泽、内庭、廉泉，清肺胃，益喉喑。

若属肺热痰壅者，针泻尺泽、天突（或丰隆）、廉泉，清肺化痰，清利咽喉。

2. 肺气不足

主证：声音嘶哑或发不出声，短气自汗，易于感冒。舌淡，脉软无力。

治则：补益肺气。

取穴：针补太渊、肺俞，或加补合谷以增其效。

若属耗伤肺气，证见食少困倦，少气懒言，动则气喘，声带松弛无力，闭合不良等气虚证候者，可补足三里、太渊，补益脾肺之气。

3. 肾阴亏虚

主证：声音嘶哑，或见失音，虚烦不寐，手足心热，头晕目眩，耳鸣耳聋，腰膝酸软，颧红唇赤，咽干喉干。舌红少津少苔，脉象细数无力。

治则：滋阴清火，清利咽喉。

取穴：针补复溜、肾俞，泻照海（或涌泉）、廉泉。

若肾精亏虚，元气大伤所致者，针补气海、太溪、肾俞，补元气益肾精。

4，肺肾阴虚

主证：声音嘶哑，喉部干燥，干咳少痰，虚烦不寐，手足心热，耳鸣目眩，腰膝酸软，气短自汗。舌质光红，脉象细数。

治则：滋补肺肾。

取穴：针补太渊、复溜。滋养肺肾之阴，使金水相生，则水源不竭，以达补声音之门，益声音之根之效。

属于肺肾气虚者，针补合谷、太溪或肾俞，或补太渊、太溪、合谷（或气海），补益肺肾之气，使肺肾之气充沛，声音复常。

本型肺肾阴虚，水亏火炎者，应忌妄投苦寒攻伐之品，诚如《红炉点雪》云："若夫水亏火炎，金伤声碎者，……即施益水清金法，尤恐不适，若更以苦寒妄治，虚之之祸，岂不旋踵而至哉。"

另外，本病若因久服寒凉之品，致使中阳受伤，真阳不足，虚火不降，喉喑久久不愈，并出现一系列阳气衰微之证候群者，可泻灸中脘补关元，或艾灸神阙、关元、中脘。使真火旺盛，阴翳消散，虚火下降，则诸证悉平，久喑亦随之而愈。

【病案举例】

病例 1 肺肾两虚，阴虚火旺

郭某，男，55 岁，住方城县赵河公社孙张大队。1971 年 9 月 28 日由本院耳鼻喉科转针灸治疗。

主诉：患声音嘶哑已 20 多天。

现病史：20 多天前，因患疟疾后，声音嘶哑，发不出声音，咽喉干燥，口干不渴，气短乏力。伴有时而心跳，饮食则胃脘隐痛，大便干秘等症状。舌绛，苔白微黄，脉象细数。胸部透视：肺野清晰，心膈正常。食道吞钡透视：无病理发现。五官科检查：左侧声带麻痹，活动受限，声门闭合不全。诊断为声带麻痹，转针灸科治疗。

辨证：肺肾两虚，阴虚火旺。

治则：补益肺肾，佐以清热益喑。

取穴：一至三诊，针补合谷、复溜，泻鱼际、内庭；四至七诊，针补合谷、复溜。每隔1～2日针治1次。

效果：针治3次后，喉喑明显减轻，热邪已祛；针治7次后，声音恢复正常，兼证治愈。

随访：1971年11月10日患者接信后告知喉喑在本科治愈。

按 本例系肺肾两虚，不能鼓动声带，故而声音嘶哑，发不出声音，伴见气短乏力；热盛伤阴，阴虚火旺，旱魃蕴郁，咽喉失润，玄武不至，焉得不干，故咽喉干燥，大便干秘；舌绛，苔白微黄，脉象细数，属于阴虚火旺之征。故一至三诊，针补合谷（补肺益气）、复溜（滋阴补肾），针泻鱼际（清肺）、内庭（清胃），施用补肺滋肾，清肺胃热之法，而病情明显好转，热邪已去；四至七诊，针补合谷、复溜，施用补益肺肾之法而痊愈。

病例2 肺胃积热、上攻咽喉

王某，男，64岁，住社旗县永红公社王庄大队3队。1971年9月2日由本院耳鼻喉科转针灸治疗。

主诉：声音嘶哑已10多天。

现病史：1年多前开始吐酸，饮酒则舒。因长期饮酒，又经常生气，致使胃腑、食道和咽喉燥热，干燥不舒，口渴欲饮，欲饮凉水。此后因内服石膏汤伤胃，胃腑凉痛，饮服两只老母鸡汤后，内热炽盛，咽喉肿痛，吞咽困难，固体食物不易通过。近10多天来，又出现声音嘶哑，语言低微，饥不欲食，身困乏力，气短，时而饮水则吞咽不利，食道梗阻。舌绛，苔白微黄，脉象沉弱略数。间接喉镜检查：双侧声带闭合不全。在当地曾用各种疗法治疗无效，内服中药亦无效。今天由耳鼻喉科转针灸治疗。

辨证；肺胃积热，上攻咽喉，声带失用。

治则：清肺胃，散郁热，利喑窍。

取穴：一至三诊，针补合谷，复溜，泻廉泉；四至十诊，针泻鱼际、内庭、廉泉。

效果：二诊后，口渴及咽喉肿痛、干热减轻，吞咽顺利，已能进食面条；三诊后，咽喉又燥热干痛，吞咽困难，与补气有关，故四至十诊，改用清肺胃利咽喉之法；五诊后，咽喉及上腭已不干燥热痛，吞咽顺利，声音嘶哑减轻；六诊后，吞咽顺利，说话声音较大；十诊痊愈。

按　本例病史和兼证虽较复杂，病情亦是寒热错杂，虚实并见，但究其病机则属肺胃积热，上攻咽喉。针灸接诊，开始辨治有误。一至三诊，施用补益肺肾，佐以清利咽喉之法，二诊后口渴及咽喉肿痛、干热减轻，吞咽顺利，是与补复溜泻廉泉有关；三诊后咽喉又燥热干痛，吞咽不顺，是与补合谷 3 次，补气助热有关，又与补复溜滋补肾阴而未清肺胃之热有关。二诊后病情减轻，则属暂时性，而再用补益之法，补正而助邪使然，故而热实病候明显复现。四至十诊，改用针泻鱼际（清肺热）、内庭（清胃热）、廉泉（散郁热，清利咽喉），清肺胃之热以治其本热，清利咽喉以治其标实，标本兼治而收效。

病例 3　肺肾气虚，内夺而喑

张某，女，44 岁，住南阳市建华旅社。1976 年 4 月 7 日初诊。

主诉（代诉）：患失音已 2 个多月。

现病史：2 个多月前，开始前项觉紧，咽喉干燥，继而说话发不出声音，感受风寒或阴雨时嗓子紧束更甚。平时有恶寒战栗食后则舒，头晕，前额紧痛，气短心悸，身困乏力，咽干，腰骶痛等症状。身瘦，面色苍白，舌淡苔薄，脉象沉细无力。耳鼻喉科检查和吞钡透视，均无异常发现。

辨证：肺肾气虚，内夺而喑。

治则：益气补肾育阴。

取穴：针补合谷、太溪、复溜。

效果：一诊后，说话能发出声音；四诊后，发音基本恢复正常；六诊后，语言清楚，每天晚上 11 时后感到身冷，饭后则舒；七诊巩固疗效。

按　依其脉证和兼证，本例系肺肾气虚，会厌失调，机窍不利之喉喑证候。针补合谷（益肺气）、太溪（补肾气）、复溜（滋阴补肾），施用益气补肾育阴之法而愈病。

病例 4　肺肾两虚，声带失用

齐某，女，6 岁，住新野县城郊公社齐花园村。1973 年 11 月 28 日由本院耳鼻喉科转针灸治疗。

主诉（代述）声音嘶哑已 12 天。

现病史：1973 年 10 月 19 日因患白喉，收住本院传染科，经治疗白喉治愈。12 天前因患感冒发烧、腹胀，出现说话鼻音，继而声音嘶哑，发不出声音，痰多色白稀薄，嗓子有痰鸣音，饮食稀饭从鼻孔呛出，大便时干，小便时黄。身瘦，慢性病病容，面黄少华，舌苔薄白，脉细无力。五官科检查：喉咽部未见特异处，会厌披裂属常态，左声带活动不良，声门不能闭合，无新生物息肉等发现。给予维生素 B_1 等，应用原因疗法。转针灸科治疗。

辨证：肺肾两虚，声带失用。

治则：补肺气，滋肾阴。

取穴：针补合谷、复溜。

效果：二诊后，早晨说话声音较大；五诊后，吃面条亦不发呛，说话声音较大；六诊后治愈。

按 本例的病因病机是：原患白喉，治愈不久，正气未复，又因感冒发烧，损伤肺气，耗伤肾阴，致使肺肾两虚则声带功能失调，喉部失其濡润。故出现声音嘶哑，甚至发不出声音。现证属于肺气不足，肾阴亏虚，故补合谷（补肺气）、复溜（滋肾），施用益气滋肾之法而收效。

病例 5 肺气不足，肾阴亏虚

李某，男，45 岁，南阳地区运输公司职工。本院传染科病员。

主诉：患失音已 5 个月。

现病史：患肺结核（浸润型）年余。近 5 个月来，说话发不出声音，用力方能发出低微声音。伴有咳嗽咽干，胸痛，咳痰，午后潮热，身困倦怠，气短心悸，精神不振等症状。身瘦，动则气喘，脉象细数。曾到北京、郑州等医院以声门肌麻痹治疗无效。今由本院传染科转针灸治疗。

辨证：肺气不足，肾阴亏虚，声带失用。

治则：益气滋阴，宣窍益喑，佐以宽胸利气。

取穴：针补合谷、复溜，泻间使、廉泉。每隔 1～3 日针治 1 次。

效果：共针 30 次，失音治愈。

随访：连续追访多年，失音针愈未发。

按 本例系劳瘵兼见失音。劳瘵之病，多见肺气虚弱，阴液亏耗之症状。此例系肺气不足，肾阴亏耗。肺气不足，声门功能失用，则发音费力而气短；肾阴不足，喉咙失其濡润，则说话发不出声音，并见咽干。针补合谷（补益肺气）、复溜（滋阴补肾），针泻廉泉（宣窍益喑），施用补肺气滋肾阴，宣窍益喑之法而收效。由于气机不利而见胸痛，所以加泻间使佐以宽胸利气。

病例6　肺热痰壅，声带失用

患者，男，20岁，埃塞俄比亚人。1979年9月8日接诊。门诊号36030。

主诉（代述）：患失音月余。

现病史：初起感冒，喉部疼痛，以后逐渐出现说话发不出声音，咳嗽有痰，喉中痰鸣，喉咙紧缩疼痛，吞咽困难，喝水咽下不畅。舌红，脉数。曾用药物治疗无效，今天由圣保罗医院耳鼻喉科以声带麻痹，转针灸治疗。

辨证：肺热痰壅，闭阻喉咙，声带失用。

治则：清肺化痰，宣窍益喑。

取穴：一至三诊，针泻廉泉、内关（左、因右侧上肢有石膏绷带固定无法针刺）；四诊上方减内关加泻天突；五至十九诊，针泻廉泉、天突、尺泽（左）。

效果：三诊后，会微笑着说话，但失音未恢复正常，喉中有痰鸣音；十四诊后，患者用英文告诉喉咙紧缩疼痛、失音、吞咽困难和喝水咽下不畅等均治愈，喉部痰鸣减轻；十五至十九诊，巩固疗效。

按　本例辨为肺热痰壅，声带失用。系肺失清宣，痰热交阻，上壅咽喉，窍道不利，声带失调之喉喑证候。其病机为肺热痰壅，故出现咳嗽咳痰，喉中痰鸣，喉咙紧缩疼痛，说话发不出声音，吞咽困难，喝水咽下不畅等症状；舌红，脉数，属于内热之征。故针泻天突（降痰利气，止咳）、廉泉（清利咽喉）、尺泽（清肺化痰）为主，施用清肺化痰，宣窍益喑之法而收效。

病例7　中气不足，阴虚肺热

王某，男，37岁，南阳某高中校长。门诊号15936。

主诉：患失音已1年半。

现病史：因工作繁忙，熬夜较多，加之连续作几个报告，讲话过多而得。开始声音嘶哑逐渐发不出声音，用力发音则声音低微而嘶哑。伴有食少倦怠，少气懒言，动则气喘，头晕目眩，咽干，喉部微痛，当“喀”动作后喉间舒适等症状。舌苔薄白，脉象虚细而数。省某医学院附院用间接喉镜检查：可见声带微有红肿，边缘增厚，声带及喉部有少许痰液附着，发音时可见声带闭合不全、活动受限。以声带麻痹治疗，效果不卓。今天由本院五官科以声带麻痹转针灸科治疗。

辨证：中气不足，阴虚肺热，声带失用。

治则：补中益气，滋阴清肺，清利音窍。

取穴：一至十诊，针补合谷、足三里，与补复溜泻鱼际、人迎，交替施治；十一至二十二诊，针泻鱼际、人迎、廉泉；二十三至四十诊，针补复溜泻鱼际、人迎（时而泻廉泉）。

效果：十诊后，精神好转，食少倦怠、动则气喘和头晕目眩均明显减轻，声音较高，嘶哑减轻；二十一诊后，咽干，喉部微痛已愈，发“喀”声次数减少；三十二诊后，失音基本治愈，伴有症状痊愈；四十诊诸恙悉愈。

随访：连续追访多年针愈未发。

按 本例乃与职业有关。系熬夜、讲话过多，耗气伤阴，致使正气不足，声带功能失常，活动受限。阴液亏虚，喉部失其濡润，阴虚则肺燥，故出现失音，用力发音声音低微，咽干，喉部微痛。脾气虚弱，则食少倦怠，少气懒言，动则气喘。喉间因有少许痰液附着，故而当“喀”的动作后，喉间舒适。声带微有红肿，脉象虚细而数，为阴虚肺热之征。故一至十诊，针补合谷（补气）、足三里（补中健脾），与补复溜（滋阴补肾），泻鱼际（清肺热利咽喉）、人迎（散郁热利咽喉），施用补中益气，滋阴清肺，清利音窍之法。十诊后，由于中气不足症状基本治愈，咽喉症状仍存，故十一至二十二诊，针泻鱼际、人迎、廉泉（清利咽喉），施用散郁热，利音窍之法。二十二诊后，咽干和喉部微痛治愈，但失音未愈，故二十三诊至四十诊，针补复溜泻鱼际、人迎（时而易廉泉），施用滋阴清肺，清利音窍之法而痊愈。本案虽选穴较多，但所配腧穴，均是谨守病机，随证立法，而诸病悉平。其收效缓慢与工作繁忙，不能休息有关。

【结语】

1. 所举病例类比　7 个病例中：

例 1 的病机是肺肾两虚，阴虚火旺。故针补合谷、复溜为主，配泻鱼际、内庭，施用补益肺肾，佐以清热益喑之法而收效。例 2 的病机是肺胃积热，上攻咽喉。故针泻鱼际、内庭、廉泉，施用清肺胃，散郁热，利音窍之法而收效。例 3 的病机是肺肾气虚，内夺而喑。故针补合谷、复溜、太溪，施用益气补肾育阴之法而收效。例 4 的病机是肺肾两虚，声带失用。故针补合谷、复溜，施用益气补肾之法而收效。例 5 的病机是肺气不足、肾阴亏耗。故针补合谷、复溜，泻廉泉，施用益气滋肾，宣窍益喑之法而收效。由于气机不利而胸痛，故加泻间使佐以宽胸利气。例 6 的病机是肺热痰壅，声窍不利。故针泻廉泉、天突、尺泽，施用清肺化痰，宣窍益喑之法而收效。例 7 的病机是中气不足，阴虚肺热。故先针补合谷、足三里补中益气，与补复溜泻鱼际、人迎，滋阴清肺，清利音窍之法，交替施治；十一至二十二诊，针泻鱼际、人迎、廉泉，施用散郁热，利音窍之法；二十三至四十诊，针补复溜泻鱼际、人迎（时而易廉泉），施用滋阴清肺，清利音窍之法而痊愈。

2. 喉喑的辨治　喉喑属于失音的范畴。失音有喉喑与舌喑之分，临床当详加辨识。舌喑主要是舌强不利，语言謇涩；喉喑主要是喉咙和声道失常，舌肌活动正常。

喉喑是以声带病变表现为主要症状。其病因殊有多端，或为外感，或为火盛，或为阴虚，或为肺虚，或为职业使然。其病主要在肺，如《医宗金鉴·四诊心法要诀》云：“凡万物中空有窍者，皆能鸣焉，故肺象之而主声也。凡发声必由喉出，故为声音之路也。”因此，除咽喉某些疾病而致发音有阻的证候之外，其他声音变化都与肺有密切关系，“肺为声音之门”。但临床上亦不可忽视肾的作用，声音根于肾。肾藏精，精足则能化气，精气充沛则上承于会厌，鼓动声道而出声，“肾为声音之根”。故久喑多见肺肾阴虚、肺肾气虚和肾阴亏虚等。

声音嘶哑之病，大体上有“金实不鸣”和“金破亦不鸣”两大类。金实者，是指体实新病之证，亦即暴喑，多起于外感风热、风寒遏肺，或肺火炽盛，或痰热内蕴等；金破者，是指体虚久病之证，亦即久喑，多见于肺燥津伤、肺气不足、肾阴亏虚和肺肾阴虚以及劳瘵等。但临证常相互兼见，不易辨别。因此，在辨证施治上，必须辨证求因，审因论治，谨察病机，据证立法，庶不可限于一两个针灸处方，一击不中，就束手无策。

【其他】

喉喑与声带　喉喑多与声带病变有密切关系。从喉镜观察到的正常声带，是厚薄均匀，闭合良好，色白如玉的带状发音器。当外邪侵袭或脏腑功能发生障碍时，都可导致声带局部病变，造成音哑。这类病人常规地运用各类喉镜内窥检查，可以发现大多数病例或多或少地表现为声带色泽、形态或活动度的改变。声带疾病影响喉喑的有声带充血，或水肿，或小结，或息肉，或肥厚，或痿软等。由于病因病机的不同，声带的局部病变亦各异。如果有条件的话，采用间接和直接或纤维喉镜进行内窥检查，它可给本病增添了新的物理检查诊断手段，更有利于帮助诊断，并给本病增添了新的辨证内容和依据。

（六）喉痹（附：急喉风）

【概说】

喉痹，是为咽喉肿痛诸病的总称。痹者，闭塞不通也。因此历代医家把咽喉由于内外邪毒结聚，气滞血瘀，经脉痹阻的病理变化，出现咽喉肿痛阻塞等现象，称为“喉痹”。

历代有关喉科书籍中，每将喉痈、乳蛾、白喉和口腔等病包括在喉痹之内。由于范围广泛，界线混淆不清，不易辨证。为此，本篇所称之喉痹，专指咽喉红肿疼痛，或微红咽痒不适为主的咽部急性实证和慢性虚证的咽病。它与咽炎相似。

本病实证，多由外感风热，以致风热之邪上蒸咽喉；或肺胃热邪壅盛，出现咽部热盛证候；或因胃肠积热，上攻咽喉；或肺热上攻，热郁咽喉和痰火上攻，热壅咽喉等。本病虚证，多由肺肾阴虚，熏燎咽喉，或水亏火旺，灼肺燎咽而成。

针灸治疗本病有一定的效果。对于实证效果更为明显，对于虚证疗效较为缓慢。

根据临床表现，有外感风热、肺胃积热、胃肠积热、肺肾阴虚和水亏火旺等证型。现将以上几个证型的证治和病案举例，分述如下。

【辨证施治】

喉痹之病，病因病机虽甚复杂，然细审其脉证、兼证和病因，详观其口咽患处，亦不难分辨。一般来说，外感风热、肺胃积热和胃肠积热引起者，多在咽喉肿痛的同时或稍前，即有外感或内热症状出现，且起病较快，病程较短，治疗得当，奏效较速。治宜疏风清热利咽，或泻热利咽消肿，或清热泻火，清利咽喉。属于肺肾阴虚和水亏火旺引起者，多先见脏腑不和证候，而后方有咽喉肿痛出现，且起病较慢，劳倦后常常加重。其肿痛又常伴有咽喉干涩，外观红肿不如前者显著，不易短期治愈。治宜滋阴泻火，清热利咽，或养阴清肺，清热利咽。

本病所取腧穴，以辨证取穴整体治疗为主，以治其因；常配泻患处的廉泉穴，以治其果。

临床应与喉喑、梅核气等病作鉴别，以防误诊误治。

1. 内蕴热邪，外感风热

主证：发热恶风，头痛咳嗽，咽部红肿、灼热疼痛，吞咽不利，如物堵塞。舌苔薄黄，脉象浮数。

治则：疏风清热利咽。

取穴：点刺少商出血，针泻廉泉、曲池或合谷。

2. 肺胃积热，热邪上蒸

主证：咽部红肿，灼热疼痛，如物堵塞，吞咽不利，言语艰涩，甚至暗哑，痰黄稠黏。舌红，舌苔薄黄，脉数或滑数。

治则：泻热利咽消肿。

取穴：针泻廉泉、内庭、尺泽。

若复感风热所致者，初起可兼见微恶风寒，头痛，咳嗽，痰多黏稠，舌质红，舌苔薄白，脉象浮数等。针泻曲池、解溪、廉泉，或泻解溪、合谷，点刺少商出血，疏风解毒，清热利咽。

若仅肺热上攻，可泻廉泉、尺泽（或列缺），点刺少商出血，清肺利咽。

3. 肠胃积热，上攻咽喉

主证：咽部红肿，灼热疼痛，吞咽不利，语言艰涩。大便秘结，口渴引饮。舌红苔黄，脉数或洪数。

治则：清热泻火，清利咽喉。

取穴：针泻廉泉、解溪、足三里、合谷；或针泻中脘、足三里、天枢、廉泉，类似大承气汤加味之效；或泻廉泉、解溪、足三里，均配透天凉，清胃泻火，清利咽喉。

以上三个证型，若因误治或因挑刺局部充血，肿胀更甚，而出现咽部肿胀疼痛，吞咽困难，汤水难下，强饮发呛者，可用三棱针将肿胀之局部刺破出血，令咯出几口血，即能进食。然后再视具体病情，针刺少商出血，配泻有关腧穴施治。

4. 热邪伤阴，肺肾阴虚

主证：咽部干燥，咽痛不适，有异物感，恶心食少，声音嘶哑，咽部充血，其色暗红，咽后壁可见淋巴滤泡。颧红唇赤，舌红少苔，脉象细数。或见咽部干痒、灼热和异物感，常有“吭”“喀”的动作，因咽痒而咳嗽。或喉底处帘珠状滤泡增多。

治则：滋阴泻火，清热利咽。

取穴：针泻尺泽、内庭、廉泉；补复溜，具有清燥救肺汤加味之效。

若因操劳过度，肺津两伤，兼见食少困倦，少气懒言等气虚证候者，治宜补气生津，可补太渊、合谷、复溜。

5. 水亏火旺，灼肺燎咽

主证：咽部干燥，微痛不适，有异物感，局部充血，口干欲饮，咽后壁可见淋巴滤泡。或见咽部干痒、灼热及异物感，常有“吭”“喀”的动作，因咽痒而咳嗽等。舌质微红，舌苔薄白，脉象细或弦细。

治则：滋阴清肺，清利咽喉。

取穴：针补复溜，泻尺泽、廉泉。

若见心烦不寐，舌尖干赤，咽部黏膜干燥、萎缩等，上方可加泻神门以清心火。

若偏于肺阴虚者，针补太渊、复溜，滋阴养肺，金水相生。

若痰热盛者，针补复溜，泻鱼际（或尺泽）、丰隆，共奏养阴清肺，化痰利咽之效。

若偏于肾阴虚者，针补复溜、肾俞，泻照海或涌泉，滋阴降火以利咽喉。

《伤寒论·少阴病》篇："少阴病二三日，咽痛者，可与甘草汤；不差者，与桔梗汤。"是少阴客热咽痛的治法。后者可针泻廉泉，清咽止痛，或加刺少商出血。

另外，若因久病或误治以致阳气亏损。证见咽喉微痛，面色苍白，声音低微，溲清溏泻，或畏寒肢冷，脉象微弱，舌苔白润等阳虚症状。治宜扶阳温肾，引火归原。可补关元、肾俞、复溜，"益火之源，以消阴翳"。甚者可补关元（配烧山火），艾灸神阙，温补真阳。

附：急喉风

急喉风，又名紧喉风。为喉风之一种。喉风是指发病急骤，迅即咽喉肿塞者，由肺胃积热，复感风热搏结所致。

若证见咽喉紧涩，肿胀剧痛，汤水难下，强饮发呛，痰涎壅盛，语言不利，影响呼吸，呼吸困难等症状。可用 24 号毫针刺入廉泉穴 1.5～2 寸深（视肿胀程度而定），在捻泻数分钟后拔针，拔针时向内深捣一下（深刺一下），将肿胀之局部刺破出血，令患者多咯出几口血，诸证大减遂能进食。可将预先做好的一碗凉面条加较多香油，调匀后强行吞咽，吞下一口后，随之其余面条即可吞咽无阻。这是家传屡用屡验的良法，能即刻解决病人燃眉之苦。

【病案举例】

病例 1　肺热炽盛

廖某，男，26 岁，住新野县沙堰公社龙全王大队。1966 年 7 月 4 日初诊。

主诉：咽喉肿痛已 7 天。

现病史：7 天来咽喉干燥，灼热疼痛，吞咽痛甚。伴有口鼻气热，头部烘热，耳鸣等症状。面赤，舌尖红，脉数。

辨证：肺热上攻，热郁咽喉。

治则：清热利咽。

取穴：针泻合谷、廉泉，点刺少商出血。

效果：针治 1 次愈。

随访：1966 年 7 月 6 日患者前来告知咽喉热痛在此针治 1 次愈。

按 本例所见咽喉干燥、灼热疼痛，吞咽不利，口鼻气热，面赤，脉数等，是肺热上攻，热郁咽喉，气血壅闭之喉痹证候。由于肺热较为明显，故针泻合谷（清气分热，兼清肺热）、廉泉（清利咽喉），点刺少商出血（清热利咽），施用清热利咽之法而收效。

病例 2 湿热痰壅

鲁某，男，35 岁，南阳电影管理站职工。门诊号 017914。

主诉：咽喉壅塞疼痛已 5 天。

现病史：5 天前因天气炎热，性急生火，加之郁怒伤肝所致。初起嗓子紧胀，抽坠壅塞，继而上腭溃烂疼痛，吞咽食物壅塞抽紧疼痛更甚，鼻音声浊，语言不清。伴有两颞跳痛，两耳蝉鸣，咽干不渴，口流涎水，饥不欲食，心烦易怒，身困乏力，手指麻木持物不固，欲睡，寅晨咳嗽，咯痰白稠等症状。自觉脊背两侧自心俞至肝俞穴处如条状敷布，时紧时痛，按触甲状软骨则木痛，压按两膈俞穴突然剧痛、困痛。面色稍黄，舌苔薄黄，上腭近门齿处有溃烂面数处，悬雍垂淡红，咽喉略红，脉象濡数。曾在地市医院治疗尚未确诊。县医院诊断：伤暑、喑哑。

辨证：湿热痰浊，壅阻咽喉。

治则：祛湿降痰，清热利咽。

取穴与效果：

一诊，针泻人迎（患野取穴）、阴陵泉（利湿）、照海（降火利咽）、廉泉（利咽）、膈俞（压痛点取穴）。其廉泉穴的针感下行至天突穴处，每捻针一下，两颞憎一下。

二诊（4 日）：咽部紧胀、壅塞和抽坠感略有减轻，今晨能进食一碗面条。针泻廉泉、阴陵泉、太冲（疏肝理气），疏肝理气，祛湿利咽。

三诊（13 日）：近几天在本院五官科治疗，效果不显著，又未确诊。咽喉仍紧胀壅阻，痰涎滞腻咽喉不适，头痛，全身沉困乏力，便溏日行1～3次，鼻音声重，脉濡，舌苔薄白，时而胃凉微痛，嗜睡，有时正在行走时欲睡。膈俞穴压痛明显。针泻阴陵泉、丰隆。

四诊（15日）：上诊针后，以上症状明显减轻。针穴手法同三诊。

随访：3年后此病复发，患者前来告知此病3年前在此针愈。

按　依其脉证、病因和兼证，本例系内因肝气郁结，外因暑湿所伤，聚成痰浊，湿热痰浊壅结咽喉，上扰清阳之喉痹证候。故一诊降火祛湿利咽；二诊疏肝利湿，降火利咽。由于二诊后热邪已去，湿邪仍存，湿聚生痰，出现痰浊上壅咽喉，上蒙清阳之证候，故三诊、四诊施用利湿化痰降浊之法，针泻阴陵泉（祛湿）、丰隆（降痰）而收捷效。二诊后兼见全身沉困乏力，鼻音声浊，脉濡，舌苔薄白，嗜睡和泄泻便溏等，乃为湿浊之象；胃凉微痛，是湿为阴邪，湿邪留滞中脘之故；咽喉紧胀壅阻，痰涎滞腻咽喉不适，乃痰浊上壅于咽之征。因热象不著，湿痰为患，故三诊、四诊改用利湿化痰降浊之法而收效。

病例3　肺热上攻

贺某，女，60岁，601厂职工家属。1972年10月5日初诊。

主诉：咽喉疼痛已月余。

现病史：1个多月来，咽喉干燥疼痛，吞咽不利，渴不欲饮，饮食减少，口鼻气热，鼻干无涕，轻度咳嗽。舌苔薄白，脉象虚数。既往病史：患子宫脱垂（Ⅲ度）和小便失禁已多年，至今未愈。

辨证：肺热上攻，热郁咽喉。

治则：清热宣肺利咽。

取穴：一诊、二诊，针泻列缺、廉泉，点刺少商出血；三至六诊，针泻列缺、人迎。

效果：二诊后，咽喉干痛减轻，吞咽较畅；四诊后，咽喉干痛及鼻干发热明显减轻；六诊治愈。

随访：1973年7月患者告知此病在此针愈。

按　本例系肺热上攻，热郁咽喉之证候。基于前者病机，故出现咽喉干燥疼痛，吞咽不利，口鼻气热，鼻干无涕；肺热不能化津，则口渴不欲饮水；肺气失宣则咳嗽；脉象虚数，其脉数是肺热之故，脉虚与原来气虚有关。针对肺热上壅咽喉为患之喉痹治之，一诊、二诊针泻列缺（宣肺利咽）、廉泉（清利咽喉），点刺少商出血（清利咽喉）；三至六诊，针泻列缺、人迎（局部取穴，清热散邪利咽），施用清热宣肺利咽之法而收效。患者虽有阴虚症状，但未养阴，意在肺金之热清，则热去阴自复。

病例4 胃肠积热

于某，男，32岁，南阳地区建筑工程队工人。1988年8月24日初诊。

主诉：咽喉肿痛已6天。

现病史：6天前因连续熬夜数天，又饮酒多次。于8月16日出现大便干秘，腹部燥热，口渴引饮，口臭，小便色黄。两天后又出现咽喉肿痛，吞咽困难，影响说话，言语不清。舌红苔黄，脉象洪数。曾服三黄片、牛黄解毒片及六神丸、保喉片等，当时咽部疼痛减轻，但不能根治，又逐渐加重。

辨证：胃肠积热，上攻咽喉。

治则：清热泻火，消肿利咽。

取穴：针泻中脘、天枢、足三里、廉泉，均配透天凉。其中脘、天枢穴凉感均在局部，当时胃腹燥热消失；其足三里凉感循本经达于腹部；廉泉穴凉感在咽喉部，自觉咽部凉爽舒服。每日针治1次。

效果：一诊后，大便已不干秘，咽喉肿痛有所减轻；二诊后，胃腹燥热、口渴和口臭减轻，大便已复正常；三诊后，舌脉有所改善，胃肠积热已愈，咽喉肿痛好转，流质食物尚能吞咽；五诊痊愈。

按 依其脉证及病因，本例系胃肠积热，上攻咽喉，气血壅闭之喉痹证候。故针泻中脘（清胃热）、天枢（清肠腑之热以通大便，便通则热减）、足三里（清胃泻火以利咽喉）、廉泉（清热利咽散结），均配透天凉，施用清热泻火，清利咽喉以散壅结之法而收效。

病例5 热邪上攻

王某，男，28岁，住南阳市北门大街。1971年2月10日初诊。

主诉：嗓子痛已7天。

现病史：7天来嗓子发紧、肿痛，吞咽困难，水液不易咽下，声音嘶哑。本院耳鼻喉科曾用青霉素、链霉素等药治疗，收效不大。

辨证：热邪上攻，郁闭咽喉。

治疗：清热消肿利咽。

取穴：针泻廉泉、合谷。

效果：针治1次愈。

随访：2个月后，患者委托他人转告此病针治1次愈，至今未发。

按　本例系热邪客于咽喉，热郁壅闭，故出现咽喉肿痛，吞咽困难等症状。针泻廉泉（清热散结，消肿利咽）、合谷（清热利咽），施用清热消肿利咽之法而收效。从病情分析来看，该例不会针治1次痊愈。其收效之速与以前曾用青、链霉素等药物不无关系，是在消炎的基础上而获速效的。

病例6　肺肾阴虚

黄某，男，28岁，住南阳市靳岗公社。门诊号008570。

主诉：咽喉干燥觉涩已年余。

现病史：1年多来，咽喉干燥觉涩，声音低微，甚则失音，饮水湿润则舒，黎明时咽部干涩尤甚难忍。伴有阴烧，时觉气短，腰部酸痛，咯痰等症状。脉象细数。曾用中西药屡治不效。

辨证：肺肾阴虚（偏肺阴虚），虚火上炎。

治则：补肺滋肾，金水相生。

取穴：针补太渊、复溜。每隔1～2日针治1次。

效果：一诊后，咽喉干燥觉涩及气短减轻；二诊后，腰部酸痛减轻，咽喉较前湿润而干燥减轻，黎明时仍干燥难忍；三诊后，原有症状愈；四诊巩固疗效。

按　本例系肺肾阴虚之喉痹证候。其病因病机是：肺气不足，不能生水，肾水更虚，肾水不足，不能濡润咽喉。肺虚水竭，故见咽喉干燥且涩，声音低微，气短，低烧等症状；脉象细数则属阴虚之征。故补肺经的原穴太渊（补益肺气又益肾水）和肾经之母穴、金穴复溜（滋补肾阴以益肾水），施用补肺滋肾，金水相生之法而收效。年余之病四诊痊愈。

病例7　急喉风

张某，男，45岁，住南阳县掘地坪。1948年夏接诊。

主诉（代述）：咽喉红肿热痛已5天。

现病史：平时喜食辛辣之品。原有咽痛病史，常反复发作。近 5 天前因有要事操劳上火，加之饮酒两次，即出现咽喉热痛，吞咽不利。复因前天感冒（外感风热），发热恶风，头痛咳嗽，咽喉肿痛加重，咽喉堵塞，口渴欲饮，汤水难下，强饮发呛，言语不利，影响呼吸，心烦急躁，痰涎壅盛。舌苔薄黄。脉象浮数。

辨证：肺胃积热夹风热搏结，气血壅闭之急喉风。

治则：清热泻火，消肿散结。

取穴与效果：

一诊：先用 23 号 2 寸长毫针，刺入廉泉穴 1.8 寸深，捻泻 5 分钟后拔针，拔针时向内深捣一下，令患者咯出 3 口黑紫色血液，当时咽喉红肿热痛减轻，即将家属已做的两碗凉面条（少兑蒜汁，多拌香油），令患者吞咽，面条吞咽顺利，病情好转。后又针泻合谷、丰隆、内庭，均配透天凉手法，疏风清热，祛痰散结。开中药 3 剂内服。

二诊：咽喉红肿热痛明显减轻，伴有症状随之明显好转。针泻合谷、丰隆、内庭，均配透天凉手法。

三诊：仅咽喉疼痛，余无异常。针泻合谷、内庭、廉泉，疏风清肺，清胃利咽。

按 本例系肺胃积热，上壅咽喉，故出现咽喉肿痛，吞咽不利；复因外感风热，与肺胃积热，搏结咽喉，故见发热恶风，头痛咳嗽，咽喉肿痛加重，咽部如物堵塞，口渴欲饮，汤水难下，语言不利，呼吸困难；舌苔薄黄，脉象浮数，则属内有热邪，外感风热之征。急则治其标，故首先针泻廉泉深刺出血，以图消散壅肿，缓解疼痛，吞咽顺利。缓则治其本，继而泻合谷（疏风清热解表）、丰隆（清降痰火以利咽）、内庭（清胃降火以利咽），均配透天凉，施用疏风清热，祛痰散结之法；三诊上方减丰隆加廉泉，疏风清肺，清胃利咽而收效。

【结语】

1. 所举病例类比　7 个病例中：

例 1 是肺热炽盛，上攻咽喉。针泻合谷、廉泉，点刺少商出血，施用清热利咽之法而收效。例 2 是湿热痰浊，壅结咽喉。方 1，针泻人迎、阴陵泉、照海、廉泉，祛湿降火，清热利咽；方 2，针泻廉泉、阴陵泉、太冲，疏肝理气，祛湿利咽；方 3，针泻阴陵泉、丰隆，化痰利湿降浊。例 3 是肺热上攻，热郁咽喉。方 1，针泻列缺、廉泉，点刺少商出血；方 2，针泻列缺、人迎，施用清热宣肺利咽之法而收效。例 4 是胃肠积热，上攻咽喉。针泻中脘、天枢、足三里、廉泉，均配透天凉，施用清热泻火，清利咽喉之法而收效。例 5 是热邪上攻，热郁咽喉。针泻廉泉、合谷，施用清热消肿利咽之法而收效。例 6 是肺肾阴虚（偏于肺阴虚），虚火上炎。针补太渊、复溜，施用补肺滋肾，金水相生之法而收效。例 7 是肺胃积热夹风热搏结之急喉风。急则治其标，针泻和深刺廉泉出血，消肿散结。缓则治其本，方 1，针泻合谷、丰隆、内庭，均配透天凉，疏风清热，祛痰散结；方 2，针泻合谷、内庭、廉泉，施用疏风清肺，清胃利咽之法而收效。

2. 治疗大法　本病的治疗，主要是祛除病因，配加患处腧穴。属于内蕴热邪，外感风热所致者，其邪在卫表，病情较轻，施用疏风清热，清利咽喉之法。属于肺热上攻，热郁咽喉所致者，其病邪在表，病情较轻，施用清热宣肺，清利咽喉之法。属于失治误治，邪热传里，或属肺胃积热，热邪上蒸所致者，其病邪在里，病情较重，施用泻热利咽消肿之法。属于胃肠积热，上攻咽喉所致者，其病邪在里，病情较重，必用清热泻火，清利咽喉之法。属于热邪伤阴，肺肾阴虚，或水亏火旺，灼肺燎咽所致者，多是慢性喉痹，疗效较慢，又多是本虚标实之证，治宜标本兼顾，因果并治。前者宜滋阴降火，清热利咽，后者宜滋阴清肺，清热利咽，方能收效。至于急喉风之病，宜急则治其标，首先解决咽部的红肿剧痛和吞咽困难，然后针对病因，施用清热泻火，消肿散结之法。

【其他】

1. 多泻廉泉穴之由　廉泉位于颌下，结喉上舌骨下，是治疗咽喉、舌疾患的常用穴。喉痹之病，针泻本穴，具有清利咽喉，消肿散结的作用，类似桔梗、牛蒡子、黄芩、夏枯草、连翘、金银花、山豆根、青果等药物的功效。咽喉连于肺胃，又是诸经行聚之处。外感诸邪，邪从口鼻而入，和内伤诸疾，病从脏腑而来所导致的喉痹，多出现热实证和本虚标实之证。因此，临床多取泻本穴，患野取穴直达病所，配取在不同的治则处方中，用于治标、治果。但不可施用补法，补之不利于清利咽喉和消散郁热。

2. 家传针治急喉风　急喉风，急则治其标，针泻加深刺廉泉穴（其方法见“附：急喉风”），拔针后令患者咯出几口血液之法，解决燃眉之急一咽喉剧痛，吞咽困难，汤水不下。从前，祖父和父亲针治不少此病，均获立竿见影之效，传授于不少针灸学者，他们用之效果依然。本篇［病案举例］中仅列举 1 个病例，以供读者效法。

（七）瘾　　疹

【概说】

瘾疹，即荨麻疹，又有“风疹”“痦瘰”“风疹块”等名称。本病是皮肤出现鲜红色或苍白色风团，因遇风易发，称名风疹，又时隐时现，故名瘾疹。诚如《圣济总录》云：“盖身体风瘙而痒，瘙之隐之而起是也。”它是一种常见的过敏性皮肤疾病，其特征是皮肤上出现鲜红色或苍白色的瘙痒性风团，发无定处，时起时消。每与外来刺激和食物有关，也可因肠胃消化障碍引起。发病在 1 个月以内者，称为急性荨麻疹，发病在 1～3 个月者，为亚急性荨麻疹，3 个月以上者，称为慢性荨麻疹。

针灸治疗本病有良效，多数病例针灸 1～2 次即可治愈。属于顽固性者，常反复发作，缠绵数月或数年而不能根治，可配合药物治疗。

本病有风热型、风寒型、肠胃湿热型、气血两虚型和冲任不调型及阳明热盛风邪束表型。临床以前三型为多见。现将以上几个证型的证治和病案举例，分述如下。

【辨证施治】

本病发病时，在皮肤上突然出现风团，形状大小不一，颜色为红色或白色，皮疹发生与消退很快，此起彼消，不留痕迹，也可一天发疹多次，有剧烈的瘙痒，部分患者可有发热。如侵犯消化道的黏膜，则可出现腹痛、腹泻等症状；发生于咽喉部者，可引起喉头水肿与呼吸困难，甚至造成窒息。

少数患者的皮肤用钝器划之，可发生局部潮红、浮肿，称之皮肤划痕症。若单纯在眼睑、口唇、外生殖器等处出现浮肿、边缘不清而无其他皮疹者，称之血管神经性水肿。

本病主要从病因、皮疹颜色和伴有证候群来辨别证型。风热型，疏风清热；风寒型，疏风散寒，调和营卫；肠胃湿热型，表里双解，清热利湿；气血两虚型，补益气血；冲任不调型，调摄冲任。具体到临床，可见证推源，根据病情灵活掌握。

1. 风热型

主证：疹色红赤灼热，触之焮热，瘙痒异常，烦躁不安，遇热即发或加重，得冷则减，夏重于冬。舌苔薄黄，脉象浮数。

治则：疏风清热。

取穴：针泻曲池、合谷、大椎；若不效可泻曲池、三阴交。

若因风邪郁于肌表，致使毛窍阻闭，不得宣泄，久郁不解，化热化火，伤及阴血，血中火盛而发疹。证见疹块色红，皮肤灼热，瘙痒不断，受风尤甚，舌质红，舌苔薄黄，脉象弦滑或弦滑而数者，针泻曲池、血海、三阴交（配透天凉），疏散风热，清热凉血。若血分热盛，下肢尤甚者，可加刺委中血络出血。

2. 风寒型

主证：疹块色淡或苍白，遇冷或风吹即发，接触冷水尤易出疹瘙痒，得暖则减，冬重于夏。舌苔薄白，脉象浮缓或浮紧。

治则：疏风散寒，调和营卫。

取穴：针泻加针上艾条灸曲池、大椎，针泻血海或三阴交。

3. 肠胃湿热型（胃肠型）

主症：出疹瘙痒期间，同时伴有消化道症状，如腹痛，便秘或泄泻，恶心呕吐，食欲不振等。舌苔黄腻，脉象滑数。

治则：表里双解，清利湿热。

取穴：针泻曲池、足三里、阴陵泉。若便秘者，上方阴陵泉易天枢。

4. 气血两虚型

主证：疹块（风团）反复发作，迁延数月或数年，劳累后出疹瘙痒或加剧。伴有神疲乏力，或心慌气短，时自汗出等。舌淡苔薄，脉象濡细或沉细。

治则：补益气血。

取穴：针补合谷、三阴交。

若属气虚卫表不固为主，而见体质较弱及某些慢性病。面色少华，疲劳及稍受风寒之后易于发作，脉细无力者，可补合谷、大椎，益气固表。

若属血虚受风为主，而见妇女月经异常，疹色淡红，常在月经期或妊娠期发病者，可补三阴交、血海泻曲池，养血祛风。

5．冲任不调型

主证：常在月经前数天开始出疹瘙痒，随着月经的干净而消失，下次月经来潮前又复发，可伴有痛经或月经不调。

治则：调摄冲任。

取穴：针血海、三阴交先少泻后多补。每在经期前针治。若伴有痛经者，可针泻三阴交、归来或阿是穴。

6．阳明热盛风邪束表型

主证：疹块色红，皮肤灼热，瘙痒不断，受风尤甚。伴有胃中嘈杂，肚腹疼痛，或烦热口干，大便秘结等症状。舌质红，舌苔薄白或薄黄，脉象弦滑或弦滑而数或滑数。

治则：疏风散邪，通腑泻热。

取穴：针泻天枢、中脘、曲池、三阴交。

【病案举例】

病例 1 风热型

孟某，女，25 岁，南阳市交电公司职工。1981 年 12 月 22 日由本院皮肤科转针灸治疗。

主诉：患荨麻疹已 2 个月。

现病史：2 个月前，可能因油漆家具汗出受风而得，或对油漆过敏。全身瘙痒，疹块色红，皮肤发热，特别是汗出受风而尤甚，瘙痒难忍，影响睡眠。曾以荨麻疹治疗，服用中西药无效。今天由本院皮肤科以荨麻疹转针灸科治疗。

辨证：证属风热客于肌肤，郁于血分之风热型荨麻疹。

治则：疏风清热行血。

取穴：针泻曲池、三阴交。

效果：一诊在留针时，皮肤已不瘙痒，拔针后又痒；二诊后，皮肤瘙痒明显减轻；三诊后治愈；四至六诊，巩固疗效。

按　本例系风热型荨麻疹。因对油漆过敏，复因感受风邪，夹热郁于肌肤和血分，故而疹块色红灼热，瘙痒难忍，汗出受风尤甚。所以针泻曲池（祛风热，抗过敏）、三阴交（理脾活血，又有血行风自灭之功），采用疏风清热行血之法而收效。

病例 2　风热夹湿型

郄某，女，30 岁，本院职工。1980 年 8 月 21 日初诊。

主诉：患荨麻疹已 7 天。

现病史：7 天前，突然出现全身瘙痒，热痒异常，皮肤成块成片如云朵状，此起彼伏，皮肤潮红，局部木热觉强，两下肢浮肿，左侧肩部热痛，不能活动，口苦，口渴，溲黄。舌苔薄黄，脉象浮数。曾用抗过敏药物治疗不效。

辨证：证属风热夹湿，郁于肌肤，内不得疏泄，外不得透达之荨麻疹。

治则：疏风清热，除湿止痒。

取穴：针泻曲池、血海、阴陵泉。隔日针治 1 次。

效果：二诊后，全身皮肤热痒减轻，左侧肩关节不痛，活动自如；三诊后，皮肤块状和片状荨麻疹已不明显，皮肤热痒基本控制，两下肢浮肿减轻；四诊痊愈。

随访：患者告知针愈未发。

按　本例乃风热夹湿使然。因于风热夹湿郁于肌肤，故而全身出现荨麻疹，皮肤潮红，热痒异常；湿邪下注下肢肌肤，则两下肢浮肿；口苦，口渴，舌苔薄黄和脉象浮数等，是为内热外风，风热之征。故针泻曲池（祛风止痒）、血海（治痒要穴，抗过敏，又有血行风自灭之功）、阴陵泉（祛湿），施用祛风清热，除湿止痒之法而收效。

病例 3　气血亏虚型

张某，男，45 岁，南阳地区运输公司职工。1966 年 10 月 20 日初诊。

主诉：患皮肤瘙痒症已 10 年。

现病史：10 年来，每因淋雨或感受风寒或受风刺激，风疹块即现，皮肤瘙痒，瘙痒难忍，特别是手足露出衣外部分，经常作痒，手指尖瘙痒肿痛。原有腰痛（肥大性脊椎炎），尿频尿急，自汗，头晕气短，畏寒肢冷，便溏频数和黎明泄泻等症状。身瘦，脉象沉细无力。曾用中西药久治罔效。

辨证：证属气血亏虚夹肾虚之瘾疹。

治则：补气血，调营卫，佐以益肾。

取穴：针补合谷、三阴交、复溜。隔日针治 1 次。

效果：一诊后，皮肤瘙痒减轻；二诊后，感受风寒瘾疹已不严重；三诊后，瘾疹明显减轻，皮肤瘙痒已止，腰痛减轻已能去杖行走，尿急尿频、便溏、晨泄和头晕气短，均有所好转；四诊后，瘾疹治愈，手指尖瘙痒肿痛已愈。五诊以后，针补合谷、太溪、肾俞，补肾益气，专治腰痛，头晕气短，尿频尿急等症期间，瘾疹从未复发。

随访：连续追访 15 年瘾疹未曾复发。

按 本例辨为气血亏虚型。系气血亏虚，营卫失和，阳气不布，腠理不密，卫外不固，故每因淋雨，或感受风寒而瘾疹复发，并见自汗，畏寒肢冷；阳气不布，则手指尖肿痛，暴露衣外之处经常作痒；头晕气短，脉象沉细无力，属于气血亏虚之征。久用中西药不效，是因此型临床少见，被前医所忽视，再者西药治疗，又无补益气血之法则，故屡治不效。本例伴见腰痛、尿频尿急和便溏腹泻等，是原有肾气不足，脾气虚弱证候。故针补合谷（益气固表戍卫）、三阴交（益营血，益脾土），施以补益气血为主而收效。配补复溜是佐以补肾，兼治肾虚之法。

病例 4 风热夹湿型

吴某，女，40 岁，在方城县工作。1969 年 11 月 25 日初诊。

主诉：患荨麻疹已 11 年。

现病史：因 1958 年冬天过河涉水而得。此后每年立冬前一天荨麻疹开始复发，第二年春季停发自愈。荨麻疹多发于手背、前臂、面部和足背等阳经循行部位及皮肤暴露处。感受风寒而臀部及脊背部荨麻疹亦涌出。患处皮肤瘙痒木强浮肿，如云朵状，肌肤红紫似如甲错，癣状。四肢易于着凉，不易消退。伴有渴不欲饮，腹胀脘闷，食欲不振，溲黄，大便时稀时干，手足麻木，多梦少寐，口唇易于溃烂，心烦等症状。自 1958 年冬天过河涉水受刺激后，至今 11 年来，月经经色紫黑量多，15～20 天来潮 1 次，痛经，带下量多，阴部瘙痒。手足关节苍白，舌体胖，舌边齿印，舌苔薄白浮黄，面色潮红，脉数。曾用中西药屡治不效。

辨证：证属风热夹湿，侵袭肌肤，蕴郁胃肠之荨麻疹。

治则：疏风透达，清热利湿，佐以活血。

取穴：针泻合谷、曲池、阴陵泉、三阴交。每隔 1～2 日针治 1 次。

效果：三诊后，荨麻疹有所减轻，伴有症状均有不同程度的好转；六诊后，荨麻疹明显减轻，伴有症状分别有所好转和治愈；九诊后，荨麻疹治愈，伴有证候群悉愈，月经经期恢复正常，痛经减轻，月经经色仍紫黑。

随访：1970 年元月 12 日患者告知荨麻疹、月经病、阴痒及其他证候均未复发。

按　欲思治本，必先求本。本例病证虽然复杂，但基本为风热夹湿之病机。乃系体素内热，外感寒湿，湿与热结，则湿热之邪侵袭肌肤，干扰营卫，流窜经络，蕴郁胃肠。故每因寒凉刺激或感受风寒，致使湿热之邪，内不得疏泄，外不得透达，而荨麻疹涌现，皮肤肿强，其色红紫，大便时稀时干，腹胀纳呆，渴不欲饮。湿热流注下焦，故出现带下量多，阴部瘙痒，月经不调，经色紫黑而量多和溲黄等。舌体胖有齿印，舌苔白而浮黄，脉数，乃属湿热之征。湿热上承，则口唇易于溃烂。是故针泻曲池（疏风清热解表，又抗过敏）、合谷（清热解表，调卫）、阴陵泉（祛湿益脾）、三阴交（活血，行湿益脾，调营），施用清利湿热，疏风透达和行血之法，不仅荨麻疹治愈，湿热留滞中焦，流注下焦以及月经不调的病证亦随之治愈。

病例 5　胃肠热盛合风热外袭型

王某，男，32 岁，南阳市某饭店职工。1985 年 4 月 23 日初诊。

主诉：患荨麻疹已 2 个月。

现病史：2 个月来，皮肤瘙痒，全身出现云团状丘疹，此起彼伏，皮肤灼热，疹块色红，受风尤甚，瘙痒严重时影响睡眠。伴有肚腹疼痛，胃中嘈杂，大便秘结，食欲不振，饮食减少，时而烦热口干，时而恶心呕吐，时而恶寒发热，体温在 37.8～38℃之间。舌红，舌苔薄黄，脉象滑数。曾在某医院治疗，给予苯海拉明、扑尔敏及中药，注射氯化钙、葡萄糖酸钙等，时而减轻，时而无效。

辨证：证属胃肠热盛，风热外袭之荨麻疹。

治则：疏风解表，通腑泄热。

取穴：针泻天枢、中脘、曲池、大椎。每隔 1～2 日针治 1 次。

效果：二诊后，荨麻疹明显减轻，便秘及恶心呕吐好转，体温 37℃；四诊后，风疹块已未出现，便秘及恶心呕吐治愈，食欲正常，舌、脉有所改善，体温 36.8℃；七诊后痊愈；八诊、九诊巩固疗效。

按 本例乃系阳明热盛（与过食膏粱厚味和腥荤化热动风有关），热蕴肠胃，故腹痛，便秘，恶心呕吐，纳呆；风邪夹热，蕴郁肌肤，则疹块色红，皮肤灼热；舌、脉是里热的反映。该例总由阳明热实，风邪外束，内不得疏泄，外不得透达，风热之邪蕴郁肌肤和胃肠之间而发病。故针泻天枢（通肠泻热）、中脘（散邪和胃）、曲池（祛风热解表邪）、大椎、（解表退热），施用疏风解表，通腑泄热之法而收效。

病例 6 胃肠型合风热型

王某，女，18 岁，本院职工子女。1983 年 5 月 10 日初诊。

主诉：患荨麻疹已 10 个月。

现病史；10 个月来，荨麻疹常反复复发。复发时全身皮肤出风疹块，其色红，奇痒灼热，每因感受风邪而复发或加重。1 年多来，时而口渴，时而脘腹疼痛，大便秘结。荨麻疹复发或加重时，伴见脘腹疼痛及大便秘结的症状有所加重，影响食欲及睡眠。舌苔薄黄，脉象浮数。曾在本院用中西药（以西药为主）治疗，收效不大。

辨证：证属胃肠热盛，风热外袭之荨麻疹。

治则：疏风散邪，通腑泄热。

取穴：针泻曲池、天枢、足三里。每隔 1～2 日针治 1 次。

效果：二诊后，脘腹疼痛及便秘减轻，风疹块奇痒灼热明显减轻；三诊后，荨麻疹基本治愈；四诊后痊愈；五诊巩固疗效。

随访：1983 年 7 月 21 日，其父告知针愈未发。

按 本例针泻曲池（疏风散热）、天枢（通肠泻热）、足三里（和胃泻热），施用疏风散邪，通腑泻热之法而收效。是因它素有胃肠实热，复因感受风邪，风邪外束，致使内不得疏泄，外不得透达，风热郁于皮毛腠理和胃肠之间而发病。一年多来，时而口渴，时而脘腹疼痛，大便秘结，是胃肠实热。风热束于肌肤，故而疹块色红，奇痒灼热。荨麻疹复发或加重时，伴见腹痛，便秘亦加重，是病邪侵犯消化道黏膜之故。舌苔薄黄，脉象浮数，为里热和风热在表之征。由于选穴、治则符合该案的病因病机，肯綮中的而效捷。

【结语】

1. 所举病例类比　6个病例中：

例1是风热型，针泻曲池、三阴交，施用疏风清热行血之法而收效；例2是风热夹湿型，针泻曲池、血海、阴陵泉，施用疏风清热，祛湿止痒之法而收效；例3是气血亏虚型，针补合谷、三阴交、复溜，施用补益气血为主，佐以补肾之法而收效；例4是风热夹湿型，针泻合谷、曲池、阴陵泉、三阴交，施用疏风透达，清利湿热，佐以活血之法而收效；例5是胃肠热盛，风热外袭型，针泻天枢、中脘、曲池、大椎，施用疏风解表，通腑泻热之法而收效；例6是胃肠热盛，风邪外束型，针泻曲池、足三里、天枢，施用疏风散邪，通腑泻热之法而收效。

从以上6个病案所用的腧穴来看，仅用曲池、三阴交、阴陵泉、合谷、天枢、中脘、复溜、大椎、足三里、血海等10个腧穴，其中最常用的是前5个腧穴。由此看来，用穴不在多，贵在用得灵活，配伍恰当，使用补泻得法，谨守病机即可。

2. 所选腧穴　本病以实证为多见，多由风寒或风热侵袭肌肤而为病，又多为过敏性。故临床多针泻曲池、三阴交或血海穴。伴有湿邪者加泻阴陵泉；伴有胃肠症状者，加泻天枢、中脘或足三里；伴有表证发热恶寒者，加泻大椎穴；两下肢严重者，加泻风市穴；伴见阳明热盛者，加泻合谷、内庭；伴有血热者，泻三阴交配透天凉；伴见中焦虚寒者，加泻灸中脘，艾灸神阙；伴见阳虚者，加补灸关元。

属于气血双亏者，针补合谷、三阴交；属于风寒者，针泻加灸曲池、血海、大椎等穴；属于气虚表虚者，针补合谷、大椎，泻曲池。伴见心阴虚明显者，针泻神门、曲池、风市，补三阴交；伴见心肝火旺者，针泻神门、太冲、曲池、三阴交。

【其他】

1. 慢性荨麻疹的辨治要点　慢性荨麻疹，多属虚中夹实证。其实证不外风寒、风热在表以及肠胃湿热和阳明热盛风邪外束；其虚多兼表虚、气虚、血虚、心虚、肾虚、中焦虚寒、中虚湿滞，以及夹实之心、肝火旺等。临床诊治应特别注意，不可单纯施用祛风散寒调和营卫、疏风清热、疏风清利湿热和疏风散邪通腑泻热之法，必须注意兼见证候，从脏腑辨证。从心肝脾肺肾五脏分别出现的有关兼见证候，进行论治，配取有关腧穴，才能提高疗效。

2. 多取三阴交穴之因　三阴交是血证要穴。施用补法，有养血、止血、补血分之虚的作用；施用泻法，能活血、行血，配透天凉，有凉血、清血分之热的作用。本病针泻本穴，用以“治风先治血，血行风自灭”；施用补法，用以治血虚生风型和气血亏虚型；施用泻法配透天凉，用以治血热生风型。本穴是脾经腧穴，泻之兼有祛湿作用，亦可用于风湿型。又本穴是肝脾肾三阴经的交会穴，泻之兼有疏肝解郁行血的作用，亦适用于神经性瘙痒。

3. 多取泻曲池穴之由　曲池是祛风要穴，具有祛除周身之风的特殊作用。本病奇痒难忍，与“无风不作痒”有密切关系。其发病急，时隐时现，与“风为百病之长，善行而数变”有密切关系。风有内风与外风之分，外风为风邪乘虚而入，束闭肌表而为病；内风有血虚生风和血热生风之别。又有风邪夹于湿邪、夹于寒邪、夹于热邪之风湿、风寒、风热型以及阳明热盛风邪束表型和胃肠湿热型等。总之本病的病因病机，不离乎风邪而为患，故针泻曲池为治疗本病的常用穴。

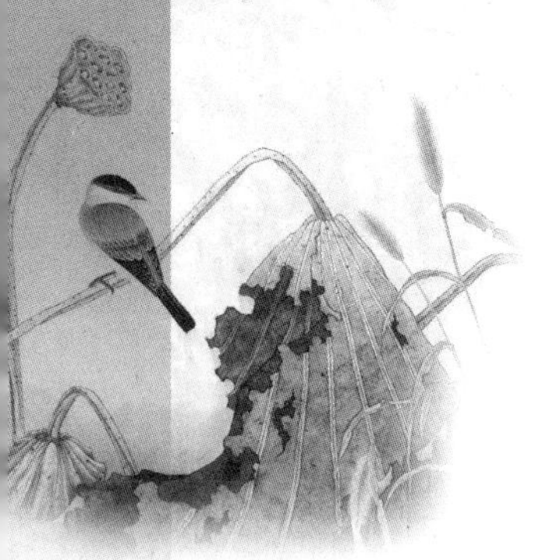

其　他

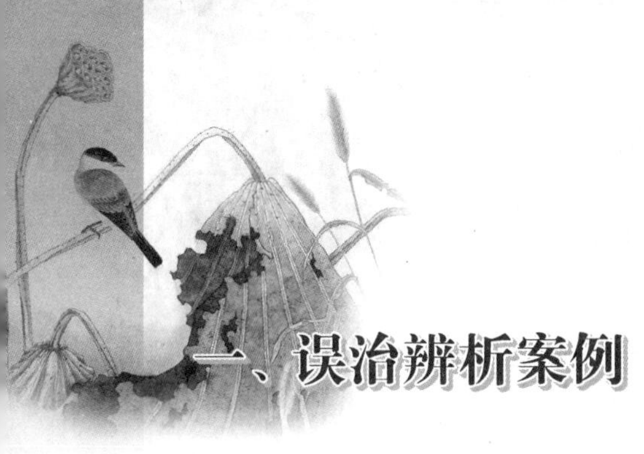

一、误治辨析案例

疾病诊治的成功与失败取决于辨证论治的正确与错误。辨证论治是中医对客观疾病的主观认识，对客观疾病的认识正确与否，又取决于主观方面的判断是否符合客观方面的实际。疾病所反映出来的证候，是错综复杂的。如果对疾病的客观实际了解的不具体；或四诊合参不全面（如问诊不详，仅以切脉定病等）；或运用辨证的方法不适当，与正确辨证不相吻合；或治则主次混淆；或问诊未能突出重点，针对性不强，不通达变；或经验匮乏，泥于常法；或标本关系相处欠妥；或选穴不当，配伍有忌，运用补泻法有缪；或对现代医学检查指标不了解，等等，都会导致误治。因此，误治的原因是多方面的。

误治辨析，是对辨证论治的再检验，对病机的再认识，对腧穴功能的再讨论。为了从误治中吸取教训，现根据临床所遇的因四诊不详不细、辨证有误和治则有悖、用穴不当等方面的误治案例，举例如下，进行辨析。

（一）四诊不详

四诊不详不细，多因诊病草率，或犯经验主义，泥于常法。它可带来辨证有误、辨析缺据、治则有悖、选穴有缪，或未知前医治疗经过，重复前辙而造成误治。例如：

病例 1　腰痛、带下

王某，女，60 岁，1984 年 6 月 15 日初诊。

病候：患者 5 个月前因行走不慎扭闪腰部而出现腰痛。经用行气活血药后，剧痛及咳嗽、扭转时痛剧治愈，而出现整个腰及骶部酸痛、空痛，但没有具体痛点，时而腰痛如折，严重时影响行走及弯腰活动。在当地医院久治无效。

治疗经过：前医一至三诊针泻间使、三阴交，施用行气活血之法，反而加重；四至六诊针泻肾俞、阿是穴，改用舒筋活络止痛之法，腰及骶部酸痛、空痛和腰痛如折等更为明显。前医请求会诊，询问病情，方知患者怕羞而未诉说带下之病。患带下病 2 年，白带量多，淋漓不断，其质稀薄，小腹觉凉，腰酸如折，时而空痛，严重时影响行走及扭转活动，尿频色清，大便溏薄，舌淡苔白，脉沉略迟等。改用针补带脉、肾俞、命门，温补肾阳，固涩止带之法，针治 10 次不仅带下治愈，伴有腰及骶部疼痛和其他症状亦随之而愈。

辨析 本案误治之因，在于问诊不详，信于腰痛的成因，泥于常规治疗。开始针治 3 次反而加重，是因没有详问病情，孤立地看待腰骶疼痛这个表面症状，对于平时一系列肾阳亏虚的带下证候却一概不知，造成了“反泻含冤”之弊。既没有考虑到腰部扭伤之后已用过行气活血药物，扭伤性腰痛已经治愈，不可再复前辙，又没有鉴别扭伤性腰痛与虚亏性腰痛的不同特点。一至三诊复用行气活血之法，四至六诊又用舒筋活络之法，虚以实治，反而复重是理所当然。七诊会诊详问病情，重新分析，方知是肾阳虚引起的带下病，腰骶空痛、酸痛，具体痛点不明，甚则腰痛、腰酸如折等，乃属带下日久、精血失养之故。本质是肾阳虚引起的带下病，腰骶痛仅为症状，故而改用针补带脉穴（通于带脉，止带要穴）、肾俞（补肾又壮腰）、命门（补真火壮命门，与肾俞配伍温补肾阳），共奏温补肾阳，固涩止带之效以治其本。以止带为本，带下治愈，精血能煦养腰部筋脉，腰骶疼痛症状自然而愈。

病例 2 下肢凉痛

李某，男，26 岁，1984 年 10 日 20 日初诊。

病候：患者两下肢凉痛已 2 年。自述 2 年前因劳动汗出用凉水冲洗而得。两下肢尤以膝关节以下凉痛明显，不易暖热，冬季及感寒加重，得暖则舒，行走无力。曾以寒湿痹证治疗，用过针灸、水针、烤电和中西药治疗均无效。

治疗经过：本科医生针膝眼、足三里、阴陵泉、阳陵泉、绝骨、承山、阿是穴等，施用泻法配针上艾条灸，每次选用3或4个腧穴，隔日针灸1次。四诊后下肢凉痛有所减轻；六诊后下肢凉痛不减，反觉两下肢无力更为明显。经过会诊，方知下肢凉痛与劳动汗出用凉水冲洗无关，两者相隔两月余。素有畏寒肢冷，尿频尿急，排尿无力，气短头晕，身困乏力，时而腹胀食少和泄泻等症状。观其面色苍白，舌淡、诊其脉象沉细。改用温补肾阳之法，针补关元（配烧山火，温热感达于两下肢）、肾俞，针治12次，两下肢凉痛及伴有全身症状治愈。

辨析　欲思治本，必先求本。本案误治于未先求本，问诊不详，分析欠妥，继复前辙。将下肢凉痛，不易暖热之肾阳虚弱证候与劳动汗出用凉水冲洗之因混淆起来，误以为寒邪所客之寒痹证。前医以痹证施治无效，就不可再以痹证施治。继复前辙，虚以实治，耗伤于下肢筋脉，故而下肢无力更为明显。四诊后下肢凉痛减轻，是因急得温热而暂缓，故而不能持久。其下肢凉痛不易暖热，冬季及感寒加重和畏寒肢冷等，为真阳不足，阳气不达之故；命门火衰，脾失健运，故见腹胀食少，时而泄泻；纳运失职，化源不足，故而头晕气短，身困乏力；其尿急尿频，排尿无力和面色苍白，舌淡，脉象沉细等，都属真阳不足之征。会诊之后，审谛覃思，审证求因，改弦易辙。施用整体治疗辨证取穴，针补具有补肾作用的肾俞和具有温补真阳的关元（配烧山火），温补肾阳之法而治愈。

病例3　面瘫

王某，男，45岁，1983年10月7日初诊。

病候：患者10天前不明原因出现左侧面瘫。证见左眼不能闭合，迎风流泪，口唇向右侧歪斜，额纹消失，不会做皱眉、吹哨、蹙额、鼓颊等动作，咀嚼障碍，食物易从口角流出，患侧面肌松弛。血压18.7～20.0/12.0～13.3kPa之间。1966年患过流行性脑脊髓膜炎；1976年患过急性肾炎，后已转成慢性。

治疗经过：一至四诊针泻左侧太阳、下关、颊车、地仓，通经活络散邪，同时针泻合谷、太冲祛风散邪舒筋，结果病情不见好转反而加重。详询病情，方知平时饮食减少，倦怠乏力，气短嗜卧，两眼昏花，尿频，排尿不净常有余沥，时而头晕、心慌、阳痿等，脉象沉细无力。五诊改补患处的太阳、下关、颊车、地仓，补益面部筋脉，同时与针补合谷、三阴交补益气血之法，交替施治，至八诊而愈。1 个月后随访针愈未发。

辨析 本案误治之因在于问诊不详，拘泥于常规治疗，虚以实治。前四诊病情加重，是因没有详细询问病情，孤立地看待面瘫这个表面现象，忽视了素体之虚弱带来了面部筋脉弛缓这一病机。拘泥于“邪气反缓，正气即急，正气引邪，㖞僻不遂”（《金匮要略·中风历节病》篇），又仅以患病时短，岁在壮年而对症取穴，常规治疗，造成了“反泻含冤”之弊。此案告诉我们，局部病证也要同全身证候联系在一起，要整体地看待局部病证。问诊是如此，辨证更是如此。前四诊与后四诊所取腧穴仅一穴之差，改变补泻法后，收效却迥然不同。由此可以看出，针泻与针补取决于病证之属虚、属实。虚以实治，实以虚治，都会造成误治。

病例 4 两下肢痛

任某，男，55 岁，1977 年 7 月 10 日初诊。

病候：患者两下肢酸困沉坠痛已 4 个月。开始右侧下肢膝以下肿胀沉困坠痛，继而左下肢膝、髋及小腿沉困坠痛，后又出现两上肢困痛，阴雨或感寒稍重。

治疗经过：一至十二诊患野取穴用泻法，时而配用“6.26 治疗机”通电，效果不佳。一进修医生请会诊。详问病情，得知兼有头晕眼花，心跳，恶心，午后发热，口苦，渴不欲饮，溲黄，不思饮食，舌苔黄腻，舌边红绛，脉象濡数等临床表现。诊为湿热痹证，改用清利湿热之法，针泻曲池、足三里、阴陵泉。三诊后四肢困痛及下肢沉坠减轻，饮食增加，心跳、恶心、口苦、头晕均有所减轻，舌苔转为薄黄；六诊后所有症状均有不同程度的减轻和治愈；七诊痊愈。

辨析 进修医生问其故，告曰：本例系湿热之邪，浸淫筋脉，痹阻气血，湿性重着，故而两下肢沉困坠痛。阴雨或感寒，因湿热被束，故而肢体沉困坠痛稍重，不是寒郁而加重，不属风寒湿痹之证。湿热之邪，留滞中宫，则恶心，口苦，渴不欲饮，不思饮食；湿热下注则溲黄；其舌质、舌苔及脉象，属于湿热之征。病机属于湿热，故用清利湿热之法以治其本。吴鞠通在《温病条辨》中指出："午后身热，状若阴虚"。本例午后发热，联系其证候，当属湿热为患。

本案误治之因，在于问诊不详，习于常法治疗。内在湿热为因的病证，施用对症治疗患野取穴的方法，焉能收效？问诊不详之因，在于经验匮乏，仅将内在湿热反映于体表的疼痛这一表面症状作为针刺的主要对象，来询问病情。根本没有也不可能将肢体病变与内在湿热病证联系起来，放在首位，使之局部与整体、内在与外在脱节。又因习惯于常法治疗患野取穴，故十二诊以前，都是对症治疗患野取穴，以痛止痛的针灸处方。一般针治三、五次不效即可进行会诊或请教。直至十二诊后病痛不减，才要求进行会诊，又为时太晚。

病例5　腰痛

王某，男，48岁，镇平县人。

病候：患者患腰痛2年余。证见腰部经常酸困痛，久坐加重，患部觉凉，阴雨和感寒加重，得暖则舒。伴有少腹拘急，畏寒肢冷（两下肢尤为明显），时而阳痿、尿频、小便不利和排尿无力等症状。舌淡，脉象虚弱。曾在某医院以寒湿腰痛用中药治之不效。

治疗经过：一至五诊，针泻肾俞、大肠俞均配针上艾条灸。二诊后腰部凉痛稍减，五诊后腰部酸困痛加重，腰软不能久坐，尿频和时而小便不利及排尿无力加重。请余会诊，方知前医未曾询问伴有症状及治疗经过，又未切诊，仅以腰部酸困痛，阴雨、感寒加重，得暖则舒为主证，以寒湿腰痛治之，故而加重。六至十诊改补关元、肾俞、复溜，施用温补肾阳之法，不仅腰痛治愈，伴有症状亦随之治愈。

辨析　本案舛错之处有二：一是前医未注意"治外必求诸内"，与内在症状联系起来，仅以患者主诉腰部疼痛症状为依据；二是没有询问伴有症状和治疗经过，盲目地以寒湿腰痛治之，重蹈前辙。结果是八味地黄丸证，误诊为寒湿腰痛；应用温补肾阳之法，误用温散寒湿之法；已使用温散寒湿之法无效，复又施用，一误再误。因违背了辨证论治法则，造成误诊、误治，加重了病情。

针补关元，肾俞、复溜三穴，是遵《景岳全书》所说："故善补阳者，必于阴中求阳，则阳得阴助，而生化无穷；善补阴者，必于阳中求阴，则阴得阳升，而泉源不竭”之法，而配伍腧穴的；是根据此案的病机、治则和此三穴的功能而配穴组方的。针补关元用以补真阳，配补肾俞补肾气，共奏温补肾阳之效。针补复溜滋阴补肾与关元配伍，则是于阴中求阳，阳得阴助之意。一至五诊所用腧穴，若改用补法，则有温补肾阳的作用（主要是补灸肾俞穴），只是较补关元、肾俞、复溜三穴力薄，收效较慢，但不会加重病情。

病例6 腹痛、身痛

陈某，男，40岁，1990年8月6日初诊。

病候：患者患腹痛和身痛已3个月。3个月前在田间劳动淋雨受寒，自恃体健而不介意，是夜同房发生小腹挛痛，痛不可近，有阴茎向腹内收缩感。次日加重，复见马氏点处挛痛，全身筋骨疼痛，恶寒发热。

治疗经过：当地医生问诊不详，又未作腹诊，仅以劳动淋雨感寒而得，给以九味羌活汤3剂，恶寒发热治愈，但腹痛、身痛不减，夜间尤甚。当地医生仅以马氏点处疼痛明显为主证，以阑尾炎针治，针取阑尾穴、阿是穴，注射青霉素，治疗8天诸恙如故。家属后用土单验方久治亦无效。几天前作钡灌肠透视及白总分检验，均未见异常。

现在证：小腹及马氏点处凉痛，阵发性挛痛，得暖则舒，按无积块，阴茎有向腹内收缩感，全身筋骨关节凉痛，均以夜间尤甚。伴见畏寒肢冷，食欲不振，便溏尿频，头晕气短，神疲懒言，精神萎靡，语音低微等。舌淡苔白，脉象沉细略迟。以真阳不足，阴寒内盛，脾虚失运，生化无源之腹痛、身痛证候治之。一至三诊针泻加针上灸大巨（右）、气海、阿是穴，温经散寒以治其标，每日针灸1次；四至九诊艾灸关元、神阙，每日艾灸2次，每次各灸15～20分钟，温真阳益脾阳以培其本。三诊后腹痛治愈，九诊后身痛及阴茎上缩感亦愈，伴有虚弱症状有不同程度的好转和治愈。

辨析 本案前医误诊误治有三：其一问诊不详，未知房事伤精，寒邪乘虚外袭，仅作淋雨受寒治之；未知小腹挛痛阵痛及阴茎有内缩感，因于寒性收引；未知身痛因于阳气不达。其二未曾进行腹诊，弃于阳虚阴盛之小腹挛痛，而以马氏点处疼痛明显为主证。其三未作血象和钡透检查，仅以痛点而主观地诊断为阑尾炎，故用药和针治收效不卓。

患者素体健壮，脏腑本无它病。起病于房事之后，劳累淋雨于前，显为房欲精伤，寒邪乘虚深袭肝肾二经无疑。肾藏精，主骨，肝藏血，主筋。精血亏虚，阳气不达，则全身筋骨凉痛。肝脉循毛际，绕阴器，入少腹；肾脉循少腹；小腹为足三阴经和任脉之会。阴寒外袭足三阴、任脉之会，是以小腹及马氏点处疼痛。夜间属阴，寒邪属阴，阳气被遏，故腹痛、身痛夜间尤甚。寒则收引，故小腹挛痛阵痛，阴茎有内收缩感。痛处按之未有积块，乃属虚寒之征。真阳不足，阴寒内盛，脾运失健，生化无源，故见一派阳虚、虚弱之象。前医初投九味羌活汤表邪已退，但阳虚阴寒未治，理应投温阳散寒之品，误以阑尾炎针治，患处取穴未配艾灸，阴寒焉能得除？急则治其标，一至三诊首先泻灸患处腧穴，温阳散寒以止痛，待腹痛缓解，再治其本，四至九诊艾灸关元、神阙，扶真阳益脾阳而身痛及其他诸恙悉愈。

病例 7　胸痛

杨某，男，22 岁，1985 年 8 月 8 日初诊。

病候：患者患胸痛已 4 年，因负重闪挫而得。此后每因活动上肢或扭转上身时偏于胸部右侧疼痛，放射在右侧肩胛内缘，劳动过度时加重。进食稍热则觉食道发烧、灼热，但不影响饮食。舌苔薄白，脉象弦涩。曾用中西药久治无效。

治疗经过：一、三、四诊，针泻间使、三阴交行气活血；二、五诊针泻右魄户、膏肓俞，放射点取穴，通经活络。以上五诊无效，就反复思之：该病无有虚象，应属实证无疑，但应用行气活血和通经活络之法，针之、用药均无效，何也？进食稍热则觉食道发烧、灼热，但无其他热象佐证；患处既无压痛点，亦无具体痛点，病在何处？不属瘀血？患处病变与内脏没有特殊联系之处，更没有证候群佐证分型；考其辨证似无不确，立法似无不妥，用穴似无不当，应效而不效何故？再次进行病情询问和压痛点的测检，方知右侧承满、梁门和天枢穴压痛明显，乃属由此向右胸及肩胛部放射作痛之故。六至八诊改用压痛点取穴，针泻右梁门、天枢。六诊后右侧胸痛明显减轻，八诊治愈。

辨析　本案误治于四诊不全，偏听患者主诉，未作肢体病处切诊，又误治于复重前辙。患者虽因负重闪挫而得，且历时 4 年，不可再施用行气活血和通经活络之法，况前诸医已用了上法无效，更不可再步后尘。患者所疑胸痛，实为右上腹疼痛之放射，痛点在腹不在胸，而以胸痛治之，治错了病位，所以无效。经过肢体病处切诊，明确了病本在腹，在于右侧腹肌，故六至八诊改弦易辙，施用压痛点取穴，局部理气散滞通经活络之法而收效。此案右侧承满、梁门和天枢穴处压痛，但患者无疼痛之感，又无胃肠症状，是因腹肌经气失畅放射于右胸引起疼痛之病变，此乃“独处藏奸”之案例。从其几疑几问中测得藏奸之处，用针而拔之。

病例 8 膝关节凉痛

刘某，男，42 岁，住南阳县安皋乡。

病候：患者患两膝关节凉痛已 2 年。证见两膝关节凉痛，阴雨、感寒加重，得暖则舒。伴有尿急尿频，畏寒肢冷以下肢尤甚，行走沉困无力等症状。面色苍白，脉象沉细。曾以寒湿腿痛（膝关节痹证）治之，服用中药多剂不效。

治疗经过：一至四诊针泻双膝眼配针上艾条灸。针灸 4 次膝关节凉痛略有减轻，但行走无力及沉重加重，仍畏寒肢冷。会诊诊之，方知是真阳不足，阳气不达于两下肢之故，不属膝关节风湿。五至九诊改补关元配烧山火（使温热感由关元穴分别向两大腿内侧下行至膝关节及小腿部），针补足三里（壮筋补虚），共奏补真阳益筋脉之效，5 次治愈。

辨析 本案误治于前医没有详细询问伴有症状及治疗经过。患者曾以膝关节寒湿痹证服用中药多剂，治疗无效，而前医又以寒湿痹证治之，无效显然。患者虽然自觉两膝关节凉痛，阴雨、感寒加重，得暖则舒，但伴有畏寒肢冷尤以两下肢为甚，行走沉困无力，尿急尿频等症状，再参面色及脉象，则属阳虚之征。从整体辨证来看，该案属于真阳不足，阳气不达于两下肢，和伴见筋脉亏虚之证候。故五至九诊改补关元（配烧山火）、足三里，温补真阳，壮筋补虚而收效。是案之误治，误于尚未见证推源，外证内求和“治外必求诸内”之辨证论治法则。仅从局部治疗，而没有与整体辨证联系起来，又没有询问治疗经过“再兼服药参机变”，未能辨别膝关节属寒属热是虚是实，所以就凭主诉对症治疗，重蹈了前辙。

（二）辨证有误

辨证有误，误于辨证不细，或经验匮乏，分析欠妥，辨错了证型，或因于问诊不详，或四诊合参不全面等。它可带来治则有悖、选穴有误，致使理法方穴不能融为一体而造成误治。例如：

病例1　不寐

张某，男，26岁，1983年11月7日初诊。

病候：患者于3年前突受惊恐，当晚即心悸易惊，多梦少寐。嗣后入寐易醒，经常多梦少寐，渐致记忆减退。伴见体倦神疲，头晕眼花，易饥纳呆，饮食无味等。面色少华，舌淡苔薄，脉象细弱。曾用中西药久治罔效。

治疗经过：前医以心肾不交，阴虚火旺之黄连阿胶汤证治之，一至三诊针泻神门补复溜。针后不寐及伴有症状不见好转，精神萎靡和入寐易醒加重；四诊针穴手法仍同上，针后更致精神萎靡，入寐易醒加重。五诊进行会诊，重新进行辨证分型，属于心脾两虚型之归脾汤证，改用针补神门、三阴交，补益心脾之法，十诊痊愈。

辨析　本案误治，责之于辨证有误。本属心脾血亏型，误为阴虚火旺型。前医针泻神门补复溜，滋阴清火，适用于阴虚火旺和热病后心烦不得眠之黄连阿胶汤证。《伤寒论·辨少阴病脉证并治》篇云："少阴病，得之二三日以上，心中烦，不得卧，黄连阿胶汤主之。"（303条）神门施补有补心气、养心血、宁心神的作用，施泻能通心络、清心火、安心神，应补而施泻；补复溜滋肾阴而没有益脾养血之功。辨证错了治则取穴亦随之而错，补泻法亦跟之而错。故经三诊治疗不见效果，反而病情加重；四诊仍用原方，一误再误。

五诊会诊，从其伴有证候群进一步辨证分析：患者虽多梦少寐，但少寐是易醒而非是易惊；虽时惊悸而不烦；脉象细弱而非细数；舌淡苔薄而非舌红少津；且伴有体倦神疲乏力，面色少华等，故确诊为心脾血亏型之归脾汤证。改用补益心脾以宁心神之法，针补神门（补心气，养心血，宁心神）、三阴交（益脾养血）而痊愈。

病例 2　头痛

李某，女，30 岁，住南阳县石桥镇。

病候：患者患头痛已 11 个月，因阳光暴晒后引起。证见头部右侧颞部及巅顶部疼痛，痛如锥刺，痛处不移，巅顶肿痛热痒，遇热加剧，中午痛甚。伴有口渴引饮，口臭，食少纳呆，大便干秘等症状。面红唇赤，舌苔薄黄，脉数有力。时而口苦易怒，气呃不顺，耳鸣。曾用中西药久治无效。自购止痛片、头痛粉，服后仅能暂时止痛。患郁证已 3 年，每因郁怒而复发。

治疗经过：一至三诊针泻太冲、丘墟、太阳（右）。三诊后仅口苦、耳鸣及右颞痛有所减轻。四诊、五诊针穴手法同上，针后收效不大，头顶仍刺痛、热肿痛，伴见症状仍存在。反复推敲，再三考虑：以肝胆之火上扰之头痛治之，施用清降肝胆之火，佐以局部止痛之法，辨证似无不确，治则似无不当，用穴似无不妥，当效而不效，何故？复问病情，叙述如前。根据其病因、脉证和兼证，综合分析，认定属于阳明实热，上扰巅顶之头痛证候。决定改用针泻足三里（泻阳明腑实）、内庭（清胃热，降胃火）、天枢（通肠泻热），施用清泻腑热之法，釜底抽薪，针治 5 次而痊愈。

辨析　本案辨证辨治有误，误于病位，将阳明热盛之头痛，误诊为肝胆热盛之头痛。一至三诊针泻太冲、丘墟、太阳（右），清降肝胆之火，佐以局部止痛，但是肝胆之热有所减轻，而阳明热盛之主证尚未得到缓解；四诊、五诊又施用上法上穴之所以不效，是因方不对证，未中病机。误于辨证不细，误诊了病位及证型。是因以原有郁证及兼见时而口苦易怒，气呃不顺和耳鸣的次要症状作为主证，忽视了鉴别肝胆火旺循经上扰之头痛病的证候群，又忽视了一系列阳明热盛之证候群以及中午和遇热头部热肿疼痛加重的旁证，治错了证型，故而无效。

本案之头痛虽不在阳明经循行之处之前额部，不属阳明头痛，但依其病因、脉证和兼证及旁证，则属阳明腑热，热扰巅顶之头痛证候，故施用清泻阳明腑热之法获得痊愈。

病例 3　产后癃闭

王某，女，26 岁，1985 年 3 月 24 日接诊。

病候：患者 10 天前分娩，产后第二天即出现小便癃闭，尿液点滴不下，小腹膨隆拒按，压迫小腹亦不能排尿，每天需插管导尿。体胖，痛苦表情。曾用中西药利尿无效，遂由本院妇产科转针灸治疗。

治疗经过：一诊针补足三里、复溜，二至四诊针补太溪、三阴交，均未奏效。查其脉象虚软，自觉气短，五诊即改补合谷、复溜、曲骨，拔针后10分钟即能排尿，翌日治愈出院。

辨析　本案误治于辨证有误，因于未查脉象，问诊欠详。该案之癃闭，属于气虚升运无力，肾虚气化不利。前四诊针补复溜、太溪补肾，而未配补气升运之腧穴，方不应证，自然罔效。五诊参查脉象，复查病情，方知自觉气短和脉象虚软，并根据产后癃闭多虚及屡服利尿之品伤气伤肾，而诊为因气虚升运无力，肾虚气化不利所致。改补合谷（益气升陷）、复溜（补肾）、曲骨（助气化行水），施用益气补肾，化气行水之法而病愈。五诊针治1次治愈，是因有前四诊针补足三里、三阴交、太溪等穴，有益于癃闭治愈的基础上，而获得1次针愈的。本案配穴欠妥是因于辨证有误，带来了治则不当，进而配穴不妥。

病例4　术后癃闭

张某，女，45岁，1966年9月23日接诊。

病候：患者20多天前，行子宫肌瘤切除术后，即出现小便癃闭，每天依赖插管导尿尿液方能排出。全身指陷性浮肿，面色萎黄，精神萎靡。小腹膨隆，痛苦表情，脉象虚软。现今伤口已化脓。曾久服利尿西药无效，今天由妇产科转针灸治疗。

治疗经过：一诊、二诊针泻阴陵泉、三阴交无效。三诊、四诊改补复溜，三诊后当天下午始能自行排尿，四诊巩固疗效。

辨析　癃闭之病，有湿热壅积、肺热壅盛、中气下陷、肝郁气滞和肾气不充等证型。本案误治之因有三：一是没有根据病情分属证型，仅以癃闭病这一概念就施用通利小便之法；二是没有借鉴前医用利尿药无效，不可针泻阴陵泉、三阴交再用利尿之法，况且三阴交还有活血祛瘀作用，更不适用此案；三是没有考虑到术后多虚，久利伤肾，如再利尿更伤肾气，愈利愈不利之弊。因此造成一误再误。三、四诊改补复溜补肾培本，是基于上述原因而出于心法的。针补复溜补肾培本，正中这个肾气不充的病机而收捷效。

病例 5　头痛

姚某，男，21 岁，1983 年 8 月 28 日初诊。

病候：患者患头痛 7 年余。7 年来头部前顶及两颞处疼痛发紧，时而呈阵发性热痛、跳痛，遇热痛甚。伴有口渴欲饮，多梦，乏力，头晕如酒醉之状等症状。自觉睡觉及饮服凉水后头痛加重。舌质红，舌苔薄黄，脉数。

治疗经过：一诊针泻神门、太冲。二诊，仍多梦、头痛，针泻神门、太阳、阿是穴（前顶部）。三诊针泻太冲、丘墟、神门。四诊，前三诊无效，针泻太阳、前顶。五诊，头痛减轻，仍觉头皮发紧，针穴手法同四诊。六诊，手足无力，持物不固，身如酒醉，改补法试治，针补神门、复溜补益心肾。七诊，头顶及两颞疼痛沉紧不适，多寐（不分昼夜时时欲睡，但欲寐），两眼干涩，身困乏力，针泻内庭、太冲、阳陵泉。

辨析　本案辨证有误，误于证型，带来了治则、取穴不当，治之罔效。依其脉证、兼证，本例属于阳明热盛，上扰头部之头痛证候。一诊针泻神门、太冲，清心安神，平肝熄风；二诊针泻神门、太阳、阿是穴（前顶部），清心安神，通络止痛；三诊针泻神门、太冲、丘墟，清心安神，清降肝胆之火，意在以肝阳、少阳头痛治之。因为以上三诊都不是清降阳明之热，法不对证，穴不中的，当然无效。再者疑为肝阳、少阳头痛，但脉数而不弦，口渴而不苦，又无易怒、耳鸣、晕眩，胀痛等伴有症状，头痛部位又在两颞、前顶，而不在侧头部。以上三诊都泻神门穴，意在清心安神以治多梦，多梦因于阳明热盛，热扰神明，又不是主证，阳明热盛得以清降则多梦自愈，以神门为主穴则是主次颠倒。四诊、五诊之所以有效，是因对症治疗患处取穴，通经活络局部止痛，仅是扬汤止沸，而不是釜底抽薪。釜底抽薪之法是针泻内庭、解溪，清降阳明之热。五诊后出现手足无力，持物不固，身如酒醉，六诊就急改治法，针补神门、复溜补益心肾，离证太远，更不奏效，加重了病情。七诊所取腧穴，仅泻内庭（清降胃火）有点对证，其他两穴与证较远。因多次针治无效，患者失望而停治。

总之，是案误治，责之于辨证有误，因之带来了法无正立，选穴悖谬而不奏效。易于治愈之头痛，沦于误诊、误治之手。

病例 6　小儿麻痹

江某，男，3岁，1967年12月3日初诊。

病候：患儿患小儿麻痹已2个多月。开始发烧，腹泻，腹胀食少，溲黄。治愈后出现两下肢痿软，不会站立及伸屈，左重于右，不会端坐，活动下肢无痛苦表情。近来仍食少，腹胀，溲黄，面黄。曾用中西药及针灸治疗无效。

治疗经过：一诊、二诊针补足三里、复溜、环跳，补益脾肾，壮筋补虚；三诊、四诊针补足三里、三阴交、阴陵泉、大肠俞，补益脾胃，健壮筋脉。以上四诊无效，后来联系前驱期症状，五至十一诊改泻合谷、内庭、阴陵泉，清阳明利湿热。五诊后溲不黄，饮食增加，下肢会站；七诊后扶着能行走几步；十诊后扶着床已会行走10多步。十二、十四、十六诊针补足三里、三阴交，益脾养血，又可健壮下肢筋脉，十三、十五诊针补气海俞、大肠俞、关元俞，健壮腰骶筋脉，又有益于下肢筋脉。十二诊后下肢已会行走，但腰软不支；十五诊后下肢行走有力，腰亦不软；十六诊痊愈。

辨析 本案是感受病毒，夹湿热之邪留滞中宫，侵犯经脉之小儿麻痹证候。误治于一至四诊，施用补益脾肾、补益脾胃，佐以健壮筋脉之法而无效。该案辨证有误，误治于证型。误诊于仅以现有腹胀食少及下肢、腰骶痿软为主证，施用补益之法。却忽视了先发烧、腹泻、腹胀食少、溲黄，继而下肢麻痹这一先后、因果关系，并与前驱症状脱了节。违背了感染病毒夹湿热之邪蕴郁胃肠，侵袭经脉这一病机，故而无效。后来根据现证联系前驱期症状，追溯病机，于五至十一诊改泻合谷、内庭以清阳明气分之热，泻阴陵泉祛湿益脾，而病情明显好转。十二、十四、十六诊，是在病邪已去病情明显好转的基础上，针补足三里、三阴交既收益脾养血之效，又收补益下肢筋脉之功。十三、十五诊针补腰部腧穴，意在专治腰软又益于下肢筋脉。由于辨治明确，故尔收效较捷。

病例7 破伤风

柳某，男，18岁，住南阳县王村公社柳湾大队柳湾村。

病候：患者患破伤风已50天。50天前因从树上跌下，右侧大腿外廉被木棍尖刺伤出血。8天后出现苦笑面容，牙关紧闭，张口困难，四肢抽搐，角弓反张。内服祛风发汗，解痉散邪之中药40剂，反见肢体抖动，筋惕肉瞤，头晕目眩，易惊少寐，自汗盗汗，语音低微，气不接续等症状。面色苍白，身体瘦弱，唇舌色淡，脉细无力。

治疗经过：一至四诊针泻曲池、阳陵泉、太冲、施用祛风散邪，熄风解痉之法，不仅无效反而严重。进食易噎（因气虚之故），噎久则突然两目上视，大汗淋漓，气促息微，并见饮食减少，易惊少寐加重。五至二十五诊改补合谷、三阴交补益气血，时而加补复溜滋阴补肾。八诊后四肢搐搦减轻；十一诊后四肢擞动、角弓反张和自汗盗汗明显减轻；十三诊后四肢搐搦、筋惕肉瞤、角弓反张和牙关紧闭已愈；十八诊后精神好转，饮食增加，气短、心悸易惊、头晕目眩明显减轻；二十二诊后虚亏症状基本治愈；二十五诊痊愈。连续追访 10 年，自此针愈，身体健康。

辨析 本案误治于尚未进行辨证，仅以破伤风这一病名进行常法治疗，施用祛风散邪，熄风解痉之法。结果是一至四诊重蹈前辙，一误再误加重了病情。误于缺乏“再兼服药参机变”，又误于缺乏分析患病月余，服用祛风发汗、解痉散邪之中药 42 剂，是应效而不效，还是用药过多所出现反伤正气，耗伤阴血等一系列证候群？一至四诊所出现的进食易噎，气喘息微，易惊少寐等，正是更伤正气，复伤阴血之故。五诊开始分析病情，进行辨证。考其破伤风是皮肤破伤，风毒之邪乘机侵入机体，走窜经络，内犯于肝引动肝风，以致周身筋脉拘急。从其现证来看，属于正不胜邪，卫外不固，正气已伤，阴血已虚，阴血不能荣筋之征象。故五至二十五诊改用补益气血，佐以益阴柔肝之法而愈病。

病例 8 阳痿、遗精

王某，男，26 岁，1982 年 8 月 6 日初诊。

病候：患者患遗精已 2 年。6 个月前结婚，婚后 2 个月出现阳痿，有性欲要求但阴茎勃起时短而不坚，仍每隔 7～9 天滑精 1 次，时而梦遗。伴有倦怠，心悸，心烦，耳鸣，多梦等症状。舌苔薄白，脉象细数无力。

治疗经过：一至八诊针泻神门补复溜，滋阴清火。四诊后阳痿明显好转，七诊后所有症状日渐好转。因八诊后脉象细数，舌尖红，仍多梦少寐，九至十二诊上方加泻太冲。十三至三十三诊，改补三阴交和中极、关元，或补灸关元泻神门、风池，或补关元、三阴交，个别针次针泻风池、内庭、太冲，致使遗精和滑精加重，又夜间易醒，醒后入寐困难，并出现精神抑郁，多疑善惑，阳痿亦终未好转。

辨析　本案舛错之处是辨证有误，误治在以阳痿次要病证作为主病治之。忽视了阳痿因于遗精，遗精引致阳痿这个因果关系，所以十三诊后处方杂乱，没有重点。该案遗精证属阴虚火旺之黄连阿胶汤证。遗精引致阳痿，针泻神门补复溜，仅用滋阴清火之法即可治愈二病，遗精治愈阳痿和伴有症状也随之而愈。十三诊之前，阳痿及遗精已明显减轻，伴有症状也日渐好转。但十三诊后医者仅看到阳痿的一面，而忽视了阳痿因于遗精的另一面，于十三至三十三诊改用壮阳补益之法，违背了滋阴清火的治疗法则，本末倒置，二病终不获效。

在腧穴配伍方面，针泻神门、风池补关元的处方，用前二穴意在治疗心烦多梦和梦遗，用以清心安神，清脑安眠；针补关元温补真阳，意在医治阳痿，违犯了配伍禁忌，相互矛盾。针补关元、三阴交及加补中极穴之处方，意在专治阳痿，与应用滋阴清火之法治疗遗精有矛盾。个别针次针泻内庭、太冲、风池，意在疏肝清胃，清脑安眠，违背了治则，悖离了病本与病机。遗精最忌补关元，施补的次数又较多，有助阴虚火旺，促使遗精和滑精的加重，更能引致夜寐易醒，醒后入寐困难等。十三诊之后，针穴处方变换多端，无法遵循，故而无效反而有害。

病例 9　痿证

李某，男，55 岁，住新野县溧河公社李楼大队李楼村。

病候：患者患痿证已半年。证见平卧床塌，四肢不会活动，仅说话和头项活动自如。上肢痿软，手指不会持物，下肢不会站立，腰软不会端坐，四肢呈弛缓性瘫痪，下肢重于上肢。屡治无效。四肢肌肉已轻度萎缩，伴见气短懒言，声音低微，精神不振，排尿无力常有余沥等症状。身体瘦弱，脉象细弱。

治疗经过：去年夏天某晚在室外睡觉，醒后发觉四肢麻木，第二天四肢不会活动，即到新野县医院诊治，因诊断不明用西药治疗半月无效。后经当地医生以感受寒湿治之，给以中药治疗而反重。后来本院经西医检查，诊断为多发性神经炎，用药无效，转针灸治疗。针泻合谷、阴陵泉、三阴交，清热利湿，活血通络，针治5次而反重。又回新野县医院中医治疗，给以虎潜丸和中药汤剂，治疗一段时间进步不大。最后求治于本院住新野县医疗队针治。所见病候如前，以病久气血阴精亏虚，筋脉失其濡养之痿证治之。针补合谷、三阴交、复溜，补益气血，滋肾养肝以益筋脉，与针补足三里、曲池、肾俞，直接强壮局部筋脉之法，交替施治，每日或隔3日针治1次，中间休息治疗20天，共针治30次而告愈，能作一般家务劳动。终年82岁。

辨析 痿证有肺热津伤、湿热浸淫、肝肾亏虚、气血双亏、脾胃虚寒和久病阴损及阳，阴阳俱虚及病久气血阴精亏损，筋脉失其荣养等证型及其病因病机，本案属于病久气血阴精亏虚，筋脉失其荣养之痿证。

本案误治于辨证有误，误治了证型。其一是起初误作感受寒湿之证治之，仅以病因辨治，而未详析感受寒湿。寒湿外袭，必有身痛或肢体疼痛之外在症状，不会仅现四肢痿软之征，辨错了证型，当然用药无效而反重。其二是针灸治疗，又辨错了证型。湿热浸淫筋脉而致之痿证，必见肢体沉重或兼微肿、肌肤微热，胸脘痞满，小溲赤涩热痛，舌苔黄腻，脉象濡数或滑数。针泻合谷、阴陵泉、三阴交，是以湿热郁蒸，浸淫筋脉，血脉失畅之痿证治之，施用清热利湿，佐以活血通络之法，虚以实治，必然伤气损血加重病情。其三是以肝肾亏虚之痿证治之，给以虎潜丸及汤药，补益肝肾滋阴清热，接近对证，但无补益气血之品，药力不及而效差。最后是依其脉证、兼证及病程和治疗经过，以病久气血阴精亏虚，筋脉失其荣养之痿证针治，施用补益气血，滋肾养肝以益筋脉，和局部直接强壮筋脉之法，标本兼治针治30次而告愈。

误治之因，在于辨证有误。辨证有误在于前医没有详察因寒湿外袭和湿热浸淫及肝肾亏虚，同气血阴精亏虚、肢体筋脉失养之肢体症状和伴见证候群作鉴别之故。

（三）治则有悖，选穴不当

治则有悖和选穴不当，多因于辨证有误，习于常法，或经验匮乏，不懂标本，或因不明腧穴功能。它可带来治则主次混淆，选配腧穴不力，或配伍有缪而造成误治。例如：

病例 1　遗尿

于某，男，14 岁，1981 年 1 月 13 日初诊。

病候：患儿患遗尿 3 年多。1977 年秋开始夜间遗尿，尿频每晚 5 次左右，白天尿频平均每小时 1 次，有时排尿无力，排尿不净常有余沥。伴有易于畏寒，气短，精神萎靡，倦怠乏力，手足不温等症状。身瘦，脉象沉弱。

治疗经过：一至五诊针补关元（补真阳）、气海（补元气），因无效而六至十诊改用阿托品 0.5mg，穴位封闭中极时而封闭关元穴。用穴位封闭无效，十一至十四诊改补关元、气海、命门（补真火）、肾俞（补肾气），施用温补肾阳，固摄膀胱之法而痊愈。2 个月后随访告知针愈未发。

辨析　遗尿之病，责之于肺脾肾三脏。本案患者系肾阳不足，膀胱虚寒，气化功能失调，不能制约水道之遗尿病证候。应用温补肾阳，固摄下元之法。一至五诊针补关元、气海，仅用补真阳益元气之法，缺少补肾气之腧穴，故而收效不著。六至十诊施用阿托品穴位封闭，不解根本之苦，所以无效。最后十一至十四诊，针补关元、气海、命门、肾俞，温补肾阳，固摄下元以治根本，正中病机，故而效卓。后四诊之所以效卓，在于前几诊针补关元、气海补真阳益元气的基础上，加补命门、肾俞温补肾阳而共奏效果的。

本案误治于腧穴配伍欠妥。前几诊针补关元、气海，之所以疗效不佳，在于患病日久，短时不能奏效。再者尚未配补命门、肾俞二穴，特别是肾俞穴具有补肾气的作用，与关元配伍可温补肾阳，补肾以约膀胱；肾俞与命门配伍，又可温肾约胞。遗尿之病，多责之于肺脾肾三脏功能失调，不从根本上补益脾肺、补益脾肾或温补肾阳，而仅用阿托品穴位封闭，自然是功效无几。

病例 2　腹胀、泄泻

杨某，男，45 岁，住镇平县城北郊。

病候：患者患腹胀、泄泻已 10 个月。因饮食生冷夹气滞而得。开始胃痛腹胀食少，腹痛即泻，泻后痛减。经当地医生治愈胃痛，腹胀、泄泻仍存，每因饮食不节而腹胀复发或加重，每因郁怒而腹泻即发。伴有身困乏力，饮食减少，精神萎靡，少气懒言等症状。面色苍白，舌淡苔白，脉象沉细而弦。

治疗经过：一至三诊以脾虚运化失职治之，针补脾俞、阴陵泉、足三里，健脾益气补中，腹胀加重更不欲食。四至十诊改用针泻中脘、内关、足三里，腹胀、腹泻及食少治愈。十一、十二诊，针补阴陵泉、足三里补益脾胃以固其本。十一诊后无任何不适，十二诊因捻补时间较长，每穴捻补约20分钟，针后当晚腹胀难忍，坐卧不安，不思饮食，直至第二、第三天腹胀有所好转，稍能进食。患者以十分恼怒的态度叙述了针后的经过，并疑针错了穴位，医生意识不好，等等。向患者说明情况后，于十三、十四诊改补合谷，针泻内关、足三里，益气和胃散滞，以调善后。

辨析　此案乃虚中夹实之证，应用先治其标实，后补其本虚，或虚实并治之法。一至三诊之误治，误于仅看到虚的一面，而忽视了腹胀因于饮食所伤，泄泻因于郁怒而发，脉虽沉细但有弦象等实的一面，颠倒了标本缓急的治疗法则，故而针后加重。四至十诊，施用理气和胃散滞之法，正中其的，故而效卓。十一、十二诊后，事与愿违，其原因是：一则因捻补时间过长（特别是十二诊），影响了气机的通畅；二则是峻补脾胃，未配用理气之穴；再则责之于足三里穴，施用补法易致中满阻滞，若改用先少泻后多补之法，何弊之有？其十三、十四诊以治实为主，兼顾其虚，针泻内关、足三里理气和胃而不伤正，配补合谷补气，补而不滞，恰到好处。

病例3　胃痛

王某，女，50岁，门诊号013343。

病候：患者患胃痛3个月，因郁怒而得。证见胃痛，腹痛，痛窜胁肋，脘腹痞闷，气呃不顺，嗳气频作。自觉气与痰并自鸠尾沿胸骨右侧向上冲逆，咽部哽阻，如有炙脔，吞咯不去，若突然吞咽食物时气逆向上冲顶。伴有咽干口苦，大便干秘，小便色黄，尿急尿频，心烦易怒，头晕目眩，气短乏力，善恐易惊（每因稍惊一下则上腹抽痛一下），易饥（一日3～6餐），饥饿时上腹抽抖隐痛，口臭等症状。精神抑郁，面唇红赤，舌绛，舌苔薄白少津，脉象弦数，右肋下及中、上脘穴处有压痛。

治疗经过：

一诊：针泻行间、丰隆、间使，疏肝理气，涤痰降浊。

二诊（13日）：昨晚肠鸣则胃脘舒服，吞咽较顺。针泻上脘、梁门、间使，理气和胃散滞。

三诊（17日）：上腹抽紧疼痛及气逆消失，咽部哽阻减轻，昨天下午因劳累而复重，两胁下交替性抽痛，仍太息、气呃不顺。针穴手法同二诊，加泻丰隆和胃导痰。

四诊（19日）：仍便秘，尿频尿急，易饥，饥饿时胃脘隐痛及腹肌轻度撴动，食后腹胀呕吐，黎明咽干。针补合谷、复溜泻间使，益气养阴补肾，佐以宽胸利气。

五诊（20日）：昨天针后仍便秘，尿急尿频，食后呕吐，气逆上冲，仅饥饿时胃脘隐痛、腹肌抖动及咽干减轻。针泻中脘、梁门（右）、丰隆、太冲，疏肝解郁，涤痰和中。

六诊（21日）：便秘及咽干已不明显，仍咽部哽塞，尿频，欲矢气则气复回向上冲咽。针穴手法同四诊。

七诊（24日）：便秘及下坠感消失，腰酸困痛，饥饿次数减少，腹部抖抽发紧疼痛减轻，夜间喉部已无痰鸣声，咽部微痛，咽部哽塞、口吐白痰和气逆上冲等均愈。仍尿频，小便后心烦、心悬不舒。饮食增加，精神较好。针补合谷、复溜、肾俞，泻间使，益气补肾，佐以理气。

八诊（26日）：针穴手法同七诊。

九诊（27日）：昨晚咽部哽阻，咽下不畅，上腹呈阵发性抖抽连及脊背。针泻承满、上脘、丰隆、太冲，疏肝解郁，涤痰和中。

十诊（28日）：昨晚上腹呈阵发性抖抽发紧。针泻期门、上脘、太冲、丰隆。

十一诊（30日）：上腹抖抽发紧已减轻。针穴手法同十诊。

十二诊（12月2日）：两天来大便带黄色风沫，上腹已不抖抽发紧，小便次数减少，气不上冲，已不善饥，咽部轻度哽塞，按压右侧章门穴则右肋下及胃部不舒。针穴手法同十诊，加泻章门穴疏肝理气止痛。

十三诊（3日）：针泻间使、足三里、上脘和右章门，针刺后即刻肠鸣，腹部舒服。

十四诊（18日）：患流感已10多天现已治愈。咽部略觉炙脔，上腹略有闷塞。针泻上脘、梁门、三阴交、足三里。

十五诊（19 日）：针泻天突穴，针尖略向胸骨方向刺入微有困感，针尖略向咽部方向刺入，针感达于巅顶部，针尖略向左侧斜刺 1～2 分深，则针感沿左侧颈部达于左耳及头维穴处。半年后患者告知此病在本科针愈，身体健康。

辨析 本案系郁怒伤肝，肝气横逆，窜走经络，乘制于胃，胃失和降，故胃脘胀痛连及胁肋，脘腹痞闷，食后腹胀、呕吐，气呃不顺，嗳气频作，气逆上冲；气郁痰结，痰气结滞，则咽部哽阻如有炙脔，咯咽不去；病久气阴两虚，则咽干，气短，易饥；其便秘，尿急尿频，小便色黄，是下焦有热之征；口苦，口臭，易怒，头晕目眩，脉象弦数等，乃属肝郁有热夹风之象；面唇红赤，舌绛，舌苔薄白少津，则属阴虚有热；右肋下（章门）及中脘、上脘穴处有压痛，腹部抖抽发紧疼痛，时而两胁下交替性抽痛等，则属气机不利之故。

本案之病虽然治愈，但误治舛错之处不少。在治疗法则方面，宜疏肝解郁，涤痰散滞，不可施用益气养阴补肾之法，其咽干、气短乏力、易饥是病久气阴两虚之故，随着主证治愈而自愈。在选穴配方方面，四诊时仍见便秘、尿急尿频和食后腹胀、呕吐之实证，却施用益气养阴补肾之法，即如伴有易饥、饥饿时胃脘隐痛和腹肌轻度抖动，亦不可针补复溜以滋阴补肾。所以四诊后便秘，尿急尿频，食后呕吐和气逆上冲仍存在。七诊、八诊针补合谷、复溜、肾俞，益气滋阴补肾易致气机不畅，故而针后复现咽中哽阻，咽下不畅，上腹呈阵发性抖抽连及脊背，影响了气机的通畅，而延期治愈。

在配穴方面要求不严，例如十至十二诊的处方，都同时针泻期门、太冲，二穴都有疏肝解郁作用，择其一即可。十四诊咽部略感炙脔，上腹略有闷塞，尚可针泻上脘、梁门、足三里，施用和胃畅中，调气散滞之法，但配泻三阴交活血祛瘀，则属配穴不当。

病例 4 软腭麻痹

王某，男，72 岁，1972 年 5 月 15 日接诊。

病候：患者患吞咽困难已 2 年多。1970 年 1 月开始说话不清，舌肌觉强。1971 年至今完全不会说话，舌肌外伸活动不灵，口流清涎或黏水，吞咽发呛，进食易从鼻孔流出。伴有头晕头痛，晨泻，尿频等症状。脉象沉细无力。尿常规正常。总胆固醇 7.2mmol/L。血压 18.7/11.7kPa。曾在某县医院以脑栓塞治疗无效。本院耳鼻喉科诊断为软腭麻痹，转针灸科治疗。

治疗经过：一诊针补合谷、足三里、复溜，益气健中补肾。二至四诊针补合谷、复溜，三诊后舌肌活动较灵活，两天进食未呛。五、六诊针补合谷、复溜、廉泉，益气补肾，调补舌络。七诊，两天未解大便，针泻丰隆、足三里通便攻下。八诊，昨天已解大便，针泻下关、通里、廉泉，通舌络利关节。九至十二诊针泻通里、廉泉通畅舌络，后两诊加泻丰隆化痰降浊。十三诊针泻风池、哑门、太阳，清脑活络，开宣音窍。十四诊，两天未流口涎，针泻风池、哑门、太阳、内关、丰隆，清脑理气，开宣音窍。十五至十七诊，针泻内关、丰隆理气化痰。十八、十九诊针补合谷、足三里，补中益气，十八诊后吞咽发呛及咳嗽减轻。

辨析　本案是软腭麻痹症。依其脉证、兼证、病程和以穴测证以及初见成效来看，则属肺肾两虚之证，施用益气补肾之法可获痊愈。未获痊愈，误治之由：一是一至六诊尚获疗效，医者急于求效，不顾病久、高龄之人收效较慢和效不更方之训，六诊之后中走岐途。二是七至十七诊所选腧穴，不知所从，犹如扬汤止沸，而不能釜底抽薪，例如大便两天未解，就施用通便攻下之法；疑为痰阻舌络，就通畅舌络，化痰降浊；疑为音窍受阻，就分别施用开宣音窍、清脑理气开宣音窍和理气化痰通畅舌络之法，等等。三是十八、十九诊施用补中益气之法有点对症，尚有一点效果。但因针治日久未获痊愈，病人失去信心而停止针治。惜于可愈之病，沦于误治之弊。

病例 5　腰痛

时某，女，44 岁，1984 年 11 月 26 日初诊。

病候：患者 10 天前早上起床时，突然感到腰痛，咳嗽时痛甚，活动受限，行走困难。平时腰部经常空痛，月经淋漓不断，劳累加重。

治疗经过：一至三诊针泻间使、三阴交行气活血。因一诊、二诊腰痛减轻，三诊后复重，四诊、五诊改用泻灸大肠俞、阿是穴，温散寒湿。因前二诊后又出现腰部空痛酸困，月经先期色黑量多，白带量多，左脉沉细，右脉细数，舌红苔白，而六至十诊改补合谷、三阴交补益气血。六诊、七诊后腰痛大减，十诊后腰痛复重，咳嗽时腰痛甚，活动受限，行走困难。十一诊改泻内关、三阴交行气活血，因效果不好，十二诊加泻环跳、大肠俞、阿是穴，通经活络，局部止痛。十二诊后腰痛稍减，但两下肢沉而无力，行走困难，腰骶酸痛，咳嗽时腰痛如折，所以十三、十四诊改补合谷、三阴交泻内关，补益气血佐以行气散滞。以上两诊后咳嗽时腰痛减轻，已能行走，十五、十六诊上方减内关。

辨析 本案患者素来气血亏虚，腰部筋脉失养，复因扭伤腰部，筋脉阻滞，气血瘀滞。虚实并见之腰痛，宜用扶正与祛邪之法，同时或交替施治。今一至三诊单纯地行气活血，显得效而不固，故一、二诊腰痛减轻，三诊后腰痛复重。四诊、五诊又误以寒湿腰痛治之，与证疏远，复见虚亏证候明显。六至十诊补益气血以固其本，而无行气活血之法以治其标，故始效而复重。十一诊专用行气活血之法，一次尚不能见效，而十二诊加用局部通经活络之法，针后亏虚证候复现。十三、十四诊改用补益气血佐以行气散滞之法而收效。十五、十六诊补益气血，仅获咳嗽时腰部基本不痛之效。多次针治，终不获效，病证如故。

舛错之处，在于泥于常法，误于虚实并治之法。该案实为扭伤性腰痛，用行气活血之法亦属正法，但却忽略了患者气血素亏之本。用气血双补之法补其虚，却影响扭伤性腰痛之治愈。行气活血伤其正，峻补气血碍其滞。专攻专补均有所偏，惟有扶正与祛邪（散滞）并治，双调气血，方为正法。误治于治则与选穴处方不当。

病例6 哮证

余某，男，50岁，住南阳县安皋乡黑桃园村。

病候：患者患哮证已20余年。证见呼吸急促，喉中痰鸣，咳喘短气，动则息促，夜间及早晨尤甚。常自汗，心慌心悸，精神不振，怯寒倦怠，腰膝酸软。冬季和感寒遇冷易于发病或加重。身体瘦弱，易于感冒。

治疗经过：患者家属请去针治。先针泻天突穴，用自制24号毫针刺入1.6寸深，因捻泻过多患者突然气不接续，头晕眼花，心悸心慌，肢冷肢软，面色苍白，神志恍惚等。立即拔针，急补合谷、足三里、复溜，两人同时捻补约20分钟后，患者神志清楚，呼吸平稳，进食稀粥，逐渐由危转安。从此身体极度虚弱，卧床休息数月后，逐渐身体复常。

辨析　本案误治于选穴有忌。哮证日久，肺肾俱虚或肺脾两虚。患者亦应在发作期以治其标，缓解期以治其本。然由于患者体质虚弱，肺肾气虚，在发作期宜泻列缺、丰隆化痰止哮平喘以治其标，不可针泻天突穴降痰利气平喘，更不可捻泻过多。天突穴之所以是治疗哮证、喘证和咳嗽的常用穴和有效穴，是因施用泻法它有降痰浊、宣肺气、降逆气的作用。天突穴不宜深刺（不宜针尖向后下方深刺），深刺因气管压重感明显，影响呼吸；中气不足之人，不宜捻泻过多，多则易伤正气，易于气陷（特别是气虚体质）；在留针或捻泻后，气道通利是气管阻力由增高状态而明显下降的表现，不可再行捻泻；元气衰微，肺肾气虚的哮、喘患者，不可针泻本穴，泻之伤气，补之气逆；哮证日久，必致肺脾肾三脏俱虚。因此，虽在发病期亦不可针泻本穴。

该案误治于天突穴：一是不宜选取本穴，二是不宜针之过深，三是不宜捻泻过多。三者俱误是造成元气大伤，脱证外现的根本原因。急补合谷（补肺气，益气升阳）、足三里（补中气）、复溜（补肾气），肺脾肾俱补，益气回阳固脱而挽回了生命。

病例 7　习惯性便秘

患者，男，23 岁，教师，埃塞俄比亚人。1979 年 8 月 24 日初诊，门诊号 68977。

病候：患者患便秘已 10 年。10 年来经常排便困难，努责方能排出，一日大便 1 次，只能排出少量干硬粪块。饮食减少，腹胀，精神不振，气短，神疲乏力，脉象细数。自觉饭后无肠蠕动感。8 岁时患过阿米巴痢疾，10 年前复发 1 次。

治疗经过：曾在当地医院以胃炎诊治无效，又在黑狮子医院行乙状结肠镜检查，确诊为慢性直肠结肠炎。因用药物治疗效差，特求中国医疗队针治。一至三诊针泻曲骨和左天枢、归来，三诊后症状有所减轻。四诊、五诊改泻支沟、阳陵泉、丰隆，不但罔效，反而加重。六至十诊又改用一诊治法，八诊后便秘明显好转，十诊治愈。1979 年 10 月 8 日患者前来针治头痛，告知便秘一直未发。

辨析 本案误治之因，在于四诊、五诊选穴不当。患者 10 年前患痢疾病后，肠腑积热未除，热耗津液，继之便秘乃成。其腹胀食少，气短，精神不振，神疲乏力等，乃属患病日久，胃肠功能失职，化源不足所致；食后无肠蠕动感与气机不畅有关，不可作为虚秘辨治。一至三诊针泻曲骨及左天枢、归来，患野取穴直达病所，改善直肠结肠功能，通畅气机，以达通便开秘之目的而收效。四诊、五诊所取腧穴，貌似中的，实为偏离，所以罔效。支沟虽是治疗便秘要穴，但它是治疗与三焦气化失常有关的便秘；丰隆虽有通便作用，但其化痰降浊之功长于通便；阳陵泉治疗便秘其力不济，故而收效不佳。再者即如支沟、丰隆对本病通便有效，亦无若患野取穴直达病所之法效卓。六至十诊复用一至三诊之法，结果直肠结肠部的炎症迅速得以控制，以收通便开秘之功。

从以上四诊不详不细、辨证有误和治则有悖、选穴不当等方面所列举误治医案来看，误治的原因是多方面的。如果我们善于辨析“大实有羸状”的真实假虚和“至虚有盛候”的真虚假实证候，就能确切地掌握“真寒假热”“真热假寒”和“温之不温，寒之不寒，虚不受补，实不耐攻”的具体病情。在书写病历方面应突出重点，重视辨证在整个治疗过程中的主导地位，要反映辨证论治的全过程。在辨证论治方面四诊合参，重视客观检查；明其体质，因人施治；知常达变，相互联系；弄懂疑似，明确证型；善于辨析，正确论治；补泻无误，措施有力；选穴组方，精当无误；熟知腧穴功能，配穴得心应手。善于辨析辨证似无不确，立法似无不妥，用穴似无不当，应效而不效的误治原因。对于气化功能失常引起的病理证候群，必须以病理证候群为依据，进行辨证，整体治疗，分型组穴，不失其中医特色，方能获得良好的效果。

对于几经治疗而疗效欠佳者，要善于查找当效而不效，当轻而反重的原因，从而使证治相符，理法方穴融为一体。诚如是，则可杜绝或减少误治的发生。

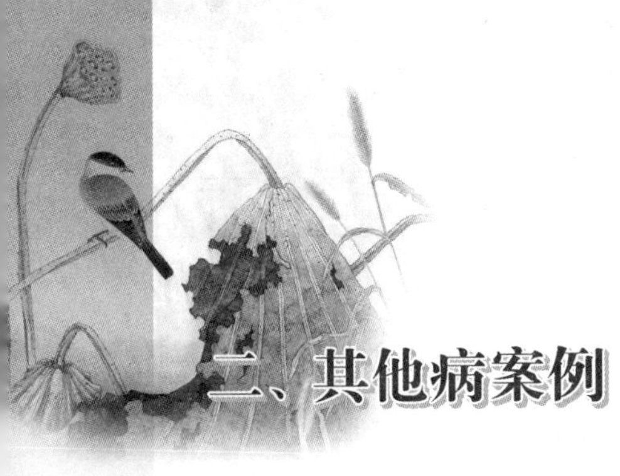

二、其他病案例

本篇所列举的病例，多是一些证型较少和典型病例不多的病证，以及一些错综复杂的特殊案例等，具有临床参考价值，因此收集在一起合为一篇。其中分内科、妇儿五官科及其他特殊病案。现将以上之典型病例列举如下。

（一）内　科　病

1. 三消

杜某，女，25岁，住南阳县茶庵公社魏营大队高庄村。1970年1月4日初诊。

主诉：患三消已月余。

现病史：1个多月来，多饮、多食、多尿，心跳，身热。多饮，一昼夜喝开水3000～5000毫升，欲饮凉水和吃凉红薯。多食，善饥多食（食后又饥，饥饿难忍），食量增加一倍，食不欲咸。多尿，小便尿量尿次增多，一夜小便4～5次，白天小便15～20次，尿液无甜的气味，尿盆底下沉淀有白片物，尿黄混浊，尿道无热感。干咳少痰，咳吐白沫，恶心干呕，内热盛时则咳嗽吐痰及干呕明显。自觉胃脘发热，身热如火，不欲盖被，身穿单衣；头热如火灼，舌、口唇、咽及鼻腔干燥，眼球干涩；吃含有碱性的馒头则口中热如火灼；筋惕肉瞤，头昏，口甜如有香蕉气味；热甚时心跳、气喘更甚，烦躁难以安眠；全身皮肤瘙痒，身困乏力，精神萎靡。检查：脉象细疾，面色红赤，舌红少津无苔。化验检查：尿糖正常。

辨证：属于肺肾阴虚，胃火偏盛之三消证候。

治则：清肺胃，滋肾阴。

取穴与效果：

初诊：针补复溜、泻内庭、解溪均配透天凉。

二诊（8 日）：口渴、心跳、身热和胃脘发热及气喘减轻，小便减少，身穿棉衣则肌肤舒服，行走欲出汗。前两天因食咸食过多而复重。上方加泻太渊。在留针期间胃热减轻。

三诊（10 日）：烦躁、口渴和善饥减轻，早晨全身觉凉喜穿衣服。针泻内庭配透天凉，针补太渊、复溜。

四诊（13 日）：口中已无甜味，全身灼热减轻已觉冷凉，下身已穿上棉裤；两天来未喝开水；气喘、失眠、恶心及筋惕肉瞤和口舌咽鼻干热已消失；皮肤瘙痒及心跳和咳嗽好转；饥饿难忍，仍无汗，下午及夜间仍两眼干涩。针补复溜泻太渊、内庭（配透天凉，留针时胃脘舒服）。

随访：针愈未发。

按　《临证指南医案·三消》篇指出："三消一证，虽有上、中、下之分，其实不越阴亏阳亢，津涸热淫而已。"以阴虚为本，燥热为标，两者往往互为因果，燥热甚则阴愈虚，阴愈虚则燥热愈甚。它的病理循环是：肺燥阴虚，津液失于敷布，则胃失濡润，肾失滋源；胃热偏盛，则可灼伤肺津，耗伤肾阴；肾阴不足，阴虚火旺，亦可上炎肺胃。本案系肺肾胃三脏有病之三消证，肺阴不足，不能生水，则肾阴不足；肺肾阴虚，则胃热偏胜，故出现干咳、口渴、多食、尿频尿多等以及伴有阴虚火旺等症状。故一诊针补复溜，针泻内庭、解溪均配透天凉，滋阴清胃；二诊上方加泻太渊以清肺热；三诊针补太渊、复溜，补肺育阴金水相生，针泻内庭配透天凉以清胃热；四诊取穴同三诊，太渊改用泻法，意在滋肾清肺，清胃降火。因属三消，责之肺肾胃，故以肾经之复溜，肺经之太渊，胃经内庭为主穴，施用清肺育阴、清降胃火之法而收效。

2. 强制性自笑

阮某，女，40 岁，住南阳市西关大街 30 号。1969 年 4 月 4 日接诊。

主诉（代述）：嘻笑无常已 20 多天。

现病史：原有高血压病。产后数天突然右侧半身不遂，嘻笑无常。本院内一科诊断为脑溢血，转针灸科治疗。

现在证：右侧半身不遂，语言不清，嘻笑无常，虽笑犹哭。每日大笑数次甚至10余次，每次能大笑30～60分钟，时而心烦，面赤舌红，脉数。

辨证：属于心经有热，扰动神明之证候。

治则：清心安神。

取穴：针泻通里、内关。

效果：针治2次后，嘻笑异常治愈。

随访：嗣后在针治半身不遂期间，强制性自笑未曾复发。3个月后随访仍未复发。

按　“心包者，臣使之官，喜乐出焉”，“心主喜笑”。《灵枢·本神》篇云：“心气虚则悲，实则笑不休。”《素问·调经论》篇云：“神有余则笑不休，神不足则悲。”本案之强制性自笑，系心经有热，扰动神明，心不受邪，心包代心受邪而为病之证候。故泻内关（心包经之络穴，通调心包经气）、通里（手少阴心经之络穴，清心安神），施用清心安神之法而收效。

3. 功能性水肿

郭某，女，64岁，住南阳市东关老汽车站院内。1982年4月9日初诊。

主诉；全身浮肿已1年。

现病史：1年来，两下肢自膝至足每因劳累后浮肿、颤抖、热麻、发僵、无力、两上肢及腹部轻度肿胀。伴有夜间尿急，尿频，小溲黄热，痰多，时而恶心，口淡无味，时而腹部作痛等症状。面赤舌红，脉弦细数。化验结果：血、尿常规均正常。曾用中西药治疗，诸恙依然。

辨证：属于湿痰中阻，湿滞肌肤之功能性水肿证候。

治则：利湿化痰。

取穴：一诊、二诊针泻阴陵泉、丰隆；三诊至九诊针泻阴陵泉。

效果：一诊后，痰少，四肢及腹部肿胀减轻，尿急、尿频及小便黄热好转；二诊后，不再吐痰，小便不热，腹部肿胀又减，仍时而腹部作痛，自膝至足仍热麻，时而恶心；六诊后，仅两小腿酸困无力；九诊痊愈。

随访：1982年7月10日其爱人告知针愈未发。嗣后又随访2年此病未发。

按　本案属于现代医学之功能性水肿。系湿困脾土、湿浊不化，久蕴生热生痰。湿热下注，则小便黄热，尿急尿频；湿痰内阻中焦，故而痰多，恶心，口淡无味；湿浊留滞肢体，故而四肢及腹部肿胀；面赤，舌红苔白，脉弦细数，属于湿蕴化热之征。湿祛则热减，热减则痰消。因而重点施用祛湿佐以祛痰之法，针泻阴陵泉（祛湿利小便）、丰隆（祛痰兼和中）而收效。

4. 肢体麻木 3 则　肢体麻木，其病因病机和病理类型颇多，有气滞经脉、气滞血瘀、痰瘀阻络、湿痰阻络和气血亏虚、血热郁阻、气虚血瘀，以及风寒湿痹等。以下列举两例气血亏虚引致的上肢麻木和下肢麻木及一例血热郁阻之两足麻木热痛案例。

（1）上肢麻木

张某，女，37 岁，住南阳县安皋公社秦岗大队。门诊号 15599。

主诉：两上肢麻木已 7 个月。

现病史：7 个月来两肩及上肢麻木，夜间尤甚，时而手指疼痛，与气候改变无关。平时有头晕懵痛，耳鸣眼花，气短乏力，心慌心悸，常觉腹空，阴烧，口干口苦，心烦多怒，白带量多，胸胁疼痛，时而全身恶寒发热（但体温正常）等症状。月经错后，40～60 天行经一次，经前腰痛，少腹微胀。面色青黄少华，舌苔薄白浮黄，精神萎靡，语声略低，脉象细弱。

辨证：属于气血亏虚，筋脉失养之上肢麻木证候。

治则：补益气血，佐以理气。

取穴：针补合谷、三阴交，针泻间使。

效果：一诊后，上肢麻木治愈，仍感心慌、气短、头晕乏力；二诊后，心慌气短，头晕乏力等症状减轻；三诊后治愈；四诊、五诊在治疗腰痛期间，上肢麻木未发。

按　本案的上肢麻木为气血亏虚，经脉失养之八珍汤证。其麻木与气候变化无关，首先排除痹证。兼见胸胁疼痛，多怒和经前腰痛及少腹微胀等，乃属气机不畅之故。伴有证候群属于气血亏虚；月经错后也属气血亏虚。故补合谷（补气）、三阴交（养血），泻间使（理气），施用补益气血，佐以理气之法而收效。以上三穴配伍，类似八珍汤加味之效。

（2）下肢麻木

张某，男，41 岁，住南阳县李八庙公社。1968 年 2 月 10 日初诊。

主诉：患两下肢麻木已年余。

现病史：1 年多前因涉水后，出现两下肢麻木困痛，站立不稳，劳动则困痛加重，行走无力，下肢无凉感与气候变化无关。伴有气短，身困倦怠等症状。面黄、脉象虚弱。

辨证：属于气血亏虚，筋脉失养之下肢麻木证候。

治则：补气血益筋脉。

取穴：针补足三里、三阴交。每隔 1～2 日针治 1 次。

效果：三诊后，两下肢麻木减轻；五诊后，两下肢行走有力，能行走 5 公里路程，两下肢麻木酸困痛明显减轻；七诊治愈。

按　本例虽因涉水而得，但下肢不凉；麻木酸困痛感与阴雨，感寒等气候改变无关，应排除风寒湿三气杂至合而为痹的痹证。依其脉证和兼证，则属气血亏虚，两下肢筋脉失其濡养之证候。所选用足三里（益气，健壮下肢筋脉）、三阴交（养血，健壮下肢筋脉），施用补法，之所以收效，是因为它既起到补益气血，又起到补益下肢筋脉的双重作用；既可作为辨证取穴之治则，又可作为患野取穴之治则来运用。

（3）两足麻木热痛

赵某，女，20 岁，南阳师专学生。1993 年 11 月 30 日初诊。

主诉：两足麻木热痛肿胀已 4 年之久。

现病史：两足趾、足跟及足底麻木热痛肿胀，影响触地及行走，因夜间盖被后加重而影响睡眠。以春冬二季尤甚。夜间手足心热，足趾足底皮包发红。舌苔薄黄，脉沉细数。

辨证：血热郁络，阻滞经脉之足部麻木。属于现代医学之末梢神经炎。

治则：凉血活血，散郁通络。

取穴：一、六至十诊，针泻三阴交、太冲；二至五诊，针泻涌泉、太冲，点刺足趾尖出血。

效果：三诊后，麻木热痛肿胀减轻；五诊后，两足麻木热痛肿胀又减，且时间短暂；七诊后，间或麻木热痛；八诊治愈；九诊、十诊巩固疗效。

随访：1994 年 3 月 20 日托人转告针愈未发。

按　本例系血分郁热，阻滞经络之证候，故出现两足麻木热痛肿胀，皮色发红。针泻三阴交（活血通络）、太冲（通畅脉络），活血通络，针泻涌泉（局部活血通络）、太冲，点刺足趾尖出血（行血散郁清热，泄其血散其郁热），活血祛瘀，凉血通络而收效。

5. 肠腑雷鸣

徐某，男，69 岁，住南阳市环城公社尚庄宛村。1985 年 7 月 23 日初诊。

主诉：患肠鸣已年余。

现病史：1 年多来经常肠鸣，鸣响如闷雷响于整个腹部，一日鸣响数次甚至数 10 次，矢气或大便后肠鸣消失，生气后加重。腹部不痛，大便日行 3～5 次，量少稀薄。饮食减少，近 1 年多来身体明显消瘦。近几个月来右下肢颤抖。舌苔舌质正常，脉象沉弦。曾用中西药及单方屡治无效。

辨证：属于气滞肠腑，传化失职之肠腑雷鸣证候。

治则：理气散滞，通畅肠腑。

取穴：针泻天枢、气海。隔日针治 1 次。

效果：二诊后，肠腑雷鸣减轻，便次减少，饮食增加；三诊后，偶尔短暂肠鸣，精神好转，大便次数减少，粪便成形；五诊痊愈。

随访：1985 年 11 月 23 日回信告知针愈。1989 年该患者多次告知痊愈至今未发。

按　本例病证是由气机阻滞，肠腑传化功能失常所致，与脾肾阳虚之“其人素盛今瘦，水走肠间，沥沥有声，谓之痰饮”（《金匮要略·痰饮咳嗽病脉证并治》篇）有所不同。气滞肠腑，传化失常，则见肠腑雷鸣，便次增多，量少稀薄。大便或矢气后，气机稍畅，故而肠鸣消失。夹肝郁则郁怒加重。肝气乘脾，运化失职，故而饮食减少，便次增多，量少稀薄。脉象沉弦，属于肝郁气滞于内之征。针泻气海（理气散滞）、天枢（通肠散滞），施用理气散滞，通畅肠腑气机之法而收效。

6. 腹胀

牛某，男，26 岁，南阳市市政队职工。1971 年 10 月 8 日初诊。

主诉：腹胀食少已年余。

现病史：1 年多前因劳累后暴饮暴食而得。饮食入胃，胃脘刺辣，吞咽不利，食后腹胀，嗳气吞酸，或泛吐清水，胃脘觉凉，翻逆凉气上冲口鼻。每天下午及夜间腹胀，食入鸡蛋、牛奶或肉类，或饮茶则腹胀更甚。食欲不振，食量减少，口味不佳，时觉口酸、口苦、口甜。伴有倦怠嗜卧，多梦少寐，气短（仰卧伸足则气不接续），神怯畏寒，四肢不温，劳动后气短、心跳（脉搏 40 次/分钟），小便时清时黄，大便先干后溏，时而完谷不化等症状。近来面部及四肢指陷性浮肿，脉象沉迟，舌苔薄白，面色萎黄。既往病史：1967 年患过痢疾，至今大便 1～3 日一次，有时粪便带血或带白色黏液，里急后重。检查：肝功能无异常。胃肠钡餐透视：瀑状胃。大便潜血阳性。小便常规正常。

辨证：属于真阳不足，脾阳不振，胃纳失职之腹胀证候。

治则：补真阳益脾阳，佐以和中。

取穴与效果：

一诊、二诊：针补关元、合谷、足三里先少泻后多补。

三诊：上方加泻内关理气和胃。

四诊：腹胀减轻，嗳气吞酸和泛吐清水减少，小便次数增多量多，胃腹觉温。针中脘（用泻法配烧山火，温热感达于整个上腹）、关元（用补法配烧山火，温热感达于整个小腹）、足三里（先少泻后多补配烧山火，温热感沿本经下达足趾，上达归来穴），以收补真阳益脾阳，温中和胃健中之效。

五诊、六诊：针穴手法针感同四诊，加补合谷补气。

七诊：饮食入胃刺辣感减轻，饮食增加，吞咽顺利，浮肿减轻，大便由红棕色变成黑绿色。针穴手法针感同六诊，减中脘穴。

八至十一诊：针关元（补法配烧山火，温热感上达中脘穴处）、合谷（补）、足三里（先少泻后多补），温阳益脾，益气和胃。

十二诊：食后微觉腹胀，劳动后心跳、气短以及浮肿治愈，面色红润，大便恢复正常，口味尚可。针穴手法针感同八诊，其足三里改用补法。

十三至十九诊：针穴手法针感同十二诊。

随访：1972 年 3 月 29 日患者告知此病在此针愈未发。

按　本例的病因病机是：真阳不足，火不生土，脾阳不振，纳运失职，故出现腹胀食少，嗳气吞酸，泛吐清水，胃脘觉凉，完谷不化，神疲畏寒，四肢不温，倦怠嗜卧，四肢浮肿等症状；脉象沉迟，面色萎黄，是真阳不足，脾阳不振之征象。此例乃有“至虚有盛候”的假实之候。故施用补真阳益脾阳，佐以和中之法而收效。

所取腧穴，自始至终以关元穴为主，旨在温补真阳；以合谷穴为主，旨在补气升阳；其足三里先少泻后多补，意在脾胃虚弱而夹实，恐峻补脾胃而致中满；配中脘温胃和中。

7. 喘证 2 则

(1) 肾不纳气

患者，男，43 岁，埃塞俄比亚人。1979 年 4 月 30 日初诊。

主诉：患喘证已 3 个月，近来加重。

现病史：不明原因，3 个月来呼吸急促，动则喘甚，呼多吸少，气不接续。伴有口咽干燥，面红，烦躁，汗出等症状。形瘦神疲，舌红少津，脉象细数。胸部透视无异常发现。听诊心（一），肺（一）。曾在黑狮子医院治疗罔效，特来求中国针灸专家针治。既往病史：数月前患头痛，在本科针愈。

辨证：属于肾阴偏虚，阴不敛阳，气不摄纳之喘证。

治则：滋肾纳气。

取穴：针补太溪、复溜、气海。每隔 1～2 日针治 1 次。

效果：三诊后，气喘停发，仅动则喘促；六诊后，气喘仍未复发，口咽干燥及烦躁减轻；九诊后，精神好转，活动已不喘促，能作一般的家务劳动，自三诊至今喘证未发；十至十二诊巩固疗效。

随访：1979 年 11 月 1 日患者告知喘证在此针愈未发。

按 “肾为气之根”。本例系肾阴不足，阴不敛阳，精气内夺，不固根本，气失摄纳之肾虚喘证。正如《医贯·喘》云：“真元损耗，喘出于肾气之上奔……乃气不归原也。”故补太溪（补肾气）、复溜（滋阴补肾）、气海（大补元气）、滋肾纳气而收效。

(2) 肺肾气虚

米某，女，38 岁，住简易病房。1985 年 10 月 10 日初诊。

主诉：患喘证已年余。近几天加重。

现病史：1 年多来气喘时轻时重，严重时喘逆加剧，张口抬肩，喘促短气，呼多吸少，不能平卧，肢冷汗出。面青舌淡，脉象微细。胸部透视：肺气肿。当地医生曾用麻黄素、甘草片、氨茶碱等药无效，反而加重。服补中益气汤亦无效。

辨证：属于肺气虚弱，肾阳不足，肾不纳气之喘证。

治则：首先益气回阳固脱，然后补肺益肾纳气。

取穴：一至四诊，针补合谷、关元，每日针治1次；五至十二诊，针补气海、太溪、太渊，每隔1～2日针治1次。

效果：二诊后，喘促明显减轻；五诊后，喘促已愈，仍肢冷汗出和气短，呼多吸少，脉象微弱；八诊，自五诊后喘证未发，已能平卧，肢冷汗出已愈，伴有症状及面色、舌质、脉象均有改善；九诊痊愈；十至十二诊以资巩固。

按　肺为气所主，肾为气之根。本例系肺气虚弱，肾阳不足，肾不纳气之虚喘。肺虚则少气而喘；肾虚则气不归元，呼多吸少；肾阳不足则肢冷汗出，面青；舌淡、脉象微细等则属阳气虚弱。故一至四诊急补合谷（补气升阳）、关元（补元阳），益气回阳固脱，类似参附汤之效。四诊后由于病情明显改善，故五至十二诊改补太溪（补肾气）、太渊（补肺气）、气海（大补元气），补肺益肾纳气而收效。

8. 奔豚气

杨某，女，59岁，南阳市城建局家属。1990年9月9日初诊。

主诉：气上冲逆，呼吸喘促已月余。

现病史：因生气而得。平时爱生气、郁怒。发作时自觉有气从少腹向上冲逆至上腹及胸胁憋气而喘促，上腹胀满微痛，胃脘闷塞，胸部憋气，两胁胀满。呈阵发性发作，一日5～10次，每次20～30分钟甚至60分钟而自行缓解。发作后一如常人。饮食正常。外观上腹随喘促动作而上下鼓动，站立及行走易发，平卧时减轻或停发。头重脚轻，下肢无力，舌质舌苔正常，脉沉细弦。抑郁表情。曾以肾喘、肺喘用中药治疗无效。既往病史：无气管炎、哮、喘和心脏病病史。亦不咳嗽。

辨证：属于肝气不舒，气逆于上，气壅胸腹之奔豚气。

治则：平肝降逆，理气和胃。

取穴：针泻中脘、上脘、公孙、太冲。隔日针治1次。

效果：一诊后，气逆上冲及喘促时短而次少；二诊后，喘逆停发，全身舒服；四诊治愈。

随访：1993年10月27日此病复发，前来针治，病情同上。并告知1990年9月所患之奔豚气在此针愈。

按 奔豚气一证，有在肝、在肾和属寒、属热之不同。本例病证在肝，由于肝气不舒，情志不遂，肝气随冲脉上逆，故发作时气从少腹上冲上腹、胸胁，则上腹闷塞，两胁胀满，胸部憋气；气逆于上，肺气不降，故现喘促气急，闷塞不舒，非属喘证之病机。因属无形之气不能通畅则发作，气机通畅则自行缓解，故呈阵发性发作，发作后一如常人（胸腹症状消失，饮食正常）。因不属肾喘、肺喘，没有肾虚、肺虚和风寒袭肺、风热犯肺、痰浊阻肺等证型之症状，故以肾喘、肺喘服用中药治之又无效。因此，在治疗上以降逆疏肝为大法，故泻中脘、上脘通畅上腹气机，针泻公孙降逆和中，针泻太冲疏肝理气又通畅胸胁之气机，共奏疏肝理气，降逆平冲和胃之法而收效。

9. 癫狂病5则　癫与狂都是精神失常的疾病，属于现代医学的精神病范畴。由于癫证与狂证在症状上不能截然分开，又相互转化，故而并称，列举在一起。

（1）狂证

杜某，男，17岁，南阳县茶庵公社社员。门诊号009289。

主诉（代述）：患精神病已1年。

现病史：1年前因看书过多，复因精神刺激。出现狂乱无知，躁狂打骂，不避亲疏，不能安卧，语无伦次，时常独语小说里的故事和医药上的语词，二便不知，便秘溲赤。脉数有力，因患者不能合作看不成舌苔。曾服大剂量泻下的中药，收效不大。

辨证：属于痰火内扰，心窍被蒙，神志逆乱之狂证。

治则：逐痰泻火，疏肝理气，宣窍清心。

取穴与效果：

一诊：针泻合谷、足三里、间使、太冲、三阴交，点刺委中静脉出血；

二诊：昨天针后能安卧熟睡短暂，脑子比较清楚，针泻中脘、天枢、太冲、内关、丰隆。

随访：16 个月后患者告知狂证在此针治 2 次痊愈未发。

按　本例的病因病机是：暴怒伤肝，肝火暴张，鼓动阳明痰热，上扰神明，心窍被蒙，神志逆乱。由于痰火壅盛，阳气独亢，神志逆乱，故见狂乱无知，躁妄打骂，不能安卧，不避亲疏；阳明内热炽盛，则便秘，脉数有力。故一诊针泻太冲（疏肝理气）、合谷（清阳明之热）、足三里（清降阳明内热）、三阴交（活血疏肝）、间使（理气宽胸），点刺委中出血（泄血散热），共奏疏肝理气，清热泻火，活血凉血之效；二诊针泻中脘（清胃逐痰理气）、天枢（通肠腑以泻火）、丰隆（豁痰宣窍）、太冲、内关（清心理气以宣窍），施用逐痰泻火，理气宣窍之法。由于二方配穴精专，切中肯綮收效甚捷。

（2）狂证

马某，男，20 岁，南阳市卧龙岗公社潘庄大队社员。门诊号 012744。

代述：患精神病已 8 年。

现病史：8 年前因生气郁怒而得。从此狂证常反复发作。精神失常，狂乱无知，躁动不安，奔走不休，喜怒无常，语无伦次，不避亲疏，夜不能寐。面色红赤，舌红苔白少津，脉象滑数。既往病史：每因服镇静药和治疗狂证药中毒，即出现角弓反张，颈项强急，自觉脊背筋脉收缩抽紧，在本科针治数次而愈。

辨证：属于肝郁化火，痰火壅盛，上蒙心窍之狂证。

治则：清降痰火，疏肝理气，宣窍清心。

取穴与效果：

一诊、二诊：针泻神门（清心安神）、涌泉（降火、宣窍，治狂要穴）、太冲（疏肝理气）、丰隆（治痰要穴，豁痰宣窍以治狂），清心安神，理气宣窍。

三诊：狂躁减轻。针泻上脘（解郁和中祛痰）、巨阙（治狂要穴）、神门、丰隆，清心豁痰，理气解郁。

四诊：自 9 月下旬针治 3 次后，狂证两个月未复发。前天复发，脉证同前，针穴手法同三诊。

五诊：上方去巨阙加泻太冲，疏肝解郁，清心豁痰。

六诊、七诊：五诊后已能熟睡，神志较清，狂躁已止。针穴手法同五诊。

八诊：上几次针后狂证治愈，近几天复发，脉证同前，伴有不寐、头晕、耳鸣和腹部发热等症状。针泻太冲、丰隆、神门，疏肝理气，清心豁痰。

九诊：夜能安寐，仍吐痰、狂躁。针泻丰隆、内关（理气、清心和胃）、内庭（清胃火，与丰隆配伍以泻痰火）、太冲、三阴交（活血散滞），清泻痰火，疏肝行血。

十诊：前天针后口吐痰涎及痰沫。针泻丰隆、阴陵泉（祛湿醒脾）、神门、风府（清脑治狂），祛湿化痰，清心醒脑。

随访：4 个月后随访，告知狂证在本科针愈未发。

按 依其脉证、病因，本例系肝气郁结，郁而化火，煎熬成痰，痰火壅盛，上蒙心窍，神志逆乱之狂证。该案在针治期间复发 3 次，治愈 3 次，是因每治愈 1 次尚未根除而自行停止针治。在复发 3 次中，所用腧穴虽然不尽相同，但总不离清泻痰火，疏肝理气，清心宣窍之治疗法则。

（3）癫证

梁某，男，17 岁，住南阳县潦河公社潦河街东大队。1983 年 9 月 22 日初诊。

代述，精神痴呆，默默不语已 3 天。

现病史：发病前 3 天，因生气出现头痛、头晕，不时用手拍打头部，时而恶心，但欲食，劳动正常。于 9 月 20 日上午看了枪毙人的尸体后，即出现摇头不语，神志痴呆，情志抑郁，逐渐加重。第二天当地医院注射镇静药物（药名不洋）未能奏效。今天上午前来针治。

现在证：神情沉默，外状痴呆，情志抑郁，情绪低沉，表情淡漠，摇头不语。舌苔白腻，脉象滑数。

辨证：属于气郁痰阻，阻蔽神明之癫证。

治则：化痰宣窍。

取穴：针泻神门、丰隆。

效果：二诊后，说话复常，头已不痛，一切转为正常；三诊治愈。

随访：1984 年 9 月 24 日患者接信后转告针愈未发。

按　本案系肝气被郁，脾气不升，气郁痰结。阻蔽神明之癫证。故泻神门（清心安神，开心窍）、丰隆（豁痰以宣窍），施用化痰宣窍之法而收效。

（4）癫证

姚某，女，50 岁，南阳市郊七一公社余树庄大队王老虎庄生产队。1969 年 12 月 8 日初诊。

代述：两目呆视，郁郁不乐已 7 天。

现病史：7 天来精神易于激动，心烦躁狂，多怒不时太息，两目呆视，郁郁不乐，头脑昏沉不清。伴有口唇面颊发紧，舌强语迟，口咽鼻孔干燥，饮食减少，少寐，头部热痛，耳鸣，口臭等症状。面部红赤，舌红，舌边齿印，舌苔薄白，两寸脉数，两关滑数。

辨证：属于气郁化热，痰热交阻，上扰心神之癫证。

治则：涤痰降火，清心宣窍。

取穴与效果：

一诊：针泻涌泉（配透天凉）、大陵、丰隆。留针 30 分钟，即感口舌不强不紧，言语清楚，脑子清醒，头不懵热，心不烦躁，两目呆视减轻。

二诊：心烦心慌减轻，脑昏、耳鸣治愈，饮食增加。今天患者自己前来就诊。针穴手法同一诊，在留针时自觉脑子及腹部之热感向下引行，即刻脑子清醒，胃部舒服。

三诊：病情已减轻大半。针穴手法同一诊。

按　依其脉证及兼证，本例系气郁化热，痰热交蒸，上扰清阳，蒙蔽神明之癫证。故泻涌泉（配透天凉，降火宣窍）、大陵（清心安神开心窍）、丰隆（豁痰以开心窍），共奏豁痰降火，清心宣窍之效而愈病。

（5）狂证（瘀血内阻）

陈某，女，38 岁，内乡县马山乡人，现住南阳市车站路。1992 年 11 月 9 日初诊。

主诉：患狂证已 5 年之久。

现病史：5 年前因在月经来潮之初生气哭啼后而得。此后每在月经前发病，发病前小腹胀痛，沿腹部任冲二脉及阳明胃经向头脑冲逆，自觉头脑昏沉胀痛，即刻神志恍惚，心中烦满，狂躁不安，语无伦次，出外奔走，不能入寐，不知饮食，直至月经来潮以后，狂病大减或自行平稳。面色晦滞，舌质暗红有瘀点，脉象弦涩偏数。平时易怒，经期前后不定，经行少腹胀痛，经量极少夹有血块。5 年来多方医治，迭用中西药及单方均未获效。更医颇多，均未问及发病规律。

辨证：属于瘀血阻滞胞宫，经气上逆，心脑逆乱之狂证。

治则：行血祛瘀，理气降逆。每个经期前 7～8 天针治 2 次，以观效果。

取穴：针泻归来、三阴交、公孙。

效果：第一个月经期前 11 月 9 日和 11 日针治 2 次后，月经期前狂证发作已减大半；第二个月经期前 12 月 8 日和 10 日针治 2 次后，月经期前狂证未发，月经基本恢复正常；家属要求巩固疗效，于第三个月经期前 1 月 8 日和 11 日又针治 2 次。

随访：1993 年 3 月 26 日患者托人转告其狂证在此针愈未发。

按 狂证一般多见痰火上扰，或火盛伤阴，而此案属于瘀血内阻则为少见。历罹狂证 5 年之久，更医颇多，迭用方药，均未获效，是因均未问及发病规律，忽视瘀血内阻这一病机。患者正值月经来潮之初，因郁怒气滞，血行不畅，瘀阻胞宫，冲任失调，经行不畅，小腹胀痛，经气上逆，心脑逆乱。因而每在月经期前发病，月经来潮以后，气血通畅则狂证大减或自行平稳。其发作时之症状及面色、舌、脉的改变，和平时的兼有症状等，均符合以上所述的病因病机。因每个月经期前发病，故在每个月经期前 7～8 天针治 2 次，针泻归来（祛胞宫之瘀血）、三阴交（活血祛瘀，以促血行）、公孙（降冲逆之气），活血祛瘀，理气降逆，以截其病因病机而收效。

10. 膀胱、尿道和前列腺炎 4 则

（1）膀胱炎合尿道炎

胡某，男，46 岁，红卫 574 团职工。1971 年 7 月 17 日初诊。

主诉：排尿时尿道热痛已月余。

现病史：月余来排尿时尿道热痛，溲黄，有时血尿，小腹下坠，尿急尿频，时而滴沥。伴有大便秘结，便次增多，粪便形细，肛门灼热，心烦口苦，口干不渴，饥不欲食等症状。舌苔黄厚，脉象沉数。曾注射链霉素、黄连素，内服中药治疗有所减轻，但易复发。

血常规：血色素 0.5g/L，白细胞 14×10^9/L，分叶 0.78，淋巴 0.19，酸性 0.03。尿常规：浅黄，混，蛋白（＋＋），脓细胞（＋＋＋）。胸部拍片：右上肺有高密度结节状阴影，两肺纹理粗糙。印象五型肺 TB（上）。

本院西医内科诊断：①肾盂肾炎；②急性膀胱尿道炎；③肾结核；④肾结石。

辨证：属于湿热下注，壅遏膀胱、尿道之淋病（尿道炎合并膀胱炎）证候。

治则：清利湿热，通利小便。

取穴与效果：

一诊：针泻中极配透天凉，其凉感达于小腹及阴茎部。

二诊：小便次数减少，尿量增多，排尿时尿道不痛，便秘减轻。针泻中极配透天凉，其凉麻感达于阴茎和小腹部，最后达于左侧睾丸及两下肢。

三诊：便秘已愈，排尿时尿道微热不痛，仍溲黄，血尿未发。针穴手法针感同二诊。小便常规：蛋白极少，红血球少许。血常规：血色素14.9g/L，红细胞 4.0×10^{12}/L，白细胞 7.2×10^9/L，分叶 0.42，淋巴 0.42，酸性 0.16。

四诊：小便清长，排尿正常，肛门灼热感消失，心烦、口苦及便秘均愈。巩固疗效，针穴手法针感同二诊。

五诊：主证及兼证治愈。小便常规：浅黄，清，蛋白（＋），镜检（－）。巩固疗效，针穴手法针感同二诊。

随访：1971 年 8 月 20 日其爱人告知已针愈。

按　《金匮要略·消渴小便不利淋病脉证治》篇指出："淋之为病，小便如粟状，小腹弦急，痛引脐中。"说明淋病以小便不爽，尿道刺痛为主证。本例系湿热下注，壅遏膀胱，阻闭尿道之淋证，故见排尿尿道热痛，尿液滴沥，尿急尿频，小腹下坠；湿热下注膀胱，热伤血络，血热妄行，则时而血尿；湿热下注，热盛于湿，热伤津液，影响肠道，故而便秘，肛门灼热；热扰神明则心烦；舌、脉的改变，属于内热之征。故针泻中极配透天凉，施用清利湿热，通利小便之法而收效。

（2）尿道炎

王某，男，27 岁，住南阳县安皋公社徐坪大队靳营村。1970 年元月 27 日初诊。

主诉：排尿时尿道热痛已 3 个多月。

现病史：3 个多月来，阴茎、阴囊及龟头热痛，有尿意或排尿时热痛更甚，尿液赤红、混浊，腹股沟及阴茎根部坠痛热痛，脊背沉痛，腰部酸痛影响行走。伴有饥不欲食，食后腹胀，口苦口酸，口渴，多汗，耳轮发热，耳鸣甚时则失眠，用脑思虑问题则心跳、心烦、坐卧不安等症状。舌绛，舌苔薄黄，脉数有力略弦。小便常规：蛋白（－），尿酸盐结晶（＋＋），白细胞极少。

辨证：属于湿热下注，壅遏尿道之淋证（尿道炎）证候。

治则：清利湿热，通利小便。

取穴：针泻中极配透天凉，其凉感达于阴囊、阴茎部。隔日针治 1 次。

效果：一诊后，阴茎及龟头热痛消失，排尿时尿道已不热痛，脊背及腰部酸痛减轻，腹股沟及阴茎根部已不热痛及坠痛，尿液色清，耳鸣、失眠和口渴已愈，精神好转。二诊后，尿次增多，小便清长，仅早上第一次排尿时尿道发热，右侧腰部发酸，入寐较快，用脑思虑问题而心跳已不严重，口苦口酸已不明显。三诊后，行走时久则腰酸，其余症状均愈，无不适。小便常规：蛋白（＋），镜检（－）。因恐复发又针治 1 次。

随访：1970 年 3 月 18 日患者告知此病在此针愈未发。

按　本例的病因病机是：湿热下注，壅遏尿道，故排尿时阴茎、尿道热痛，尿液赤红及混浊；热伤筋脉，则腹股沟、阴茎根，阴囊及龟头部热痛；热耗胃阴，故饥不欲食，食后腹胀，口渴口苦；热扰神明，则心烦、心跳、坐卧不安；耳轮发热，耳鸣甚时失眠，则显示肾开窍于耳，肾主二便及心与肾之关系。舌、脉的改变，乃为内热之征。故针泻中极配透天凉，清利湿热，通利小便。湿得以降，热得以清，其由湿热所造成的病理证候群，亦随之而愈。

（3）前列腺炎

陈某，男，30岁，南阳地区百货公司职工。1969年3月10日接诊。

主诉：排尿不净已年余。

现病史：1年多来，小便排尿不净，用力方能排净，常有余沥，尿液混浊，有时睾丸及腰部疼痛。尿常规：脓细胞极少。本院西医内科诊断为前列腺炎，转针灸科治疗。

辨证：属于真阳、真气不足，膀胱失司之前列腺炎证候。

治则：补真阳益真气，束约膀胱。

取穴：针补关元、中极。隔日针治1次。

效果：二诊后，排尿略有力，尿后余沥减轻；五诊后，排尿无力、排尿不净及尿液混浊均有明显好转；六诊治愈。小便常规正常。

随访：1970年8月12日告知针愈。

按　本例属于现代医学的前列腺炎。系真气真阳不足，膀胱失司，故而排尿无力，常有余沥，尿液混浊。针补关元（补真气益元阳）、中极（约膀胱），温阳益气，束约膀胱而收效。

（4）尿浊

王某，男，32岁，住南阳县红泥湾公社王庄大队大庄村。1970年4月20日初诊。

主诉：患小便混浊已5个月。

现病史：5个月来，每次小便后排出带混浊的液体，大便后亦从小便流出混浊液体。伴有行走紧张时和有内热时头痛，时而腹胀食少，气呃不利等症状。面色萎黄。

辨证：属于湿浊下注，清浊不分之尿浊证候。

治则：利湿化浊，分清泌浊。

取穴：针泻会阴、中极。

效果：一诊后，尿液混浊已愈；二诊后，大便后已无混浊尿液从小便排出；三诊后，尿浊仍未复发；四诊痊愈。

随访：1971年10月25日患者接信后告知针愈未发。

按　尿浊之病，以小便混浊，白如泔浆，排尿时尿道并无疼痛为主证。

本例系湿浊下注，清浊不分，故出现小便排尿后或大便后从小便排出混浊物（似属前列腺炎）。针泻会阴（直达病所，作用于前列腺炎和尿浊）、中极（祛湿利尿，尿利热自消），施用利湿化浊，分别清浊之法而收效。

（二）妇儿五官科病

1. 子宫脱垂 2 则

（1）气失升提，胞宫失固

冯某，女，37 岁，南阳市糖烟酒公司职工。1973 年 3 月 13 日接诊。

主诉：发现子宫脱出已 2 个多月。

现病史：2 个多月来，自觉阴道下出现一物，下坠不适，劳动加重。伴有少腹隐痛，腰痛，心烦，多梦少寐，腹胀食少，胃部痞闷，身困乏力，头痛头晕，气短，低烧等症状。妇科检查；宫颈光滑，宫颈突出于阴道口外。印象：子宫Ⅲ度下垂。转针灸科治疗。

辨证：属于中气不足，气失固摄之子宫脱垂证候。

治则：益气升陷，固摄胞宫。

取穴：一至七、十二诊，针刺双子宫穴（方法同吉林医科大学一院）；八至十一诊上方加补合谷、三阴交；十三诊针刺双子宫穴加补肾俞。

效果：二诊后，腹不隐痛，下坠减轻；六诊后，子宫脱垂明显减轻；十二诊后，子宫位置恢复正常；十三诊痊愈。

随访：1973 年 10 月回信告知在此针愈。

按 本例系中气不足，气失固摄，故出现子宫脱出，少腹隐痛，遇劳加重；中气不足，运化失职，则腹胀食少，胃腑痞闷；伴有症状属于气虚阴亏之征。故刺子宫穴固摄升提子宫，配补合谷（益气升陷）、三阴交（补益肝脾肾，固摄胞宫），益气升陷，养血固胞，加补肾俞补肾系胞，共奏益气升举，系胞固摄之效而愈病。

（2）气失升提，肾气不固

贺某，女，60 岁，601 厂家属。1972 年 4 月 4 日接诊。

主诉：患子宫脱垂已 20 多年。

现病史：20多年前因产后负重而得。子宫经常脱出如拳头大，少腹坠痛。伴有小便失禁，尿频（一日20多次），头晕腰痛，行动气喘，足背浮肿，四肢无力，精神倦怠等症状。身体瘦弱，两尺脉沉弱。先后在上海、南京等地医院经中西医及针灸治疗，无明显效果。

既往病史：患四肢关节痛已数年。内科检查：心率82次/分钟，无杂音，血压14.7/9.60kPa，腹软，肝（一），右肺听到轻度湿性啰音，余无异常。

妇科检查：Ⅲ度子宫脱出，膀胱直肠膨出。转针灸科治疗。

辨证：属于气失升提，肾气不固之子宫脱垂证候。

治则：益气补肾，固摄胞宫。

取穴：一至三诊，针刺双子宫穴（在髂前棘与耻骨联合连线的中点内1横指。向耻骨联合方向呈15°斜刺2.5寸，以病人有针感为度，用“6.26治疗机”通电20～30分钟，频率25～30次/分钟，以病人大阴唇发胀，阴道或子宫有上抽、上提的感觉为准）；四至十三诊，针刺双子宫穴，针补合谷、三阴交；十四至十七诊，针补百会、肾俞、关元俞；十八至二十一诊，针双子宫穴加补关元俞、肾俞。

效果：三诊后，子宫下垂减轻；十诊后，小便失禁明显减轻，少腹坠痛消失，气短头晕乏力有所好转，仅个别时子宫轻度脱出；十七诊后，子宫已未脱出；二十一诊后，子宫脱出及头晕气短，尿频，腰痛等均愈。

随访：2个月后和6个月后随访，子宫脱出治愈，已能作家务劳动。

按　依其脉证和兼证，本例系气虚下陷，胞宫失于升提，肾气不足，胞脉失于固摄，致使子宫脱垂。伴有腰痛尿频，小便失禁，头晕，倦怠乏力，动则气喘等，属于气、肾两虚之征象。故针子宫穴（升提固摄子宫），分别针补合谷（补气升陷）、三阴交（补益肝脾肾以固子宫）、肾俞（胞脉系于肾，补肾以系胞）、关元俞（固摄胞宫）、百会（升提举陷），施用益气补肾，固摄胞宫之法而收效。

2. 癔病（神经官能症）

曾某，女，18岁，住南阳县安皋公社徐坪大队杨庄村。1975年6月9日接诊。

主诉（代述）：喘、哭啼已 2 个月。

现病史：3 个月前，全身呈阵发性畏寒凉痛，手足觉凉，全身刺痛、麻痛以背部尤甚，食欲不振。经当地医院注射维生素 B_{12} 后，又出现胃脘满闷隐痛，胸部憋胀，喘促，呼吸困难，气向上冲，气呃不顺，不断发出“吭”声，欲痛哭一场则感心内舒服（啼哭时较呼吸困难和胸部憋胀及喘促时舒服）。入睡后气喘消失。2 个月来无汗。舌质舌苔无改变，脉弦。内科检查：血压 13.3/9.33kPa，心率 120 次/分钟，律整。神经系统未发现器质定位征。诊断：神经官能症。转针灸科治疗。

辨证：属于气机阻滞，胃气失和，肺失治节之癔病证候。

治则：疏理气机，和胃畅中。

取穴：针泻内关、足三里。

效果：一诊后，原有症状如胸部憋胀、呼吸困难、喘促、全身凉痛等均未出现，饮食增加；二诊后，原有症状没有复发，仅摇头时头部觉痛；三诊后，仅感后项不舒，头向后仰几下舒服；四诊、五诊巩固疗效。

随访：1975 年 8 月随访治愈未发。

按 依其脉证和选穴处方及治疗效果，本例系气机阻滞引起一系列胃气失和、肺失治节和肢体筋脉气机失调之复杂证候群。因气机阻滞，治节失畅，故而胸部憋胀，呼吸困难、喘促；哭啼后疏发气机，故而欲哭，哭啼后前证得以暂缓而全身舒服。针泻内关（理气机，和胃气，调治节）、足三里（和胃畅中），共奏疏理气机，和胃畅中之效而愈病。

3. 高血压、带下、阴痒

罗某，女，42 岁，住南阳市商场后街。1990 年 8 月 24 日初诊。

主诉：患高血压、带下和阴痒已 3 年余。

现病史：平时经常郁怒不畅。近 3 年多来每因情志波动而血压升高，血压多在 20.0～24.0/12.0～14.7kPa 之间。血压高时头晕，头部蒙热胀痛和侧头部热痛、跳痛，头脑昏沉和耳鸣、心烦、多梦少寐等加重。每出现口中发黏发酸或口苦及渴不欲饮、脘闷食少则带下、阴痒加重。带下量多，赤白混杂，阴部瘙痒，夜间尤甚，坐卧不宁，溲黄发热。面色潮红，舌质红绛，苔黄薄腻且滑，脉象弦数。时而血压可随带下、阴痒的减轻而降低，加重而升高。经常服用复方降压片方能控制血压，用西药清洗阴部则阴痒依然，初服龙胆泻肝丸有效，久服则无效。

辨证：肝胆火旺之高血压和肝经湿热下注之带下、阴痒。证属龙胆泻肝汤证。

治则：清降肝胆之火，清利肝经湿热。

取穴：针泻太冲、丘墟、阴陵泉。前二穴配透天凉，二穴凉感均各循本经上行达于头部，太冲穴达于巅顶，丘墟穴达于侧头部及耳区。每隔1～2日针治1次。

效果：三诊后，高血压、阴痒和带下及伴有症状均有不同程度的减轻和好转，血压21.3/13.3kPa；六诊后，肝胆火旺上扰症状明显减轻，阴痒及带下明显好转，血压20.5/13.3kPa；九诊后，肝胆火旺上扰症状基本治愈，血压20.0/12.0kPa，肝经湿热下注之带下、阴痒又明显好转；十三诊后，血压20.0/12.0kPa，头部症状消失，带下及阴痒治愈；十四诊巩固疗效。

随访：1991年5月2日患者托人转告其病针愈未发。

按　总观本例为郁怒伤肝，郁久化火，风阳升动之高血压证候，和肝郁乘脾，脾不运湿，湿蕴化热，肝经湿热下注之带下及阴痒证候。肝与胆互为表里，肝火妄动引动胆火，肝胆之火循经上扰，则头部热蒙胀痛，侧头部热痛、跳痛，口苦耳鸣；热扰神明，则心烦易怒，多梦少寐；肝经湿热下注，则带下赤白，阴部瘙痒，溲黄发热；面色、舌脉为肝胆火旺夹湿之征。每因郁怒则触动肝胆之火而上扰，故头痛症状加重，血压升高；每现口中发黏发酸，口苦，渴不欲饮和脘闷食少等内在湿热炽盛而带下及阴痒加重。由于肝胆火旺而上扰和肝经湿热下注互为影响，故尔有时血压的高低常随带下、阴痒的减轻而降低，加重而升高。患者虽同罹带下、阴痒和高血压三个病证，但其病因病机相同，同属龙胆泻肝汤证，因而针泻肝经的原穴太冲（配透天凉，清降肝火）、胆经原穴丘墟（配透天凉，清降胆火）和脾经的合水穴阴陵泉（利水行湿），清降肝胆之火，清利肝经湿热而收效。

其收效之速，一是与辨证、论治和配穴正确有关；二是与所选的太冲和丘墟二穴均配透天凉，手法得当，其凉感循经直达头部病所有密切关系。前两穴作用于肝胆火旺之高血压，加泻阴陵泉作用于肝经湿热下注之带下和阴痒。

4. 闭经

王某，女，38 岁，南阳油田，1985 年 8 月 25 日初诊。

主诉：患闭经已年余。

现病史：素有脾胃虚寒，消化不良。3 年来饮食稍多则下午腹胀、大便溏泻，稍食生冷则胃脘凉痛、饮食减少、大便泄泻，时而完谷不化，时而粪便带白色黏冻。倦怠乏力，少气懒言，精神不振，下肢浮肿。月经逐渐减少，遂致闭经。闭经已年余，少腹随月经周期而微痛。面色苍白，舌淡苔白，脉象细弱。曾服破血通经中药上百剂不效，反觉全身无力，气短心悸，入寐易惊，时觉心悬。曾以贫血治之，气血亏虚症状有所好转，但月经仍未来潮，脾胃虚寒仍然存在。

辨证：属于脾胃虚寒，化源不足，经事不行之闭经证候。

治则：以温阳健脾养胃为主，佐以通经活血。

取穴：一至五、七、九、十一、十三、十五诊，针补足三里、阴陵泉，艾灸神阙、中脘；六、八、十、十二、十四诊，针泻归来、三阴交。每隔 1～3 日针灸 1 次。

效果：五诊后，脾胃虚寒病变明显减轻，气血亏虚症状明显好转；十诊后，脾胃虚寒及气血亏虚基本恢复正常，月经来潮经量极少，色淡稀薄；十五诊后，月经来潮，经色及经量基本正常。告嘱患者停止针灸，在家调养。

按 此例患者平素脾胃虚寒，消化不良，致使化源不足，经血不生，因而月经逐渐减少以至闭经。由于化源不足，经血不生，使用破血通经之法，更伤气血，故而反出现气血亏虚症状。每在月经周期少腹微痛，是夹有瘀阻之征。故补足三里、阴陵泉健脾养胃，艾灸神阙、中脘温阳益脾益胃。俾脾胃气旺，气血有源，新血得生，经事得行。再佐以通经活血之法，配泻归来、三阴交，与前法前穴交替施治。是以温阳健脾养胃为主，通经活血为辅，补中寓通而收效。

5. 高热惊厥

赵某，男，2 岁，住南阳市北关东拐街。门诊号 008044。

代述：发烧抽搐已 2 天。

现病史：前天感冒发烧，当天晚上连续抽搐两次，今天仍发烧抽搐。抽搐时角弓反张，两目上视，口噤不开，四肢痉挛，不省人事，抽搐后神志清楚。饮食正常，两天未解大便。体温 38.2℃，脉象浮数。既往病史：今年元月患高烧，便秘，抽搐，在本科针治后烧退抽止。

辨证：属于里热外感，热盛风动之惊厥证候。

治则：疏风清热，熄风镇惊。

取穴与效果：

一诊：点刺手十二井穴出血（血色紫黑），针泻合谷、太冲、解溪；二诊（3 日）：昨天针后烧退抽止，今天中午已解大便，针泻合谷、太冲巩固疗效。

按　本例系内热炽盛，外感风热，热极生风，火动风煽，内陷厥阴，传入心包，故出现发烧，神昏，抽搐，便秘等症状。针泻合谷（疏风清热）、太冲（熄风解惊）、解溪（清阳明之热），点刺手十二井穴出血（泻血散热，宣窍），施用疏风清热，熄风镇惊之法而收效。

6. 脱肛、遗尿

王某，男，11 岁，南召县人，现住南阳市北门大街。1988 年 11 月 19 日初诊。

主诉（代述）：患脱肛已 3 年，小便失禁已 1 年。

现病史：主要因父母不会调养和照料孩子，加之生活条件差，饥饱失常而得。开始患泄泻，日久失治，逐渐出现脱肛，每次大便后直肠脱出，需用手指上扶方能复位。近 1 年来又出现小便失禁，尿液滴沥，裤子常湿。身体瘦弱，手足欠温，面色苍白，不时鼻流清涕和口流清涎，脉象细弱。此二病从未求医诊治。

辨证：属于肾气不固，膀胱失约，直肠不固之脱肛、遗尿证候。

治则：温补肾阳，固约膀胱及直肠。

取穴：针补肾俞、大肠俞、次髎。每隔 1～2 日针治 1 次，令其母亲每晚艾条灸关元 15～20 分钟。并嘱其家长注意调养及保暖。

效果：二诊后，小便失禁减轻；四诊后，小便失禁明显减轻，脱肛有所好转；六诊后，小便失禁治愈，脱肛明显减轻，有时不用手指上扶直肠自行复位；九诊后，仅有时便后脱肛，已能自行复位；十二诊痊愈。

随访：1 年后托人转告此患儿的病在此针愈。

按 “肾主二便”。本例系泄泻日久，伤于肾气，肾气不固，故尔便后脱肛；因失治损及肾阳，膀胱失约，气化无权，故又出现小便失禁，尿液滴沥；手足欠温，面色苍白，不时鼻流清涕和口流清涎，乃是真阳不足之征。故补肾俞（补肾气以约膀胱）、大肠俞（固摄直肠）、次髎（固直肠，约膀胱），艾条灸关元（温真阳），共奏温补肾阳，固约膀胱和直肠之效而愈病。

7. 聋哑 2 则

（1）脑漏引致聋哑

郭某，男，21 岁，住新野县五龙公社郭营村。门诊号 007843。

代述：患聋哑已半年余。

现病史：数年来不定时头顶跳痛，继而鼻流浊涕，约 1～2 天自行停止。于半年多前某日（正在郑州某校上学），突然自百会至上星穴之督脉循行处跳痛、刺痛难忍，继而鼻流黄涕很多（浊涕滴出），约 10 分钟后突然昏迷，不省人事，即送河南医学院附院经一天多的抢救，病情由危转安，遗留听力完全丧失，不会说话。经附院检查：聋哑原因不明，可疑癔病性聋哑。后在郑州不少医院针灸及用药治疗无效，休学在家，今特来本科针治。伴见忧郁面容，神志清楚，脉象略现弦数。既往病史：12 岁时患过中耳炎。

辨证：属于热邪上壅清窍，窍道闭塞之聋哑证候。

治则：开宣窍道，聪耳益音。

取穴与效果：

一至五诊：针泻听会、翳风、哑门、廉泉。

六诊：患者言：“昨天下午 5 点钟左右，同爷爷在西关闲玩，突感胸中烦躁，咯出一口白色黏痰，并随口骂了一句，爷爷在旁听到很感惊奇。自此语言恢复正常，但仍耳聋”。针泻听会、翳风清宣耳窍。

七至九诊：针穴手法同六诊。

十诊：前天针后开始能听到大的声音，今天听力恢复正常。

随访：5 年后我们医疗队到五龙公社潘庄大队见到患者，告知针愈未发，仅有时听力较差与患过中耳炎有关。有时轻微头痛和鼻流浊涕约 3～5 分钟自行停止，这与原有脑漏有关。

按　督脉通于鼻，肝脉上贯巅顶。肝胆之火上逆，胆移热于脑，故见时而头痛（百会至上星穴处）、鼻流浊涕（脑漏）；热邪壅阻清窍，窍络闭塞，故耳聋、失语。因患病日久诊治时尚无热象，故对症治疗患野取穴。针泻听会、翳风清宣耳窍，针泻哑门、廉泉开宣音窍，施用清宣耳窍和开宣音窍之法而收效。

（2）脑炎引致聋哑

王某，男，28岁，住南阳县陆营公社花庄大队东满庄村。1969年4月3日接诊。

主诉（代述）：患聋哑已24年之久。

现病史：4岁时曾发烧抽搐数天，治愈后遗留两耳听力和语言完全丧失。智力尚可。本院耳鼻喉科检查：两耳鼓膜内陷。转针灸科治疗。

辨证：属于郁热上壅，清窍被闭之聋哑证候。

治则：宣通窍络。

取穴：针泻听会、翳风、哑门。

效果：一诊拔针后左耳能听到马蹄表声音；二诊拔针后能随医生高呼口号。

随访：1971年11月15日回信告知聋哑在此针愈。

按　本例系患急性热病（可能是脑炎），热邪上壅，清窍被蒙，损及音窍、耳窍之聋哑病。因无全身症状，故对症治疗患野取穴直达病所，针泻听会、翳风、哑门，施用宣窍通络之法而收效。

8. 两目失明（视神经萎缩）

张某，男，10岁，住方城县博望公社车庄大队车庄村。1972年4月28日接诊。

主诉（代述）：两目失明已9个月。

现病史：1971年7月患十二流注，高烧7天出现视物模糊。近20多天前持续高烧5天后两目完全失明，两下肢软弱，急躁心烦，哭啼无泪。脉数。本院眼科检查：两眼底所见，屈光间质清晰，视乳头腊黄色，动、静脉均变细，整个视网膜不好，变性。因患儿不合作，黄斑未查清。诊断为视神经萎缩。转针灸科治疗。

辨证：属于温邪上攻，眼络受损，睛明失荣之两目失明（视神经萎缩）。

治则：清热明目。

取穴：一、二、四、六、九、十二、十四、十五、十六诊，针泻风池清脑明目；三、五、七、八诊，针泻合谷、内关清热益目除烦；十、十一、十三诊，针泻风池、太阳清脑明目。

效果：三诊后，能看到电灯泡，看见汽车，精神较好；五诊后，心烦急躁减轻；十诊后，哭啼已有眼泪，视力又有进步；十五诊后，两眼视力基本恢复正常；十六诊痊愈。

随访：2 个月后回信告知针愈。1973 年 9 月 19 日其母亲特来告知两目失明已痊愈。

按 依其脉证、兼证和病因、病史，本例因热邪上攻，高热伤津，眼络受损，睛明失荣，故出现两目失明，哭啼无泪。热扰神明则心烦急躁；下肢软弱是热耗津伤之故。分别针泻风池（清脑明目）、合谷（清热益目）、内关（清心除烦）、太阳（清热明目），施用清热明目之法而收效。在整个治疗过程中，改用三个处方，都是针对当时针后的病情变化而变换的。

9. 视力、听力减退

王某，女，2 岁，住方城城郊公社新民大队。1976 年 9 月 27 日初诊。

代述：视力、听力减退已 9 天。可能因药物引起。

现病史：本月 15 日患气管炎，服用药物（药名不详，仅知有氨茶碱一日 3 次每次 1 片）无效，次日开始抽搐，抽搐时两目上吊，四肢屈曲，两手握固，即住当地医院抽搐治愈。于 18 日发现四肢颤抖，左重于右，晚上发烧，注射镇静药后，次晨发现两目呆视，视物不清，听力下降，行走及站立不稳，语言不清，烦躁哭闹。后用药物治疗不见好转。

辨证：属于邪扰神明，闭阻清窍之证候。

治则：宣窍熄风，聪耳明目。

取穴与效果：

一诊：针泻合谷、太冲，清热熄风宣窍。

二诊：两眼视力较前清楚，眼球转动自如。针泻听会、风池，聪耳明目。

三诊：两眼视力正常，仍烦躁。针穴手法同二诊。

四诊：两下肢已会行走，仍躁狂。针泻神门、合谷、太冲，清热熄风，清心安神。

五诊：下肢行走及手指持物恢复正常。针穴手法同四诊。

六诊：针穴手法同四诊。

随访：同年11月23日家长接信后前来告知患儿的病在此针愈，现已活泼健康。

按　本例病因不明。依其病状，系邪热蒙闭清窍，则两目视物不清，两耳听力失聪，语言不清；热扰神明，则烦躁、哭闹；风阳内动，则四肢颤抖，行走和站立不稳。故第一个处方，针泻合谷、太冲四关穴，清热熄风宣窍；第二个处方，针泻听会、风池，聪耳明目；第三个处方，针泻合谷、太冲、神门，清热熄风，清心安神，主要用于四肢颤抖及躁狂。在整个治疗过程中改用3个处方，是针对当时针后的病情变化而变换的。

10. 甲亢及甲状腺肿3则

（1）甲状腺功能亢进

吴某，女，25岁，南阳县外贸公司职工。1984年4月25日初诊。

主诉：发现甲状腺功能亢进已10余年。

现病史：10多年来，甲状腺逐渐增大，压迫气管时而影响呼吸，吞咽动作时有点影响。经常心慌心跳，心烦易怒（有时怒得不能节制），多汗，胃脘嘈杂，食后胃脘刺痛或灼热痛。善饥，时而食量增多，口渴多饮，饮后更渴。多梦少寐，健忘。头部经常刺痛，痛甚时则头晕、脑子有点不清。两眼干涩易于疲劳，视物昏花，左眼视力0.7，右眼视力0.8。时而恶寒、手足心热、手足颤抖。未在甲状腺肿高发地区生活过。基础代谢报告：室温21℃，气压753耗，身长151cm，体重53公斤。基础代谢率＋51％。验血检查（习用法）：T_3 3.3ng/100ml，T_4 13ng/100ml。体检：甲状腺轻度肿大，随吞咽活动而上下移动，按之不痛。舌质淡红，舌边齿印，脉象沉数。

诊断：甲状腺功能亢进。类似祖国医学中的“中消”范畴。

辨证：属于肝郁胃热，热扰神明之瘿气、中消（甲亢）证候。

治则：平肝理气，清胃安神。

取穴：一诊针泻神门、内庭；二至七诊，针泻神门、内庭、太冲。每隔1～2日针治1次。

效果：一诊后，自觉睡眠时颈部无阻塞感，已不影响吞咽动作；三诊后，基础代谢率＋34％；四诊后，手足颤抖明显减轻，口渴已不明显，自觉气短；六诊后，仅夜间多梦，心烦急躁、汗出、头痛头晕和胃脘嘈杂明显好转；七诊痊愈。

随访：1984年10月13日患者接信后托人告知甲亢在此针愈未发。

按 本例具备了口渴、多怒、善饥、多汗、手颤、心跳心慌等甲亢的特有症状和验血检查T_3、T_4数据的旁证，所以诊断为“甲亢”。祖国医学认为本例系忧思郁怒，湿痰凝结，气血壅滞所致之瘿气。由于肝郁化热，胃热炽盛，热扰神明，故出现心、肝和胃热之错综复杂的证候群。所以采用整体治疗辨证取穴，针泻神门（清心安神）、内庭（清胃热）、太冲（平肝理气），施用平肝理气，清胃安神之法而收效。

（2）甲状腺肿瘤

邓某，男，29岁，南召县皇路店公社尹店学校职工。1974年7月20日初诊。

主诉：患甲状腺肿瘤已2年。

现病史：2年来甲状腺逐渐肿大，偏于左侧如拳头大，随吞咽运动而上下移动，颈部觉紧，稍有劳动即觉呼吸困难。本院外科诊断为慢性甲状腺肿瘤，转针灸科治疗。

辨证：属于五瘿中之肉瘿。

治则：消瘿散结。

取穴与效果：

针刺甲状腺肿瘤处4～5针，用泻法。每日或隔日针治1次。一诊后患处发软；四诊后甲状腺肿瘤明显缩小。共针治5次痊愈。

随访：1983年7月27日患者告知甲状腺肿瘤在此针治5次痊愈，至今9年未发。

（3）甲状腺肿瘤

赵某，男，22岁，南阳县木器厂工人。门诊号00007。

主诉：患甲状腺肿大已年余。

现病史：甲状腺肿大（约2cm×3cm），位于左侧结喉下，自觉颈部紧胀不舒，头向前俯或稍有劳动即感呼吸不畅，跑步时呼吸喘促。身瘦，精神尚好，眼球不凸，甲状腺肿瘤随吞咽动作而上下移动，无压痛。舌苔薄白，脉数。无甲亢症状。无家族史。曾在南召、西峡地方病甲状腺肿大地区工作过。

辨证：属于五瘿中之肉瘿。

治则：消瘿散结。

取穴与效果：

因无全身症状，故患野取穴直达病所，针泻左侧水突、气舍和阿是穴，个别针次加泻天突穴。每隔1～5天针治1次。3次后明显减轻；9次后已消1/4；13次后甲状腺瘤已消1/3；共针治26次痊愈。

随访：追访20年未发。

11. 顽固性下颌关节脱位

韩某，女，34岁，南阳市力车厂职工。门诊号017131。

主诉：两下颌关节脱位已9年。

现病史：9年来两侧下颌关节脱位常反复复发。近几年严重，每因呵欠易于脱位，甚至看到别人打呵欠，自己亦欲呵欠而脱位。冬季一天脱位10多次，夏季一日脱位3～6次，左重于右。每次脱位都是自己用手复位的。咀嚼无力，患处无压痛。

辨证：属于下颌关节筋脉失于温煦，经筋弛缓，关节不固之顽固性下颌关节脱位。

治则：健筋补虚，温固关节。

取穴与效果：

一诊：针左下关、颊车先泻后补，针后用温灸器灸双侧患部。

二诊（28日）：针后2天未脱位，昨天晚上脱位5次。针穴手法及艾灸同上诊。

三诊（7月1日）：左侧下颌关节咀嚼无力。针补左下关、颊车，针后用温灸器灸双侧患部。

四诊（6 日）：自 6 月 28 日至今未发，咀嚼有力，作呵欠动作亦未脱位。针穴手法及艾灸同上诊。

五诊（26 日）：自三诊后至今从未复发。巩固疗效，针穴手法及艾灸同上。

随访：多次随访针愈未发。

按 本例因于下颌关节经脉失于温煦，经筋弛缓，关节不固，故冬季加重，夏季较轻，每因呵欠而脱位。罹历 9 年已成顽固性下颌关节脱位。第一个处方，针左下关、颊车先泻后补，针后温灸器灸双侧患部，用以温阳益虚，调和筋脉；第二个处方，针补下关、颊车，针后温灸器灸双侧患部，用以健壮筋脉，温固关节。该案虽然病情单纯，但患病日久，久病必是虚寒，故施用温固关节之法而收效。

12. 斜视复视 2 则 “斜视复视”属于祖国医学的“风牵偏视”的范畴。是以发病突然，眼珠偏视，视一为二为特点。它是眼肌麻痹的主要症状，为目系筋脉失调，眼球运动失衡，呈现斜视的一种眼疾患。根据临床表现有风邪外袭、风热袭络、中气不足、气血亏虚、气虚肾虚和肝肾亏虚及瘀血阻络、目系失调等证型。现列举 2 例如下：

(1) 目系外侧经筋失用

张某，男，19 岁，住镇平县彭营公社汉堂大队郑庄村。1969 年 9 月 19 日由本院眼科转针灸治疗。

主诉：患斜视、复视已半年。

现病史：半年来左侧眼球偏斜鼻侧，黑睛向内眦侧呆定，眼球向外眦方向转动受限，视一为二，视物昏花。伴有左眼疼痛，头痛等症状。本院眼科检查：视力右 1.5，左 0.7。眼底检查正常。诊断为麻痹性内斜视。给以药物治疗无效。转针灸科治疗。

辨证：左眼目系外侧经筋失用（眼球外展肌麻痹）之斜视、复视。

治则：补益目系外侧经筋。

取穴：针补左瞳子髎。每隔 1～2 日针治 1 次。

效果：一诊后左眼视物昏花及复视减轻；五诊后复视明显好转；六诊后

所有症状均明显减轻；七诊治愈。

随访：1971 年 8 月患者告知在此针愈。1972 年至 1982 年追访未发。

按　本例仅左眼内斜视，目外眦处经筋弛缓、失用（眼球外展肌麻痹），故尔左侧眼球斜向鼻侧，转动失灵，视一为二。其伴有左眼疼痛及头痛，与视物昏花、复视有关。因属单纯性麻痹性内斜视，故患野取穴，针补左瞳子髎穴，补益经筋，以正左眼内外眦经筋功能之平衡而收效。

（2）气虚肾亏之斜视复视

尚某，男，54 岁，南阳市土产公司职工。1984 年 10 月 15 日初诊。

主诉：患复视已 4 年余。

现病史：1980 年开始每因血压升高时出现复视，两眼向外斜视，眼球转动不灵，两眼呆定在目外眦处。两眼干涩，视物昏花，看不清 3 米远的物体，戴眼镜由于受压而复视消失。伴有腰膝酸困无力；头晕目眩（以早晨为甚）等症状。舌苔薄白，脉象沉细。检查：尿糖（±），血糖（习用法）180mg%。血压在 22.7～18.7/13.3～12.0kPa 之间。

既往病史：患糖尿病已 4 年。有高血压病史已多年。近来患脑血栓形成已基本治愈出院。

辨证：气虚失调，肾水失养之目系经筋失调、失衡之斜视、复视。

治则：益气补肾，佐以补益内眦经筋。

取穴：一诊针补合谷、睛明；二诊上方加补复溜；三、四、六至九诊，针补合谷、复溜；五诊针补睛明。每隔 1～2 日针治 1 次。

效果：一诊后，两眼如同去了一层云翳，视物清亮，头晕目眩已减轻，不戴眼镜已不复视；二诊后，视力明显提高，已能看到 10 公尺远的物体，眼睑沉困减轻，眼球转动灵活；三诊后，两眼干涩减轻；六诊后，眼不干涩，仅感沉困；八诊痊愈。

按　本例系气虚不能上达，目系功能失调，肾水不足，不能濡润目系，故尔两眼干涩，眼睑沉困，视物昏花，视力减退，眼球转动失灵而向外斜视（麻痹性外斜视），视一为二；伴见腰膝酸困无力，头晕目眩（早晨尤甚）和脉象沉细等，属于气虚肾亏之征。故补合谷（补气以益调节目系功能）、复溜（滋补肾阴以益濡养目系），益气补肾，整体治疗辨证取穴以治其本。因属两眼球内收肌麻痹（麻痹性外斜视），亦即目系内眦经筋弛缓、失用，故加补睛明穴直达病所，佐以补益眼球内收肌之经筋，以调目系经筋功能平衡而收效。

（三）奇病和难确诊的病

1. 带脉为病

朱某，女，54岁，住南阳县陈官营公社李湾村。门诊号011780。

主诉：腰腹周围紧如束带状已3个多月。

现病史：3个多月前因生气后引起。上腹膜胀满闷，服炒盐汤后头、耳和鼻部觉热，如出热气。又服大黄汤（自用大黄煎汤服）后腹胀加重，进而全身麻木、寒战（4个小时寒战3次）。寒战治愈后，出现腰腹周围之带脉循行部位抽紧如束带状，若束紧裤带则更为不舒。伴见脘闷纳呆，口味不佳，时有急躁如欲解便之腹部下坠感，不时太息、矢气，矢气后腹部舒服，郁怒则太息、矢气加重，时而头晕心悸，久坐则上腹胀满小腹微肿，嗜卧等症状。检查：腹软无压痛，腹部脂肪较厚，精神欠佳，舌苔薄白浮黄，脉象沉弦。

辨证：属于肝失条达，气滞带脉，横逆犯胃之证候。

治则：疏带散滞，理气和中。

取穴：一诊、二诊针泻带脉、公孙、足临泣。其带脉穴左右针感均达于与脐平距脐4横指处，向后达于腰部命门穴上部，距命门穴4横指。三诊、四诊针泻中脘、上脘、气海、公孙；五诊针泻太冲、足临泣。

效果：一诊后，腰腹抽紧如束带感消失，太息及矢气减少；三诊后，腹胀减轻，饮食增多；四诊后基本治愈；五诊巩固疗效。

随访：4个月后随访此病针愈未发。

按 《难经》云："带脉者，起于季胁，回身一周。"《奇经八脉考》云："带脉者，起于季胁足厥阴之章门穴，同足少阳循带脉穴，围身一周，如束带然。"本案其患病部位与带脉循行线是一致的。由于情志失和，肝失条达，气滞带脉，则罹腰腹带脉循行路线上紧抽如束带状，郁怒加重；肝气犯胃则脘闷食少；久坐因于气机不畅，则上腹胀满，小腹微肿；时而如欲解便之腹部下坠，郁怒则太息和矢气加重，矢气后腹部舒服等，则属气机阻滞之征；脉象沉弦为肝气郁滞之象。为气滞带脉，横逆胃肠之候，故一诊、二诊针泻带脉（带脉循行于带脉穴，疏理带脉）、公孙（八脉交会穴之一，通于冲脉，通肠和胃降气）、足临泣（八脉交会穴之一，通于带脉，通调带脉气机），施用疏带散滞，理气和中之法，而腰腹带脉循行处抽紧如束带感消失，太息及矢气减少。因胃腑症状未减，故三诊、四诊针泻中脘（和胃散滞）、上脘（和胃散滞）、气海（理气散滞）、公孙，施用理气和胃散滞之法；四诊后基本治愈，故五诊针泻太冲（疏肝理气）、足临泣，理气疏带散滞，以资巩固。

2. 不安肢综合征

温某，女，61 岁，住南阳地区第三招待所 22 号。1973 年 8 月 26 日初诊。

主诉：四肢着急，欲作伸屈动作已 10 多年。

现病史：10 多年前因坐汽车时久，过度疲劳而得。近月余严重，自觉四肢着急不舒，无处安放，不时伸屈动作方舒，尤以夜间易发、加重，辗转难寐，坐卧不安。每因劳动过度、精神紧张，或情志失和易发。伴有两手麻木，手指摄屈，心烦，倦怠无力，心悸气短，咽干眼干，食欲不振，口味不佳等症状。近月余来每天发病，每次发作从四肢着急不舒逐渐走向心窝部，自觉心窝着急不舒，坐卧不宁，约 1～2 个小时逐渐自行缓解。慢性病容。舌苔薄白，脉象沉细。曾服中药 200 余剂，西药不计其数而病状依然。

既往病史：1963 年患全身浮肿（至今未愈）和肝炎。患胃溃疡病至今未愈。

辨证：属于气血亏虚合气机阻滞，经脉失和之证候。

治则：气血双补，理气安神，和胃散滞。

取穴与效果：

一诊、二诊：针补合谷、三阴交。一诊后四肢着急未发作。

三诊：四肢着急不舒减轻，心烦急躁不舒更甚，饮食减少，上腹左侧疼痛，自觉口内刺辣。舌苔薄黄，脉象滑数。此系用上方补益气血产生内热之故。针泻内关、足三里。

四诊：舌苔不黄，饮食增加，口味尚可，昨晚四肢着急未发。针补合谷、三阴交，针泻内关。

五诊：今天早上黎明时四肢着急短暂而自行消失。针泻神门、内关、足三里。

六至十一诊：针穴手法同五诊。八诊后四肢着急未发，精神好转，脉象较前有力。

十二诊：自觉口干。针穴手法同五诊，加补复溜。

随访：1973 年 11 月 5 日患者特告前病针愈。1975 年 5 月 6 日其女儿又告知未再发作。

按 本案若仅从主诉的主证治之，效果肯定不佳。依其脉证与病史，系气血亏虚，气机阻滞，经脉失和，心神不宁之不安肢综合征之证候。因病机复杂，所以其治则、处方随证变换。第一个处方，针补合谷、三阴交补益气血，虽然四肢着急减轻，但因峻补出现气机阻滞症状。故第二个处方针泻内关、足三里，改用理气安神，和胃散滞之法。由于气机阻滞明显好转，故第三个处方从本图之，针补合谷、三阴交泻内关，气血双补，理气安神。第四个处方，针泻神门、内关、足三里，理气安神，和胃散滞。由于第四个处方针后不安肢治愈，而觉口干，故第五个处方加补复溜以滋阴生水。

3. 下肢瘙痒合不安肢综合征

白某，女，52 岁，南阳县武装部职工家属。1984 年 6 月 4 日初诊。

主诉：两下肢肌肤瘙痒、着急已 8 年。

现病史：8 年来每年春季发病。今年春季发病严重已达 4 个月之久，屡治不愈。两下肢肌肤瘙痒难忍和难以形容的着急难受，坐卧不安，夜间加重影响睡眠，必须不断地拍打、揉按方感舒服。伴有两下肢行走无力，多梦等症状。外观下肢肌肤正常。脉象细弱。西医内科诊断为神经官能症，用药无效。

辨证：属于血虚生风，筋脉失养之下肢瘙痒和不安肢证候。

治则：养血止痒和补益筋脉。

取穴：一至九诊，针补三阴交、足三里；十诊上方加补阴陵泉。每日或隔日针治 1 次。

效果：二诊后，两下肢着急难受减轻；三诊后，夜间两下肢着急难受大减，已不影响入寐；四诊后，两下肢肌肤瘙痒难忍消失，左下肢略觉有力；八诊后，仅感左下肢无力；九诊后，咽干，左下肢胀沉、无力；十诊痊愈。

随访：1985 年 9 月 28 日患者接信后前来告知针愈。

按　本例系血虚生风，故而两下肢肌肤瘙痒难忍，坐卧不安，夜间加重，外观肌肤正常；血虚则筋脉失养，故两下肢着急（不安腿）难受，坐卧不宁，夜间尤甚，并觉行走无力；拍打和揉按下肢肌肉，使其发热以促血行，故而减轻；脉象细弱，属于气血亏虚之征；每年春季正值肝木当令盛时，机体之肝主筋、藏血、属风、体阴用阳之生理功能不能得以阴血奉养而为病，故每年春季复发。针补三阴交（养血以止痒，养肝血以益筋脉）、足三里（益气健筋补虚），施用养血止痒、益筋，健筋补虚之法而收效。十诊加补阴陵泉，意在既作为辨证取穴有益于健脾，又用作患野取穴补益筋脉。

4. 舞蹈病 2 则

（1）肝风内动

安某，男，13 岁，住南阳市和平街 57 号。1967 年 11 月 2 日初诊。

主诉（代述）：四肢不时舞动已数月。

现病史：数月来四肢不自主地舞动，不随意地伸屈活动，手指不能向准确的位置持物，下肢行走软弱，步态不能协调，两上眼睑不自主地瞤动，头向前方瞌俯如瞌头状。脉弦。

辨证：属于肝风内动，筋脉失调之舞蹈病。

治则：平肝熄风，疏风解痉。

取穴：针泻合谷、太冲。隔日针治 1 次。

效果：五诊后，四肢不自主地舞动和上眼睑不自主地瞤动减轻；十诊痊愈。

随访：1968 年 10 月 16 日告知针愈。

按　本例舞蹈病，虽无全身内在症状，但脉弦，发病部位牵扯头部、四肢及两上眼睑，故以肝风内动，筋脉失调治之。整体治疗，针泻合谷、太冲平肝熄风，疏风解痉而收效。

（2）肝风内动，风寒阻滞

李某，女，18岁，住南阳市靳岗公社丁洼村。1982年5月15日初诊。

主诉：患舞蹈病已3年多。

现病史：1979年1月患此病，经西医诊断为舞蹈病，治疗有所好转5～6天发作1次。发作前四肢软弱无力，发作时舌肌强硬，口唇木强，口唇张闭活动发响，四肢不自主地舞动，两足不自主地蹬地，两下肢不随意地伸屈。严重时因不时地四肢舞动夜间盖不成被子而影响睡眠。发作时间长者可持续10多天，每天发作3～4次，每次可达20～60分钟，或180分钟之久。舌淡苔薄，舌心白厚，两目轻度上视，太阳穴处微痛。因健忘而休学。此次已卧床6天。抗“O”（＋）。

辨证：属于肝风内动，风寒阻痹，筋脉失调之舞蹈病。

治则：熄风解痉，温散风寒。

取穴：针泻合谷、太冲，艾灸曲池、风市，与针头部舞蹈震颤区，交替施治。

效果：六诊后，其父护送能骑车子前来就诊；十诊后，发病时短而次频；十二至三十六诊期间未再复发。

随访：针灸后20天随访仍未复发，诸证悉愈。

按 本例系肝风内动，风寒痹阻，筋脉失调之舞蹈病证候。故针泻合谷（解痉镇静，调畅筋脉）、太冲（平肝熄风，舒畅筋脉），艾灸曲池（温散风寒）、风市（祛风散寒），针刺头部舞蹈震颤区（直接控制肢体舞蹈），施用熄风解痉，温散风寒，抑制筋脉之法而收效。

5. 无名高热或日射病

李某，女，21岁，住南阳市中药厂（仲景医药经理部）。1985年6月4日初诊。

主诉：发烧已半月。

现病史：半月来面部紫红肿胀发热，体温37.6℃。遇热或见阳光（日晒）则面部出现密布紫红色的小丘疹，体温升至41℃，即刻心慌心烦急躁，两眉棱骨困痛，约数小时后自行消失。在此期间不出汗亦不恶寒。伴有口渴欲饮，咽干纳差，溲黄等症状。面色红赤，舌尖红，舌苔薄黄，脉象沉数有力。化验血象正常。服用中西药不效。

辨证：属于阳明气分热盛，充斥于外之无名高热证候。

治则：清阳明气分之热邪。

取穴：一至四诊，针泻合谷、内庭；五至七诊，上方两穴配透天凉。其合谷穴凉感循本经走达肩部，内庭穴凉感循本经上行达于腹部。

效果：二诊后，一天测 3 次体温均是 37℃，上午特意在阳光下日晒 5 分钟，体温仍为 37℃，无异常症状出现；三诊后，体温 37℃，在阳光下又日晒 5 分钟，体温仍为 37℃；四诊时在留针期间体温 36.9℃，四诊后在日晒下坐汽车 1 个多小时，仅口渴甚而无面部密布紫红色小丘疹及面部紫红肿胀发热和体温升高、心烦急躁等症状；五诊后，体温 36.2℃，心烦、口渴消失，饮食正常；六诊、七诊巩固疗效。

随访：病人托人转告（1985 年 7 月 4 日上午）前病在本科针愈。

按　本案属于阳明气分热盛，充斥于外，故身热，体温升高，面部紫红热肿，日晒或见阳光或遇热而加重，并现面部密布紫红色小丘疹；阳明热盛，内扰心神，则心烦急躁，心慌；热盛耗津，故而口渴，咽干，纳差，溲黄；面色红赤，舌尖红，舌苔薄黄，脉象沉数有力等，属于内热之征。针泻手阳明经的合谷（清阳明经之表热为主，兼清里热）和足阳明经的内庭穴（清阳明经之里热为主，兼清表热），类似白虎汤之效。施用清阳明气分之热之法而收效。

6. 头懵昏沉（病名未确）

董某，男，44 岁，南阳汽车制造厂职工。1977 年 7 月 7 日初诊。

主诉：头脑昏沉发懵已 8 年之久。

现病史：8 年来经常头沉昏懵，两目昏沉，记忆较差，脑子不清，全身沉重，欲睡欲卧。舌苔白腻，脉象濡缓。河南省医学院诊断为神经官能症，用药无效。曾用西药久治诸恙依然。

辨证：属于湿邪浸淫，蒙蔽清阳之证候。

治则：祛湿醒脾，宣邪清脑。

取穴：针泻百会、印堂，阴陵泉。每隔 1～2 日针治 1 次。

效果：二诊后，头脑昏沉发懵明显减轻，全身沉重和欲睡欲卧亦有所好转；三诊治愈。

随访：1985 年 9 月 30 日患者告知此病在此针愈未发。

按 本例的病因病机：湿邪浸淫，蒙蔽清阳，致使清气不升，浊气不降，则头部昏沉发懵，脑子不清，记忆减退；湿邪浸淫，脾阳受困，故而身体沉重，欲睡嗜眠；舌苔白腻，脉象濡缓，属于脾受湿困之征。故针泻百会（清脑，宣散头部湿邪）、印堂（宣邪，清脑）、阴陵泉（祛湿醒脾），施用宣邪清脑，祛湿醒脾之法而收效。

7. 腹胀、胃痛、尿闭

张某，男，50 岁，本院内科病员。1985 年 9 月 10 日会诊。

主诉：腹胀食少，胃脘凉痛，尿量极少已 20 天。

现病史：20 天前因饮食生冷出现胃脘凉痛，食入痛加，泛吐清水，大便溏泻，小便量少，身体瘦弱，即将脱水。在当地医院用药无效，即住本院内科。因用内服药无效，改用糖盐水加青霉素等补液消炎治之，一日 2 瓶（1000 毫升），连输 3 天，胃脘冷痛及泛吐清水和大便溏泻加重，又现腹部胀满，更不能食，排尿极少时而癃闭，全身指陷性浮肿，短气微喘，四肢逆冷，倦怠欲寐。面色㿠白，舌淡苔白而滑，脉象沉缓。

既往病史：5 年来时而癃闭，或大便溏泻，胃脘觉凉，食少纳呆和下午腹胀以及每因饮食生冷则以上症状易发或加重，或并见胃脘冷痛等真阳不足，脾阳不振症状。曾先后作两次胃肠吞钡透视均无异常发现。

会诊后建议：应停止输液，因补液不利于现证的治疗，反而加重病情。现证是饮食生冷，寒凉滞胃，初应温胃散寒消导之法即可治愈；身体瘦弱，即将脱水，是因不进饮食，加之腹泻之故，病原不除，输水罔效；小便极少，排尿不利，是真阳不足，膀胱气化无权，不能行水之故；输水补液加重膀胱气化负担，气化更为不利，故尔时而癃闭，全身指陷性浮肿；短气微喘，是输液影响肺气的宣畅之故；四肢逆冷，倦怠欲寐，面色㿠白等，是更伤真阳的表现；原有既往病史，是影响住院治疗难愈的基本因素；输液又是影响它的外在条件。用针灸治疗急需温阳行水，回阳固脱，温胃散寒行滞以治其本。主管医师遵之，转针灸治疗。

取穴：一至三诊，艾条灸关元、神阙，每次各灸 15～20 分钟，泻灸中脘、上脘，少泻多灸，每日针灸 1 次。四至七诊针补关元（配烧山火，温热感达于小腹最后达于满腹)，艾灸神阙、中脘，隔日针灸1次。

效果：三诊后脾胃虚寒病变治愈，真阳不足，气化不行之病变有所好转；六诊后，真阳不足及气化不行之病变治愈；七诊巩固疗效而出院调养。

按　本例所取腧穴，第一个处方艾灸关元、神阙，温真阳益脾阳，既可回阳固脱，又可化气行水；泻灸中脘、上脘，温胃散寒行滞，因恐伤正故尔少泻多灸。第二个处方是在脾胃虚寒病变治愈的基础上，专治真阳不足，气化不行之病变，故补关元配烧山火温补真阳，又益真气，艾灸神阙、中脘健胃散寒益脾。共针灸治疗7次而诸病悉愈。

8. 肾虚、气虚和肝郁

张某，男，53岁，农民，南召县三岔口人。1990年9月18日初诊。

主诉：吸气困难，呵欠频作，欲寐，气不接续和胁肋窜痛，胃痛食少已2个月。

现病史：原有腰膝酸软，欲卧欲寐，呵欠频作已2年多。近2个月前因生气而两胁窜痛，胃脘闷痛、胀痛，饮食减少，食后胃痛、腹胀，气呃不顺，善太息，郁怒尤甚。在当地医院以肝郁气滞治之，服用散气解郁之中药12剂后，原病未祛，反出现气短，时而气不接续，矢气频多，精神疲惫，倦怠懒言，欲屈曲位等症。又出现吸气困难，不时深吸气方感舒服，其呵欠频作及欲寐和腰膝酸软加重。舌苔薄白，脉沉细弦两尺无力。

辨证：属于肝郁气滞、中气不足和肾不纳气之三个证型之证候。

治则：首先疏肝理气，和胃解郁，然后补中益气佐以理气，最后补肾纳气。

取穴与效果：

一至四诊：针泻间使、太冲、中脘。二诊后两胁窜痛及胃脘胀痛、闷痛减轻，饮食增多；四诊后肝郁气滞治愈。

五至十一诊：针补合谷、足三里泻间使，补中益气佐以理气。八诊后气短和时而气不接续及矢气频多减轻；十一诊后中气不足病变治愈，精神好转。

十二至二十诊：针补太溪、复溜和气海，补肾纳气。十六诊后吸气困难及欲寐和呵欠频作好转；二十诊后肾不纳气病证治愈，腰膝酸软亦明显减轻。

随访：1990 年 12 月 29 日患者儿子告知父亲的病针愈未发。

按 本例患者原有腰膝酸软，欲寐和呵欠频作等肾虚病证。后因肝郁气滞，因而出现两胁窜痛，胃脘闷痛、胀痛，饮食减少，气呃不顺和善太息等症状。由于以气滞胁络和气滞胃脘治之，服用散气之药过多，病本未愈反伤中气，累及肾气，故尔又出现中气不足和肾不纳气证候。因属于肝郁气滞、中气不足和肾不纳气三个证候，故第一个处方施用疏肝理气，和胃解郁之法，针治 4 次肝郁气滞治愈。第二个处方施用补中益气佐以理气之法，类似补中益气汤加味之效，针治 7 次中气不足治愈。第三个处方专治肾不纳气，故补太溪、复溜和气海，类似都气汤之效，针治 9 次而肾不纳气治愈。逐层逐法治之，有条而不紊。

9. 房事后头痛、头晕

陈某，男，48 岁，南阳县金华乡（住在油田）。1991 年 5 月 18 日初诊。

主诉：患房事后头痛、头晕已年余。

现病史：1 年多来每因房事后，翌日头部隐痛、空痛，头晕眼花，头重脚轻行走飘浮，脑昏不清诸事忘却，历时 2～3 日自平。平昔头晕，眼目干涩，腰膝酸软。舌淡苔白少津，脉象沉细无力。曾服镇肝熄风汤、天麻钩藤饮等加味不效，又以神经官能症、脑神经衰弱治之无效。病人苦恼、焦虑，因患此病而夫妻关系不和。平素爱饮酒和房事不节。

辨证：属于肾虚精亏，髓海失养之房事后头痛、头晕之证候。

治则：补肾填精益脑。

取穴：一至九诊，针补复溜、三阴交、肾俞；十至十二诊，上方减复溜。每隔 1～2 日针治 1 次。并嘱患者在针治期间戒酒色。

效果：五诊后，腰膝酸软，眩晕及眼目干涩减轻；九诊后原有病状治愈，精神好转。九诊后令患者停止针治，10 天后房事 1 次以观疗效，房事后翌日未出现任何不适。十至十二诊以资巩固。

按 本例患者平素不知调养，致使精血亏虚。房劳伤肾，精血更虚，不能奉养头脑，故尔房事之后，头部隐痛、空痛，头晕眼花，头重脚轻行走飘浮，脑昏易忘。属于病在上，虚亏于下之证候，因而不取头部腧穴专事头部病变，施用补肾填精以益精血之法。针补复溜（滋补肾阴）、三阴交（补益精血）、肾俞（补肾气益肾精），而头脑病变自愈。

10. 儿童神经官能症—小儿抽搐

许某，女，3岁，住南阳市建设路84号。1970年8月26日初诊。

主诉（代述）：每在睡觉前后两下肢抽搐已有2年余。

现病史：不明原因，两年多来每因欲睡而不让入睡或在未睡好觉时，或在气候改变时节的睡觉前后，出现两下肢抽搐。抽搐时两膝屈曲，蹈趾翘起，两脚向内翻，约5～15分钟自行缓解。外观体质无异常，舌质舌苔和脉象无异常改变。曾去几个上级医院检查，均未确诊，治疗收效不佳。

辨证：内宿肝风，诱因精神触动而发之抽风证候。

治则：平肝熄风，舒筋止抽。

取穴：针泻阳陵泉、太冲。每隔1～3日针治1次。

效果：一诊后，发病次数减少，抽搐时间缩短；二至五诊期间抽搐未曾复发。

随访：1971年2月9日其舅父告知在此针治5次痊愈，至今未发。

按　本例患儿年仅3岁，属于幼稚之体。虽少见情志病，但每因欲望不遂或气候改变而发病则属于肝。肝主筋，为风木之脏，欲望不遂则伤肝，气候改变又影响肝风，故而下肢抽搐。所以针泻阳陵泉（筋之会穴，舒畅下肢筋脉）、太冲（肝之原穴，平肝熄风），施用平肝熄风舒筋之法而收效。再者本病现代医学称为儿童神经官能症，针泻阳陵泉、太冲可能有强制性抑制筋脉的抽搐（痉挛），及强制大脑神经的作用。使患儿在消除不良因素（或称行为，每因欲睡不让入睡或在未睡好觉时出现下肢抽搐）的同时，逐渐建立良好的环境，从而达到治愈的目的。

11. 唇舌木强、语言不清、口眼㖞斜

贾某，女，20岁，邓县幼儿园教师。门诊号019092。

主诉：患舌及下唇麻木发强已5个月。

现病史：今年4月因罹扁桃腺炎，用升汞水漱口5～6次，每次漱口时唇舌麻凉发强、恶心，嗣后舌及下唇经常麻木发强，活动不灵。8月5日患感冒后以上症状加重，伴见喉痒咳嗽，咳吐青痰，痰涎过多（因痰涎量多，咳吐不便，易于流入咽部），脘闷食少，饥不欲食，食后恶心，渴不欲饮，声音嘶哑，气短头晕，心悸，饥饿时右手颤抖、持物无力和气短心悸更甚等症状。口眼向左侧歪斜，口流清涎，语言不清，声音重浊，舌肌活动不灵，两下肢轻度浮肿。舌尖红，苔白略腻，脉滑。本院五官科因诊断不明，转针灸科治疗。

辨证：属于痰湿留滞中宫，阻滞经脉和化源不足，气血亏虚之证候。

治则：祛湿化痰，补益气血，通畅舌络。

取穴：一诊、二诊针泻阴陵泉、丰隆、通里；三诊、四诊针补合谷、三阴交泻内关；五诊针泻通里、廉泉；六诊针泻廉泉、神门，点刺金津、玉液充血；七诊、八诊针补合谷、三阴交泻内关。

效果：四诊后，痰涎减少，气短头晕、心悸乏力、善饥和手指颤抖减轻 80%，仍舌强；五诊后，一切症状均愈，仅觉说话时舌强；六诊后，说话基本恢复正常；八诊痊愈。

按 本案初因热邪上攻，复因用升汞水刺激而出现舌及下唇麻木而强，活动不灵。时隔 4 个月后因感冒而诱发原有症状加重。其脘闷食少，渴不欲饮，痰涎壅盛，食后恶心等，则属湿痰留滞中宫；口眼㖞斜，声音重浊，舌肌活动不灵，言语不清等，乃属痰浊阻络；头晕气短，心悸乏力，饥饿时手指震颤、持物无力和气短头晕、心悸更甚等，则属患病日久，饮食减少，化源不足之故；下肢浮肿，是湿邪下注为因；舌、脉的改变，是湿痰之征。故一诊、二诊针泻阴陵泉（祛湿）、丰隆（化痰）、通里（通舌络），祛湿化痰，通畅舌络；三诊、四诊和七诊、八诊，针补合谷、三阴交气血双补，泻内关佐以理气和胃；五诊针泻通里、廉泉（通畅舌络）；六诊针泻廉泉、神门，点刺金津、玉液充血，宣畅舌络。五诊、六诊是在仅说话舌强而着重治舌的处方；七诊、八诊是在一切病愈而为善后补虚之处方。针治始终是施用标本兼顾，虚实并治之法。

12. 震颤、筋惕肉瞤

宋某，女，41 岁，住南阳市市郊西岗庄。1967 年 12 月 22 日初诊。

主诉：四肢肌肉抽搐、颤动已 2 年。

现病史：初因劳累汗出而得。两下肢筋惕肉瞤，夜间尤甚。近月余来因产后而加重，又出现两下肢痉挛疼痛，两上肢及手指震颤、抽搐，夜间因噩梦所扰而加重。时而口唇抽搐擞动，时而太息，心里战抖，多梦少寐，入寐易于惊醒。面红，舌红少苔，脉象细弦。

辨证：属于阴血不足，血虚生风，筋失濡养之证候。

治则：育阴柔肝熄风，佐以益气。

取穴：一诊、二诊，针补三阴交、复溜，泻太冲；三至七诊，针补复溜、合谷泻太冲。

效果：三诊后，肢体颤抖及筋惕肉瞤减轻，手指抽搐治愈；四诊后，肢体颤抖、抽搐及筋惕肉瞤治愈；七诊痊愈。

随访：1971 年 10 月 23 日患者爱人告知针愈未发。

按　肝性刚强，为风木之脏，体阴用阳，在体为筋，司全身筋骨关节之屈伸运动；肾主津液，肝赖肾水以濡养筋脉。本例初因劳累汗出耗伤阴液，阴液不足，不能濡养筋脉，则虚风内动，故肢体颤抖，筋惕肉瞤；复因产后阴血不足，血虚生风，筋脉失养，故又出现四肢及口唇震颤、抽搐，夜间尤甚；阴血不足，不能奉养于心，神不守舍，则多梦少寐，入寐惊醒；脉象细弦，属于阴虚木燥风动之征。故第一个处方，针补三阴交（补精血，育阴）、复溜（滋阴柔肝），泻太冲（平肝熄风），类似大定风珠之效；第二个处方，针补复溜、合谷（补气），泻太冲，用以育阴熄风，佐以益气。总之，本例以育阴养血柔肝为本，益气为佐，平肝熄风为标，标本兼治。取穴不多，收效甚捷。

13. 肝郁气滞、肾不纳气

高某，男，20 岁，住桐柏县新集乡张岗村。1985 年 9 月 7 日初诊。

主诉：上腹闷痛，吸气困难已 2 年。

现病史：2 年前因劳动过重压伤而引起。证见上腹闷痛，时而隐痛，时而胸痛，善太息，吸气困难（自觉吸不进气），不时深吸气方感舒服。伴有身困乏力，倦怠气短，腰痛，腰膝酸困无力等。舌苔薄黄，脉沉细弦。曾在当地医院给以行气药过多而无效，后又烧无鳞鱼吃，又服舒肝散、丹参片和人参养荣丸等亦无效。

辨证：属于肝郁气滞，肾不纳气之证候。

治则：首先疏肝理气，佐以益气，然后补肾纳气。

取穴与效果：

一至五诊：针泻内关、太冲，补合谷。一诊后上腹已不痛，仍感闷气，仍太息；三诊后善太息减轻。

六诊：左脉沉弦，右脉虚弱，不时深吸气，深吸一口气则胃腹舒服，呵欠较多，精神差，欲睡（但欲寐）。针补复溜、气海，补肾纳气。

七诊：深吸气次数减少。针补太溪、复溜、气海，补肾纳气，类似都气汤之效。

八诊：针穴手法同七诊。

九诊：深吸气及呵欠减少，胃脘不适、微痛。针泻中脘补气海，和胃益气。

十诊：胃脘已不痛，精神好转。针穴手法同七诊。

十一至十五诊：针穴手法同七诊。十五诊痊愈。

随访：1985 年 11 月 2 日患者特来告知病已针愈未发。

按 从主诉来看，吸气困难应属于肾，又有上腹闷痛，不能仅从肾治之；从病因来看又不能从胃治之；从症状来看不能仅从肝气治之。患者初因负重压伤，致使气机不畅，肝气失调，故而上腹闷痛、时而隐痛，时而胸痛，善太息。又因内服行气散滞之药过多，气机未畅反伤正气，故而气短倦怠，身困乏力，脉沉细弦。其吸气困难，深吸气舒服和伴见腰痛，腰膝酸困，欲寐，呵欠等，则属肾虚不能纳气之征。急则治其标，缓则治其本。故一至五诊，针泻内关（理气和胃）、太冲（疏肝理气），补合谷（补气），先用疏肝理气，佐以益气之法。五诊后，上腹症状及时而胸痛和善太息等明显减轻，肾不纳气症状明显，故改补太溪（补肾气）、复溜（补益肾阴）、气海（补元气），后用补肾纳气之法而根治。五诊后肾不纳气症状加重，亦与针补合谷益气升阳有关。九诊时胃脘不适，微觉疼痛，故在补气海补元气的同时，配泻中脘和胃止痛。

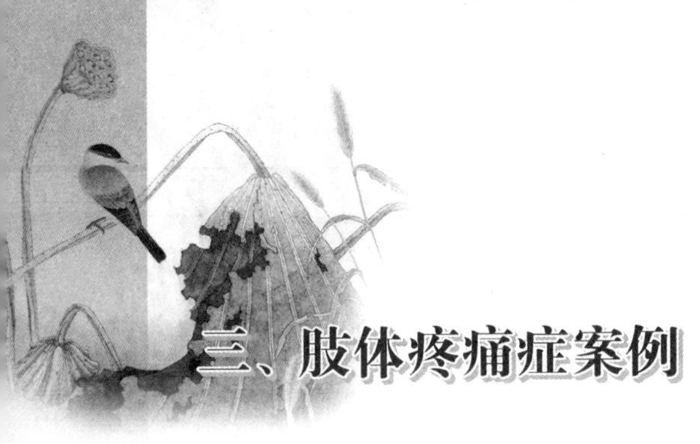

三、肢体疼痛症案例

【概说】

肢体疼痛是指患者自觉肢体某处疼痛而言，为针灸临床常见的病证。有单独出现，有出现在其他疾病之中而成为一个症状。临证应见证推源，外证内求，“有诸内必形诸外”，“治外必求诸内”。根据其病因、病机、病位、疼痛性质和伴有证候群，以及经治情况和患者体质，进行辨证论治，才能获得满意效果。

本篇所讨论的肢体疼痛，则是以肢体某处疼痛为主要证候，进行辨证施治的，至于出现在其他疾病中的肢体疼痛不在本篇赘述。这里所论治的病例，除坐骨神经痛、腰痛和痹证各有篇章外，以四肢、颈项、脊背和胸胁疼痛等为主要对象编集为一篇，而命名为“肢体疼痛”的。现列举病例如下。

【病案举例】

病例 1 肾精亏虚型小腿痛

朱某，男，17 岁，住镇平县柳泉铺公社中起营大队朱岗村。1968 年 4 月 23 日初诊。

主诉：小腿痛已年余。

现病史：1 年多前因劳累汗出淋雨，复因睡卧湿地而出现两侧胫骨上1/5 处微肿疼痛，行走、伸屈、按压均痛，与气候改变无关。平时有气短乏力和久坐腰痛等症状。身瘦面黄，脉象沉细，两尺沉细无力。既往病史：患足跟痛日久，刚刚治愈。

辨证：肾精亏虚，筋骨失养。

治则：补益精血以益筋骨。

取穴：针补复溜、太溪。每隔 1～2 日针治 1 次。

效果：五诊后，所有症状明显减轻；七诊治愈。

随访：1972 年 4 月 11 日患者告知此病在此针愈。

按 本例虽因感受寒湿之邪而得，但与气候改变无关，局部又无凉痛，况且此病病前已患足跟痛，刚刚治愈，不可诊为痹证。肾主骨藏精生髓，足跟痛多因肾精精血不足所致，胫骨痛又与肾精亏虚有关。脉证合参，排除痹证。本案乃“至虚有盛候”的真虚假实证候，故整体治疗，针补肾经的原穴太溪（补肾气益精血）和母穴复溜（滋肾阴益精血），施用补益精血以益筋骨之法，类似左归饮之效而获愈。

病例 2 气滞带脉型腰围痛

韩某，女，62 岁，住南阳市进元街 46 号。1968 年 3 月 19 日初诊。

主诉：腰围疼痛已数月。

现病史：数月来带脉循行部位之腰、腹和肋下胀痛，紧如束带，气呃不顺，遇怒加重。

辨证：气滞带脉，经气阻滞。

治则：理气疏带。

取穴：一诊针泻间使，二至四诊针泻间使、带脉穴。

效果：二诊后，症状明显减轻：四诊治愈。

随访：1968 年 6 月 27 日患者告知此病在此针愈未发。

按 本例患病部位与带脉循行线路一致，情志失和则病情加重，属于气滞带脉，经气阻滞之证候。故针泻间使、带脉穴，理气疏带而收效。

病例 3 肾精亏虚型脊椎痛

余某，男，28 岁，住南阳市红旗公社田茅大队岗庄村。1969 年 10 月 16 日初诊。

主诉：患脊椎痛已数年。近月余加重。

现病史：数年来每天晚上熟睡 1 个小时后，脊椎困痛，痛处在第 1～8 胸椎及两肩胛内缘之间，有时放散在两胁肋部，早晨起床不能作伏俯头项活动。夜间因脊椎困痛影响睡眠。素有头晕眼花，气短，心跳等症状。脉象沉细。

辨证：肾精亏虚，筋骨失养。

治则：补益肾精以益筋骨。

取穴：针补复溜、太溪。每隔1～2日针治1次。

效果：针治3次病愈。

随访：半年后患者告知此病在此针愈未发。

按　“督脉贯脊属肾，循膂络肾”，“肾主骨”，“夜间属阴”。本例脊椎困痛，夜间尤甚，结合素有症状，则属肾精亏虚，筋骨失养之证候。故针补肾经的母穴和原穴，类似左归饮之效而愈病。

病例4　气血虚亏型下肢痛

刘某，女，13岁，住南阳县蒲山公社蒲山大队。门诊号017702。

主诉：两下肢内侧痛已3年。

现病史：3年前因行走疾速，复又涉水而得。两下肢内侧间断性疼痛，行走和劳动时痛甚，夜轻日重，两足跟触地痛甚。素有气短，头晕，心烦，心悸，全身倦怠，四肢无力，脘闷纳呆，五心烦热等症状。精神不振，面黄不华，舌质淡苔薄白，脉象沉细略数，患肢无压痛。

辨证：气血亏虚，筋脉失养。

治则：补益气血，佐以调胃安神。

取穴：一至七诊，针补合谷、三阴交，泻内关。其中三诊加泻足三里。

效果：一诊后，心跳、气短和下肢痛减轻；二诊后，气短心跳治愈，心烦减轻，足跟痛明显减轻，仍脘闷食少；三诊后，两下肢内侧已不痛；四诊后，足跟微痛；六诊后，基本治愈；七诊痊愈。

按　从本例患者两下肢内侧疼痛的原因及疼痛特点来看，似属实证，详察其素有症状及体质，则属虚证。属于气血亏虚，筋脉失养所致之虚痛。故针补合谷、三阴交，补益气血以益筋脉。因伴有胃纳不佳故三诊加泻足三里；因伴有心悸、心烦，又恐峻补滞塞，故配泻内关佐以理气、安神。

病例5　肾精亏虚型下肢痛

曾某，男，19岁，住南阳县常庄公社唐庄大队。门诊号019462。

主诉：两下肢酸困痛已8个月。

现病史：8个月前因劳累过度睡卧湿地而得。两侧髋骨、膝内外廉和腓骨部酸困痛，痛点均在骨处，休息加重，伸屈活动不利而无痛感，行走和久站无力。伴有气短，头晕，心悸，乏力等症状。身瘦，面黄，患处无畸形，皮色无改变，行走活动迟缓无力，按触髋骨觉凉，膝外廉觉热，按压患处沉困痛。舌质红，舌边尖深红，脉数略有紧象。曾以风湿病用中西药屡治无效。

辨证：肾精亏虚，筋骨失养。

治则：补肾精益骨髓。

取穴：一诊针补合谷、复溜，益气补肾；二诊、三诊，针补复溜、太溪，补肾益精；四至六诊，针补复溜、绝骨，补肾益髓。

效果：二诊后，患处困痛减轻；三诊后，一切均好转，仅感右髋压痛明显，左髋微痛；四诊后，坐卧时右髋痛；五诊后，患处酸困痛消失，亦无压痛感，伸屈行走如常；六诊巩固疗效。

按 本例虽因劳累过度外感寒湿而得，但经久治外邪应祛。以痹证久治不愈，不可再以痹证论治。肾主骨生髓，为作强之官。两髋、膝及腓骨酸困痛，按压则沉困疼痛，行走、伸屈动作迟缓无力，是因肾虚精血不足，不能濡养筋骨所致。故补复溜（补肾阴益精血）、太溪（补肾气益肾精）、绝骨（补髓壮骨），施用补肾精益骨髓之法而收效。

病例 6 气血亏虚型下肢痛

王某，男，45 岁，住南阳市西城根街门牌 11 号。1969 年 10 月 16 日初诊。

主诉：下肢痛已 6 天。

现病史：6 天来右髋及腹股沟处呈倒血样剧痛，痛剧时下肢颤抖，患肢不能触地，内旋、外展、举步等动作受限。近 2 天右膝以下麻木，不能用力，上午较重。素有气短，心悸（候诊时心悸难以支持）等症状。脉象沉弱。注射安乃近后患处痛剧。

辨证：气血亏虚，筋脉失养。

治则：补益气血以益筋脉。

取穴：针补合谷、三阴交。每隔 1～2 日针治 1 次。

效果：一诊后，右侧小腿麻木减轻，气短、心跳已愈，能步行就诊；二诊后，右髋及腹股沟倒血样剧痛消失，能骑自行车前来就诊；三诊后，基本治愈；四诊巩固疗效。

按　本例属于八珍汤证。患者虽然右髋及腹股沟呈倒血样剧痛，活动受限，似属实证，但参见脉象、兼证和注射安乃近后患处剧痛，实属虚证。属于气血亏虚之证候，故补合谷（补气）、三阴交（养血），共奏八珍汤之效而四诊治愈。

病例 7　气机阻滞型肩胛痛

白某，男，28 岁，青海省柴达木绿草山煤矿职工。1971 年 12 月 8 日初诊。

主诉：患肩胛痛已 1 年。

现病史：1 年前因劳动扭伤而得。两侧肩胛部交替性痛，举臂、咳嗽、深呼吸亦痛，痛甚时饱饭后亦痛，有时痛窜腰部及两胁。与气候改变无关。曾用针灸及局部封闭效果不佳。抗“O”试验 625 个单位，类风湿试验阴性。既往病史：有风湿性关节炎病史。

辨证：劳伤筋脉，经气阻滞。

治则：行气散滞。

取穴：针泻间使。

效果：二诊后，肩胛已不痛，腰痛减轻，两胁仍痛；三诊后，基本治愈；五诊痊愈。

按　本例系劳动扭伤肩胛部，损伤经筋，致使经气阻滞，气机不畅之证候。故用行气散滞之法，仅针泻间使穴而愈病。本例既未患野取穴，又未循经取穴，是以经气阻滞，气机不畅之病机，采用辨证取穴而收效的。

病例 8　气滞血瘀型肩胛痛

杜某，男，43 岁，住南阳县茶庵公社刘太营大队叶营村。1969 年 6 月 5 日初诊。

主诉：肩胛痛已 2 个月。

现病史：2 个月前，因挑水扭伤而得。两侧肩胛疼痛，咳嗽、深呼吸、持物、弯腰、举臂活动均痛甚，活动受限，痛处不移。曾用针灸、中药、单方和药物点眼等法治疗，疼痛依然。

辨证：劳伤筋脉，气血瘀滞。

治则：行气活血。

取穴：针泻间使、三阴交。

效果：针治 1 次愈。

随访：1971 年 7 月患者告知此病在此针治 1 次愈。2 年未复发。

按 此例系劳动扭伤肩胛筋脉，致使气血瘀滞，经脉失畅之证候。故针泻间使（行气散滞）、三阴交（活血祛瘀），施用行气活血之法 1 次针愈。

病例 9 精血不足型足跟痛

杨某，女，38 岁，南阳市粮食局南关粮店职工。1973 年 8 月 9 日初诊。

主诉：足跟痛已 4 个月。

现病史：4 个月来，两足跟痛，足跟触地即痛，特别是休息或坐卧后起立，或站立久时，足跟剧痛难忍，不能行走。伴有两膝酸软，易于跌跤，腰酸困痛，心跳短气等症状。内服中药 60 剂无效。足跟拍片骨质无异常。多年来，每因触水（如刷碗、洗衣服）、见水（如倒水）即欲小便，小便尿急，易于尿裤。体胖，脉象沉细。西药治疗易于过敏，每次过敏高烧呕血，以过敏性休克住院抢救。既往病史：两足发麻已 4 年，夜间尤甚。

辨证：精血不足，筋骨失养。

治则：补益精血以益筋骨。

取穴：一至六诊，针补三阴交、复溜；七诊上方加补合谷。

效果：三诊后，足跟痛明显减轻，休息或平卧后起立触地行走已不痛甚，两足不麻，腰酸困痛治愈，心跳短气减轻；六诊后，足跟微痛；七诊治愈。

随访：1973 年 10 月 20 日患者告知足跟痛在此针愈未发；

按 “肾主骨藏精生髓”，“腰为肾之府”，“足得血而能步”。依其脉证和兼证，系精血亏虚，筋骨失养之病因病机，故用补益精血之法，针补三阴交（补肝肾益精血）、复溜（补肾益精血），七诊而愈。

病例 10 气机阻滞型胁肋痛

肖某，女，31 岁，南阳市药厂职工。1973 年 4 月 9 日初诊。

主诉：患胁肋痛已半年。

现病史：半年前因劳动过度闪挫而得。左侧第 7～8 肋间近腋线处疼痛，深呼吸、咳嗽、扭转或震动时痛甚，按摩后痛缓。外观体质健壮。曾用中西药多次治疗，效果不卓。

辨证：闪挫筋脉，经气阻滞。

治则：行气散滞。

取穴：针泻间使。隔日针治 1 次。

效果：二诊后，胁肋疼痛明显减轻；六诊治愈。

随访：1973 年 5 月 28 日告知针愈。

按　“痛则不通”。本例系劳动闪挫，损伤筋脉，气机阻滞，经气失畅之病机，故针泻间使行气散滞而收效。

病例 11　气血亏虚型足跟痛

张某，男，54 岁，南阳市玉器厂职工。1970 年元月 18 日初诊。

主诉：患足跟痛已 18 年。

现病史：18 年前因涉水感寒而得。近来因患疟疾后而加重。两侧足跟凉痛，触地痛甚，行走无力，劳累、感寒和站立时足跟痛甚。伴有全身指陷性浮肿，气短等症状。脉象沉弱。

辨证：气血亏虚，筋骨失养。

治则：补益气血以益筋骨。

取穴：针补合谷、三阴交。每隔 1～2 日针治 1 次。

效果：三诊后能步行前来就诊；四诊后足跟凉痛及气短减轻，行走有力；五诊后能骑车子前来就诊；六诊治愈。

随访：半年后患者告知针愈。

按　据观病因与局部病证，本例属于实证，详察整体，则属虚证。初因寒湿痹阻，经脉气血运行不畅，故见两恻足跟凉痛，触地痛甚。久之精血不达，气虚不运，又见劳累、感寒和站立痛重，行走无力等，故属虚证无疑。加之疟疾病后气血耗伤，故而加重，更属虚证无疑。本例治疗，非大补气血不能奏效，所以针补合谷、三阴交，施用补益气血之法，18 年之痼疾，针治 6 次痊愈。

病例 12　气滞血瘀型肩背痛

贾某，男，50 岁，南阳地区农校职工。1982 年 10 月 4 日初诊。

主诉：肩背痛已2个月。

现病史：2个月来，不明原因，出现左侧项背、肩及上臂疼痛，活动痛甚。昨天早晨突然加重，呈阵发性剧痛，咳嗽、深呼吸动作痛甚，举臂、外旋、内收运动和活动颈项等均受限制。曾用止痛药物治疗无效。今天特来针灸治疗。

辨证：气血瘀滞，经脉不畅。

治则：行气活血。

取穴：针泻间使、三阴交。

效果：一诊起针后咳嗽已不痛，活动肩及背部痛轻；二诊后，咳嗽和深呼吸已不痛，活动自如。

随访：3个月后告知针愈。

按 本例所出现一系列的局部症状群，归属于气血瘀滞，经脉不畅之病机，故针泻间使（行气散滞）、三阴交（活血祛瘀），施用行气活血之法，二诊治愈。

病例13 筋脉亏虚型小腿痛

彭某，男，46岁，南阳地区配件厂职工。1969年10月22日初诊。

主诉：小腿痛已10多年，近月余加重。

现病史：10多年来，右侧腓骨部疼痛，其疼处上至腓骨小头下至外踝部，局部不肿。近月余严重，下午及夜间酸困疼痛加重，行走无力。局部拍片无异常发现。曾服考的松、安乃近开始有效，嗣后无效。

治疗经过，在本科曾以“痛则不通”之实证治之，使用通经活络止痛之法，针泻右阳陵泉、绝骨、阿是穴，配“6.26治疗机”通电，隔日针治1次，针治3次反而加重。

辨证：筋脉亏虚之小腿痛。

治则：补益筋脉。

取穴：针补右足三里、阳陵泉、三阴交。隔日针治1次。

效果：针治3次而愈。

随访：1969年12月20日告知针愈。

按 本例开始以“痛则不通”之实证治之，使用通经活络之法，患野取穴针治 3 次反而加重，连服考的松、安乃近又无效，不可再以实证治之。联系患野酸困痛，行走无力，更证实乃属虚证。亦用患野取穴改用补法，补益经脉而收效。因无全身症状，所以施用局部疗法患野取穴。

病例 14　筋脉亏虚型膝内辅骨痛

翟某，男，39 岁，南阳市白铁社职工。1967 年 12 月 8 日初诊。

主诉：膝关节内侧痛已 4 个月。

现病史：4 个月来，右侧膝内辅骨处痛，伸屈痛甚，夜间尤甚，局部压痛明显。平时有短气，心跳，晨泻，腰部酸痛，背部沉困，夜间口苦，挺胸则胸骨及背部困痛等症状。脉象沉弱。曾用中西药及针灸患野取穴局部止痛，治疗多次无效。

辨证：筋脉亏虚之膝内辅骨痛。

治则：补益虚损。

取穴：针补右血海、曲泉、阴陵泉。隔日针治 1 次。

效果：一诊后右膝内廉疼痛减轻；二诊后右膝内廉疼痛明显减轻；三诊后基本治愈；四诊巩固疗效。

按　本例虽然右膝内辅骨处痛，伸屈痛甚，压痛明显，但联系患者体质和全身症状及治疗经过（过去针灸局部止痛无效），则属虚证，故用补益虚损之法而收效。过去针灸施用患处取穴局部止痛无效，是因仅对主诉局部痛症施治，而没有询问和联系患者体质和全身症状之故。

病例 15　热郁脉络型膝内辅骨痛

穆某，女，51 岁，住南阳县溧河公社李相公庄。1981 年 10 月 28 日初诊。

主诉：膝内侧痛已 10 余年。

现病史：不明原因，10 余年来左侧膝内辅骨处痛。近 1 个月来严重，局部热痛、胀痛，痛不可近，夜间加重，伸屈不利，压痛明显。

辨证：热郁脉络，气血失畅。

治则：通经活血，消散郁热。

取穴：针泻左阴陵泉、血海。

效果：一诊后，夜间疼痛减轻，伸屈痛减；二诊后，骑自行车患处已不觉痛；四诊治愈。

随访：同年 11 月 6 日患者告知针愈。

按 本例局部症状明显，属于热郁脉络，气血失畅之证。故局部疗法，患处取穴，施用通经活血，消散郁热之法而病愈。

病例 16 筋脉亏虚型小腿痛

樊某，男，64 岁，南阳市棉织厂职工。1969 年 4 月 4 日初诊。

主诉：患小腿痛已月余。

现病史：月余来右侧小腿外侧自膝关节沿足阳明、少阳经向下至足外踝之上 2/3 处空痛，夜间痛甚，阴雨、感寒加重，用热水洗浴后痛减。压触患肢睡觉则觉舒服。曾以风寒湿痹证，患处取穴，针泻右足三里、足下廉、阳陵泉，配用“6.26 治疗机”通电，针治 4 次反而加重。

辨证：筋脉亏虚之小腿痛。

治则：补益筋脉。

取穴：针补右足三里、足下廉、阳陵泉。隔日针治 1 次。

效果：针治 4 次痊愈。

随访：1971 年 7 月 19 日患者告知在此针愈未发。

按 本例虽然夜间痛甚，阴雨、感寒加重，热水沐浴后痛减，似属寒实之证，但局部空痛，压触患处则睡觉舒服，又曾以痹证治疗反而加重，证实实属于虚证。故仍患处取穴，同是针那 3 个腧穴，因改用补法补益筋脉而治愈。

病例 17 气血亏虚型全身沉坠痛

朱某，女，56 岁，住南阳县蒲山公社盆窑大队小刘庄村。1985 年 7 月 18 日初诊。

主诉：全身强痛胀痛沉坠痛已 7 年之久。

现病史：7 年前因产后感受风寒和饮食营养不良而得。近几年来严重，全身胀痛沉坠痛，心跳，气短，头晕眼花，行走无力，持物无力，腰酸困痛，腰部屈曲（与气虚有关）。阴雨、感寒则身痛略重。小便混浊，有时小便觉热。精神萎靡，劳累后下午及夜间发热。舌质舌苔正常，脉象沉细无力。心电图提示；窦性心律不齐。

辨证：气血亏虚，筋脉失养。

治则：补益气血。

取穴：针补合谷、三阴交。每隔1～2日针治1次。

效果：二诊后，精神好转，全身疼痛减轻；三诊后，蒸馍、做饭也有精神，劳动后也不发烧，行走有力；四诊后，已能作家务劳动，劳动后下午和夜间已不发烧；五诊后，全身微痛微强，心跳明显减轻；七诊痊愈。

按　本例为八珍汤证。患者虽因产后体虚感受风寒而得，但从临床表现来看，则属产后体虚，复因营养不良，致使气血亏虚，故出现一系列气血亏虚，失其荣养之病理证候群。所以，施用补益气血之法，针补合谷、三阴交，七年之病，针治7次而愈，为穴证相符，法中病机之故。

病例18　气血亏虚型四肢酸困痛

陈某，男，44岁，洛阳曲剧团职工。1978年3月8日初诊。

主诉：四肢酸困痛已3个月。

现病史：3个月来，全身觉紧如束，深呼吸后消失，两侧大腿股内廉疼痛，两膝关节空软无力，腰酸困痛，两手手掌困而无力，两足跟和足底部夜间麻而空痛，右足足趾麻木活动无力，右侧面部木困。平时气短，胸闷，时而头晕。近5天来右上肢酸困，活动有点不随。脑血流图提示：脑血管波动性供血不足，双侧脑血管紧张度增高。

既往病史：1977年12月份，患左手定位不准，右手先困后抽搐，每次约1～2分钟后自行缓解，持续2～3天，至今未复发。

辨证：气血亏虚，精血不足，筋骨失养。

治则：补气血，益肾精，壮筋骨。

取穴：一至三诊，针补合谷、复溜，针泻右曲池；四诊、五诊上方加补膝眼；六至十一诊，针补合谷、三阴交、复溜。

效果：一诊后，右上肢已不酸困；三诊后，右侧上下肢较前有力，仍右足跟空困，两膝酸软；四诊后膝关节酸软减轻；十一诊治愈。

随访：1981年8月18日患者告知前病在此针愈未发。1990年5月患者又告知前病针愈未发。

按　本例系气血亏虚，精血不足，筋骨失养之肢体疼痛证候。故施用补气血，益肾精，壮筋骨之法而愈病。其腧穴配伍是：一至三诊针补合谷补气、复溜补肾整体治疗，益气补肾，配泻右曲池重点治疗近几天右上肢酸困，活动不便。由于三诊后右上肢已不酸困，两膝仍酸软，故四诊、五诊上方减曲池，加补膝眼患处取穴，健膝补虚。六至十一诊，针补合谷、三阴交（养血）、复溜，整体治疗，合谷与三阴交配伍气血双补，三阴交与复溜配伍补益精血。

病例19 气虚肾亏型尾骶痛

赵某，女，31岁，南阳地区外贸公司职工。1973年7月11日初诊。

主诉：尾骶骨痛已15年，胸痛已月余。

现病史：1958年因劳累过度出现尾骶骨痛，至今未愈。每因劳累即痛，与气候改变无关。近月余来又出现胸痛、后背痛及胁肋胀痛，劳累即痛。平时头晕，气短，心跳，食少，有时恶心，下肢沉困，自觉心区沉重，心跳间歇时咳嗽两声约2～3秒钟自行消失。面色萎黄，脉象沉细无力。心电图提示：窦性心律不齐。

辨证：气虚不达，肾精亏虚。

治则：益气补肾以益筋骨。

取穴：针补合谷、复溜。

效果：二诊后，胸痛及尾骶骨痛减轻，活动不痛，后背已不痛；五诊后，胸痛基本治愈，下肢沉困减轻，饮食增加，精神好转；十二诊痊愈。

随访：1974、1975年随访，均告知尾骶骨痛、胸胁痛和后背痛治愈未发。

按 统观脉证、兼证和病因，本例系气虚不达，肾精亏虚，筋脉失养之病理证候。针补合谷（补气）、复溜（补肾以益精血），施用益气补肾以益筋骨之法，十二诊治愈。

病例20 精血不足型足跟痛

杨某，女，39岁，南阳邮电局职工。1973年6月26日初诊。

主诉：患足跟痛已月余。

现病史：月余来两侧足跟跳痛、刺痛，行走、久站痛甚，局部无红肿。素有头晕，气短，心跳，身困乏力，腰部困痛，食欲不振等症状。身瘦，脉象沉弱。既往病史：有胃下垂病史多年，至今未愈。

辨证：精血不足，筋骨失养。

治则：补益精血以益筋骨。

取穴：针补三阴交、复溜。隔日针治 1 次。

效果：针治 3 次痊愈。

随访：1973 年 8 月 27 日患者告知足跟痛在此针愈。

按　“肾主骨生髓”，“足得血而能步”。依其脉证、兼证，乃属精血不足，筋骨失养之足跟痛证候。故针补三阴交（养血，补益肝肾）、复溜（补益肾精），补益精血之法，针治 3 次而愈。

病例 21　筋脉虚损型上肢痛

王某，男，53 岁，南阳市建设路饭店职工。1969 年 12 月 26 日初诊。

主诉：上肢痛已 5 个月。

现病史：5 个月来，右侧肘关节及前臂困痛，持物、劳累和感受风寒加重，休息则缓。外观身体健康。曾在本市某诊所以患处取穴配用“6.26 治疗机”通电，治疗几次无效。又在本科针泻右曲池、手三里，个别针次加泻右肩髃、肩臑穴，针治 8 次反而加重，整个上肢困痛加重，外展活动受限。

辨证：筋脉虚损之上肢痛。

治则：补益筋脉。

取穴：针补右曲池、手三里、臂臑。隔日针治 1 次。

效果：二诊后右上肢困痛减轻；三诊后右上肢困痛明显减轻；五诊后，右上肢困痛治愈，仅外展活动时痛；六诊痊愈。

随访：半年、2 年后随访，患者告知针愈未发。

按　依其治疗经过和劳累加重，休息痛减的特点，患者右上肢痛属于筋脉虚损之证候。故用患处取穴，施用补益筋脉之法而针愈。

至于感受风寒右上肢困痛加重，则属经筋亏虚，不耐邪侵之故，不可当作感受风寒之痹证治之。原来在某处针灸治疗患处取穴，配“6.26 治疗机”通电无效，是因虚以实治之故。后又曾在本科针治加重，亦是虚以实治，愈致虚亏之故。

病例 22　气血瘀滞型右髋痛

张某，女，38 岁，住南阳市环城公社净土庵大队后场村。1982 年 9 月 4 日初诊。

主诉：右髋痛已 3 个月。

现病史：3 个月前因劳累而得。出现右侧髋部疼痛，咳嗽、转侧痛甚，痛甚时沿坐骨神经向下放散到腨部。

辨证：劳伤筋脉，气血瘀滞。

治则：行气活血，通经活络。

取穴：针泻右环跳、承筋通经活络，与针泻间使、三阴交行气活血之法，交替施治。

效果：二诊后，咳嗽、活动转侧痛轻；三诊后，咳嗽和活动局部不痛；五诊治愈。

按 本例系劳伤筋脉，气血阻滞之右髋痛证候。采用辨证取穴针泻间使、三阴交，与患处取穴针泻环跳、承筋，交替施治，施用行气活血与通经活络之法而收效。

病例 23 精血亏虚型足底热痛

患者，女，26 岁，埃塞俄比亚人。1979 年 2 月 19 日初诊。门诊号 11354。

主诉：两足足底热痛已 15 年。

现病史：15 年来，两足足底灼热痛，影响行走。伴有腋部烧灼，低烧潮热，心跳短气，不寐，行走无力，全身倦怠等症状。

治疗经过：几年前经一位本国大夫诊断为先天性梅毒，梅毒性心脏病，由梅毒引起的两足足底灼热痛和腋部灼热等。1976 年曾请中国医疗队针灸治疗 17 次有所减轻，此后复发严重。面色苍白，舌苔薄白，脉象沉细无力。既往病史：有过敏性鼻炎病史。

辨证，精血亏虚，阴津不足。

治则：补精血益阴津。

取穴：针补三阴交、太溪。针刺穴下肌肉弛松。隔日针治 1 次。

效果：二诊后，失眠及足底热灼痛减轻；四诊后，失眠治愈，下肢行走有力，足底灼热痛明显减轻；六诊后，两下肢有力，足底灼热痛基本治愈，腋部灼热明显减轻；八诊后，精神很好，两足足底灼热痛治愈，腋部灼热基本治愈；九诊巩固疗效。

按 依其脉证、兼证和病程，本例系精血亏虚，阴津不足，失其濡养之足底热痛证候，故针补三阴交（养血，育阴）、太溪（补肾益津），施用补精血益阴津之法，针治 9 次而愈。

病例 24 气血亏虚型颈项强痛

曾某，女，29 岁，住南阳县汉冢公社三八大队 8 小队。1983 年 3 月 30 日初诊。

主诉：颈项强痛已 3 年余。

现病史：3 年多前因落枕出现颈项强直，颈部强迫性体位 1 周多，经按摩及中药治疗后颈项活动较为灵活。后又出现后项部（颈椎）如刀割样疼痛，时痛时止，痛甚时俯仰或左右摆动头部即感痛轻。服中药及贴膏药无效。以致疼痛逐渐加重，并出现颈软无力。曾针泻天柱、阿是穴，治疗 3 次亦无效。

现在证：颈项疼痛，颈软无力，头处正中位置时痛甚，俯仰或左右歪斜时痛轻。恶心食少，饥饿时心慌心跳，发作欲死。饮食增多则全身有力，颈项痛轻，否则症状加重，影响入寐和劳动。多梦少寐，月经经行无定期，量少色淡。舌淡少苔，脉象沉弱。颈椎拍片：颈椎生理弯曲消失，余无异常。心电图显示窦性心律不齐。

辨证：心脾两虚，气血亏虚，筋脉失养。

治则：补气血益心脾，佐以壮筋补虚。

取穴与效果：

一诊：针补神门、三阴交，补益心脾。

二诊：针后颈部由持续性疼痛变为阵发性疼痛，仍恶心食少。上方加泻足三里和胃导滞。

三诊：心慌和饥饿感减轻。针穴手法同二诊。

四诊：心慌心跳治愈，已不失眠，作梦已明显减少，颈椎痛轻，颈软、下肢无力及恶心食少等仍无改善。针泻大杼、内关，舒筋和胃止呕。

五诊：自觉 4 月 6 日针后，左侧小腿困痛，带下先黄后白，无气味。仍恶心，颈软无力。针补神门、三阴交、大杼，补益心脾，健壮颈项筋骨。

六诊：颈椎疼痛明显减轻，颈项仍无力。针穴手法同五诊。

七诊：颈项较前有力。针穴手法同五诊。

八诊：带下减少，颈软减轻，仍恶心。针穴手法同五诊。

九诊、十诊、十一诊：针补神门、三阴交、大杼、天柱。十诊后后项疼痛明显减轻，已能入睡；十一诊治愈。

按 患者初因睡眠体位不正，损伤经筋，经络失畅，气血受阻，故而颈项强痛，活动受限。后因迁延失治，血行不畅，颈项失其气血之濡养，故而颈软无力。气血亏虚之证，第一次针泻天柱、阿是穴，通经络行气血，必然无效。

后来（3 月 15 日）详问病情，患者素有恶心食少之脾胃运化失职之证。纳食减少，化源不足，气血虚少，经筋失养，则颈软无力。心失所养，则心慌心跳，多梦少寐。脾虚血少，统摄无力，故而经期不定，量少色淡。舌淡少苔，脉象沉弱，为脾虚血少之征。本例属于心脾不足，气虚血亏，筋脉失养之证候，故改用补气血益心脾，佐以壮筋补虚之法而收效。主要针补神门、三阴交补益心脾以益气血，针补患处的大杼、天柱穴，用以直接补益患处之筋脉而收效。配泻内关、足三里，主要用于治疗胃腑病。

病例 25 经筋失调型右颈痛

患者，男，35 岁，法国驻埃塞俄比亚使馆工作人员。1979 年 6 月 21 日初诊。门诊号 29840。

主诉：右侧颈部疼痛已 7 年。近月余加重。

现病史：7 年来患右侧颈部疼痛，时轻时重。近月余加重，经常颈部不能转动，自觉右侧颈部及肩部沉重和疼痛，影响睡眠，有时患处知觉丧失，触之不知。患病开始，曾在法国针灸治疗无效。之后经常疼痛。5 天前曾用药膏贴敷，和请朋友给予按摩、热敷，缓解不多。

辨证：经筋失调，气血不畅。

治则：舒筋活络，宣通气血。

取穴：针泻右大杼、天柱、肩中俞，配用“6.26 治疗机”各穴通电 15 分钟。

效果：四诊后，右侧颈项及肩背疼痛明显减轻；六诊痊愈。

按　本例仅是颈项强痛，活动受限，属于经筋失调，气血运行不畅之证候。故用患处取穴，施用舒筋活络止痛之法，六诊治愈。

病例 26　气血瘀滞型胁痛

郑某，女，16 岁，家住西峡县。1988 年 3 月 11 日初诊。

主诉：患两胁疼痛已 4 年，因闪挫而得。

现病史：4 年前因玩游戏挫伤胁肋而得。两胁作痛，痛无定处，每日作痛 5～7 次，每次持续 2 分钟左右，犹如针刺，痛不可忍，甚则影响呼吸，面色变白。体瘦，面色少华，舌红苔薄，两胁有轻度压痛，咳嗽、深呼吸亦痛。曾作胸、腹 X 线拍片，胃肠造影和脑电图检查、肝功能测定以及血、尿检查，均未发现异常。开始患病用单方如川椒子冲服、小香子冲服，服后即觉疼痛减轻，久服无效。后在当地卫生院用舒肝丸、元胡止痛片当时有效，以后效差不能根治，特来针治。

辨证：气滞血瘀，胁络阻滞。

治则：行气活血，通络止痛。

取穴：一至四诊，针泻间使、三阴交；五至八诊，上方加泻左胁阿是穴。

效果：三诊后，两胁疼痛明显减轻，每日发作 1～2 次，每次持续 1 分钟左右，疼痛不甚，仅左侧胁肋有压痛；六诊后，左胁肋亦不痛，咳嗽、深呼吸也不痛；七诊、八诊巩固疗效。

按　本例辨为气滞血瘀型胁痛。初因闪挫引起胁痛，致使气血瘀滞，胁络阻滞，不通则痛之胁痛证候。病初因用单方行气之法，有益于行血，“气行血亦行”，仅可缓解疼痛；久之仅用行气药物不能破瘀，血瘀不化，疼痛难除，故迁延不愈。后用针灸治疗，针泻间使行气散滞有益于行血，针泻三阴交活血祛瘀有益于通络，俾血行瘀祛，则气机通畅。在行气活血之治法中加泻左侧胁部的阿是穴直达病所，局部化瘀通络而收效。

病例 27　肝气郁滞型胁痛

张某，男，35 岁，南阳县蒲山乡。1988 年 4 月 2 日初诊。

主诉：两胁胀痛已 3 个月。

现病史：3 个月前因同邻居争吵而得。两胁走窜胀痛，胸闷不适，易怒，时而气呃不顺，打呃通顺则症状有所好转，常随情志改变而有所增减。舌质舌苔正常，脉象略弦。曾用单方小香杆、川椒子治疗，略有好转，停服则症状如前。特来求治于针灸。

辨证：肝气郁滞，胁络失畅。

治则：疏肝理气，通络止痛。

取穴：针泻太冲。其针感循本经逐渐上行达于两胁部。隔日针治 1 次。

效果：一诊针后，当时两胁走窜胀痛减轻；二诊后，胸闷及两胁走窜胀痛明显减轻；三诊后，胸闷及两胁痛基本治愈，气呃已顺；四诊痊愈。

按 “邪在肝，则两胁中痛”，“肝脉布于胁肋”。本例系情志失调，肝气郁结，气阻胁络之胁痛证候，故而两胁走窜胀痛，常随情志的改变而有所增减。今针泻足厥阴肝经的原穴太冲，疏肝理气，肝气条达，胁络通畅，则胁痛自愈。

病例 28 寒阻少阳经脉之半身痛

包某，女，44 岁，南阳地区供销社职工。1991 年 10 月 27 日初诊。

主诉：左侧上下肢痛已 4 年。

现病史：4 年前一个夏天，因被电扇长时间吹左侧半身而得。痛处在左侧手足少阳经体表循行处直至左侧头部凉痛，时而凉痛时而感凉则凉痛加重，时而觉麻，时而活动不太灵活或出现抽搐样不适，影响行走及持物活动。时而左侧口角及左侧舌部活动欠灵，吐字不清，欲说说不出什么，时而从左口角流涎。曾用药物局部封闭减轻 1 年，后又严重。

辨证：寒邪闭阻少阳经脉，气血运行不畅。

治则：温通少阳经脉以益气血运行。

取穴与效果：

一诊：针泻左阳陵泉、外关配烧山火，配泻左太阳穴。其阳陵泉微热困感循本经向下至第四趾，向上达于大腿根部（髀枢），外关穴微热感循本经向下至手指向上至肩部。拔针后针感遗留半小时。

二诊：左侧上下肢活动较前灵活，已无麻凉感，左侧颞部亦觉舒服。针穴手法针感同上。

三诊：左侧上下肢症状在持续减轻，左侧颞部已不痛，但侧头部足少阳经循行处仍痛，针泻左外关、阳陵泉配烧山火，针感及走向同一诊。针泻左风池配烧山火，其温热感达于左侧足少阳经体表循行处。

四诊：针穴手法针感走向同三诊。其左侧上下肢温热感明显，两侧肢体相较则左侧发热，针后当时感到轻松舒服，行走自如。

五诊：基本治愈，两侧上下肢知觉及功能活动相同，没有不舒服的区别。再针 2 次巩固疗效。针穴手法针感同三诊。

按 本例的辨证、治则和选穴，是根据左侧手足少阳经体表循行处所出现的凉痛、知觉和运动失常等证候而实施的。针泻左手少阳经的外关穴和足少阳经的阳陵泉配烧山火，主要用以温通少阳经脉以益气血的运行。配泻左太阳穴和左风池穴（配烧山火）患处取穴，意在通畅局部经脉，宣通气血。本例似属痹证，但痹证的患病部位及特点与本例不同，所以将它列为本篇论治。

病例 29 气血瘀滞型胸痛

董某，男，25 岁，住南阳市七一公社，大寨大队中寨生产队。1969 年 11 月 11 日初诊。

主诉：患胸痛已 2 年。

现病史：2 年前因劳动闪挫而得。胸骨及胸膺部疼痛，咳嗽、喷嚏、深呼吸动作及担挑、举重痛甚，气呃不顺，嗓子觉紧，劳动时紧甚，气短乏力(与久服散气止痛药有关)。脉象沉涩。曾用散气止痛药无效。

辨证：气血瘀滞，胸络失畅。

治则：行气活血以通胸络。

取穴：一诊针泻内关；二诊针泻膻中；三至六诊，针泻内关、三阴交。

效果：一诊、二诊效果不佳；三诊后，挑担 80 市斤东西，仅感胸部微痛；四诊后，重体力劳动胸部微痛，嗓子紧感减轻；五诊后，劳动用力胸部已不痛；六诊痊愈。

随访：2 个月后随访，患者告知针愈未发。

按 本例系闪挫胸部，气血瘀滞，胸络失畅之胸痛证候。胸部疼痛，咳嗽、深呼吸、喷嚏及负重痛甚，气呃不顺等，乃胸络失畅，气血瘀滞之故；

痛有定处，脉象沉涩，为瘀血阻滞，气机不畅之征。故针泻内关（行气散滞，畅通胸络）、三阴交（活血祛瘀），行气活血以通经络而收效。一诊、二诊罔效，是因行气散滞而无行血祛瘀之法之穴之故。

病例 30 经气失畅型上肢痛

王某，女，33 岁，南阳市塑料厂职工。1969 年 2 月 24 日接诊。

主诉：左侧上肢剧痛已 2 天。

现病史：妊娠 2 个月，因妊娠恶阻而昨天呕吐甚剧，出现胸痛数分钟后，转移到左侧背部、肩胛部，半小时后左侧上肢和手指剧痛，不能活动，恶寒发热，体温 37.3℃。今天左侧肩胛、臂部及手指仍呈阵发性剧痛，不会作举臂、伸肘、屈肘和握拳活动。

检查：血压 14.7/10.7kPa，心肺（—），腹软，肝脾未触及，左上肢弛缓性瘫痪，左上臂无红肿发热，腱反射减弱。左侧天宗和秉风穴之间压痛明显，按压之则酸困痛感沿上肢外侧向下达于中指尖部，与左上肢疼痛部位相一致。白总分：白细胞 7.7×10^{9}/L，淋巴细胞 0.25，中性粒细胞 0.69，单核细胞 0.04，嗜酸性粒细胞 0.02。血沉 26mm/h。

曾注射安乃近、维生素 B_1，内服维生素 B_6、黄连素等药，效果不佳。由内科转针灸科治疗。

辨证：经脉失畅，气血涩滞。

治则：疏通经络，宣导气血。

取穴：针泻左侧肩胛部阿是穴（天宗与秉风穴之间），是以压痛点取穴。每次其酸困针感自针刺处沿左上肢外侧向下达于中指部。隔日针治 1 次。

效果：一诊后，左侧上肢能作伸屈活动；二诊后，左上肢已能平举，手指已能活动，按压天宗与秉风穴之间的压痛点，其酸困痛感随着上肢疼痛的减轻而消失；三诊后，左上肢恢复正常；四诊痊愈。

随访：半年后随访，告知针愈。

按 本例系呕吐甚剧，辗转不宁，致使经气不畅，经络气血涩滞，故出现左侧肩胛及上肢经脉循行线路上呈阵发性剧痛。因剧痛而经筋失用，故左上肢呈假性弛缓性瘫痪。压痛点是经气阻滞的具体反映，按压压痛点，其酸困痛感的走达部位与左肩胛及上肢疼痛部位相一致。故施用压痛点取穴法，务使针感循经走达手指，以冀疏通经络，宣导气血之目的而收效。

病例 31　经筋失畅型肩周炎

李某，男，43 岁，镇平县兽医站兽医。1983 年 10 月 10 日初诊。

主诉：患肩周炎已半年。

现病史：不明原因，半年来右侧肩关节疼痛，活动受限，举臂、外旋和外展活动痛甚，与气候改变无关。局部无红肿、无凉感。曾用药无效，外贴风湿膏亦无效。

辨证：经筋失畅，气血涩滞，关节失利。

治则：舒筋活络，宣通气血，通利关节。

取穴：针泻右肩髃、肩髎。隔日针治 1 次。

效果：一诊后减轻，三诊治愈。

随访：1984 年 3 月 10 日患者前来告知右侧肩周炎在本科治愈。

按　本例系经筋失畅，气血涩滞，关节不利之肩周炎。局部无凉感，又与气候改变无关，不属痹证。因属单纯的肩周炎，未伴有证候群来辨虚实寒热，故对症治疗患野取穴直达病所，针泻右肩髃、肩髎，施用舒筋活络，宣导气血，通利关节之法而收效。

病例 32　热郁脉络型膝内辅骨痛

余某，女，50 岁，南阳市房管局职工。1981 年 10 月 28 日初诊。

主诉：膝关节内辅骨处热肿痛已 10 个月。

现病史：不明原因，10 个月来左侧膝内辅骨部红肿热痛，时轻时重。近几天加重，膝关节伸屈不利，活动即痛，局部拒按，触之发热，痛不可近。与气候改变无关。口苦，溲黄，大便时而干秘。曾用多方治疗无效。

辨证：热郁脉络，气血不畅。

治则：通经活血，消散郁热。

取穴：一至三诊，针泻左阴陵泉、阿是穴；四诊针泻左阿是穴。

效果：一诊后，局部红肿热痛明显减轻；二诊后，已能伸屈膝关节；三诊后，患处肿消，但局部及膝窝痛；四诊治愈。

随访：1984 年春患者告知此病针愈。1993 年 6 月又告知前病针愈未发。

按　本例仅属患处局部热郁脉络，气血不畅之证候。仅见左膝内辅骨处红肿热痛，伸屈不利。因局部症状明显，故患野取穴，针泻左阴陵泉、阿是穴，施用通经活血，消散郁热之法而收效。

病例 33 精血亏虚和瘀血阻络型足跟痛

患者，男，29 岁，埃塞俄比亚人，法国驻埃塞俄比亚使馆雇员。1979 年 6 月 14 日初诊。门诊号 28986。

主诉：两足跟痛已 7 个月。

现病史：7 个月来，自觉两侧足跟麻木、刺痛，触地行走时痛甚，行走无力，局部无红肿。外观身体健康。拍片结果：两侧足跟骨质增生。曾在本国某医院和法国使馆治疗收效不大，前来求治于针灸。

辨证：精血亏虚之右足跟痛，瘀血阻络之左足跟痛。

治则：补益精血与活血通络。

取穴与效果：针补三阴交、太溪补益精血，针治六次后，右侧足跟刺痛及麻木治愈，左侧足跟无效。七至九诊针穴同上，左足跟刺痛及麻木仍无效。十至十五诊，改用活血通络止痛之法，患野取穴直达病所，针泻左昆仑、太溪、阿是穴。十二诊后治愈，十三至十五诊巩固疗效。

随访：1979 年 11 月 27 日患者告知经针治治愈后一直未发。

按 本例患者两侧足跟骨质增生，其局部症状相同，一至六诊取穴治法相同，但六诊后右侧足跟麻木、刺痛治愈，左足跟无效，又针治 3 次仍无效。十至十五诊，改用局部取穴，直达病所，采用反治法，通其经络，宣其气血之法而收效。由此来看，两足跟同是骨质增生，但由于病机不同，虚实有别，其治疗法则亦不尽相同。

病例 34 劳伤经脉型身痛

孔某，男，28 岁，南阳柴油机厂职工。1977 年 2 月 23 日初诊。

主诉：患身痛已 28 天。

现病史：初因骑车子劳累过度而得。几天后复因家务劳累过度而加重。证见右侧肩胛及脊膂（胸椎、腰椎两侧肌肉）和两胠部呈阵发性胀痛难忍，不时呻吟，夜间较重，时而呈游走性窜痛，痛甚时溲黄。伴有两下肢软弱无力，头晕，头懵且胀、烘热等症状。舌红，舌苔薄黄，脉象弦数。

辨证：劳伤太阳经脉夹热邪上扰清阳。

治则：通畅太阳经脉，清宣太阳经郁热。

取穴：针泻委中、昆仑。

效果：一诊后，右侧肩胛及脊膂部疼痛明显减轻，右肱部仍痛；二诊后，右侧肩胛、肱部和脊膂部痛止，头晕头懵烘热及乏力均愈；四诊、五诊巩固疗效。

按　本例的辨证、治则和选穴，是根据病因及其临床表现而施治的。患者因劳累过度，伤及筋脉，气机阻滞，故而患处呈阵发性胀痛难忍，时而游走窜痛。热邪循经上扰清阳，则头晕，头懵且胀、烘热。溲黄及舌质、舌苔和脉象的改变，则属热象和夹痛之征。其病位在足太阳经脉循行之处，故循经取穴，针泻足太阳经的昆仑和委中穴，施用通畅太阳经气，清宣太阳经郁热之法而收效。选取以上两穴，属于循经远端取穴，上病下取之，病在上取之于下之法。

病例 35　经脉阻滞型右肩及耳痛

陈某，男，45 岁，南阳市丝织厂职工。1984 年 3 月 6 日初诊。

主诉：右肩及耳痛已 22 年。复发已月余。

现病史：22 年前，因从马上摔下伤及右肩及耳部而得。此后每因劳累或阴雨、感寒而复发或加重。每次复发都是突然从右侧肩关节、肩胛部开始，酸困胀而微觉麻凉，继而从肩胛部手太阳和足少阳经向上走至头部足少阳经脉循行处，最后到达右耳及下齿槽，酸胀疼痛。咀嚼及饮水时右耳及牙根部疼痛，影响活动。右肩关节活动发响。按压右肩胛部则右侧头、耳及下齿槽疼痛缓解。用左手握屈右手手指则酸痛感从无名指循手少阳经走向右耳、耳周、头和侧项部。既往病史：此病 1980 年在本科针愈，近月余复发。

辨证：损伤筋脉，经气阻滞，气血失畅。

治则：通畅经脉以畅气血。

取穴：一诊、二诊，针泻右后溪、中渚；三至六诊，针泻右后溪穴。以上两穴的针感各循本经上行至肩部。

效果：一诊后，右耳不痛，仅右侧肩胛痛、肩关节活动发响，右下齿槽微麻；二诊后，仅右侧上肢手太阳经线上酸痛，按压小海穴酸痛感循手太阳经走至手腕处的神门穴；六诊治愈。

随访：1984年6月4日患者针治扭伤性腰痛，告知前病在此针愈未发。

按 本例系外伤之后经气阻滞，气血失畅，故出现以上一系列症状。其阴雨、感寒加重，不属风寒湿痹证，是经气一时被遏之故。按压右肩胛处当即气血消散，经气通畅，故而疼痛缓解。痛处属于手太阳、少阳经循行线路，故循经取穴，针泻后溪、中渚，施用通畅手太阳、少阳经脉以益气血运行之法而收效。

【结语】

1. 所举病例，案例类比 本篇列举35个案例。其中：

（1）病候、病位不同，病机相同治法相同的病例：例1、例3虽然病位不同，但其病机相同，都属肾精亏虚，同用补益精血之法，针补复溜、太溪类似左归饮之效而愈病。例4、例6、例11、例17，虽然病候不同，但其病机相同，都属气血亏虚，同用补益气血之法，针补合谷、三阴交类似八珍汤之效而愈病。例13、例14、例16，虽然病位不同，但其病机相同，都属筋脉亏虚，同用补益筋脉之法，分别针补右足三里、阳陵泉、三阴交，右侧血海、曲泉、阴陵泉，右侧足三里、足下廉、阳陵泉而收效。例7、例10，虽然病位不同，但其病因病机相同，都属气机阻滞，都用行气散滞之法，针泻间使而收效。例8、例12、例26、例29，虽然病位不同，但其病机相同，都属气滞血瘀，同用行气活血之法，针泻间使、三阴交而收效。

（2）病位相同，病机不同，治法亦不相同的病例：例10、例26、例27都是胁痛，但由于病机不同，其治则、取穴亦不同。一是（例10）气机阻滞，针泻间使行气散滞；一是（例26）气滞血瘀，针泻间使、三阴交行气活血；一是（例27）肝气郁滞，针泻太冲疏肝理气。例7、例8都是肩胛痛，但由于病机不同，其治则、取穴亦不同。一是（例7）气机阻滞，针泻间使行气散滞；一是（例8）气滞血瘀，针泻间使、三阴交行气活血。例9、例11、例20、例33都是足跟痛，但由于病机不同，其治则亦不同。一是（例9、例20）精血不足，施用补益精血之法；一是（例11）气血亏虚，施用补益气血之法；一是（例33）右足跟痛属于精血不足，施用补益精血之法，左足跟痛属于瘀血阻络，施用活血通络之法。

（3）病位相同，其治疗法则不同的病例：例1、例13、例16，都是小腿外廉痛。但例 1 属于肾精亏虚，辨证取穴，补益精血；例 13、例 16 属于筋脉亏虚，患野取穴，补益筋脉。例 14、例 15、例 32，都是膝内辅骨痛，都用患野取穴。例 14 属于筋脉亏虚，施用补益筋脉之法；例 15、例 32 属于热郁脉络，气血失畅，施用通经活血，消散郁热之法。例 24、例 25 都是颈项强痛。但例 24 属于气血亏虚，辨证取穴，补益气血，佐以壮筋补虚；例 25 属于经筋失调，患野取穴，舒筋活络以止痛。例 21、例 30 都是上肢痛。例 21 属于筋脉虚损，患野取穴，补益筋脉；例 30 属于经脉气血涩滞，压痛点取穴，通经活络宣导气血。

（4）从病因、症状来看，似实实虚的病例：从病因来看，例 1、例 4、例 5、例 11、例 16 属于实证，但结合病程、具体证候与体质则属虚证，施用补益虚亏之法而收效。

从症状来看，例 3、例 6、例 9、例 13、例 14、例 17、例 20、例 21、例 23、例 24 似属实证，但结合病程、体质和治疗经过以及全面权衡则属虚证，施用补虚之法而收效。

（5）其他病例：例 22 右髋痛，证属气血瘀滞。辨证取穴针泻间使、三阴交行气活血，与患野取穴针泻右环跳、承筋通经活络之法，交替施治而收效。例 28 左侧上下肢痛，证属寒邪闭阻少阳经脉。循经取穴针泻左外关、阳陵泉配烧山火，温通少阳经脉以益宣导气血而收效。例 31 右侧肩周炎，证属经筋失畅，气血涩滞。患野取穴针泻右肩髃、肩髎，舒筋活络宣导气血，通利关节而收效。例 34 患身痛，证属太阳经脉阻滞，夹热上扰清阳。循经取穴针泻昆仑、委中，通畅太阳经脉，清降太阳郁热而收效。例 35 右肩及耳痛，证属经气阻滞，气血失畅。循经取穴针泻右中渚、后溪，通畅经脉以益气血运行而收效。

2. 辨证要点

（1）分清虚实：一般来说，暴痛多实，久痛多虚；胀痛多实、空痛多虚；拒按属实，喜按属虚；痛处不移多实，莫得其处多虚；喜寒多实，喜暖多虚；食后痛重多实，饥饿痛重多虚；新病多实，久病多虚；年壮多实，年衰多虚；补之无效是实，攻之痛剧是虚；脉实气壮多实，脉虚气少多虚。

（2）分在气血：一般来说，时痛时止多在气分，持续疼痛多在血分；痛无定处多在气分，痛有定处多在血分；胀痛多在气分，刺痛多在血分；痛处无形多在气分，痛处有形多在血分。

（3）分属寒热：寒实者邪气盛，多伴见恶寒，肢冷，痛而胀闭，痛处拒按。面色青白，舌苔白滑，脉象沉迟有力或弦紧。虚寒者正气虚，多伴见畏寒喜暖、喜按、倦怠气短、遇冷痛剧、面色苍白、苔白滑润、脉象沉迟无力。热盛者邪气盛，多伴见恶热喜冷，口渴引饮，患处热痛或热肿痛，痛不可近、舌苔黄燥、脉象洪大或弦数。虚热者正气虚，多伴见肢体无力、痛处酸胀、阴虚有热、舌红少苔、脉象细数。临床以寒痛居多，热痛者少；实热居多，虚热者少。

3. 治疗法则　肢体疼痛的治疗法则是：除根据其病因病机分别施用行气活血、补益气血、通畅经脉、温经散寒、清利湿热、豁痰化瘀、温补真阳、温阳育阴、补益肝肾、补益心脾、温补肾阳等治则外，还应注意，绝不可单纯地从病因、症状或局部现象，来辨治肢体疼痛。特别是寒热错杂，虚实并见之疼痛证候，更不可单从表面疼痛现象来辨治。在治疗方面，以痛止痛是目的，看用什么方法达到止痛的目的。绝不可对所有肢体疼痛，都施用对症治疗患野取穴；绝不可对所有肢体疼痛，都看作是实证没有虚证；更不可墨守一方一穴（或几穴），使用一个治疗法则。要全面地分析辨识每个肢体疼痛的特点，紧握病机，施用同病异治，异病同治，治病必求其本的治疗原则。本篇所列举的病例，有辨证取穴、患野取穴、循经取穴和压痛点取穴四个方面。大凡局部症状明显而无证候群者，施用患野取穴局部疗法；病候复杂而伴有证候群者，施用辨证取穴整体治疗；病痛部位与有关经线相联系，相互影响者，施用循经取穴远端疗法；压痛点明显，并影响肢体经脉而疼痛者，施用以压痛点取穴为主的局部疗法。

【其他】

“不通则痛，通则不痛”，是阐述致痛机理和施治原则。痛证的范围很广，其原因颇多。在治疗学上的“通法”应用范围很广，施用“通法”制止疼痛的治疗法则亦很多。由于患病致痛的原因很多，其治则应根据病情的不同而有所不同。有些疼痛证候并不全由不通所致，所以必须用与“通法”截然相反的方法才能收效。故“不通则痛，通则不痛”，有其应用的一定范围，它对于治疗痛证并不具有普遍适用的指导意义。例如本篇论治的肢体疼痛就是如此。

肢体筋骨、肌肉、血脉，有赖于阴阳营卫气血精髓等才能维持其生理功能。如果气血亏虚、肾精不足、真阳不布等等，致使血脉空虚，筋骨肌肉失其濡养或温煦等，都可导致肢体疼痛。这类因虚致痛的肢体疼痛，亦绝非用“通法”所能治愈。所以，王九峰痛斥世俗所谓“痛无补法”之非，是非常正确的，他是经验之谈。

临床所见的诸多肢体疼痛，除纯属实证或虚证之外，还常遇到的有虚实并见，寒、热、气、血、痰、瘀和脾湿夹杂，久延不愈的顽固性疼痛。如有气虚而致血瘀、血虚而致气滞、痰瘀凝结而致气阴受伤、瘀血入络而气虚不运、真阳不足寒自内生、脾虚生湿湿邪留滞等等，这种病因病机复杂的痛证，绝非单纯地用通法或补法可以止痛。必须“谨守病机，各司所属”，采用扶正与祛邪，通调与补益兼施方能取效。

“不通则痛，通则不痛”之说，仅可作为治疗疼痛病证的一论，而决不能以偏概全。《内经》有言：“故圣人杂合以治，各得其所宜，故治所以异而病皆愈者，得病之情，知治之大体也。”其言真能震聋发聩，值得我们深思。

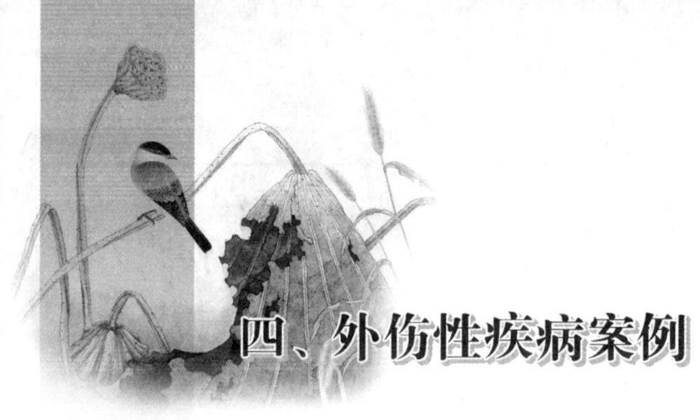

四、外伤性疾病案例

【概说】

外伤性疾病，是指因外伤而致痿、致痛、致残的一类病证。

针灸接诊的外伤性疾病，多是用其他疗法治疗无效而求治于针灸的。来自门诊和病房各科。临床多见于脑外伤、面瘫、脊椎骨折、手腕下垂、软组织损伤、遗尿、癃闭、斜视、腓总神经麻痹、胸胁疼痛、耳病等，以及手术引起的病证等。此将因外伤引起的病证列为一篇，命名为“外伤性疾病”。

至于其病因病机、辨证要点和治疗大法等，均在〔结语〕和〔其他〕项内论述，可以参阅。由于篇幅所限，现列举部分病例如下。

【病案举例】

病例1 颅脑外伤

刘某，男，1.5岁，某县赵河公社职工家属。1969年12月5日接诊。

代述：神志昏迷，四肢抽搐已5天。

现病史：5天前因跌伤头部后，即出现不省人事，呕吐白沫，右侧上下肢抽搐。此后呈阵发性抽搐，发作频数，约数分钟抽搐1次。右侧上肢不能高举及活动，口向左侧㖞斜。

检查：两侧瞳孔等大，右侧肢体活动不灵，心肺（一），腹软，肠鸣音存在。体温正常。内科诊断为脑震荡。用药效果不佳，转针灸治疗。血常规均在正常范围。

辨证：颅脑外伤，功能失调之神昏抽搐等。

治则：宣窍熄风，通调经脉。

取穴：针泻合谷、太冲。

效果：一诊后，抽搐已止，神清，右上肢已能举高；二诊后，抽搐未发，右侧上下肢已会活动，面瘫减轻；三诊痊愈。

随访：半年后信访，告知针愈。

按　头颅内含脑髓，乃元神之舍，属奇恒之府，藏而不泻，喜静守恶扰动。本例系髓海受伤，扰动静守之所，脑气失常，功能失调，受惊动风之颅脑外伤证候。颅脑外伤后，即刻出现不省人事，四肢抽搐，肢体活动失灵等症状。针泻合谷（宣窍醒脑）、太冲（熄风，舒筋）四关穴，施用宣窍醒脑，熄风舒筋之法而收效。

病例 2　颅脑外伤

张某，男，6 岁，住某县彭营公社陈岗大队。1971 年 8 月 14 日初诊。

主诉（代述）：全身发软已 7 天。

现病史：7 天前因头部碰伤后，即出现四肢及腰背颈项发软，咀嚼缓慢，神志昏迷，昏睡嗜睡，二便不知，语言不清，目呆失神，饮食减少，时而左上肢抽搐。用药收效不佳。

辨证：颅脑受伤，气虚肾亏，功能失常之肢软、神昏等。

治则：益气补肾健脑。

取穴：针补合谷、复溜。每日或隔日针治 1 次。

效果：一诊后，肢体软弱减轻，会叫出一家人的名字；四诊后，神志清楚，持物及行走略有不遂，肢体略软，咀嚼及饮食正常；七诊治愈。

随访：1971 年 9 月 13 日回信告知针愈。

按　肾主骨藏精生髓，上充于脑，“脑为髓海，髓海不足，则脑转耳鸣，胫酸眩冒，目无所见，懈怠安卧”。本例系头颅受伤，损伤髓海，髓海失调，正气不足，经气失用之脑外伤。故出现现病史中的一系列功能失调的证候群。针补复溜补肾以利于健脑益髓，针补合谷补气以利于增强机体功能，施用益气补肾健脑之法，七诊而痊愈。

病例 3　颅脑及肢体外伤

魏某，男，23 岁，住某县何寨公社温桥大队。1977 年 7 月 7 日接诊。

代述：不会说话已 23 天。

现病史（自觉症状是病人写的）：23 天前被牛抵触腰部，摔伤头部（未出血），当时后头部胀痛发懵，不会说话，胃部疼痛，气短。经 20 多天的治疗仍后头胀痛，气短心跳，心里发撴，胸内发热，左上肢时而麻木、困酸、发热。若左上肢酸困至胸部，则觉心跳发热、心里发撴。左手无力，后项疼痛，舌肌活动正常，仅会发出“啊”的声音，其音低微。面黄，脉象沉细无力，精神萎靡。本院内科诊断为脑震荡，用药收效不佳，转针灸治疗。

辨证：外伤颅脑及肢体，气虚髓损，功能失调之失语、头懵及肢体疼痛等。

治则：益气补肾健脑。

取穴：一诊针补合谷、复溜，益气补肾，配泻内关行气调胃；二诊针补合谷、复溜，配泻廉泉通调舌络；三至五诊，针穴手法同二诊，减廉泉穴。

效果：一诊后，会发出“唉呀”一声，会说“痛”“不痛”等几个字。二诊后，会说：“左手无力……”等，但声音低微，言语迟慢。三诊后，语言基本恢复正常，声音较低。有时心跳，右侧后项扭转时木痛。腰及胃痛治愈，精神好转，气短减轻，左前臂掌侧发木微觉灼热，仍头晕眼花。四诊后，语言恢复正常，下肢酸困行走无力，两颞部觉紧；五诊痊愈。

随访：1971年9月22日回信告知针愈。

按 脑为髓海，为人体重要的生命之枢机。肾藏精生髓，上充于脑，有赖气的功能以促大脑的正常功能活动。本例被牛抵伤，损伤了髓海以及胃、腰、胸、后项及左侧上肢。影响了大脑的正常功能活动及其他损伤部位的经气畅行，故出现头部胀痛发懵，言语障碍，头晕眼花，以及腰痛、后项疼痛、胸部不适、胃脘隐痛和左上肢麻木酸困等症状。一诊针补合谷（补气，促使机体和大脑功能活动的恢复）、复溜（补肾健脑益髓，有益于恢复大脑功能），泻内关（佐以疏理气机），益气补肾佐以理气；二至五诊，减内关加泻1次廉泉，意在宣音窍通舌络，五诊而治愈。

病例4 脑部创伤

张某，男，6岁，住某县高丘公社乔沟大队15队。1969年6月20日接诊。由本院五官科转针灸治疗。

代述：患偏瘫、失语和痴呆已月余。

现病史：原患耳源性脑炎，收住本院五官科手术后，后遗左侧上下肢不会活动，呈弛缓性瘫痪，不会说话，哭啼无泪，神志痴呆，面无笑容，身瘦如柴，脉象细数。

辨证：颅脑创伤，经气失畅，功能失用之痴呆、偏废等。

治则：宣窍醒志，通经活络。

取穴：一至三诊，针泻曲池、合谷、足三里；四至十一诊，针泻左侧曲池、手三里、合谷、足三里、三阴交、太冲；十二至十四诊，针泻左委中、昆仑。

效果：二诊后，会叫“奶”“饿”等，左侧上下肢活动较灵活；三诊后，痴呆治愈，说话正常，但声音低微；八诊后，神志清楚；十一诊后，左下肢已能站立，但足跟不能触地；十四诊后，下肢已能行走几步，其他病状均恢复正常。

随访：1971 年 7 月其父告知此病在此针愈，仅左下肢行走时略有跛形。

按　本例系因颅部手术创伤髓海，不能统帅全身，致使经气失畅，功能失用，经脉失调，故出现肢体偏废，不会说话，神志痴呆等证候。施用宣窍醒志，通经活络之法而收效。一至三诊所针腧穴，宣窍醒志，兼通经脉，所以三诊后痴呆治愈，说话恢复正常。四至十一诊改用患野取穴，所针腧穴主治左侧上下肢偏废。十一诊后，仅留左足跟不能触地。故十二至十四诊，改用针泻左委中，昆仑，以缓解腨跟部经筋的挛急而收效。

病例 5　颅脑外伤

张某，男，5 岁，住某县皇路店公社楼上大队。现住本院外一科 197 房。1977 年 9 月 27 日由外科转诊治疗。

主诉（代述）：左侧偏瘫已 9 天。

现病史：9 天前从 3 米多高处头向下摔在石块堆上，致使顶骨骨折，左侧上下肢不会活动。语言正常。以脑外伤收住本院外一科，当天即作颅部手术。现左侧半身仍不会活动，呈弛缓性瘫痪，神志尚清，饮食正常。

辨证：颅脑外伤，功能失调，筋脉失用之肢体偏废证。

治则：健壮筋脉。

取穴：一诊针补左足三里、三阴交、曲池、合谷；二至八诊，上方加补左肩髃穴；九至十四诊，针补左肩髃、曲池、合谷。

效果：一诊后，左下肢已能行走，左上肢仍不能活动；二诊后，左上肢已能上举，手指已会握拳；三诊后，左上肢已能高举，握力正常，手指持物无力，左下肢已能平举、高举；八诊后，基本治愈，仅左手持物无力，不能作外展活动；十四诊痊愈而出院。

按 脑为元神之府，统帅全身功能。本例系颅脑受伤，不能统帅经气，经气失调，经筋失用，故出现左侧上下肢呈弛缓性瘫痪。因无全身症状，所以针补患侧有关腧穴，施用健壮筋脉之法，十四诊而告愈。

病例6 肩股外伤

杨某，男，28岁，住南阳市七一公社白滩大队。1975年元月5日初诊。

主诉：右侧上下肢酸困痛，活动无力已4个多月。

现病史：于4个月前，因劳动不慎被木梁砸伤右侧肩胛和右侧股骨中段外缘，当时右侧上下肢酸困痛甚，不会活动，头部晕蒙，被砸伤处皮肤青紫，右侧肩胛及肩部酸困剧痛。经过治疗（施用行气活血祛瘀之法）10多天后，右上肢仍不会活动，肩及肩胛仍酸困沉痛，右下肢能行走但无力，仍觉右下肢困酸剧痛。

现在证：右肩及肩胛酸困沉痛，活动无力，不能举臂，右下肢酸困发木行走无力，右侧头部晕蒙。伴有气短，头晕，全身沉困，倦怠等症状。面色苍白，脉象沉弱。

辨证：肩股外伤，气血亏虚，筋脉失用之肢体偏废证。

治则：补益气血以益筋脉。

取穴：针补合谷、三阴交。

效果：四诊后，右肩及肩胛酸困疼痛减轻，已能举臂活动，右下肢行走有力；八诊后，右侧上下肢活动自如，仅个别时右肩、肩胛困痛及右下肢无力；九诊痊愈。

按 本例原属外伤肩股，气血瘀滞，经络运行失畅之肢体疼痛证。经用行气活血祛瘀止痛之法的治疗，疼痛稍得缓解，反见气血亏虚之脉证。再者，患病日久，病已属破、和、补三个阶段中补的阶段，不宜再用行气活血祛瘀之法，重伤气血。病属八珍汤证，故补合谷、三阴交，施用补益气血以益筋脉之法而收效。

病例7 颈椎骨折

李某，男，32 岁，住本院外科病房。1969 年 9 月 30 日由外科转诊治疗。

主诉：两上肢不会活动已 6 个月。

现病史：半年前因第 6 颈椎骨折，收住本院外科治愈。后遗两上肢麻木，以尺神经循行线麻木更为明显，两上肢颤抖不会活动，不会作外展、内收、举臂及伸屈肘、腕、手指等动作。

辨证：颈椎骨折，经气失畅，筋脉失用之上肢痿废（震颤性麻痹）。

治则：通畅经脉。

取穴：针刺双侧阿是穴（极泉穴前上方 1 寸处，刺入 1.5 寸深，用强刺激手法，使针感走达整个上肢及手指部），个别针次配刺少海或神门穴。隔日针治 1 次。

效果：四诊后，手指伸屈活动恢复 70%，外展、内收、举臂活动基本恢复正常；五诊后，两手能拿起一块 2.5 公斤重的砖头；十诊后，两上肢及手指活动基本正常，麻木感消失。于 10 月 18 日治愈出院。

按　本例颈椎骨折，经外科病房治愈。所遗留的两上肢肢体痿软、震颤，是因经气受阻，筋脉失用所致。故针刺阿是穴用强刺激刺激神经干，使整个上肢有舒适的针感，达到通畅上肢经脉之目的而收效。

病例 8　颅脑外伤

侯某，女，14 岁，住某县构林公社华柳树大队侯中村。1973 年 7 月 10 日接诊。

主诉：患耳鸣、耳聋已 6 年之久。

现病史：8 岁时因不慎从自行车上摔下，当时昏迷不省人事，经抢救 3 个小时后转危为安，即住本院外科治疗 1 个月。后遗耳鸣、耳聋，头脑胀痛。夜晚和感热时耳鸣耳聋加重，看书学习头痛懵胀更甚，至今未愈。平时溲黄，大便干秘，多汗。舌苔薄白略腻，脉象沉数。本院五官科诊断为脑震荡后遗症，转针灸治疗。既往病史：有慢性咽炎及鼻炎病史。

辨证：颅脑外伤，经气失畅，热郁耳络之耳鸣、耳聋。

治则：清耳络宣耳窍，佐以通络止痛。

取穴：一、二、四至七、九诊，针泻听会、翳风，通耳络宣耳窍；三诊针泻足三里、阴陵泉，清热利尿通便；八、十、十一诊，针泻太阳、风池，清脑通络止痛。

效果：二诊后，耳鸣、耳聋减轻，仍大便干秘，溲黄；三诊后，小溲不黄，大便不干；七诊后，耳鸣、耳聋明显减轻；十一诊后，耳鸣、耳聋治愈。

按 本例脑外伤后遗症，尽管病程较长，但其脉证和兼证仍属实证。属于热郁耳络之耳鸣、耳聋证候。第一个处方，重点是清宣耳络；三诊所针腧穴，在于清热利尿通便，釜底抽薪；三诊后，中焦邪热已除，仍用第一个处方清宣耳络；至七诊后，耳鸣耳聋大减，故最后一个处方重点是清脑通络止痛，主治头脑胀痛。

病例9 术后乳房疼痛

潘某，女，34岁，南阳市力车厂职工。1970年3月16日初诊。

主诉：乳房疼痛已4个多月。

现病史：4个多月前，产后未满月右侧乳房患化脓性乳腺炎，中医外科诊为“奶化疮”，用药无效。施行手术，术后愈合尚好。后遗右侧乳房经常跳痛、刺痛，痛处不移。面色红赤。曾服中西药及外敷药物均无效。

辨证：乳腺炎术后，气血瘀滞，乳络失畅之乳房疼痛症。

治则：行气活血。

取穴：针泻间使、三阴交。隔日针治1次。

效果：一诊后乳房疼痛减轻；二诊治愈。

随访：1970年3月27日患者告知乳房疼痛针治2次而愈。

按 气不和成病，血不和成疮，气血不和则疼痛成疮。手术愈合后，乳房疼痛，痛处不移，是因气血瘀滞，乳络失畅所致。故针泻间使（行气散滞）、三阴交（活血祛瘀），施用行气活血以通畅乳络之法而收效。

病例10 脑外伤后遗症

患者，男，34岁，埃塞俄比亚人。1979年8月8日初诊。门诊号35287。

主诉：患头痛已5年之久。

现病史：5年前因车祸，向左侧摔倒，摔伤头部，当时昏迷，左半身痛，皮肤尚未破损出血。此后经常头痛，位于左侧头部足少阳经循行处呈阵发性跳痛、刺痛，时而灼热痛，时而头晕。左手无力，左侧下颌及眼部不舒，耳鸣轰响，口苦，食少，多梦少寐，心烦易怒。脉象弦数。曾到多家医院治疗，仅能取得短暂止痛效果。

辨证：脑部外伤，瘀血阻络，夹肝胆之火上扰之头痛、耳鸣、身痛。

治则：通经活血，清降肝胆之火。

取穴，一至七诊，针泻左风池、耳门、太阳、率谷，通经活血止痛；八至十七诊，针泻风池、太冲、丘墟，清降肝胆之火；十八至二十诊，针泻风池、听会、太冲、丘墟，通经活络，清降肝胆之火；二十一至二十七诊，针泻左风池、听会、率谷，通经活血，宣窍止痛；二十八至三十一诊，针泻太冲、丘墟、外关。

效果：七诊后，头痛有所减轻；十二诊后，头痛、耳鸣及多梦少寐均有所减轻，饮食增加；三十一诊治愈。

随访：1979 年 11 月 13 日患者告知失眠、头晕、耳鸣已愈，头痛基本治愈，仅左侧头部偶尔痛一下即止。

按　本例系头部外伤，瘀血停著，经络阻滞，夹肝胆之火上扰之脑外伤后遗症证候。故患野取穴，针泻风池、耳门、太阳、率谷、听会等穴为主，通经活血，宣窍止痛；辨证取穴，以针泻风池、太冲、丘墟等穴为主，清降肝胆之火。二方交替施治而获效。

病例 11　颅脑创伤

患者，男，23 岁，埃塞俄比亚人。1979 年 6 月 11 日初诊。门诊号二 1815。

主诉：两下肢痿软，不会行走已 7 年。

现病史：7 年前因被子弹打伤顶骨左侧（相当于百会与通天穴之间，局部伤处能看到明显伤痕），即出现两下肢不会活动，两上肢震颤，持物活动不灵。住某军医院治疗 1 年，后遗肢体痿软至今未愈。

现在证：两下肢痿软，肌肉萎缩，不会行走，足膝发凉，尤以左侧为重。两上肢震颤，持物无力，左重于右。1978 年 11 月 13 日至 1979 年 6 月 5 日曾用针灸局部取穴对症治疗，施用通经活络之法，治疗 7 个疗程，病状依然。

辨证：颅脑创伤，功能失调，经筋失用之肢体痿废证。

治则：健脑益髓，壮筋补虚。

取穴：一诊针补足三里、三阴交，补益气血，兼补下肢筋脉；二、三、十三至二十五诊，上方加补悬钟补髓壮骨；四至十二诊，针补悬钟、阳陵泉、足三里、三阴交，补益气血，补髓壮筋；二十六至三十六诊，针补悬钟、阳陵泉、复溜，壮筋补肾益髓。

效果：十二诊后，两脚由凉转热，能扶杖行走几步，两膝关节仍凉，右手指已会捻针；十九诊后，扶着已能行走，走路较快，肌肉萎缩减轻；二十七诊后，去杖已能行走 30 多步，上肢已不震颤；三十五诊后，去杖能行走百米远，两上肢活动有力。基本治愈；三十六诊巩固疗效。

按 前医针治 7 个疗程而无效，是因对症治疗，患野取穴，没有采用整体治疗辨证取穴，虚以实治之故。依其病因病机、病证和病程及治疗经过，本例系髓海损伤，经络失调，经筋失用，夹病久气血亏虚筋脉失养之脑外伤性下肢痿证。所以采用整体治疗辨证取穴，施用补益气血，壮筋补髓之法而收效。

所取腧穴是：针补足三里补脾益气，又有补益下肢筋脉之功；针补三阴交益脾养血，又有补益下肢筋脉之效。二穴配伍，用作辨证取穴补益气血，用作患野取穴补益下肢筋脉。针补悬钟壮骨补髓，又益于健脑；针补阳陵泉壮筋，又益于下肢筋脉；针补复溜补肾，又益于健脑。总之，诸穴配伍，丝丝入扣，切合病机，故获效良。

病例 12 上肢损伤

患者，男，22 岁，埃塞俄比亚人。1978 年 12 月 26 日初诊。门诊号 9729。

主诉：两上肢痿软不用已 3 个月。

现病史：1978 年 7 月至 10 月在狱中多次被绳捆绑，而致两上肢不会上举，两肘关节不会伸屈，手腕下垂，手指仅能轻度伸屈，肘关节以下肌肉萎缩，皮肤枯萎，皮色略青紫，右重于左。手指麻木，右肩肿痛，右侧三角肌沉重，两上肢觉凉以手指、手臂为甚。曾在圣・保罗医院用维生素类和其他药注射效均不佳。

辨证：上肢损伤，经气失畅，经筋失养之上肢痿废证。

治则：壮筋补虚。

取穴：一至六诊，针刺曲池、合谷、手三里，用“6.26治疗机”通电各30分钟，通经活络；七至三十诊，针补外关、曲池、合谷，壮筋补虚。每隔1～2日针治1次。

效果：一至六诊收效不佳，患者用英文写明病情后，七至三十诊改用补益筋脉之法而收效。十五诊后，患者仅感右侧肩胛痛、三角肌沉重，左手麻木好转，右手指较前有力，两上肢肌肉萎缩好转；二十五诊后，左上肢能举臂，肘关节伸屈活动有力；二十九诊后，两上肢基本治愈；三十诊巩固疗效。

按　本例一至六诊的针灸治疗，是因本科他医没有详问病情，仅从病因、现象治之，局部取穴施用通经活络祛瘀之法故而无效。患者虽因绳捆上肢，损伤经络，气血瘀滞，而施用通经活络祛瘀之法无效，且病程日久，又见两上肢痿软，肌肉萎缩，经筋痿废，故改用壮筋补虚之法而收效。前后两次治则，所选腧穴相差无几，只因手法不同，而功效大殊。

病例13　腰椎骨折

闫某，男，32岁，本院职工家属。本院外二科病员，1973年9月10日接诊。

主诉：两下肢截瘫已7天。

现病史：7天前不慎从9米高的电线杆上跌下，当时两下肢不会活动。继而出现尿潴留，依赖导尿管排尿，时而大便失禁，粪便常随小便而出，阴茎不能勃起，两下肢知觉丧失。腰椎拍片提示：第1腰椎压缩性骨折。以外伤性截瘫收住本院外二科，住院治疗已5天。今天由外二科转针灸治疗。

辨证：腰椎骨折，伤于肾气，肾精亏虚之下肢截瘫。

治则：益气补肾壮腰。

取穴：一至五诊，针补气海、中极、合谷、太溪，补肾益气，化气行水。六至二十诊，针补气海、中极，有时加补肾俞，益气行水，与针补合谷、太溪，时而加补足三里，益气补肾理脾固肠之法，交替施治。二十一至二十五诊，针补气海、中极、肾俞，补益肾气，化气行水。

效果：五诊后，已能扶杖行走几步，尿闭治愈。仅小便须用力或蹲位方能排出；二十诊后，行走如常，仅劳累后排尿略显困难。出院回家在当地医院给以利尿药治疗后，小便困难加重，阴茎又不能勃起。再次来本科针治，经第二十一至二十五诊针治，阳痿治愈，小便恢复到仅劳累时需用力或用两手按压小腹方能排尿。

随访：1974 年、1976 年和 1983 年多次追访，身体健康，仍作电工工作。

按 肾主骨藏精生髓，腰为肾之府，腰椎属肾所主。本例系腰椎骨折，伤于肾气，肾气失调，经脉失用之外伤性下肢截瘫证候，故施用益气补肾壮腰之法而收效。施用此法的机理是：补气能促使机体功能活动和气化功能；补肾既能补肾气助气化，又可壮腰益髓；壮腰既可强壮腰脊，又可益肾补髓。所选腧穴有：补元气助气化的气海穴，化气行水的中极穴，益气促使机体功能活动的合谷穴，补肾气益精髓的太溪穴和补肾气壮腰脊的肾俞穴。

患者出院时排尿略有困难，是肾气不足，气化不行之故，本来休息一段时间，机体恢复即可渐愈。但当地医院当成排尿困难的癃闭治之，服用利尿之品，重伤肾气，反而致成癃闭，又致阳痿复发。复来本科仍用益气补肾之法而告愈。

病例 14 溺水复生后遗症

田某，女，6 岁，住某县掘地坪公社谢庄大队鱼池岸村。1974 年 6 月 24 日接诊。

主诉（代述）：两目失明已 2 个多月。

现病史：2 个多月前，因溺水抢救复生。当时四肢不会活动，神志昏迷，二便不知，不会说话，不会吃饭。以脑震荡收住本院内一科，经月余治疗，由危转安。后遗两目失明，两下肢不会行走，不会说话。今天由内一科转针灸治疗。

辨证：溺水复生，气虚不支，脑海受损，功能失用之失明、失语和肢体痿软证。

治则：益气补肾健脑。

取穴：针补合谷、复溜。每隔1～2日针治1次。

效果：三诊后，两下肢已能行走，会说几个单字；五诊后，说话恢复正常，下肢行走正常，两眼能看到4米远的物品；六诊治愈。

随访：1982年农历8月14日患者家长告知针愈。

按　脑为髓海，资生于肾。本例系溺水复生，髓海损伤，肾气失充，气虚不支，经气失调，功能失职之失明、失语和肢软证候。施用益气补肾之法，针补合谷（补气以调补机体功能）、复溜（补肾以健脑髓），六诊而痊愈。

病例15　面部创伤

王某，男，35岁，住南阳市茹楼大队。1989年5月29日初诊。

主诉：患左侧面瘫已9个月。

现病史：9个月前，因骑摩托车跌倒刺伤左侧面部，当时局部出血，神志不清，即赴地区医院抢救及局部缝合、包扎，由危转安。后遗左侧口眼㖞斜。其临床表现是：左侧口眼㖞斜，左眼不能闭合、流泪，视物不清，鼻唇沟变浅，不能作皱眉、吹哨活动，鼓颊漏气，说话不清，咀嚼障碍，食物易于贮留在颊齿之间。平时身体健壮。曾用中西药及单方久治无效。

辨证：面部创伤，瘀血阻络，经气不畅，经筋失用之口眼㖞僻。

治则：通经活血，调补筋脉。

取穴：一至六诊，针泻左四白、太阳、下关、颊车；七至十三诊，针泻左四白、阳白、太阳、下关；十四至十八诊，针泻左阳白、四白、太阳；十九至二十六诊，针补左阳白、四白、太阳。每隔2～5日针治1次。

效果：六诊后，左侧面颊歪斜明显减轻；十诊后，左侧前额已有皱纹，上眼睑稍能活动，仍流泪；十三诊后，左侧面颊及口歪基本治愈；十八诊后，仅觉左侧上下眼睑活动无力，不能闭合；二十诊后，左侧上下眼睑活动有力，已能闭合但闭合不紧；二十六诊痊愈。

随访：1989年8月28日告知针愈，半年后得知未有其他变化。

按　本例系面部外伤，瘀血阻络，经气失畅，面部筋脉失养而失用之㖞僻证候。因未伴有其他证候群，故用患野取穴，局部疗法。一至十三诊，重点针治面颊及眼区病变，施用通畅面部经络，活血祛瘀之法；十三诊后面颊祸斜治愈，故十四至十八诊所针腧穴，重点治疗上下眼睑及左额筋脉病变，施用活血通络之法。由于十四至十八诊后，仍觉左侧上下眼睑活动无力，闭合不紧，故而十九至二十六诊，改用补益局部筋脉之法而收效。

病例 16 颅脑外伤

宋某，男，5 岁，住某县盆窑街。1971 年 7 月 31 日初诊。

主诉（其父代述）：患半身不遂已 21 天。

现病史：1971 年 7 月 10 日，患儿在路边玩耍，被急驶而过的汽车所拽倒，翻了几个跟斗，右侧头面创伤出血，当时昏迷，立即到本院外科，经过 7 天抢救，由危转安。住院 20 天，于前天出院。

现在证：左侧上下肢不会活动，手指不会持物，左脚内翻下垂，腰软不会端坐，颈软不支，左侧头部出汗，言语不利，声音低微，神志痴呆，两目呆视，身瘦。

辨证：颅脑创伤，功能失用，聪明失系之肢体偏废、神志痴呆和语言不利等。

治则：益气补肾，健壮筋脉。

取穴：一至五诊，针补左合谷、曲池、足三里、绝骨；六诊、七诊加补廉泉；八至十诊，针补合谷、复溜、廉泉，十一至十七诊减廉泉穴；十八至二十六诊，针补左曲池、合谷、丰隆、绝骨。

效果：三诊后，会坐会站；五诊后，手指已能持物，上肢能高举；七诊后，下肢已能行走，仍言语不清，两目呆视；十诊后，左下肢已能行走，但仍发软跛行，说话清楚；十七诊后，仅左侧上下肢无力，行走易于跌跤，手指端碗无力；二十六诊痊愈。

随访：1973 年 9 月 28 日接信后患儿父亲前来告知针愈。

按 脑为元神之府，性命之枢机，魂魄之穴宅，统领百骸，统帅全身，聪明之系。本例因脑海损伤，功能失调，经脉失统，经筋失用，故出现肢体瘫痪，神志痴呆，两目呆视，言语不清之脑外伤证候。一至七诊，局部取穴健壮筋脉，促使肢体功能的恢复；因七诊后肢体功能恢复较快，仍言语不清，两目呆视，神志不清，故八至十七诊，针补合谷（补气，促使脑功能的恢复）、复溜（补肾健脑），配补廉泉（调补舌络），施用益气补肾健脑之法佐以调补舌络而收效；因十七诊后，仅遗留左侧上下肢活动无力，故十八至二十六诊改补左曲池、合谷、丰隆、绝骨，健壮左侧上下肢筋脉而愈病。

病例 17　胁肋创伤

张某，男，53 岁，住南阳市靳岗公社董岗大队。1976 年 3 月 4 日初诊。

主诉：胁肋及肩胛痛已月余。

现病史：1976 年元月 28 日，因不慎被牛抵伤右侧胁肋部（乳中线外 3cm 处）当时右侧胁肋及肩、肩胛部跳痛、热痛，局部青紫肿胀。每因咳嗽、深吸气及活动上肢时疼痛加剧。曾求治于某医院骨科、外科及中医内科，服止痛片等药 10 多天，又服中药 13 剂（开始是散气活血止痛药，后又服 3 剂温热药），不仅症状未减，反而变生它证。

现在证：服上药后，面红目赤，心烦恶心，胃脘发热，气短不能接续（每碗饭中间必须休息 3 次），并引发头痛头晕、身痛腰痛、呵欠频作、气呃不顺、尿频、胃痛、纳呆食少等旧疾。右胁肋及肩、肩胛仍烘热疼痛。脉沉细而数，舌苔薄白，身瘦。

既往病史及治疗经过：近 15 年来每年或隔年出现头痛、头晕、气短、腰痛，或胃痛食少，气短，或腰痛、尿频、下肢疼痛、呵欠频作等症，均在本科分别针补关元、气海，或气海、中极，或针补合谷、复溜等穴，针治 1～3 次即愈。

辨证：胁肋创伤，误治伤正，引发虚亏旧疾。

治则：培元益气，滋阴补肾。

取穴：一至四诊、七诊，针补关元、气海；五诊、六诊针补合谷、复溜。每隔 1～3 日针治 1 次。

效果：三诊后，头晕、身痛及右胁痛减轻，呵欠及尿次减少，气呃通顺，腰痛已愈；四诊后，右侧胁肋、肩及肩胛发热烘痛减轻 70%，饮食增加，恶心呕吐及尿频治愈，精神好转；五诊后，头痛头晕、身痛气短及心烦胃热均愈；七诊痊愈。

按　本例患者体质素虚。此次右胁外伤，内服散气活血药过多，伤及气血，胁痛未愈，反伤真气，耗伤精血，故复现气短、头晕、头痛、呵欠、尿频、腰痛等旧疾。气肾两伤之际，又服温热药，再耗阴津，浮火内生，则出现面红目赤，心烦，胁肋及肩胛热痛等。胃阴不足，虚火炽盛则恶心呕吐，胃中热痛，纳食减少。气血虚亏则全身疼痛。故一至四诊、七诊，针补关元（补真阳益元气）、气海（补元气），施用培补元阳元气之法；五诊、六诊，针补合谷（补气）、复溜（育阴），施用益气育阴之法，两法交替施治而收效。

其腧穴配伍：合谷与气海配伍大补元气；关元与复溜配伍阴阳双补；气海与复溜配伍益气补肾。

病例 18 眼球外伤

齐某，女，17 岁，住南阳市环城公社蔡庄大队小北关村。1974 年 5 月 15 日由本院眼科转针灸治疗。

主诉：左眼斜视、复视已 20 多天。

现病史：20 多天前因与人打架，左眼被打伤，当时左侧上眼睑瘀血，结膜充血，眼球肿痛，视物不清。嗣后左眼出现外斜视，黑睛向外侧呆定，转运失灵，视一为二。本院眼科检查双眼内外均有炎症表现。诊断为麻痹性外斜视。

辨证：左眼外伤，目系内侧经筋失用（眼球内收肌麻痹）之斜视、复视。

治则：补益目系内侧经筋。

取穴：一至三诊针补左睛明穴；四至九诊，针补左睛明穴，针尖略偏向下方刺入。

效果：三诊后，左眼斜视复视减轻，但两眼正视上视时左眼视物物体偏高；六诊后，时而复视；九诊治愈。

按 祖国医学的“风牵偏视”，是以发病突然，眼球偏斜，视一为二为特征。它是眼肌麻痹的主要症状，为眼球运动失衡，呈现斜视的一种眼疾患。本例即属于祖国医学的“风牵偏视”。因子左眼外伤，目内眦处之目系经筋弛缓、失用，故左侧眼球向外斜视，视一为二。因瘀血已经消散，为单纯性麻痹性外斜视，故患野取穴，针补左睛明穴补益经筋，以达纠正左眼内外眦经筋功能之平衡。因三诊后两眼正视上视时，左眼视物物体偏高，故四至九诊针补左睛明时，针尖略偏下方刺入，进一步矫正而收效。

【结语】

1. 所举病例类比　18个病例中：

例1是脑外伤，髓海损伤，功能失常引致之神昏、抽搐、肢软、面瘫等证候。针泻合谷、太冲，施用宣窍熄风，通调经脉之法而收效。例2是髓海损伤，气虚髓亏，功能失职引致之肢软、神昏证候。针补合谷、复溜，施用益气补肾健脑之法而收效。例3是颅脑及肢体外伤，气虚髓亏，功能失调引致之失语、头部晕痛、肢体疼痛等证候。针补合谷、复溜，个别针次配泻内关、廉泉，施用益气补肾益髓，佐以理气通舌络之法而收效。例4是颅脑创伤，功能失用，经气失畅引致之偏瘫、失语、痴呆等证候。采用辨证取穴针泻合谷、曲池、足三里宣窍醒志佐以通畅经脉，和针泻患处腧穴通经活络而收效。例5是颅脑受伤，功能失调，筋脉失用引致之肢体偏废证候。因无全身症状，故针补患野有关腧穴，施用健壮筋脉之法而收效。例6是肩股受伤，气血亏虚，筋脉失用引致之肢体偏废证候。针补合谷、三阴交，施用补益气血以益筋脉之法而收效。例7是颈椎骨折，经气失畅，经筋失用引致之上肢痿软证候。针刺双阿是穴（极泉穴前上方1寸处）用强刺激，配刺少海或神门，施用通畅经脉之法而收效。例8是脑部受伤，经气失畅，热郁耳络引致之耳鸣耳聋证候。施用针泻听会、翳风通耳络宣耳窍，和针泻太阳、风池清脑通络之法而收效。例9是乳腺炎术后，气血瘀滞，乳络失畅引致之乳房疼痛证候。针泻间使、三阴交，施用行气活血之法而收效。例10是颅脑外伤，瘀血阻络夹肝胆之火上扰引致之头痛、耳鸣、身痛等证候。施用针泻患处有关腧穴通经活血，宣窍止痛，和辨证取穴，针泻风池、太冲、丘墟清降肝胆之火之法而收效。例11是颅脑创伤，功能失调，筋脉失用引致之肢体痿废证候。分别针补足三里、三阴交、悬钟、阳陵泉、复溜，施用健脑益髓，壮筋补虚之法而收效。例12是上肢受损，经气失畅，筋脉失养引致之上肢痿废证候。针补上肢有关腧穴，施用补益筋脉之法而收效。例13是腰椎骨折，伤于肾气，肾精亏虚引致之下肢截瘫证候。分别针补气海、中极、合谷、太溪、肾俞等穴，施用补肾益气，壮腰益髓之法而收效。例14是溺水复生，脑海受损，功能失调引致之失明、失语及肢体痿软等证候。针补合谷、复溜，施用益气补肾健脑之法而收效。例15是面部创伤，瘀血阻络，经气阻滞，经脉失用引致之面部㖞僻证候。施用先针泻患野有关腧穴通经活络，后针补患野有关腧穴调补筋脉之法而收效。例 16 是脑海受伤，功能失用，聪明失系引致之神志痴呆、语言不利和肢体偏废等证候。针补患野有关腧穴和针补合谷、复溜等穴，施用益气补肾健脑，健壮筋脉之法而收效。例 17 是胁肋创伤，肩胁疼痛，误治伤正引致旧疾复发之虚亏证候。针补关元、气海和合谷、复溜，施用培元益气，滋阴补肾之法而收效。例 18 是左眼外伤，目系内侧经筋失用之斜视、复视证候。针补左睛明，施用补益左目系内侧经筋之法而收效。

2. 辨证要点　外伤性疾病，亦有虚实之分。虚证多由颅脑外伤，功能失用所致，多表现为肢体痿软或神志痴呆、失语等，伴见肾虚和气虚症状；脊椎外伤，多伤肾气，功能失用，多表现为肢体痿软或下肢截瘫，多伴见肾虚和气虚症状；腰椎外伤，肝肾亏虚，多见下肢筋脉拘急或颤抖，行走无力或痿废；肢体经筋损伤，经气失用，多表现为经筋弛缓，肢体痿废；它处外伤，失血过多，筋脉失养，多表现为经筋弛缓，肢体痿软，或伴见气血亏虚症状。实证多由瘀血阻络，经气失畅所致，多表现为患处疼痛或兼筋脉失用；气血瘀滞，经气失畅，多表现为局部疼痛或兼筋脉失用；脑外伤后遗症，多遗留肝胆火旺或头部瘀血症状。病久失治，多表现出肝肾不足、气血亏虚之虚证。病久致虚，由痛转痿。部分虚证多可直接出现肢体痿废，功能丧失。

3. 治疗大法　外伤性疾病，一般分破、活、补三个治疗阶段。由于针灸临床接诊的病人，多半是用其他疗法治疗无效转来的，因此以虚证为多见。此时多半处于补的阶段，故而多用补法。

一般来说，筋脉失用，仅为局部麻痹或痿软者，可局部取穴，施用补法，补益筋脉；肢体痿软，伴见气虚肾亏者，以益气补肾为主，佐以健壮筋脉；肢体痿软，伴见气血亏虚者，以补益气血为主，佐以健壮筋脉。颅脑外伤，肾功能失常为其主要病机，所见健忘、眩晕、耳鸣、遗尿、尿闭等，以补肾气健脑髓为主，或用补肾填精益髓之法；病久肝肾亏虚者，以补益肝肾以益筋脉为主。腰椎骨折，肾气不足为其主要病机，所见遗尿、尿闭、阳痿、下肢截瘫等，以补肾气壮腰脊为主。肢体外伤，所见肢体或肢体某一局部疼痛者，局部取穴施用泻法，通畅经脉，伴见气血瘀滞者，以行气活血为主，佐以通畅经脉；若属虚中夹实者，局部取穴，可用先泻后补之法，祛其实补其虚以调和经脉气血。

【其他】

1. 合谷、复溜、三阴交对外伤性疾病的作用　外伤性疾病，多伤及机体的气，血和阴精。气为人体生命功能活动的动力，血是人体生命功能活动的物质源泉，阴精乃人体生长发育、经筋濡养的物质基础。外伤性疾病属于虚证者，多为气血亏虚，筋脉失养；肾精亏虚，髓海失健和肾气不足，功能丧失。针补合谷穴补气，可促进机体功能活动；针补三阴交养血益肝肾，可濡养筋脉，促使经筋、经脉的复常；针补复溜补肾益精健脑，可促使肾功能、脑髓及筋脉功能的恢复。此即外伤性疾病，常针补合谷、复溜、三阴交三穴之由。

2. 颅脑外伤的病因病机　颅内脑髓，乃元神之舍，奇恒之府，藏而不泄，喜宁静而恶扰动。如果脑髓外受震击，脑气受损，扰动静宁之所，致使功能失常，气血逆乱，可出现一系列复杂病状。脑髓贯腰脊，总领官骸，统帅全身，聪明之所系。脑部外伤，功能失调，则会出现肢体痿软、抽搐、昏迷、痴呆、失明、耳聋、面瘫、失语等。脑气功能失常，又可影响脏腑、经络、气血调节功能。影响于胃，多见恶心呕吐，纳食减少；影响于心神，多见多梦少寐，心中烦躁，心悸健忘，夜寐不安；影响于肝，多见易怒，肢体抽搐；影响于肾，多见二便失常，头晕，耳鸣，眼花；影响于肝肾，多见肢体筋脉痿软或挛缩等。

脑部受伤后，脏腑、经络、气血失其调节。故临床以肝肾两虚、瘀血阻络、心脾两虚、心肾不交和气虚髓亏以及气虚血瘀、经筋失用等证型为多见。其各证型的出现与外伤后病程的长短有关。

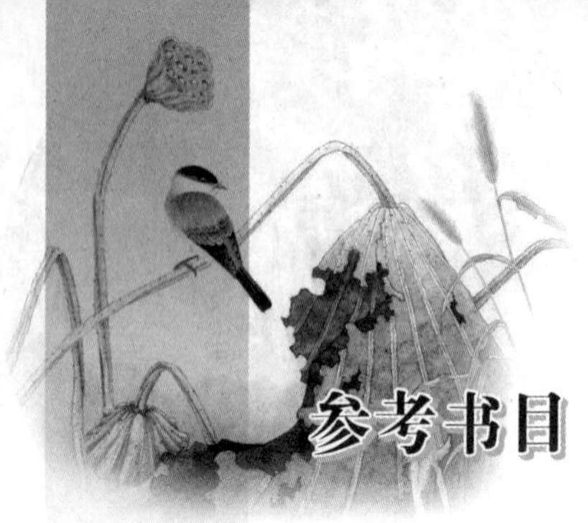

参考书目

1. 周凤梧．黄帝内经素问白话解［M］．北京：人民卫生出版社，1963
2. 陈璧琉，郑卓人．灵枢经白话解［M］．北京：人民卫生出版社，1963
3. 湖北中医学院．伤寒论选读［M］．上海：上海科技出版社，1979
4. 成都中医学院．金匮要略选读［M］．上海：上海科技出版社，1980
5. 南京中医学院医经教研组．难经译释［M］．上海：上海科技出版社，1964
6. 杨继洲．针灸大成［M］．北京：人民卫生出版社，1983
7. 张景岳．景岳全书［M］．上海：上海科技出版社，1959
8. 张景岳．类经图翼［M］．北京：人民卫生出版社，1982
9. 程国彭．医学心悟［M］．北京：人民卫生出版社，1963
10. 何梦瑶．医碥［M］．上海：上海科技出版社，1982
11. 林佩琴．类证治裁［M］．北京：人民卫生出版社，1988
12. 张锡纯．医学衷中参西录［M］．石家庄：河北人民出版社，1962
13. 江苏新医学院．中医学［M］．南京：江苏人民出版社，1976
14. 上海中医学院．内科学·上册［M］．上海：上海科技出版社，1979
15. 南京中医学院．针灸学［M］．上海：上海科技出版社，1979
16. 湖北中医学院．妇产科学［M］．上海：上海科技出版社，1974
17. 秦伯未．谦斋医学讲稿［M］．上海：上海科技出版社，1978
18. 中医研究院西苑医院．岳美中医话集［M］．北京：中医古籍出版社，1981
19. 方药中．辨证论治研究七讲［M］．北京：人民卫生出版社，1985